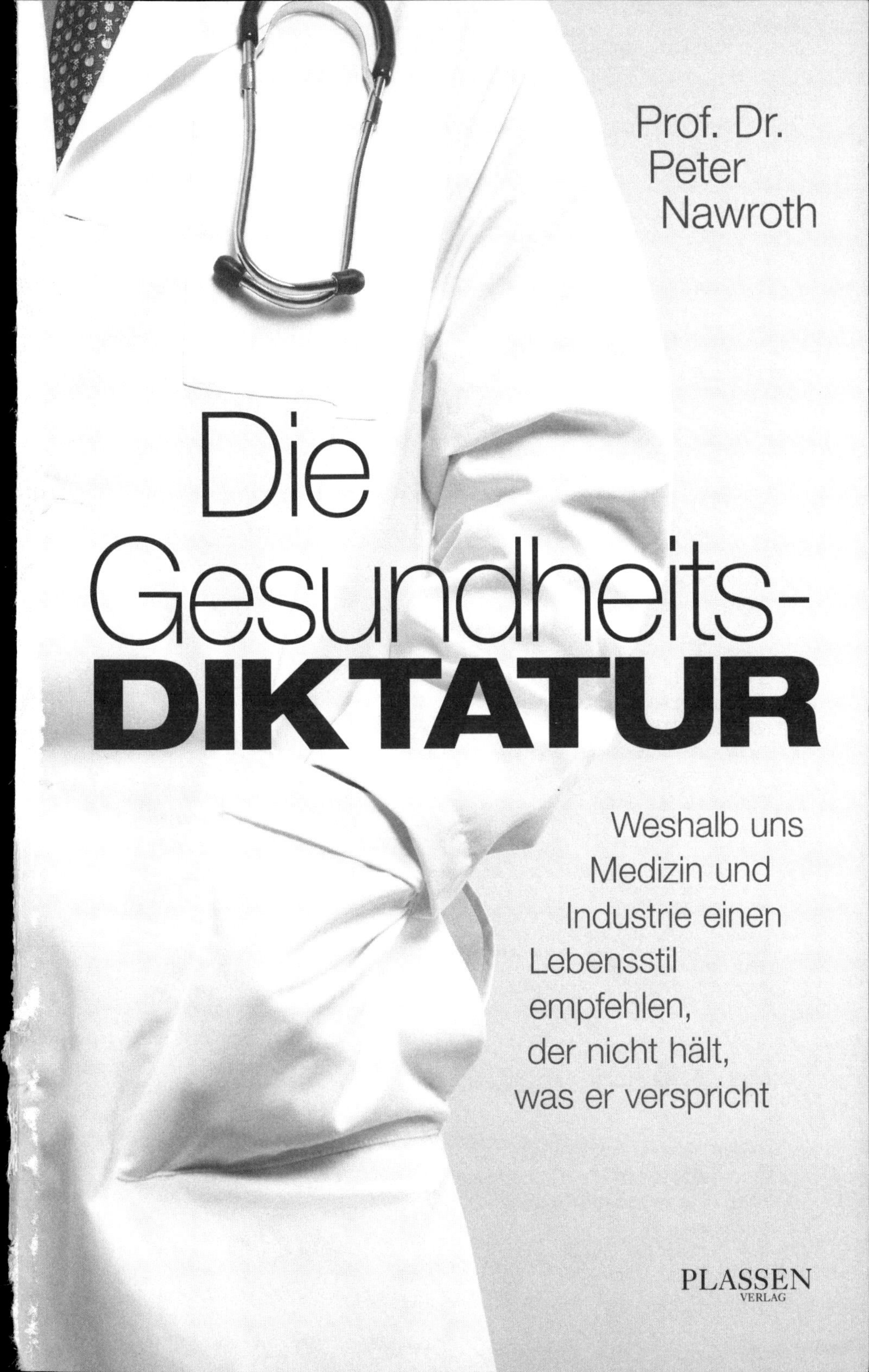

Prof. Dr.
Peter
Nawroth

Die Gesundheits-DIKTATUR

Weshalb uns
Medizin und
Industrie einen
Lebensstil
empfehlen,
der nicht hält,
was er verspricht

PLASSEN
VERLAG

Gestaltung Cover: Holger Schiffelholz
Gestaltung, Satz und Herstellung: Martina Köhler
Lektorat: Egbert Neumüller
Korrektorat: Hildegard Brendel
Druck: GGP Media GmbH, Pößneck

ISBN 978-3-86470-320-1

Bibliografische Information der Deutschen Nationalbibliothek:
Die Deutsche Nationalbibliothek verzeichnet diese Publikation in der Deutschen Nationalbibliografie; detaillierte bibliografische Daten sind im Internet über <http://dnb.d-nb.de> abrufbar.

BÖRSEN MEDIEN
AKTIENGESELLSCHAFT

Postfach 1449 • 95305 Kulmbach
Tel: +49 9221 9051-0 • Fax: +49 9221 9051-4444
E-Mail: buecher@boersenmedien.de
www.plassen.de
www.facebook.com/plassenverlag

INHALT

VORWORT UND FRAGESTELLUNG

WORUM GEHT ES?

Es geht um Lebensstil. Das klingt harmlos, uninteressant und unspektakulär. Überlegt man jedoch, was sich hinter diesem Begriff verbergen kann, wird es spannend. Denn unter den Begriff „Lebensstil“ fallen so wichtige das Leben bestimmende Dinge wie Religiosität, das Einhalten traditioneller Lebensformen einschließlich Reinheits- und Bekleidungsgeboten, aber auch andere Dinge, die keineswegs als unwichtig gelten können: Ernährungsweisen, Bewegung, Kontrolle des Körpergewichts und vieles mehr. Alle diese Punkte verbindet eines: Sie betreffen ganz zentrale Aspekte des Lebens, der Lebensgestaltung und des Wohlbefindens. Daher sind Änderungen im Lebensstil immer ein tiefer Eingriff in die Freiheit der individuellen Lebensgestaltung. Das gilt auch, wenn es um Eingriffe in den Lebensstil geht, die die angeblich gesunde Lebensführung betreffen. Für einen Eingriff muss es immer eine Berechtigung geben. Für einen die Gesundheit betreffenden Eingriff in die Lebensführung eines Menschen kann die Berechtigung nur aus wissenschaftlichen Studien kommen, die belegen, dass ein Eingriff tatsächlich der Gesundheit des anderen Menschen nutzt. Der Nachweis der Wirksamkeit ist das einzige, worauf eine Empfehlung, den Lebensstil zu ändern, beruhen darf. Die Freiheit des Einzelnen, sein Leben nach seinen Wünschen, Bedürfnissen und Gegebenheiten zu gestalten – mithin seinen persönlichen Lebensstil zu wählen –, ist Ausfluss der unantastbaren Würde des Einzelnen. Doch liegen entsprechende wissenschaftliche Studien überhaupt vor? Studien, die nachweisen, dass ein bestimmter Lebensstil die Gesundheit bei Gesunden verbessern kann? Das Buch wird darüber aufklären.

Daher geht es in diesem Buch um eine für Medizin wie Politik, Rechtswissenschaft, Ethik und Theologie gleichermaßen zentrale Frage: Wie halten wir es mit dem Respekt vor der unantastbaren Würde des Menschen? Zwar wird die Würde in ihrer Unantastbarkeit in Feiertagsreden immer betont. Die Bewahrung und Beachtung der Menschenwürde gilt als unverrückbarer Eckpfeiler unserer Gesellschaft. Doch ist dies wirklich so?

Wäre dem so, gäbe es gar keinen Grund, ein Buch zu schreiben, in dem die Gefährdung der Unantastbarkeit das zentrale und immer wiederkehrende Thema ist. Doch wo lauert die Gefahr?

Gerade beim Thema Gesundheit und Lebensstil scheint es doch klar zu sein, dass man Mitmenschen etwas Gutes tun will, ihnen zu einem besseren Leben zu verhelfen. Dieser naiven Anschauung, diesem guten Glauben an die Richtigkeit der Interpretation wissenschaftlicher Daten widerspreche ich. Also habe ich mit dem Buch ein Anliegen, ein Anliegen, das ich anderen mitteilen möchte. Dieses Anliegen ist die Sorge, dass aufgrund falsch verstandener und falsch interpretierter wissenschaftlicher Daten der Respekt vor der Unantastbarkeit der Würde des Mitmenschen in Gefahr ist, wenn nicht sogar mit Füßen getreten wird.

Die Gefahr entsteht durch die Popularisierung von Forschungsdaten, die unkritisch auf andere übertragen werden. Es ist ja bekannt, dass man sich krank essen und durch zu wenig Bewegung schädigen kann. Inzwischen kam die Idee auf, die akzeptiert und verbreitet wurde: Auch das Gegenteil müsse stimmen. Der Kehrsatz von „Man kann sich krank essen und durch falschen Lebensstil Krankheit erzeugen" lautet:

„Gesunde können durch einen bestimmten Lebensstil ihre Gesundheit verbessern oder verstetigen." Die Folge: Man rät Menschen zu einem „gesunden Lebensstil", in der Annahme, die gleichen Empfehlungen würden allen nutzen. Es ist das Ziel des Buches aufzuzeigen, was bei Themen wie Sport, Ernährung einschließlich der so gepriesenen mediterranen Kost, Vitamine, Fischöl, Übergewicht und Diabetes tatsächlich wissenschaftlich erwiesen ist und was nur Ideologie. Der Leser soll sich selber über die aktuellen Studien zu diesen Themen informieren können.

Es geht um die Frage, ob die Wissenschaft wirklich für eine Einzelperson so sicher vorhersagen kann, was der richtige Lebensstil ist, um diesen angeblich als gesichert geltenden richtigen Lebensstil anderen aufzudrängen. Es geht nicht darum, daran zu rütteln, dass gesichert ist, wie man sich durch einen falschen Lebensstil schaden kann. Aber es geht darum, zu hinterfragen, ob der öffentlich erzeugte Druck, bestimmte messbare Lebensstilkriterien einzuhalten, gerechtfertigt ist. Es geht darum, zu hinterfragen, ob man durch einen bestimmten Lebensstil seiner Gesundheit nutzen kann, um „gesünder als gesund" zu werden. Es geht darum, zu hinterfragen, ob es genügend Daten gibt, die es denen, die diese Daten kennen, erlauben, ihre Vorstellung des richtig gesunden Lebens anderen aufzudrängen. Die Darstellung der wissenschaftlichen Daten wird zeigen: Der Gesunde kann sich nicht gesund essen, wohl aber durch Fehlernährung Krankheit verursachen.

Das ist wichtig, denn Ratschläge, was man tun und lassen solle, werden in unserer Gesellschaft nicht nur sehr eindringlich verbreitet, sie bedrängen einen geradezu. Nichtbefolgen dieser angeblichen Erkenntnisse wird mit Sanktionen bedroht. Normen des Verhaltens und Normen des Aussehens werden dafür geschaffen. Die Folgen für Psyche und Schicksale bleiben unbeachtet. Diese Normen schreiben vor, was „richtig" ist, und sagen uns:

Wir sind zu dick, wir essen falsch, wir treiben zu wenig Sport. So wird uns eingeredet – alles angeblich auf fester wissenschaftlicher Erkenntnis beruhend. Die Wissenschaft sagt uns, wie denn nun jeder sein Leben zu führen habe. Es scheint klar zu sein, was jeder zu wiegen hat, weil eine bestimmte Menge an Fettmasse ideal sei oder dass zu viel schädlich sei. Diejenigen, die die angeblich gesicherten wissenschaftlichen Daten auf die zu beglückenden Mitmenschen gießen und sie angeblich zum Glück bringen, sagen uns, wie viel Süßes oder Salziges man essen sollte beziehungsweise nicht essen darf. Die Gesundheitsapostel wissen, angeblich wissenschaftlich basiert, wie viel Alkohol der Mensch zu sich nehmen sollte, natürlich mit klarer Aussage, ob Rot- oder Weißwein. Selbstverständlich ist auch bekannt, wie viele Minuten pro Tag man sich mit welcher Pulsrate zu bewegen hat. Die Wissenschaft ist angeblich objektiv, nicht anzweifelbar, die Daten so eindeutig, dass aus dem Recht zur Belehrung und Information geradezu eine moralische Pflicht wird, die potenziellen Segnungen wissenschaftlicher Erkenntnis allen zuzutragen. Und alle sollen gehorchen.

Es geht um die Frage, ob die Wissenschaft nun wirklich herausgefunden hat, wie jeder sein Leben zu führen hat und in einer Solidargemeinschaft auch führen muss, ansonsten macht er sich – da er unnötig Kosten verursacht – an der Solidargemeinschaft schuldig. Damit geht es um den Allmachtsanspruch der Gesundheitswissenschaften in Anbetracht der zu schützenden Würde zur selbstbestimmten Lebensführung des Einzelnen.

Was darf die Gesundheitswissenschaft an der Lebensgestaltung des Mitbürgers bestimmen, wozu darf sie ihn zwingen? Sind Ratschläge harmlos, weil sie nur Ratschläge sind, oder können sie zum Zwang werden, wenn sie von Medien und Ärzten gleichermaßen weit verbreitet werden? Es gilt zu prüfen, ob der erzeugte Druck zum gesunden Lebensstil die Grenzen des „guten Rates" überschritten hat und anfängt, Mitmenschen Zwängen mit potenziellen schädlichen Nebenwirkungen auszusetzen. Daher werden Studien und ihre Stärken oder Schwächen in diesem Buch nicht nur vorgestellt, sondern zusätzlich im Hinblick auf die Unantastbarkeit der Würde des Einzelnen und auf das Menschenbild beleuchtet.

Wo fangen die Grenzen der Wissenschaft an? Das betrifft nicht nur die Frage des Umgangs der medizinischen Forschung mit ihrem Objekt Mensch, es betrifft auch die Frage, ab wann Daten einer wissenschaftlichen Studie, der der Proband ja nach Aufklärung zugestimmt hat, als gesicherte Therapie auf andere übertragen werden dürfen. Wie bleibt medizinische Wissenschaft also human? Wie bleibt nicht nur die Wissenschaft human, sondern auch ihre Anwendung im Rahmen der Umsetzung in praktische Medizin? Somit geht es in diesem Buch auch um die Frage der Balance zwischen „Hominisierung" und „Humanisierung" der Medizin.

Der Begriff „Lebensstil" klingt so harmlos. Die Ratschläge, die gegeben werden, um den eigenen falschen Lebensstil den angeblichen wissenschaftlichen Erkenntnissen anzupassen, klingen so wohlgemeint. Aber Essen und Bewegung sind wesentliche Inhalte einer selbstbestimmten Lebensführung. Hier einzugreifen heißt, sich vorher wirklich sicher zu sein, was an diesen Ratschlägen nun an Wirkung und Nebenwirkung zu erwarten ist. Wer keine Sicherheit hat, dass die Ratschläge etwas nutzen, wobei die nötige Sicherheit nur aus wissenschaftlichen Studien kommen kann, muss sich mit Empfehlungen zurückhalten. Damit stehe ich als Autor des Buches vor einer großen Hürde: Ich widerspreche der Mehrheit, ich widerspreche Fachgesellschaften, Experten und der im Allgemeinen als gesichert geltenden Mehrheitsmeinung.

Also: Nur eines der typischen Bücher eines Querkopfs, der dadurch Popularität sucht, dass er sich gegen die allgemeine Auffassung stellt, oder steckt doch mehr dahinter? Hier sollten Sie sich überraschen lassen! Es geht um mehr als nur einen Expertenstreit.

Denn es geht um die Unantastbarkeit der Würde jedes einzelnen Menschen in all ihren Teilaspekten. Unteilbarkeit der Würde der Einzelperson begründet die Achtung vor der Einmaligkeit jedes einzelnen Mitmenschen. Unteilbarkeit der Würde bedeutet auch, dass Ratschläge für ein gesundes Leben seitens der Ärzte, der Kirchenvertreter, Politiker, Ernährungswissenschaftler oder Sportwissenschaftler nur im Hinblick auf die einzelne Person mit ihrer unantastbaren Würde gegeben werden können. Es geht damit um die Frage, was beispielsweise Vertreter der Politik oder der Kirche an Vorsichtsmaßnahmen ergreifen müssten, ehe sie angeblich gesicherte Erkenntnisse der medizinischen Forschung weiterverbreiten. Damit hat dieses Buch auch die Aufgabe, Hinweise zu geben, wie man Studien „liest", sie interpretiert, und welche Kriterien an medizinische Studien angelegt werden müssen, welche Hürden überwunden sein müssen, ehe man Studienergebnisse verallgemeinern und auf andere Menschen anwenden darf, ehe man eine Therapie, einen Eingriff, durchführt.

Dies ist so wichtig, weil eine Empfehlung für ein gesundes Leben oder – noch schwerer wiegend – eine klare Aussage, was jemand zu tun oder zu unterlassen (!) habe, um nicht krank zu werden, immer ein tiefer Eingriff in die ganz individuelle Lebensgestaltung bedeutet. Dies erfordert hohe Verantwortung aufseiten derer, die Ratschläge geben und meinen, die Lebensformen anderer bewerten zu können. Dieser Verantwortung sollten sie nach Lektüre des Buches etwas besser gerecht werden können.

Es geht also auch darum, diejenigen in die Verantwortung zu nehmen, die Ratschläge für eine gesunde Lebensführung geben. Sie darauf aufmerksam zu machen, was das für denjenigen bedeutet, dem man den Rat erteilt. Wenn er sich krank isst, gilt nicht der erste Blick dem Ratschlag, was er nun besser zu machen habe. Humanisierung der Medizin meint in diesem Buch, dass der erste Blick der Ursache gilt, dem tieferen Grund, warum jemand einen Lebensstil wählt, der ihm schadet. Die Aufgabe lautet dann, dem Mitmenschen zu helfen, die Wurzel seines Problems zu erkennen, ihm dort zu helfen, wo die Problematik entsteht. Ist es so abwegig zu denken, dass er durch einen ungesunden Lebensstil ein anderes Problem löst und dass seine Problemlösung dann sekundär zum Gesundheitsproblem wird? Dann wäre ja der richtige, dem Menschen gerecht werdende Ansatz nicht eine Ernährungsberatung oder ein finanzieller Anreiz, sein Essverhalten zu ändern, sondern die Frage, wie man seine Lebenssituation so beeinflussen kann, dass der „falsche" Lebensstil nicht mehr nötig ist, um das Grundproblem, zum Beispiel Einsamkeit, zu mildern.

Es wird auch die Frage gestellt, was es für die weitere Entwicklung einer wissenschaftlichen Disziplin wie der Medizin bedeutet, wenn man zu früh, zu voreilig ihre Daten und Ergebnisse auf die Bevölkerung umsetzt. Schaden fernzuhalten ist das höchste Gut der Medizin, nicht aber, jede Mode an allen auszuprobieren. Nur im Bewusstsein dieser besonderen Verantwortung können Empfehlungen bezüglich des richtigen Lebensstils, der richtigen Ernährung, ausgesprochen werden. Verantwortung bedeutet einerseits, sicherzustellen, dass die Aussage wissenschaftlich korrekt ist. Andererseits fordert die Verantwortung auch, sich bewusst zu sein, dass es immer eine einzelne Person ist, die nach dem für sie selber richtigen Weg fragend den Ratschlag entgegennimmt und umsetzt. Da dies doch Allgemeingut und keineswegs strittig ist, könnte man fragen, wozu dann das Buch?

Die Antwort ist einfach: Das Problem liegt in den nicht erkannten Tücken der medizinischen Forschung. Die Tücken liegen in den Details der Studien. An dieser Stelle im Vorwort nur ein kleines Beispiel:

Wenn mit einer Therapie eine Millionen Menschen behandelt werden müssen, um statt zwei Erkrankungen nur eine Erkrankung auftreten zu lassen, ist dies eine

Risikoreduktion um 50 Prozent. Wenn durch eine Therapie aber nur zehn Menschen behandelt werden müssen, um die Erkrankungshäufigkeit von zwei auf eine Erkrankung zu reduzieren, beträgt die Risikoreduktion ebenfalls 50 Prozent.

Beide Male errechnet sich eine Risikoreduktion um 50 Prozent, dennoch sind die Studien völlig unterschiedlich zu interpretieren. Während man bei der ersten Therapieform sehr vorsichtig evaluieren muss, ob man fast einer Millionen Menschen eine Therapie zumutet, die den allermeisten nichts nutzt, kann man bei der zweiten Therapieform, bei der nur neun Menschen unnötig behandelt werden, etwas mutiger sein. Sollte also eine Empfehlung auf einem minimalen Effekt beruhen, der beim Einzelnen kaum nachweisbar ist, weil er so gering ist, und der nur dann statistisch signifikant wird, wenn er mit Tausenden von Menschen multipliziert wird, dann ist dies eine vielleicht wissenschaftlich korrekte Erkenntnis. Sie ist aber nicht geeignet, um als Ratschlag für eine bessere Gesundheit bei einem Mitmenschen einen Eingriff in seine persönliche Form der Lebensführung zu begründen. Es geht also um die Bewertung wissenschaftlicher Studien. Damit besteht eine Aufgabe des Buches darin, den Leser in den Stand zu versetzen, sich die nötigen Informationen über die Aussagefähigkeit wissenschaftlicher Studien selber erarbeiten zu können. Daher unternimmt das Buch den Versuch, dem Leser Kriterien an die Hand zu geben, um Auswirkungen scheinbar guter Ratschläge selber abschätzen zu können. Natürlich weiß ich, dass nur einige Studien genannt werden können und dass Unvollständigkeit Teil der Selektion der vorgestellten Studien sein wird. Ich verspreche Ihnen aber: Ich habe nicht tendenziös ausgewählt.

Es ist Ziel dieses Buches, den schwierigen didaktischen Spagat zwischen einfacher Formulierung und doch korrekter Information zu gehen. Das Buch versucht, den Spagat zwischen schwer lesbarer Sachinformation und spannender Interpretation zu schaffen. Spannung beim Lesen durch scheinwerferartiges Beleuchten einer Fachfrage, einer wissenschaftlichen Studie, aus verschiedenen Disziplinen. Dies ist wichtig, denn keine Wissenschaft kann behaupten, allein „den Menschen zu verstehen“, ihm ganz genau zu „seinem“ Glück verhelfen zu können. Es geht also um Grenzziehung, um Verhinderung der Überinterpretation medizinischer Studien.

Zudem werden Informationen über Gesundheit viel zu oft durch Geschäftemacher gesteuert. Deren gibt es in den verschiedensten Berufsgruppen mehr als genügend. Viele Berufsgruppen beschäftigen sich mit dem Thema Gesundheit. Alles hoch engagierte Menschen, die es sich zum Ziel gesetzt haben, bei Krankheit zu helfen. Jedoch verlaufen sich viele im großen Irrgarten der Unmengen an wissenschaftlichen Daten dadurch, dass sie die Möglichkeiten des helfenden Tuns überschätzen. Durchaus aus Liebe zu ihrem Beruf und Stolz darauf. So geraten sie dann ins Dickicht der Berufsinteressen und verlaufen sich. Sicherlich nicht immer, weil sie bestechlich und korrupt wären oder weil sie direkt davon profitieren würden. Die meisten verirren sich aus gutmütigem Glauben an ihren Berufsstand. Sie sind betroffen, wenn beim Auftreten einer Krankheit der Patient fragt:

Was hätte ich anders machen können?
Warum haben Sie mir nicht geholfen, schon früher die Erkrankung zu entdecken?
Wieso bekam ich keine Ratschläge, wie man die Erkrankung verhindert?
Hätte ich doch … ! Ja – hätte ich doch, als ich noch gesund war!

In dieser Not reift dann bei den verschiedenen Berufsgruppen der verständliche Wunsch, zu zeigen, was man kann, könnte oder gekonnt hätte. Man ist ja stolz auf seinen Beruf. Es wird überlegt, ob man nicht doch schon hätte etwas tun können, als der Mensch noch gesund war. Genau dieser liebenswerte Wunsch ist die Lücke, in die die Lebensstil-Ideologie stößt: helfen vor Beginn der Erkrankung, helfen mit Mitteln, die keine Nebenwirkungen haben, sondern nur die Gesundheit verbessern, festigen, verstetigen. Beim anderen wächst vielleicht doch die Gier, die Lust am Geldverdienen, denn er sieht das Opfer in Sorge und weiß, dass er nun an ihm verdienen kann. Die Sorge, die Not, der Schmerz und das Leid – alle vier sind Eintrittspforten für unseriöse Versprechungen.

Die Gesundmacher greifen bei solch existenziellen Fragen mit ihren Versprechungen ein, schon ganz am Anfang helfen zu können. Sie sagen: Man war ja nie richtig gesund, sondern man merkte angeblich seine in den Anfängen steckende Krankheit nur noch nicht. Die Idee der Prophylaxe nimmt Gestalt an, sie wird zum Versprechen für diejenigen, die noch nicht krank sind. Dieses Versprechen zu beleuchten – wo stimmt es, wo nicht? – ist eine Aufgabe des Buches, das sich allerdings fast ausschließlich auf die Gesunden fokussiert, also auf diejenigen, die Angst haben zu erkranken. Das Buch ist geschrieben für diejenigen, die noch gesund sind, aber trotzdem jetzt schon Vorsorge betreiben möchten und fragen, ob das Angebot der Lebensstil-Intervention seriös ist. Hier werden auch einige Studien gezeigt, die Menschen mit einem erhöhten Risiko für eine Erkrankung betreffen, und es wird untersucht, welche Ratschläge man ihnen geben kann.

Denkt man die Idee der Prävention mithilfe eines angeblich gesunden Lebensstils präzise durch, dann kommt plötzlich eine ganz erstaunliche Erkenntnis: Die Geburt ist der Beginn der Krankheitsentstehung! Was für eine pessimistische Lebenssicht! Welch große Chance für diejenigen, die auf dem Gesundheitsmarkt nicht bei Kranken, sondern bei Gesunden ihr Betätigungsfeld suchen! Bei Erkrankten ist dies viel schwerer, denn da ja im Rahmen der Solidargemeinschaft diese für die

Therapie bezahlt, hat die Solidargemeinschaft auch das Recht, überprüfen zu lassen, ob eine angebotene Therapie mehr nutzt oder mehr schadet. Deswegen haben es diejenigen, die bei Krankheit helfen wollen, viel schwerer als die Lebensstil-Ideologen. Bei der Therapie von Erkrankungen verlangt der Gesetzgeber einen Wirkungsnachweis. Diejenigen, die Therapien für Kranke anbieten, haben es nicht nur schwerer als die Lebensstil-Therapeuten, weil sie erst den Nutzen beweisen müssen, ehe sie die Therapie aus dem Topf der Solidargemeinschaft bezahlt bekommen. Von Ihnen wird außerdem auch mehr verlangt, ihr Tun wird noch aus einem ganz anderen Grund kritisch hinterfragt: Sie sind ja zu spät gekommen! Nicht nur aus gut verständlicher Sicht des Erkrankten, auch aus Sicht der Solidargemeinschaft, die gemeinsam für die Ausgaben der Krankenkassen aufkommt, wäre es besser (und billiger), der Mensch wäre erst gar nicht erkrankt. Bei Krankheiten kann die Medizin oft nur Leiden lindern, aber nicht heilen. Die Medizin ist dann – das macht sie so wenig spektakulär – auf Fakten angewiesen und darf der Versuchung der großen Versprechung nicht erliegen. Sie ist auf Interventionsstudien angewiesen, die von den Fachgesellschaften und Krankenkassen anerkannt sein müssen, um eine Therapieform erstattungsfähig zu machen. Diese Studien gibt es, sie werden aber nur teilweise vorgestellt, da sich das Buch auf den Bereich der Medizin konzentriert, in dem nur ein Erkrankungsrisiko, aber noch keine richtige Erkrankung aufgetreten ist. Die Studien aber, die sich auf Lebensstil-Interventionen bei schon Erkrankten beziehen, werden ebenfalls nur teilweise vorgestellt. Alle Studien vorzustellen würde den Umfang des Buches sprengen.

Wer die Geburt nicht als Beginn des zu therapierenden Erkrankungsrisikos versteht, wird den Versprechungen der Lebensstil-Interventionsindustrie widerstehen können. Wer aber das Risiko als Grund zu therapieren definiert und das Einfallstor der Not, der Sorge und der Angst dann nutzt, um Geschäfte zu machen – der ist Zielscheibe der Anklage dieses Buches. Das Buch hat das Ziel, durch sachliche Information, vor allem über die vielen Gebiete der Medizin, in denen noch kein ausreichendes Wissen verfügbar ist, vor Geschäftemachern und leeren Versprechungen zu warnen. Da aber die falschen Versprechungen dazu führen, dass anderen Menschen in ganz intime Bereiche des Lebens hineingepfuscht werden kann, muss es auch Ziel des Buches sein, zu hinterfragen, ob die Versprechung, die besagt, dass Gesunden durch einen bestimmten Lebensstil ein besseres und längeres Leben gegeben sei, ethisch vertretbar ist.

Die Kernaussage des Buches liegt in meiner festen Überzeugung, dass Not als Einfallstor für Versprechungen unlauter ist. Versprochen wird, oft kostenpflichtig, ein Stückchen Zukunft oder weniger Angst vor der Ungewissheit der Zukunft. Die Parallelität zum Ablasshandel der katholischen Kirche, der einer der

Auslöser der Reformation war, ist deutlich: Wer sich beteiligt, dafür zahlt, dem geht es später einmal besser. Derjenige, der den Ablasshandel organisierte, hieß Tetzel. Auf seinem Klingelkasten waren das Fegefeuer und ein Teufel gemalt, über dem stand geschrieben:

„Wenn das Geld im Kasten klingt,
die Seele aus dem Feuer springt."

Später wird zu belegen sein, dass diese versprochene Heilung der Seele durch eine Spende gar nicht so anders ist als der Verkauf eines Vitamins mit dem Versprechen, es könne die Gesundheit erhalten. Es wird zu belegen sein, dass Ablasshandel gar nicht so anders ist als das Versprechen, im Alter glücklicher und fitter zu sein, wenn man sein Körpergewicht im „Normbereich" belässt.

Ziel des Buches muss es daher sein, anders als sonst üblich zu informieren. Anders, weil dieses Mal eine nicht interpretierende, möglichst verständliche Darstellung medizinischer Forschungsergebnisse erfolgen soll. Ich möchte ja belegen, dass es sich nicht um einen Gelehrtenstreit handelt, dass nicht verschiedene Meinungen aufeinanderstoßen. Ich möchte vielmehr glaubhaft machen, dass es nachvollziehbare Fakten gibt, die den Versprechungen der Lebensstil-Propheten widersprechen. Ich möchte aber noch mehr: Das Buch möchte durch Wissensvermittlung die Sinne dafür schärfen, dass leere Versprechungen nicht nur leer und eine nutzlose Geldausgabe sind, sondern auch Unheil anrichten können. Das Buch möchte darüber hinaus deutlich machen, dass diese Versprechungen nur greifen können, wenn Verletzungen der Unantastbarkeit der Würde des Mitmenschen in Kauf genommen werden. Daher die Bezugnahme zur Ethik, zur Theologie und zum Recht jedes Einzelnen.

Um zu informieren, werden dem Leser Originaldaten aus wissenschaftlichen Publikationen angeboten, und zwar in möglichst verständlicher grafischer Darstellung. Dieses Buch ist anders als andere Bücher, weil es nicht die Forschungsdaten interpretiert, sondern zunächst die Originaldaten dem Leser vorstellt. Aber die Ergebnisse medizinischer Forschung werden nicht nur dargestellt, sondern sie werden dann im Antlitz theologischer und ethischer Deutung in ihrer Bedeutung für die Mitmenschlichkeit in unserer reichen, aber nicht immer mitfühlenden Industriegesellschaft gespiegelt. Das Buch entstand aus Sorge um die Mitmenschlichkeit. Ich ahne schon, welche Kritiken mich treffen werden! Dem sehe ich aber gelassen entgegen.

Sie, der Leser, sollen auf eine spannende Reise in eine Welt voller Ungewissheit, voller Widersprüche, mitgenommen werden. Allerdings in eine Deutung der Welt und des Menschen, die durchaus kompatibel ist mit einem ganz und gar nicht antiquierten Weltbild. In eine Welt, in der sich Gläubige aller drei abrahamitischen Religionen wiederfinden. In eine Welt, die auf die Ungewissheit und das Fehlen letzter Aussagen – immer gültiger Aussagen – setzt, denn Wissenschaft und Erkenntnis sind niemals beendet, sondern immer dem Wandel unterworfen. Daraus entsteht die Hoffnung auf Fortschritt und eine bessere Zukunft.

Das Buch setzt daher beim Leser voraus, dass er sich für die Schnittmengen seiner eigenen Lebensführung mit der Wissenschaft der Medizin, dem Handeln der praktisch gelebten Medizin und den großen Fragen der Religion und der Ethik interessiert. Das Buch setzt daher beim Leser die Überzeugung voraus, dass Zusammenarbeit zwischen den Vertretern der Religionen und der Medizin guttut! Das Buch wäre undenkbar, ergäbe es nicht einen tieferen Sinn, wenn die Sprachbarrieren zwischen den einzelnen wissenschaftlichen Disziplinen durchbrochen würden.

Ziel dieses Buches ist es daher nicht, den Weg zur Verständigung mit allem, was auf dem Gesundheitsmarkt angeboten wird, zu suchen. Ziel ist durchaus die streitfreudige Provokation, ohne die Fehlentwicklungen nicht aufzuhalten sind. Dies wohl wissend, dass das Fortschreiten der Medizin einiges vom Gesagten bald wieder in einen neuen Kontext stellen wird. Aber das Buch hat den Anspruch, dem Leser Anregungen zu geben, wie er, wenn er mal wieder mit „Neuigkeiten aus der Medizin“ konfrontiert wird, damit umgehen kann. Mit wenigen Ausnahmen geht es beim Thema Lebensstil um eigentlich noch Gesunde. Gesunde und Menschen mit einem Gesundheitsrisiko können zu Opfern der Gesundheitskultur werden. Um Kranke geht es in diesem Buch nur am Rande.

Wenn aber die Zerstörung des Mythos „Lebensstil für Gesunde“ als einziges Ziel des Buches gesehen wird, dann wird es meinem Anspruch nicht gerecht, denn denn ich versuche mehr. Wenn man nämlich die Schnittstelle zwischen medizinischer Forschung, Ratschlägen, Theologie und Ethik bearbeitet, muss es um mehr gehen als nur um die Begrenzung der Medizin und um die Verhütung der Gefährdung des Menschen durch eine zügellos sich überschätzende Medizin. Denn auch Theologie und Ethik haben einen höheren Anspruch als nur Verhütung der Gefährdung durch übermütig gewordene Ärzte. Sie haben den Anspruch, Wege zum Glück, zum menschenwürdigen Leben, aufzuzeigen. Die Bearbeitung der Schnittstelle zwischen Medizin und Theologie wäre sinnlos, wenn am Ende nur die Warnung vor falschen Versprechungen der Medizin stünde.

Ich möchte am Ende des Buches auch einen Lösungsweg aufzeigen. Deshalb zeige ich einen möglichen Lösungsweg auf, der die Unmöglichkeit der totalen wissenschaftlichen Durchdringung des Menschen durch die Naturwissenschaft anerkennt. Einen Lösungsweg, der die Wissenslücke der Naturwissenschaft positiv aufnimmt und als Chance sieht, dem Menschen mehr zu bieten, als die Naturwissenschaft es alleine kann. Deswegen endet das Buch, nachdem es die Daten zur Lebensstil-Intervention bei Gesunden kritisch durchleuchtet hat, bei Menschen, die nur das Risiko einer Erkrankung in sich tragen, diese aber noch nicht erleiden – und zwar nicht allein mit einer Kritik am Mythos Lebensstil, sondern mit dem Angebot der Lebenskunst.

Doch zuvor muss der mühsame Weg gegangen werden, erst einmal zu verstehen, um was es geht, was die Natur einer wissenschaftlichen Studie ist und was man daraus schließen kann. Nur wenn man die jeweilige Aussagefähigkeit einer Studie abschätzen kann, ist es möglich einzuordnen, was ein erzieltes Untersuchungsergebnis für eine Person bedeutet. Nur wenn man Grenzen und Inhalt einer Untersuchung versteht, kann man ableiten, was es nutzen könnte, sich an die daraus gefolgerten Ratschläge zu halten. Nur wenn man die Bedeutung des Studiendesigns für die möglichen Schlussfolgerungen kennt, kann man erahnen, wie hoch die Wahrscheinlichkeit ist, dass ein gegebener Ratschlag wirklich bei der einen Person, die ihn befolgt, ein Nutzen-Risiko-Verhältnis hat, das die Annahme eines Ratschlags sinnvoll erscheinen lässt.

Am Ende des Vorworts möchte ich Ihnen offen und ehrlich sagen, von wo aus ich argumentiere und was die Basis meines Denkens und Glaubens ist:

1. Ich weiß, dass ein falscher Lebensstil – dazu zählen falsches, einseitiges oder zu vieles Essen, zu wenig oder zu viel Bewegung, ein zu hohes oder zu niedriges Körpergewicht, zu viel oder zu wenig Schlaf et cetera – krank machen kann.
2. Ich weiß, dass Menschen sich nicht absichtlich durch einen falschen Lebensstil schädigen, sondern dass es dafür einen guten, meist tragischen psychosozialen Grund gibt. Daher ist Lebensstil-Intervention der zu kurz gegriffene Lösungsweg, denn das Grundproblem ist ein anderes.
3. Ich glaube, dass der wichtigste Satz der Schöpfungsgeschichte uns mitteilt, dass Gott sah (nicht dachte!), dass das, was er machte, gut war. Das Ergebnis der Evolution ist so gut, dass mich nach Jahrmillionen der Evolution unseres Verdauungssystems nicht eine bestimmte Kost, ein bestimmter Sport oder eine bestimmte Lebensweise „gesünder als gesund“ machen kann.
4. Ich glaube aber auch, dass die Schöpfung gut ist, weil ihr Freiheit innewohnt. Nicht alles ist vorbestimmt. Zur Freiheit der Schöpfung gehört die Möglichkeit der Fehlentwicklung. Es gibt nicht nur die biochemisch nachvollziehbare Notwendigkeit, es gibt auch den Zufall. Eine Zelle kann sich, warum auch

immer, fehlentwickeln, sodass Krankheit entsteht. Das ist Schicksal, nicht Schuld, und es bedarf der menschlichen Annahme im Leid und der Kunst der Wissenschaft. Denn die Freiheit der Schöpfung erlaubt es auch, eine Wissenschaft zu entwickeln, die es ermöglicht, Fehlentwicklungen einer Zelle, eines Organs, abzufangen, zu therapieren. Eine Wissenschaft der Medizin, die vielleicht nicht immer heilen kann, aber ein Leben mit der Krankheit erleichtert.

1.

Wissenschaftliche Studien – oder:

Eine kurze Interpretationshilfe im Dschungel der Daten

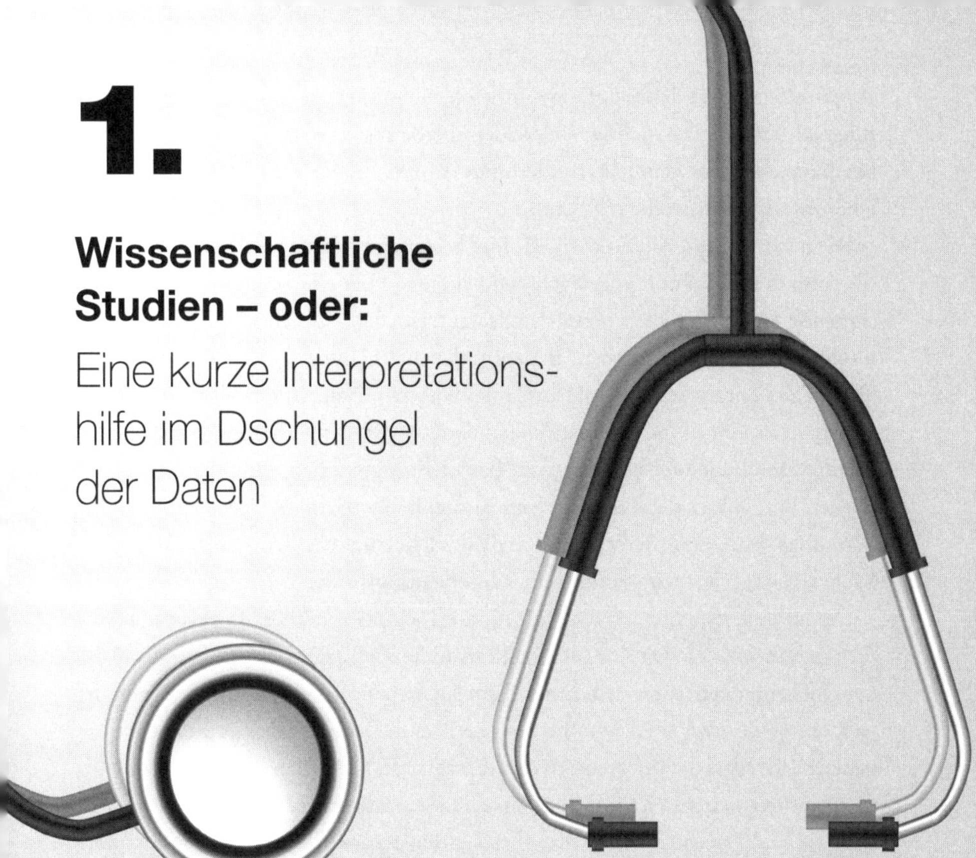

ES GIBT VERSCHIEDENE ARTEN von Studien, die man unterscheiden lernen muss, denn dies ist die Grundlage für eine informierte Entscheidung. Die Fehlinterpretation eines bestimmten Studientyps, nämlich der Beobachtungsstudie, ist die Hauptursache der Verwirrung und der Fehlaussagen zum Thema Lebensstil.

Die meisten Studien sind Beobachtungsstudien, dazu zählen auch die Querschnittstudien. Sie verfolgen die untersuchten Menschen nicht über einen bestimmten Zeitraum, sondern erheben die Daten nur zum Zeitpunkt der Beobachtung und treffen dann Aussagen wie: „Diejenigen, die sich wohlfühlen, treiben mehr Sport als diejenigen, die mit ihrem Leben unzufrieden sind." Querschnittstudien messen und schauen, welche mathematischen Bezüge sich zwischen bestimmten Lebensstil-Formen und Messgrößen wie Sport und Zufriedenheit errechnen lassen. Aber sie können nie klären– egal wie mathematisch präzise sie rechnen –, ob diejenigen, die glücklich sind, nur wegen des Sports glücklich sind, oder ob es eine nicht eingerechnete Einflussgröße gibt, die diesen Effekt erklärt. Diese Form von Studien liefert daher gute Hypothesen für zukünftige prospektive Beobachtungsstudien. Das ist wichtig, aber leider überbewertet, weil es keine Richtschnur für therapeutisches Handeln, sondern nur Anstoß zur weiteren Forschung mittels einer Interventionsstudie sein kann.

Die nächste Form von Studien, die hier besprochen werden soll, ist die prospektive, also in die Zukunft angelegte, den Patienten über eine bestimmte Zeit beobachtende Studie. Sie kann beispielsweise untersuchen, ob sich Menschen mit unterschiedlichem Körpergewicht in den nächsten 20 Jahren auch im Auftreten von Todesfällen unterscheiden. Aufgrund ihrer längeren Dauer ist sie meist schon etwas belastbarer als eine Querschnittstudie und liefert gute Hypothesen. Aber da solche Hypothesen bildenden prospektiven Beobachtungsstudien nur einen mathematischen Bezug über die Zeit aufzeigen, also eine Korrelation, aber keine Ursache-Wirkungs-Beziehung, berechtigen sie allein nicht zum therapeutischen Eingreifen. Sie berechtigen nur zur Planung einer Interventionsstudie.

Darauf basierend können dann die für die Therapie relevanten Interventionsstudien geplant werden. Da eine Interventionsstudie – beispielsweise mediterrane Kost bei Hochrisikopatienten – ein Eingriff am Menschen ist, darf sie nur durchgeführt werden, wenn zuvor eine Hypothesen generierende Beobachtungsstudie es denkbar gemacht hat, dass die Intervention den therapierten Menschen etwas nutzen könnte. Den therapeutischen Eingriff untersucht die prospektive, doppelblinde, randomisierte und Placebo-kontrollierte Interventionsstudie. Etwas viele Fremdwörter? Hier die Erklärung:

„Prospektiv“ bedeutet: Ein Patient wird in die Studie aufgenommen und über den gesamten Studienzeitraum wiederholt untersucht. Eine solche Studie dauert etliche Jahre und ergibt ganz andere Datenqualitäten als Querschnittstudien, die Patienten nur zu einem bestimmten Zeitpunkt analysieren und dann zu errechnen versuchen, welche Parameter mit der Erkrankung korrelieren.

„Randomisiert“ bedeutet: Es gibt eine zufällig gebildete Kontrollgruppe und eine genauso zufällige, zum Ausgangszeitpunkt der Kontrollgruppe exakt vergleichbare Interventionsgruppe.

„Doppelblind“ bedeutet: Weder der Arzt noch der Patient weiß, in welchen Arm der Studie der Proband eingeteilt ist – in die Gruppe derer, die die echte Therapie erhalten, oder in die Kontrollgruppe derer, die nur Placebo oder konventionelle Therapie erhalten.

„Placebo-kontrolliert“ bedeutet, dass weder Arzt noch Patient erkennen können, ob der Patient z. B. ein richtiges Vitamin erhält, also den zu untersuchenden Wirkstoff, oder das Placebo, also eine Tablette, die genauso aussieht, aber nicht die zu untersuchende Wirksubstanz enthält.

Die Intervention versucht also genau das zu imitieren, was zwischen Arzt und Patient passiert: Der Arzt stellt eine Diagnose und bietet dem Patienten eine Therapie an, er interveniert. Jede Therapie, jeder „gute Rat", ist eine Intervention. Daher kann die Wirksamkeit einer Therapie nur in Interventionsstudien untersucht werden, nur Interventionsstudien erlauben eine Aussage, ob eine Diät vorteilhaft ist oder nicht. Nach der vorher festgelegten Dauer der Intervention wird dann untersucht, welche Unterschiede es zwischen den beiden Gruppen gibt – der Kontrollgruppe einerseits und der Gruppe, in der die neue Therapie erprobt wird, andererseits.

Die nächsten Seiten sollen zumindest einen groben Eindruck geben, was diese Studientypen bedeuten, wie ihre Aussagen interpretiert gehören und inwieweit sie berechtigen, einer bestimmten Person, die um Rat fragt, eine Empfehlung zu geben. Vorweg: Da so viele Parameter das Leben eines Menschen bestimmen, gibt es nie eine perfekte Studie, die genau das abbildet, was bei einem bestimmten Menschen das Problem ist. Aber so viel sei schon gesagt: Da jede Therapie – und sei es der Rat, einen bestimmten Lebensstil zu wählen – eine Intervention, ein therapeutischer Eingriff ist, ist vor jeder Therapie zu fragen, ob eine Interventionsstudie vorliegt. Also: Vorsicht bei Therapeuten, die behaupten, eine solche Studie könne man bei der von ihnen vorgeschlagenen Therapieform nicht machen!

Diese Interpretationshilfe ist notwendig, denn ein Ziel des Buches ist es ja, Ihnen zu vermitteln, wo Grenzen naturwissenschaftlich-medizinischer Forschung existieren. Und Wissenschaft zu Selbstbegrenzung und Zurückhaltung aufzufordern. Denn nicht alles, was wissenschaftlich korrekt ist, muss als neue Erkenntnis gleich wie ein Regen über alle Menschen ausgegossen werden – so verlockend es in der medialen Gesellschaft auch sein mag, aus kleinen Studienergebnissen sofort große Schlagzeilen zu machen. So verlockend es sein mag, Hinweise zu haben, was möglicherweise helfen könnte, so unseriös ist es, diese Hinweise als sichere Therapie zu verkaufen. Das gilt insbesondere für Beobachtungsstudien, aber auch für doppelblind angelegte, prospektiv randomisierte, Placebo-kontrollierte Interventionsstudien, denn auch sie müssen interpretiert und richtig gelesen werden.

Beispiel: Wenn eine Änderung des Gesundheitsverhaltens beim Einzelnen nur 30 Tage eines sonst 80-jährigen Lebens ausmacht, ist diese Lebensverlängerung für den Einzelnen nur marginal. Sie kann für ihn irrelevant sein, auch wenn sie statistisch nachweisbar ist. Zudem gibt es zwei Möglichkeiten:
Die eine Möglichkeit wäre, dass eine solche Intervention das Leben bei jedem Menschen um 30 Tage verlängert, dann wäre die sogenannte „number needed to

treat" – also die Zahl derjenigen, die ihr Leben ändern müssten, um 30 Tage länger zu leben – eins. Das ist der Idealfall, denn jeder profitiert und weiß, was es ihm bringt. Dann weiß jeder, dass er mit Sicherheit 30 Tage länger lebt, wenn er den Ratschlag befolgt. Dann kann der Patient, dem diese Therapie empfohlen wird, nach Aufklärung für sich selber bestimmen, ob er sie durchführen möchte oder nicht. Also: ob der Aufwand es ihm wert ist oder ob er die 30 zusätzlichen Lebenstage nicht in Anspruch nehmen möchte, weil die Änderung seines Lebensstils ihm die anderen 80 Jahre vermiest.

Der Patient kann selbst entscheiden und sagen: „Die vorgeschlagene Intervention, beispielsweise jeden Tag einen Löffel Linsen zu essen, wird bei mir das Leben um 30 Tage verlängern. Da das Essen eines Löffels Linsen mir sogar schmeckt, werde ich das machen."

Oder er denkt sich: „Da mir Linsen gar nicht schmecken und ich danach unter schrecklichem Durchfall leide, werde ich die Linsen nicht täglich essen. Dieser Eingriff in mein Leben mit dem daraus folgenden Durchfall ist mir diese minimale Verlängerung meines Lebens, um nur 30 Tage, angesichts der erwarteten 80 Jahre nicht wert."

Also: Eine Empfehlung kann richtig sein – für den einen jedoch mit ganz anderer Auswirkung auf sein Leben, da ihm Linsen schmecken, als für den anderen, dem Linsen nicht schmecken und bei dem sie Durchfall erzeugen. Trotz gleicher Auswirkung auf die Lebensdauer werden die beiden Patienten unterschiedlich entscheiden.

An dieser Stelle muss ich Ihnen gleich den Zahn der Hoffnung ziehen, denn solch eine niedrige „number needed to treat" wie 1, eine solche Effizienz einer Therapie, gibt es beim Thema Lebensstil nicht. Beim Thema Lebensstil beträgt die Anzahl der Menschen, die behandelt werden müssen, meist mehrere Hundert, wenn nicht gar viele Tausend, und der Zeitraum geht über mehrere Jahre, wenn nicht gar Jahrzehnte.

Um bei dem oben gewählten Beispiel zu bleiben: Bei der Fantasiestudie, in der Linsen essen das Leben um 30 Tage verlängert, kann durchaus etwas ganz anderes herauskommen, sobald die „number needed to treat" größer als 1 ist:

Es stimmt zwar, dass das Leben im Durchschnitt durch Linsen verlängert wird. Aber bei einigen wird es um 20 Jahre verlängert, bei anderen hingegen verkürzt! Also profitiert nicht jeder davon, sondern einige haben einen großen Nutzen, andere nur einen kleinen, und eine dritte Gruppe kann sogar Schaden nehmen. Dann sollte man zwei Kenngrößen errechnen: nicht nur die „number needed to treat", sondern auch die „number needed to harm". Dann ist die Aufklärung des um Rat fragenden Menschen noch komplizierter, denn ich kann ihm ja nur einen Mittelwert bieten, keinesfalls jedoch die Sicherheit, dass er derjenige ist, dem es nutzt oder schadet, oder ob er derjenige ist – falls es ihm nutzt –, der nur zehn Tage oder ganze 20 Jahre länger lebt. Und wie seine ganz individuelle Lebensqualität sein wird, wenn er denn so alt wird, weiß der Arzt nie! An diesem Beispiel wird deutlich, wie wichtig der Arzt-Patienten-Kontakt und die von jeder Gesundheitsideologie befreite gemeinsame Wegfindung sind. Deutlich wird auch, dass eine solche Studie nie die letzte sein kann – die Studie, die die endgültige Antwort findet. Denn da einige Patienten profitieren, andere nicht, muss in einer Folgestudie untersucht werden, wie man diejenigen erkennt, denen die Linsen durch Verlängerung des Lebens um mehr als zehn Jahre sehr viel nutzen, und von denen unterscheidet, denen sie sogar schaden könnten.

Nicht nur im obigen Beispiel, sondern bei allen Formen des „gesunden Lebensstils“ trifft eine ganz andere Zahl als die „number needed to treat“ von 1 zu: Die gemessenen Effekte sind beim Einzelnen nicht nachweisbar, man braucht nicht zehn, nicht 100, sondern zumeist Tausende Menschen, um einen kleinen Effekt zu messen, der dann mit der Gesamtzahl der Bevölkerung hochgerechnet die berühmten Zahlen der großartigen Verbesserung der Gesundheit ergibt – wenn man den angeblich richtigen Ratschlägen nur folgen würde. Dies dem Leser konkret aufzuzeigen, an den Beispielen Sport, Gewicht, Diabetes und Diabetesprävention sowie mediterrane Diät – das ist Aufgabe und Ziel des vorliegenden Buches.

Doch Achtung: Diese Effekte sind aus Beobachtungsstudien errechnet, nicht aus Interventionsstudien! Wir kennen sie alle, die Millionen Menschenleben, die gerettet werden könnten, wenn man mehr Sport triebe, mehr Gemüse zu sich nähme, weniger wöge. Aber stimmt das und ist es so einfach, wie die Gesundheitsprediger immer sagen? Ein Gesunder, dem etwas geraten wird, hat doch nur ganz einfache Fragen:

„Wisst ihr wirklich, dass das stimmt, was ihr ratet, und wie hoch ist die Wahrscheinlichkeit, dass es mir etwas nutzt, wenn ich einen Teil meines ganz persönlichen Lebensstils danach ausrichte?

Habt ihr nur geschaut, was miteinander korreliert, und dann angenommen, ihr wüsstet genau, welche Variablen – die nicht immer alle bekannt sind – dann herausgerechnet wurden, oder habt ihr eine Interventionsstudie durchgeführt, in der Personen meines Alters, meines Lebensstils, meines genetischen Risikos eingeschlossen wurden? Wobei die eine Gruppe ein Placebo erhielt und die andere Gruppe die empfohlene Korrektur des Lebensstils?

Und habt ihr dann nur einen sogenannten Surrogatparameter gemessen, also einen Wert, der keine Krankheit anzeigt, sondern nur deren Risiko, oder habt ihr echte Endpunkte wie Krebs, Schlaganfall etc. gemessen?

Habt ihr diese Empfehlung in einer prospektiv angelegten randomisierten Interventionsstudie untersucht?" Da die Antwort fast immer „nein" lautet, veranlasste mich das, dieses Buch zu schreiben.

Am Anfang möchte ich Ihnen daher anhand ganz konkreter wissenschaftlicher Studien für das, was tatsächlich hinter den Aussagen steckt, nicht nur ein Gefühl geben. Sie sollten auch möglichst in die Lage versetzt werden, die originalen Studiendaten selber zu interpretieren. Es geht um die Aussagen, mit denen uns eingeredet wird, man wisse, was für jeden der richtige Lebensstil sei. Ihnen soll anhand konkreter Abbildungen ein Gefühl für das Verhältnis einer meistens leider nur geringen Effektstärke zum nur individuell abzuwägenden Eingriff in die eigene Lebensführung gegeben werden. Es geht also in dem Buch auch darum, bei Ihnen, dem Leser, Interesse zu wecken, sich mit Freude auch einmal selber zu informieren im Dschungel der Ratschläge, die alle gut gemeint, aber vielleicht nicht zielführend und oft einfach nur falsch sind. Die gezeigten Daten sind unverändert aus den Originalpublikationen entnommen, die die Wissenschaftler selber lesen und mit deren Hilfe sie einander die Forschungsergebnisse auf Kongressen vorstellen. Nur manchmal wurden die Abbildungen etwas grafisch verbessert, der Verständlichkeit halber. Es wird daher im Buch strikt getrennt zwischen sachlicher Darstellung der Daten und der darauf folgenden ganz persönlichen Interpretation des Autors.

Also geht es in dem Buch darum, Ihnen dabei zu helfen, Studien und verschiedene Arten von Studien richtig einzuordnen, zu verstehen, für sich selber so zu lesen, dass Sie sagen können: „Basierend auf diesen Studienergebnissen bin ich der Auffassung, dass ein bestimmter Lebensstil für mich richtig ist. Ich bin beispielsweise bereit, pro Woche fünf Stunden Sport zu treiben." Deutlich wird herausgestellt, dass die meisten Erkenntnisse über das Thema Essen und Lebensstil bei Gesunden nur auf Beobachtungsstudien beruhen. Diese sind durchaus interessant und wir Ärzte brauchen sie, denn ohne sie könnten wir keine Hypothesen darüber bilden, welcher Eingriff bei welchem Menschen sinnvoll ist. Und nur mit solchen Hypothesen sind Interventionsstudien ethisch begründbar. Die Beobachtungsstudie liefert eine Hypothese, zum Beispiel „Fünfmal pro Woche einen Apfel essen reduziert das Krebsrisiko". Das kann aber sehr wohl falsch sein, wenn eine wesentliche Variable bei der Berechnung mathematischer Zusammenhänge eines klinischen Ereignisses – der Krebsdiagnose – mit einer Lebensstilform – also Äpfel essen – vergessen wurde. Das wäre der Fall, wenn man vergäße zu berücksichtigen, dass beispielsweise Apfelesser weniger rauchen. Dann wäre nicht das Apfelessen per se, nicht die bekannten Inhaltsstoffe des Apfels für die geringere Krebsrate verantwortlich, sondern ausschließlich ein zufälliges Zusammentreffen des Nichtrauchens, als dem wichtigsten Faktor, mit dem Apfelessen, einem dann eben nicht so wichtigen Faktor.

Ein anderes Beispiel: Wenn die Herzinfarkt-Häufigkeit bei Vegetariern mit der von Fleischessern verglichen wird, aber nicht andere Unterschiede wie Gewicht, Sport, Bildung oder Rauchen berücksichtigt werden, ergibt sich zwangsläufig ein falsches Ergebnis. Es entsteht eine Legende, beispielsweise dass Vegetarier vor Herzinfarkt geschützt seien. Was möchte dieses Beispiel dem Leser aufzeigen? Ganz einfach: Ohne eine exakt vergleichbare Kontrollgruppe ist jede Aussage wertlos!

An einem humorvollen Beispiel soll dies nun besprochen werden: Da Schokolade nicht nur gut schmeckt, sondern auch einerseits kalorienreich ist und andererseits wirksame pflanzliche Bestandteile enthält, die angeblich positive und gesundheitsfördernde Effekte auf Gefäße besitzen, soll der Unterschied zwischen Beobachtung mit mathematischer Korrelation und einer therapeutischen Interventionsstudie am Beispiel der Schokolade aufgezeigt werden.

Man liest ja immer wieder tolle Dinge über die Schokolade, nicht nur wie schnell man sich mit kalorienreichen Süßigkeiten dick essen kann, sondern auch wie viele die Gesundheit fördernde Bestandteile Schokolade enthält. Schokolade – der Inbegriff des menschlichen Traums vom Schlaraffenland. Man kann sie vielfältig genießen, als heißes Getränk, als kaltes Eis, in Pralinen oder zum Rotwein. Sie scheint alles auf den Kopf zu stellen, was uns die Freude am Essen nimmt, denn sie ist einfach gesund und gut. Meist ist es ja so, dass richtig gute Speisen als ungesund gelten. Doch nicht das Hinterfragen dieser wunderbaren Wirksamkeit soll jetzt das Thema sein, sondern eine – zugegeben als Glosse – publizierte Wirkung. Der Autor der Abbildung 1 auf Seite 26, die dem *New England Journal of Medicine* entnommen wurde, einer der besten medizinischen Zeitschriften der Welt, zeigt eine ungeheuer starke mathematisch als signifikant errechnete Beziehung zwischen der Anzahl der Nobelpreise und dem jährlichen Schokoladenkonsum der Bürger eines Landes.

Deutlich ist in Abbildung 1 erkennbar: Die Korrelation der Anzahl Nobelpreise zum steigenden Schokoladenkonsum ist sehr stark. Sie ist mathematisch gesehen viel stärker als der Bezug von Übergewicht zu Herzinfarkt und frühem Tod. Ist die Aussage deswegen korrekter, nur weil die statistische Korrelation stärker ist? Sie werden sich nun denken: „Na ja – nur eine Glosse, es ist doch klar, dass das nicht stimmen kann. Da muss es eine nicht beachtete Variable geben, die alles erklärt und mal wieder beweist, dass eine Statistik nur so weit richtig ist, wie man sie selber gefälscht hat." Korrekter gesagt: Eine Statistik ist nur so viel wert wie meine Fähigkeit, sie zu „lesen", sie zu interpretieren.

Die Basis von Abbildung 1 sind exakt erhobene Daten, auch wenn sie eine Glosse ist. Hintergrund sind Untersuchungen, wonach sogenannte Flavonoide, die in Schokolade, grünem Tee, Rotwein und manchen Früchten vorkommen,

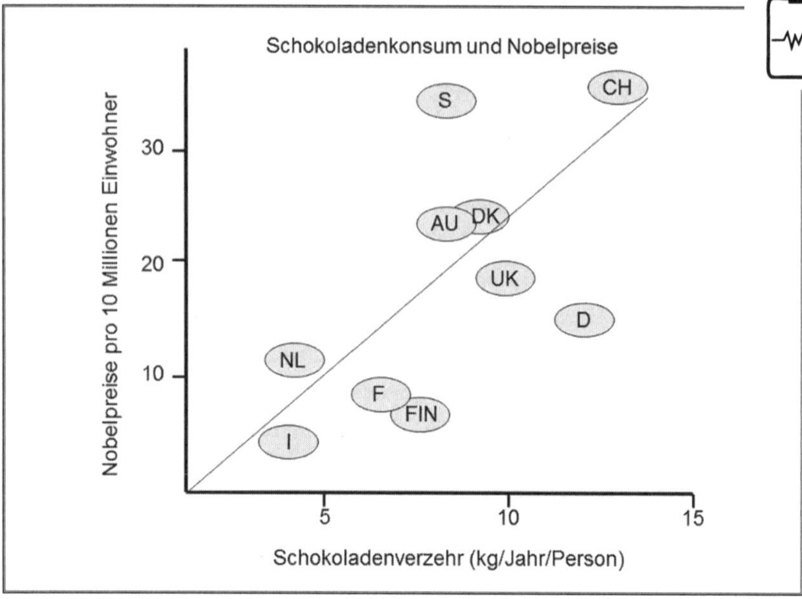

Abbildung 1: Schokoladenkonsum und Nobelpreisträger nach Ländern.
Modifiziert nach Messerli FH, *The New England Journal of Medicine* 367:1562-1564, 2012.

in Tierversuchen die Denkfunktion verbessert haben. Es gibt Daten, dass sie die Gefäßfunktion verbessern und den Blutdruck senken können, sodass der Autor der Studie auf die Idee kam zu fragen, ob es einen Zusammenhang zwischen der Anzahl der Nobelpreise pro zehn Millionen Einwohner eines Landes und dem Schokoladenkonsum geben könnte.

Die einzelnen Nationen sind mit den Länderkennzeichen dargestellt, der Schokoladenkonsum in kg/Einwohner zeigt aus dem Internet recherchierte Daten. Es ergibt sich eine höchst signifikante lineare Korrelation zwischen dem Schokoladenkonsum pro Kopf und der Anzahl der Nobelpreisträger pro zehn Millionen Einwohner in insgesamt 23 Ländern. Aus diesen Daten kann hochgerechnet werden, dass es ungefähr 0,4 kg Schokoladenkonsum pro Einwohner und Jahr bedarf, um die Anzahl der Nobelpreise in einem Land um einen zu vermehren. Die dargestellten Daten zeigen, dass es keine Saturierung, also Abflachung, der Kurve gibt, das heißt, man kann daraus schließen: Je höher der Schokoladenkonsum, desto höher die Wahrscheinlichkeit, dass ein Land einen Nobelpreisträger stellt.

In seiner Glosse diskutiert der Autor – wie auch in richtigen wissenschaftlichen Studien üblich – die Limitationen seiner Untersuchungen und weist humorvoll darauf hin, dass insbesondere unbekannt ist, wie viel Schokolade die einzelnen Nobelpreisträger gegessen haben.

Die in der Abbildung gezeigte Berechnung ist genauso korrekt wie die bei den bekannten und überall akzeptierten Beziehungen zwischen Körpergewicht und dem Risiko einer Herzerkrankung oder zwischen Rauchen und verschiedenen Erkrankungen. Nur an die eine Statistik glauben wir, weil Experten es uns glaubhaft machten, an die andere glauben wir nicht. Aber: Es gibt keinen methodischen Grund, an der Richtigkeit der Beziehung zwischen Schokoladenkonsum und Nobelpreisen zu zweifeln! Warum glauben wir, wenn sie doch genauso erstellt wurde, an die eine Aussage, aber an die andere nicht? Ziel des Buches ist es, dem Leser einzuschärfen, dass dann, wenn es um Eingriffe in seinen Körper oder in sein Privatleben geht, der Glaube ein ganz schlechter Partner der Naturwissenschaft ist. Genau diesen Unterschied zwischen „Beweis" und „Glauben" aufzuzeigen war das Ziel dieser Glosse über Schokolade, denn nicht Glauben an eine Statistik und ihre Plausibilität, sondern ihre Überprüfung durch eine Interventionsstudie muss die Grundlage einer therapeutischen Empfehlung sein. Entweder ist die akademische Medizin eine auf bestimmten Methoden begründete Wissenschaft, oder nicht.

Gründet die Medizin ihr therapeutisches Handeln nicht auf Interventionsstudien, die die Therapiesituation in der Studie einmal simuliert haben, dann fehlt ihr die ethische Basis für eingreifendes Handeln, kurz gesagt: für die Therapie. Jede Therapie ist ein Eingriff und bedarf immer einer ethischen Begründung. Deswegen bedarf die Medizin immer der Interventionsstudie, in der an zwei Gruppen verglichen wird, welche Vorteile und welche Nachteile ein empfohlener Eingriff mit sich bringt. Das gilt auch, wenn es um völlig gesunde Menschen geht, die man gesund erhalten will, oder um Menschen mit Risikofaktoren für Erkrankungen, die man verhindern möchte.

Da diese Studienform bei Kranken Pflicht ist – denn ohne mehrere Interventionsstudien wird nie ein Medikament zugelassen –, stellt sich die Frage: Warum wird die Interventionsstudie bei Eingriffen in das Leben Gesunder nicht auch verpflichtend eingeführt? Nicht vergessen: Auch die Empfehlung, mehr Äpfel zu essen oder mehr Sport zu treiben oder zu hungern, um extrem schlank zu sein, ist ein Eingriff, der begründet gehört. Ein Eingriff, bei dem wir die folgenden Kennzahlen wissen wollen: die „number to treat", also wie vielen von denen, die die Therapie erhalten, sie nutzt, und die „number needed to harm", also wie viele ich durch die Therapie schädige! Und dann ist wichtig zu wissen: Wie lange muss die Therapie durchgeführt werden, bis Ergebnisse erzielt werden?

Also: Fehlende Daten aus Interventionsstudien dürfen nicht durch Glauben an bestimmte Therapieformen ersetzt werden, schon gar nicht aus geschäftlichen

Gründen. Schon Hippokrates lehrte: Nur durch Vermeidung des Schadens als erstem Ziel der Therapie wird die medizinisch begründete Therapie ethisch vertretbar. Deutlich wird dies aus der Glosse, denn wenn man berechnet, wie eine Intervention auszusehen hätte, um die Nobelpreise in einem Land zu steigern, müssten Millionen Menschen mehr Schokolade essen, um einem zusätzlichen Wissenschaftler zum Nobelpreis zu verhelfen. Dass diese Aussage keine Polemik ist, werden Sie sehen, wenn es später an die Darstellung einiger Studien zum Thema Gewicht, Sport und gesundes Essen geht. Unglaublich, aber wahr – die Daten zum Thema Essen und Lebenserwartung Gesunder sind weit von der Qualitätsgüte entfernt, die nötig wäre, um Menschen Ratschläge zu erteilen. Die Basis der Ratschläge ist nicht weit weg von der Datenlage zur Schokolade. Für das Thema „Schokolade und Nobelpreise" lassen sich Berechnungen anstellen:

Es lässt sich berechnen, dass die Amerikaner einen Nobelpreis pro zehn Millionen Einwohner mehr hätten, würden sie 400 Gramm Schokolade pro Kopf und Jahr mehr essen. Das wäre dann die Intervention, den Bürgern des Landes zu sagen: „Bitte esst mehr Schokolade, nicht nur damit wir mehr Nobelpreise im Land haben, sondern weil Nobelpreise auch etwas mit Intelligenz zu tun haben, damit eure Kinder intelligenter werden. Ihr tut euch und den Kindern etwas Gutes, wenn ihr euch überwindet, mehr Schokolade zu essen."

Mathematisch ist diese Intervention plausibel. Doch glauben Sie wirklich, dass das stimmt? Aber wenn Sie das nicht glauben, wenn Sie sagen, das kann so nicht sein, warum akzeptiert man dann viele andere Angaben zum Lebensstil, die aus Studien stammen, die methodisch genauso gemacht sind wie die Schokoladen-Glosse? Liegt es vielleicht daran, dass man bestimmte Vorurteile hat, dass man schon etwas zu wissen meint und deswegen den Angeboten der Lebensstil-Propheten auf den Leim geht? Denn das meiste, was man so über „gesunde Lebensführung" zu wissen glaubt, stammt aus Studien, die methodisch ganz ähnlich wie die Schokoladen-Glosse gemacht sind.

Um diese Legendenbildung bezüglich Sport, Gewicht und Diät geht es in diesem Buch. Es geht dabei auch darum, das Bewusstsein für Vorurteile zu schärfen und insbesondere dafür, dass es immer ein Irrweg ist, wenn man auf einer Hypothese die nächste Hypothese aufbaut. Hält man eine Hypothese für wahr und fügt dann auf dieser Annahme aufbauend die nächste Hypothese drauf, dann ist der Bezug zwischen diesen beiden Hypothesen zwar richtig, logisch und plausibel. War jedoch die Ersthypothese falsch, dann ist natürlich das Ergebnis der zweiten Annahme, die auf der falschen Annahme aufbaute, erst recht falsch.

Dies lässt sich an der Schokoladen-Glosse gut darstellen. Wenn man sich die deutsche Fahne in Abbildung 1 anschaut, sieht man, dass Deutsche kräftig Schokolade essen, aber aus der Linie herausfallen, zu tief liegen. Damit ist aus den gezeigten Daten eindeutig zu erkennen, dass wir Deutschen schokoladeresistent sind, denn obwohl wir viel Schokolade essen, haben wir nicht so viele Nobelpreise wie erwartet. Deutschland müsste genauso viele Nobelpreise pro Einwohner haben wie die Skandinavier. Woran liegt das? Haben wir ein Gen, das die gute Wirkung der Schokolade verhindert, oder fehlt uns das Gen, das hilft, die Wirkung der Schokolade auf die Erfindungsgabe zu vermitteln? Essen wir die falsche Schokolade? Oder liegt es daran, dass in Deutschland das Essen von Schokolade zu sehr als „Sünde" gebrandmarkt wird und dass dadurch das schlechte Gewissen die für den Nobelpreis notwendige Erfindungsgabe des Genies behindert? Mit diesen Fragen wird aufgezeigt, wie schnell man auf einer Hypothese aufbauend weitere Hypothesen so generieren kann, dass die beiden Hypothesen in sich schlüssig sind, dass jedoch – da die erste Annahme falsch ist –, die zweite erst recht falsch ist.

Deutlich wurde eines: Beobachtungsstudien liefern Hypothesen, ohne die es keine Interventionsstudien gäbe. Doch ohne die Intervention sind Beobachtungsstudien nicht geeignet, Schlüsse zu ziehen, die berechtigen, in das Leben eines anderen Menschen einzugreifen. Mit Interventionen ändert man etwas, greift in einen Ablauf ein, beeinflusst den persönlichen Lebensstil. Dafür muss es eine Berechtigung geben. Wie leicht kann doch eine zu schnelle Urteilsfindung falsch sein! Wie schnell kann gut Gemeintes beim Thema Gesundheit anderen Schaden bringen, da es für sie nicht die passende Intervention darstellt. Eine Intervention, ein Rat, etwas im Leben zu ändern, kann selbst dann grottenfalsch sein, wenn er der herrschenden Meinung, dem gesellschaftlichen Konsens, entspricht. Nicht der gesellschaftliche Konsens über das, was man glaubt, dass es gesund sei, sondern die Qualität der Daten aus Interventionsstudien sollte das Handeln leiten.

Die Basis des Buches ist also die Aussage: Nur eine Interventionsstudie berechtigt zum ärztlichen Handeln, da ärztliches Handeln – dazu gehört auch der Rat, seinen Lebensstil zu ändern – immer eine Intervention ist.

Da stellt sich die Frage, warum Lebensstil-Propheten eine derartige Überzeugungskraft haben, ohne qualitativ hochwertige Interventionsstudien vorweisen zu können. Es stellt sich die Frage, wieso Patienten sich therapieren lassen, wenn so wenig Fakten, Daten, Ergebnisse vorliegen, die untersuchen, ob die Lebensstil-Therapie nutzt oder schadet.

Es ist aber nicht so einfach, dass man sagen könnte: Die Menschen glauben an die Wirkmacht des Sports oder der Vitamine, nur weil Geschäftemacher und deren Werbung ihnen das so lange eingeredet haben, dass sie – durch Marketing unkritisch geworden – die Selbstbestimmtheit der Lebensführung durch Fremdbestimmung ersetzt haben. Es gibt einen ganz wichtigen Grund für die einfache Überzeugungskraft der Lebensstil-Propheten:

Es gibt keinen Zweifel, dass man sich durch falschen Lebensstil schaden kann. Also müsste doch auch der Kehrsatz stimmen: Tue das Gegenteil, dann nutzt es! Das scheint plausibel. Aber auch wenn man dieses „sich selber schädigen" tagtäglich um sich herum bei anderen Menschen beobachten kann, bleibt dennoch der Kehrsatz falsch, dass man durch einen bestimmten Lebensstil – wenn man ihn so früh begonnen hat, dass man dadurch sein Gesundsein fördert und stärkt – das Leben verlängern kann. Die schlechte Nachricht des Buches: Man kann sich durch falschen Lebensstil schädigen, aber eine bewusste Ernährung nutzt nichts, außer dass man sich eben nicht schädigt. Man kann aufpassen, dass man Schaden von sich fernhält. Am Ende des Buches wird aber verraten, dass man, wenn man nicht nur Laborwerte und körperliche Gesundheit im Sinn hat, durchaus etwas Positives für sich tun kann – doch davon später.

Es wird in diesem Buch in späteren Kapiteln auch darüber zu sprechen sein, warum jemand einen für sich ungesunden Lebensstil wählt. Er macht dies, das sei hier schon angesprochen, nicht weil er sich absichtlich schädigen will, und schon gar nicht, weil er einfach ungezogen ist und die Allgemeinheit durch Übernahme der Kosten, die im Laufe einer Erkrankung entstehen, schädigen will. Es muss also komplizierter sein! Es ist wichtig, sich darüber Gedanken zu machen, wenn man auf humane Art den Mitmenschen verstehen möchte, der sich durch falschen Lebensstil schädigt. Aber es ist nicht so einfach, dass das Gegenteil vom krank Machenden das Gesundheitserhaltende ist. Es ist nicht so einfach, weil das Ergebnis der Evolution gut ist – wir können uns schädigen, aber nicht uns nutzen. Das klingt paradox, aber wäre das Ergebnis der Evolution so schlecht, dass wir ohne Apotheke, ohne Lebensstil-Intervention nicht auskämen, dann wären wir ja eine Fehlentwicklung. Wir müssen, da das Ergebnis der Evolution, da das Ergebnis der Schöpfung gar nicht so schlecht ist, nur in der Mitte, der Balance, beim ausgewogenen Essen und Leben, bleiben.

Auch gesellschaftlicher Druck kann letzten Endes für die Gesundheit relevant werden, denn er führt dazu, dass Menschen sich gewissen Vorgaben anpassen, ob sie zu ihnen passen oder nicht. Dazu gehören der Druck, schlank zu sein, und die viele Menschen sehr beeindruckenden Schönheitsideale, denen sie nachstreben. Die Auswirkung solcher Ideale auf andere Menschen kann gar nicht hoch genug eingestuft werden, sie führen zum zwangsläufig auftretenden Wunsch, den Idealen, welche die Idole repräsentieren, nahezukommen. Ob das für eine Person gut oder schlecht ist, ob es ihr zu einem glücklichen Leben verhilft – oder weil die Person sich selber nicht mehr sehen mag, ihr schadet –, spielt beim Wunsch, den Idolen zu ähneln, keine Rolle. Gefragt wird nicht, was für einen selber gut ist. Denn da der Mensch ein sozial geprägtes Wesen ist, wird der Druck der Anpassung an Idole sehr stark und durch die Medien verstärkt dann so überwältigend, dass der Blick in sein gesundes Ich als Korrektur wegfällt. Den Idolen wird nachgeeifert, koste es, was es wolle. Nicht der Blick in das Ich, eigentlich eine natürliche Reaktion der Selbstkontrolle, sondern der Blick in den Spiegel bestimmt, was man sich zumutet.

Das Buch wäre jedoch etwas zu einfach geschrieben, würde es dem Leser nur mitteilen wollen, dass jede Interventionsstudie am Ende für jeden Menschen absolute Beweiskraft hat. Auch eine sehr gut durchgeführte Interventionsstudie erlaubt nur bedingt Aussagen bezüglich einer Einzelperson und nur Aussagen bezüglich der Personengruppe, die untersucht wurde. Deswegen: Die Schwächen der Interventionsstudie muss man ebenso kennen. Im Folgenden werden Schwächen auf zwei Ebenen beschrieben, um deutlich zu machen, worauf man beim Lesen einer Studie achten muss, ehe man das Ergebnis der Interventionsstudie auf sich selber beziehen kann:

Angenommen, es gäbe eine Interventionsstudie, die zeigen würde, dass bei Gesunden das Treiben von Sport Todesfälle reduziert, dann wäre die Empfehlung nur auf den ersten Blick klar: Treibe Sport! Aber könnte das nicht auch ein Irrtum sein, denn wir hatten ja schon dargestellt, dass die Intervention an einer Gruppe untersucht wird, aber immer ein einzelner Mensch es ist, der sein Leben ändert?

Wenn durch die Intervention – beispielsweise Sport zu treiben – die Todesfälle bei den Probanden von 50 auf 25 reduziert werden (siehe Abbildung 2, Seite 32), dann ist das auf den ersten Blick eine hervorragende Intervention, reduziert sie doch das Todesrisiko um 50 Prozent. Warum dann Sorge um den Einzelnen, warum dann nicht allen Menschen Sport empfehlen und denen, die nicht mitmachen, die Krankenkassenbeiträge erhöhen? Die Antwort: In der Abbildung fehlt eine wesentliche Information: Wie viele müssen behandelt werden, um die Todesfälle von 50 auf 25 zu reduzieren? Das Problem zeigt Abbildung 2.

Dies ist eine Abbildung aus einer erfundenen Studie. Auf der linken Hälfte der Abbildung ist zu sehen, dass die Anzahl der Todesfälle in der Kontrollgruppe 50 beträgt. In der Interventionsgruppe, also der Gruppe, die mit der Kontrollgruppe bezüglich Alter, Geschlecht etc. identisch ist, aber behandelt wurde, beträgt die Anzahl der Todesfälle nur 25. Um deutlich zu machen, dass eine Zahl allein genommen in die Irre führt – denn auf der linken Seite sieht es ja so aus, als ob die Intervention vielen nutzen würde –, sind die gleichen Zahlen in der rechten Hälfte noch einmal als Prozent der betroffenen Teilnehmer dargestellt. Hier sieht man, dass zwar der Unterschied zwischen Interventionsgruppe und Kontrollgruppe 50 Prozent beträgt, aber die Anzahl der Teilnehmer, die von der Intervention profitieren, so verschwindend gering ist, dass die Intervention sinnlos ist.

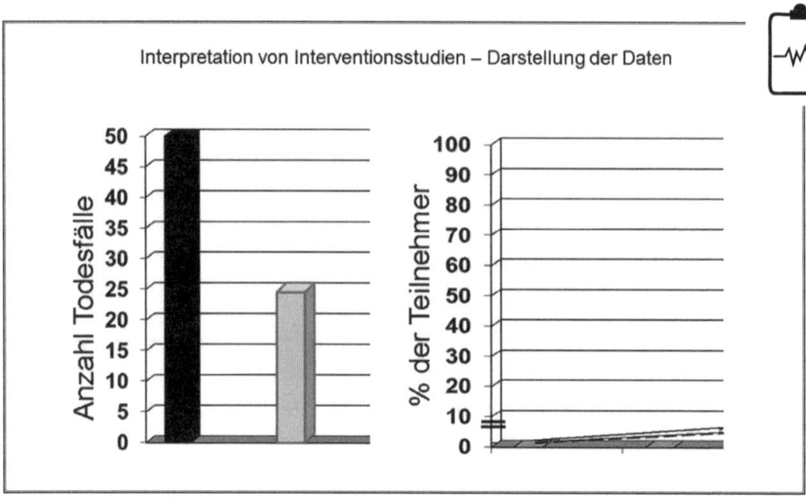

Abbildung 2: Absolute und prozentuale Wirkung.

Die linke Hälfte ist eindeutig in der Interpretation: Die Hälfte aller Todesfälle kann verhindert werden. Die rechte hingegen macht nachdenklich: Da wird die Zahl der Toten auch halbiert, aber als Prozent der Teilnehmer dargestellt. Jetzt lautet die Schlussfolgerung ganz anders: Wen interessiert schon ein Effekt, der nur 0,025 Prozent betrifft?

Die Gefahr der Angaben in Prozent, die ja leider in der Gesundheitsdebatte immer benutzt werden, zeigt das Beispiel auf der rechten Seite: Werden je 100.000 Patienten im Sport-Arm und 100.000 Patienten im Kontroll-Arm der Studie behandelt und sinkt dann die Todesrate im Sport-Arm von 50 auf 25, dann ist die Wahrscheinlichkeit, dass der eine Patient, dem man zum Sport rät, davon profitiert, sehr gering. Also sollte man doch nachdenken, ob der eine Mensch, der ungern Sport treibt und dem man zu Sport rät, davon wirklich profitiert. Die Aussage bleibt korrekt, aber die Implementierung auf alle Menschen muss plötzlich hinterfragt werden.

Auch wenn die Aussage „50 Prozent Risikoreduktion“ stimmt, wird sie doch vollkommen von der hohen Anzahl derer relativiert, die behandelt werden müssen, um ein Leben zu retten. Das ist der Aspekt, den man „number needed to treat“ nennt. Würden nur 100 Patienten behandelt werden müssen, um die Zahl der Todesfälle von 50 auf 25 zu senken, also auch um 50 Prozent, sähe es ganz anders aus. Dann könnte man schon eher sagen: „Bitte treibe Sport, obwohl es dir schwer fällt, denn die vorliegende Interventionsstudie belegt, dass dir dies mit hoher Wahrscheinlichkeit nutzt.“

Ziel des Buches ist es, den Leser anzuhalten, seinen Arzt oder Gesundheitsratgeber zu zwingen, seine Aussagen an solchen Kriterien zu messen. In Zukunft den Arzt bitte nach der „number needed to treat" fragen, nicht mehr nach der prozentualen Risikoreduktion! Es lohnt auch nicht zu fragen: Was und wie häufig sind die Nebenwirkungen? Da Nebenwirkungen bei zugelassenen, wissenschaftlich überprüften Therapien immer seltener als die Wirkung sind, nutzt eine solche Auskunft wenig, außer wenn man weiß, worauf man achten sollte, um eine Nebenwirkung rechtzeitig zu erkennen. Aber um sich zu entscheiden, ob man eine Therapie an sich durchführen lassen möchte oder nicht, braucht man die „number needed to treat". Und diese möglichst an einem Kollektiv erforscht, das mir als Patient sehr ähnlich ist.

Es gibt aber noch eine zweite Ebene, die besprochen gehört, und zwar die Dauer der Intervention. Werden die 50 Todesfälle in der 100 Personen umfassenden Kontrollgruppe auf 25 in der 100 Personen umfassenden Sportgruppe gesenkt, ist also der Effekt so stark, dass man seine Übernahme in die Beratung eines Menschen empfehlen kann, dann bleibt noch eine ganz wichtige Variable unbeachtet: die Zeit.

In Abbildung 3 aus einer erfundenen Studie wird grafisch deutlich gemacht, dass auch die Zeit, die benötigt wird, um einen Effekt zu erzielen, wichtig ist für die Interpretation einer Studie. Die gestrichelte Linie stellt die Kontrollgruppe dar, die durchgezogene Linie die Interventionsgruppe. Die Anzahl der Todesfälle wird zwar in der linken Grafik ebenso wie in der rechten durch die Intervention von 50 auf 25 reduziert, aber das eine Mal ist für die Intervention ein Zeitraum von zwölf

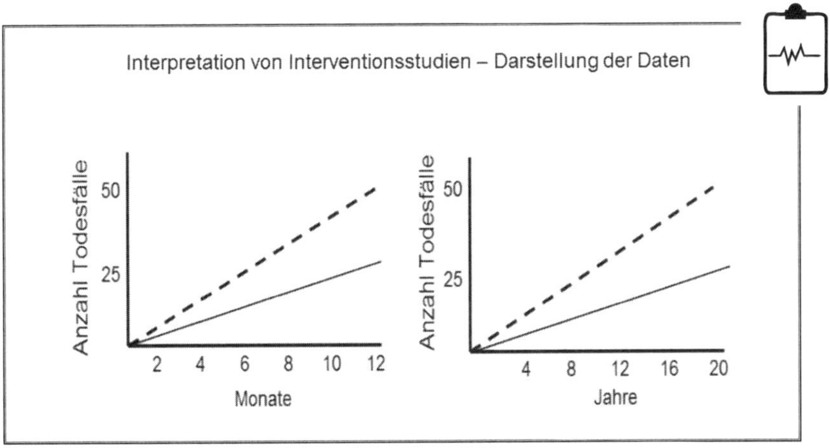

Abbildung 3: Bedeutung der Zeit für die richtige Einordnung eines Therapie-Effekts.

Monaten notwendig, das andere Mal ein Zeitraum von 25 Jahren. Es kommt also nicht nur darauf an, wie viel Prozent der Behandelten von der Therapie profitieren, sondern auch, wie lange es dauert, bis ein Therapieerfolg eintritt.

Tritt der gewünschte Effekt nach zwölf Monaten ein, besteht kein Zweifel, dass es sich um einen richtig starken Effekt handelt, man kann dem Patienten empfehlen, sich zu überwinden und am Sport teilzunehmen. Vorausgesetzt, er hat noch eine Lebenserwartung von zwölf Monaten. Müssen aber 100 Personen ganze 20 Jahre behandelt werden, um eine Reduktion der Todesfälle zu erzielen, dann sieht die Sache ganz anders aus. Dann ist – auch wenn er eine 50-prozentige Reduktion der Todesfälle mit sich bringt – der Effekt so schwach, dass nur jüngere Patienten ihn überhaupt einmal erleben werden, und der Eingriff in die Privatsphäre ist so lange andauernd, dass man dies ganz genau mit dem Ratsuchenden besprechen muss. Dann muss man nicht nur mit ihm die „number needed to treat" besprechen, sondern auch, dass eine Lebensstil-Intervention 20 Jahre durchzuhalten nur dem möglich ist, der sowieso danach sein Leben von sich aus führt, der die Intervention also gar nicht braucht. Für denjenigen aber, für den es schwer ist, seinen Lebensstil so zu ändern, dass er ab jetzt fünfmal pro Woche Sport treibt, dem dies keinen Spaß macht, der sich hinterher nicht wohlfühlt – für den ist es schier unmöglich, 20 Jahre lang seinen Lebensstil völlig umzukrempeln. Es geht in diesem Buch deswegen auch um die Qualität der Beratung, das Nennen der richtigen Variablen, damit ein Mensch sich selber seine Meinung bilden kann, ehe er sich dem Druck der Lebensstil-Änderung aussetzt.

Um den Einzelnen beraten zu können, ist es nicht nur wichtig zu erfahren, wie viele Patienten behandelt werden müssen und über welche Zeit, damit die Behandlung einem nutzt. Wenn durch eine Therapie eine Erkrankung im Studienzeitraum verhindert wird, kann man nämlich auch errechnen, um wie viele Monate ihr Auftreten nach hinten verschoben wird. Ist also die Zahl derjenigen, die man behandeln muss, um einem zu helfen, niedrig, beispielsweise nur 100, die Zeit der Therapie recht kurz, also nur zwei Jahre, aber das Ereignis wird nur um 30 Tage nach hinten verschoben, dann überlegt der Patient sich schon, ob er dafür Nebenwirkungen in Kauf nehmen will. Leider werden diese Zahlen fast nie berechnet!

Die dritte Ebene der Interpretation der Interventionsstudie betrifft die Auswahl der Patienten. Der eine Patient, der um Rat fragend vor dem Arzt sitzt, mag ja ein wenig anders sein als die Patienten in der Interventionsstudie. Hierüber muss der Arzt sich zunächst kundig machen und dann aufklären:

Wurde eine Intervention an Männern oder Frauen getestet?

Wie alt waren die Probanden?

Wie viele waren Raucher und wie viele Nichtraucher?

Waren es Probanden mit hohem Bildungsgrad oder solche mit niedrigerem Bildungsgrad? Waren es Menschen, die sich die Beiträge für Fitnessstudios sowieso leisten können, oder waren es Menschen, die sozial benachteiligt sind?

Nahmen an der Studie Probanden teil, die ihren Beruf überwiegend sitzend ausüben, oder Probanden, die überwiegend hart körperlich arbeiten und am Abend von der Arbeit müde sind?

Das sind nur einige der Variablen, die beachtet werden müssen, um von einer veröffentlichten Studie auf einen einzelnen Menschen zu schließen. Der Arzt sollte deswegen die Studien, die ihn veranlassen, eine Therapieempfehlung auszusprechen, genau kennen.

Zusammenfassend: Die vielfältigen Unterschiede zwischen Menschen sind für die Wissenschaft ein Problem, ein unlösbares Problem, denn man wird nie eine allgemeingültige Studie durchführen können, die genau den Menschen beschreibt, der gesundheitlichen Rat sucht. Zumindest nicht, solange wir nicht den einen Menschen, dem wir helfen wollen, 1.000-fach klonieren und dann an 1.000 genetisch identischen, gleich alten, gleich lebenden Menschen die Intervention testen. Aber das wäre ja sowieso unethisch.

Deshalb aus meiner Sicht:

Wie schön, dass wir Menschen so verschieden sind! Daher hat das Buch eine naturwissenschaftliche Seite, aber hält auch den Blick offen für die Bewunderung der Einmaligkeit jedes Einzelnen. Daher ist das Dilemma der Medizin – dass sie bei einem Einzelnen nie sicher ist, ob die Therapie nutzt oder nicht – vielleicht dem schönsten Geschenk der Schöpfung zu verdanken: der Einmaligkeit jedes einzelnen Menschen.

Aber auch wenn der eine Patient, der jetzt bei seinem Arzt Rat sucht, dem in die Interventionsstudie eingeschlossenen genau entspricht, mag er leider genau derjenige sein, bei dem die Intervention schadet. Deswegen gilt es nicht nur die „number needed to treat over time“ aus Studien herauszulesen, sondern auch die „number needed to harm over time“. Nur die Differenz beider erlaubt dann eine Aussage, nur dann weiß man, wie der eine Mensch, der Rat sucht, in der untersuchten Studienpopulation repräsentiert ist. Auch wenn durch eine Intervention 50 Leben gerettet werden und nur eines durch die Intervention zerstört wird, der Nutzen also viel höher ist als der Schaden, weiß im Augenblick der Beratung weder der Arzt noch der Patient, ob die Intervention dem Patienten schaden oder nutzen wird. Beide können nicht ahnen, ob der Ratsuchende unter denen ist, bei denen es egal ist, ob therapiert wird oder nicht. Es geht also auch um das große Dilemma der Medizin, gemessen am Einzelnen keine sicheren Aussagen treffen zu können. Daraus leitet sich zweierlei ab:

Erstens: Die Bescheidenheit des Arztes, die Pflicht, die Begrenztheit seines Wissens dem Patienten zu vermitteln. Wer weiß schon, welche „number needed to treat“ über wie viele Jahre für einen anderen Menschen akzeptabel ist?

Zweitens: Die Notwendigkeit, dass Ratgeber und Ratsuchender den Bereich offen lassen, der am besten mit „Bauchgefühl“ beschrieben werden kann. Am Ende muss das „Bauchgefühl“, der siebte Sinn, beim Ratgeber und beim Ratsuchenden auch seinen Platz behalten, man muss versuchen, dem siebten Sinn im Gespräch und der Beratung seinen Raum zu gewähren. Zahlen und Leitlinien ersetzen nicht den Kontakt, das Gespräch. Gute Medizin ist nicht total kontrollierbar und steuerbar. Zahlen als Evidenzen ersetzen nicht die Suche nach dem Sinn der Therapie für den Einzelnen.

Für den siebten Sinn, das richtige Gespräch, das Bauchgefühl bei beiden, dass Arzt und Patient einander so weit annehmen, dass sie aufeinander hören, dafür gibt es keine erlernbaren Techniken, dafür gibt es nur eine Voraussetzung: Den Menschen offen anzunehmen, ihn in seiner Würde über die Statistik zu stellen. Um dies zu leisten, gibt es für den Ratgebenden, sei er Ernährungsberater, Pfleger oder Arzt, eine Grundregel: Er muss in seiner Grundüberzeugung anderen gegenüber die Menschenliebe als Basis in sich immer wieder wachrufen, sie pflegen, sich selber daran erinnern. Ansonsten geht diese wesentliche Voraussetzung im Geschäft des Alltags, dem Zahlendruck der Sprechstunde, unter.

Damit sind wir beim Thema der Verantwortung der Wissenschaft für die Auswirkungen ihres Tuns und ihrer Empfehlungen auf andere Menschen angelangt. Dies ist ein Thema, das ebenso wie das Wissen um die Interpretation von Studien wichtig ist, um zu verstehen, wieso gerade beim Thema des richtigen Lebensstils für Gesunde durch die Verführung der Wissenschaft zur Selbstherrlichkeit so große Unsicherheit bei den einen und Fehlinterpretationen bei den anderen entstanden sind.

Vorab eine kurze Antwort: Es geht um den Rausch, die große Verführung, den Hochmut zu glauben, dass die Aussagen für fast jeden zutreffen, weil fast jeder gesund geboren sein, möglichst zufrieden und glücklich sein und heute auch lange leben will. Tod und Leid sind aus der Gesellschaft ausgeblendet und deswegen so gefürchtet. Verführerisch für den Gesundheitsforscher, da er ja seine Wissenschaft ausübt, um anderen Menschen zu helfen. Jedoch: Helfen wollen ohne Selbstkritik und ohne Kenntnis der Grenzen der Möglichkeiten kann schädlich sein! Es ist unethisch.

ZUSAMMENFASSUNG

- Viele propagierte Gesundheitsempfehlungen basieren auf Beobachtungsstudien.
- Eine (prospektive) Beobachtungsstudie kann jedoch lediglich eine Hypothese begründen, sie lässt immer offen, ob jemand zum Beispiel gesund ist, weil er Sport treibt, oder Sport treiben kann, weil er gesund ist. Daher müssen diese Beobachtungsstudien anhand einer Interventionsstudie (prospektiv, doppelblind, randomisiert und Placebo-kontrolliert) überprüft werden. Erst dann lässt sich ein Eingriff (und sei es nur, einen Apfel denen zu essen geben, die keine Äpfel mögen) ethisch rechtfertigen.
- Aber die Interpretation von Statistiken aus Interventionsstudien kann trügerisch sein, weil wesentliche Faktoren weggelassen werden:
- Die „number needed to treat", die „number needed to harm" und der zeitliche Aspekt können eine scheinbar eindeutige Aussage beziehungsweise Empfehlung relativieren oder gar ad absurdum führen. Zusätzlich benötigt man zu diesen Zahlen noch Angaben zur Lebensqualität und eine Angabe um wie viele Monate oder gar Jahre eine Erkrankung später auftritt, wenn man sich an eine Empfehlung hält. Leider fehlen diese Daten fast immer in den Aussagen über Lebensstil, aus einem einfachen Grund: Sie würden die „Lebensstil-Mediziner" widerlegen.
- Ein beeindruckendes in sich schlüssiges System von Hypothesen kann falsch sein, wenn es auf einer falschen Grundannahme basiert (z. B. die Erklärungen des Zusammenhangs zwischen Schokolade und Nobelpreisen).

2.

Die Verantwortung der Wissenschaft – oder: Die Verführung zur Selbstherrlichkeit

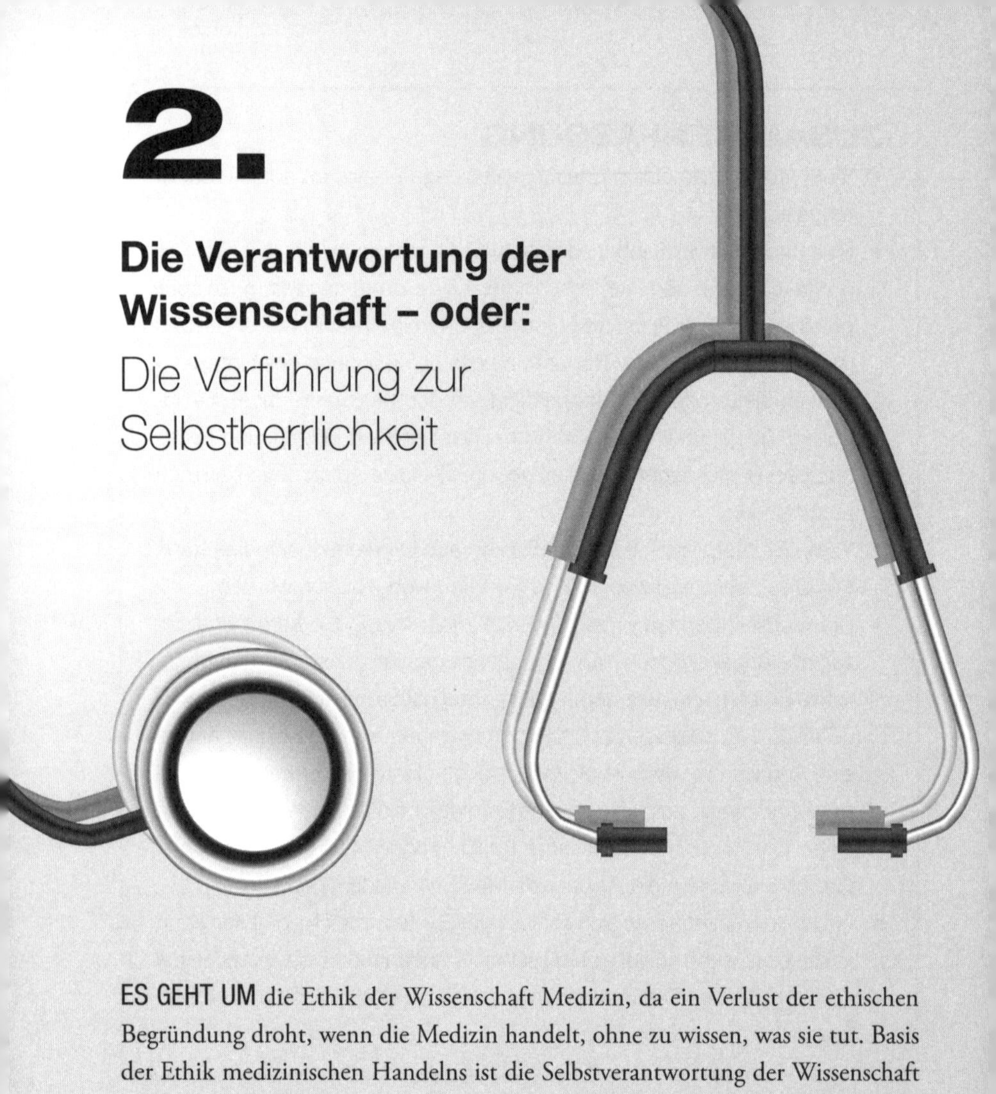

ES GEHT UM die Ethik der Wissenschaft Medizin, da ein Verlust der ethischen Begründung droht, wenn die Medizin handelt, ohne zu wissen, was sie tut. Basis der Ethik medizinischen Handelns ist die Selbstverantwortung der Wissenschaft für das, was sie auf Menschen überträgt, indem sie Therapien nur aus überprüfbaren wissenschaftlichen Ergebnissen ableitet. Wenn dies nicht mehr der Fall ist, droht der Fall der Medizin ins Unmenschliche, die „Hominisierung" statt der „Humanisierung". Die Bewahrung der Ethik in der Medizin ist nicht immer einfach, steht die Medizin doch im Spannungsfeld einer medialen Welt, im Konkurrenzkampf zwischen verschiedenen Wissenschaften um Forschungsgelder, im Spannungsfeld wirtschaftlicher Interessen und im Spannungsfeld zwischen Helfen-Wollen und Nicht-helfen-Können. Die Ethik zeigt jeder Wissenschaft, auch der Medizin, ihre Grenzen auf.

Die Medizin verliert ihren ethischen Selbstanspruch, wenn ihre Empfehlungen durch Multiplikation von minimalen Effekten für die Einzelperson mit der Gesamtbevölkerung eines Landes eine in der Summe große Effektstärke vorspiegeln. Wenn diese Empfehlungen jedoch in die Lebensführung des Einzelnen eingreifen, aber keinen spürbar positiven Effekt haben, sind sie zumindest für die Medizin fragwürdig. Auch die sofortige Übertragung medizinischen Handelns in eine in Euro berechenbare Nutzen-Aufwands-Analyse ist für die Medizin problematisch, denn ganz vorne in der Verantwortung steht das Schicksal eines Menschen, nicht der gesparte Euro. Dies gilt, auch wenn unbestritten ist, dass auch die Medizin sich als Teil des Gemeinwesens nach der ökonomischen Auswirkung ihres Tuns fragen lassen muss.

Für die Politik mag dies anders sein, sie darf auch in Euro rechnen: Effekte, die beim Einzelnen wenig ausmachen, mögen auf die gesamte Population eines Landes hochgerechnet und mit Millionen von Einwohnern multipliziert aus Sicht eines Politikers eine durchaus relevante Summe ergeben. Politik und Krankenkassen sollen durchaus solche Berechnungen anstellen, denn Geld, das von der Solidargemeinschaft eingezogen wird, muss sinnvoll für die Kranken eingesetzt werden. Gegen die Berechnung ist an sich nichts einzuwenden, nur gegen die isolierte Berechnung ohne zu überlegen, was das für den Einzelnen bedeutet. Es ist etwas dagegen einzuwenden, wenn solche Berechnungen nicht im Dialog der Beteiligten einer Abwägung aus verschiedenen Blickpunkten unterzogen werden.

Deswegen ist der Dialog zwischen der Wissenschaft Medizin und der Politik gefragt. Nicht nur zwischen der medizinischen Wissenschaft, allen Lebenswissenschaften und der Politik, sondern auch zwischen den geisteswissenschaftlichen Disziplinen, die sich mit dem Menschen beschäftigen. Dazu zählen insbesondere die Philosophie – vor allem die Ethik – und die Theologie. Aber auch der Jurist als Verwalter der Spielregeln einer Gesellschaft ist involviert.

Die Lebenswissenschaftler haben für die Vorbereitung des Dialogs mit den Krankenkassen als den Kostenträgern und der Politik als den Verantwortlichen mehrere Aufgaben: Die erste Aufgabe ist die offene und selbstkritische Darstellung der Forschungsergebnisse, sodass es Vertretern anderer Disziplinen ermöglicht wird, sie einzuordnen. Dazu gehört ausreichendes Bemühen auf beiden Seiten:

Aufseiten der Lebenswissenschaftler das Bemühen, eine Sprachform und Darstellung der Daten zu finden, die es dem Partner ermöglicht, das Ergebnis in sein Verständnis des Menschenbilds einzuordnen.

Aufseiten der Partner der Lebenswissenschaftler – insbesondere der Theologen und Ethiker, aber auch der Politiker – bedarf es einerseits des Bemühens, sich in Studien und ihre durch ihr Design bedingten Aussagen und Begrenzungen hineinzudenken. Andererseits müssen die Partner der Medizin auch bereit sein, nicht nur über die großen „letzten Fragen des Lebens“ und die Technikabwehr nachzudenken

– wichtige und spektakuläre Themen, die aber nur wenige betreffen –, sondern auch bereit sein, sich dem scheinbar Banalen zu öffnen. Sie müssen sich für Fragen öffnen, die viele betreffen, jedoch nicht spektakulär und medienwirksam sind. Fragen, die erst auf den zweiten Blick die Schnittstelle zwischen Medizin, Gesundheit und Geisteswissenschaften betreffen. Eine Aufgabe des Buches wird es daher sein, herauszuarbeiten, warum die Frage des Lebensstils und Lebensstil-Empfehlungen tatsächlich für Theologen, Ethiker und Politiker relevant sind und einen Dialog erfordern.

Es ist Aufgabe der Wissenschaft – aller Disziplinen –, insbesondere in der medizinischen Forschung auf die Bedeutung der Würde des Einzelnen und auf seine Einmaligkeit hinzuweisen sowie die Politik davor zu bewahren, ohne Grund in die Privatsphäre der Bürger einzugreifen. Dies vor allem, wenn es zum einen nicht auf wirklich gesicherten Interventionsstudien beruht und zum anderen der Effekt des Eingriffs und der Schweregrad des Eingriffs nicht in einem vernünftigen Verhältnis stehen. Dies erfordert aufseiten der Politik, aber auch aufseiten der Kostenträger, also der Krankenkassen, die Bereitschaft, sich mit der Frage nach den Folgen ihres Tuns auseinanderzusetzen. Und wo haben wir in unserer Gesellschaft den offenen Dialog über das richtige Nutzen-Risiko- oder Nutzen-Aufwand Verhältnis geführt? Reicht es, wenn man nur über die aufgewendeten Euro pro Leben redet?

Hier deutet sich die nächste Aufgabe des Buches an: Die Forderung nach Dialogbereitschaft aller Beteiligten, nach einem Dialog, der nur gelingen kann, wenn man sich gegenseitig informiert. Denn wer von den Gesundheitsforschern und wer von den Politikern kann denn allein, ohne Dialog und Information durch seine Partner, zum einen beurteilen, was ein Eingriff in den Lebensstil für den Einzelnen bedeutet, zum anderen aber, welche Nebenwirkungen für Lebensgefühl und Lebensfreude denkbar sind? Also ist dieses Buch auch eine Aufforderung zum Dialog der Lebenswissenschaften (Medizin, Biologie, Ernährungswissenschaft et cetera) mit den Geisteswissenschaften (Theologie, Philosophie [Ethik], Jura et cetera).

Nur ein Dialog, der die Folgen der Empfehlung eines bestimmten Lebensstils aus verschiedenen Blickwinkeln beleuchtet, kann verhindern, dass beispielsweise die Lebensdauer mit Lebensfreude und Glück gleichgesetzt wird. Nur ein Dialog, der die Bewertung in einem anderen Rahmen beinhaltet, kann sicherstellen, dass der Body Mass Index nicht mit Lebensfreude verwechselt wird. Niemand kann allein, „über den Kopf hinweg", aus solchen Zahlen der Gesundheitswissenschaften Schlüsse ziehen, zumal diese Schlüsse ja immer einen Eingriff in die Privatsphäre bedeuten. Nur ein Dialog kann verhindern, dass falsche ökonomische Berechnungen Anlass zum Handeln geben. Wenn angeblich durch eine bestimmte Änderung des Essens, beispielsweise durch die Umstellung auf mediterrane Kost, 30 Prozent der Schlaganfälle verhindert werden (ob das wirklich stimmt, wird später noch ausgeführt), dann kann man sicherlich präzise hochrechnen, wie viele Milliarden Euro das in einem Land pro Jahr einspart. Aber die präzise Berechnung ist dann zwar mathematisch richtig, kann jedoch im Gesamten gesehen falsch sein, denn weniger Schlaganfälle können eventuell mit längerer Pflegebedürftigkeit zehn Jahre später verbunden sein und damit durch die Pflegekosten insgesamt mehr Kosten verursachen als die Krankenkosten durch Schlaganfälle selber. Das erfordert den Dialog zwischen Krankenkassen, Rentenkassen und Pflegeversicherung. Doch geht es nicht nur darum, was etwas kostet, sondern auch darum, wie es den Menschen geht! Da aufgrund von Berechnungen der angeblichen Einsparungen für die Solidargemeinschaft in den öffentlichen Debatten über Lebensstil immer wieder gefolgert wird, dass das Individuum den empfohlenen Lebensstil annehmen sollte, um Schaden von der Solidargemeinschaft abzuwenden, versucht dieses Buch darüber aufzuklären, dass es so einfach nicht ist.

Es geht in diesem Buch auch darum, bewusst zu machen, was so unscheinbar und harmlos wirkende Begriffe wie Diät, Sport und Gewicht bedeuten. Man kann durch Sport und Diät einige Surrogatparameter beeinflussen. Surrogatparameter sind meist Laborwerte, Zahlen wie der Body Mass Index oder das Verhältnis der Hüft- zur Taillenweite, von denen man weiß, dass sie eine mathematisch nachvollziehbare Korrelation zu Erkrankungen haben. Aber da sie keine Erkrankungen sind, sondern nur ein Risiko beschreiben, sind sie nur mit äußerster Vorsicht zu interpretieren. Diese Vorsicht walten zu lassen ist die große humane Aufgabe der Wissenschaft. Diese Vorsicht einzufordern und der Wissenschaft zu helfen, die Grenzen ihrer Aussagen zu erkennen, ist die Aufgabe der am Dialog beteiligten Geisteswissenschaften. Beide zusammen haben dann die Verpflichtung, durch Information der Kostenträger und der Politik dafür zu sorgen, dass mit dem Geld der Solidargemeinschaft möglichst sinnvoll und nützlich umgegangen wird und dabei die Würde des Einzelnen beachtet wird. Zum anderen aber muss dafür gesorgt werden, dass auf öffentliche Festlegungen auf das, was der richtige Lebensstil sei, verzichtet wird, wenn man keine Daten aus Interventionsstudien hat.

Es darf nur ein Leitbild geben, das hilft, Erkenntnisse der Wissenschaft richtig einzustufen, und zwar das humane, den Mitmenschen liebende Menschenbild. Es geht also um nichts weniger als das Menschenbild. Da Lebensstil-Interventionen als harmlos gelten, besteht die Gefahr, dass niemand hinterfragt, ob vorgeschlagene Interventionen mit dem gültigen Menschenbild kollidieren. Daraus abgeleitet betrifft diese Diskussion auch das Selbstverständnis des Arztes in seinem Bezug zum Patienten, seiner Beeinflussung durch Werbung, aber ebenso in seiner Wahrnehmung der Fortbildungspflicht. Fortbildung basierend auf wissenschaftlichen

Daten, Fortbildung basierend auf kritischer Einordnung von Studienergebnissen. Diese muss der Arzt verstehen und interpretieren können. Beispielsweise den Unterschied zwischen Beobachtungsstudie und Interventionsstudie erkennen und seinen Patienten erklären. Vielleicht kann dieses Buch auch einen Beitrag dazu leisten, dass sowohl Gesunde, die sich Rat holen, als auch Kranke öfter als bisher üblich Fragen nach der Natur der einer Empfehlung zugrunde liegenden Studien stellen. Dazu gehört die Frage nach Beobachtungs- oder Interventionsstudien ebenso wie die Frage nach der „number needed to treat über welche Zeit". Es reicht nicht, nur nach Nebenwirkungen zu fragen.

Der Arzt hat eine schwierige Aufgabe, er muss seine subjektive Erfahrung mit publizierter wissenschaftlicher Evidenz abgleichen – und dies im Angesicht der vor ihm befindlichen Einzelperson, die garantiert immer anders ist als der Mittelwert der Probanden einer Studie. Der Arzt muss also die Grenzen des Wissens erkennen und das Wissen entsprechend einordnen. Es geht für den Arzt also um Selbstbegrenzung in der Beziehung zum Patienten. Es geht für den Arzt darum, sich selbst gegenüber sicherzustellen und sich zu vergegenwärtigen, dass er sich als Mediziner, der therapeutisch in das Leben anderer Menschen eingreift, immer bewusst ist, dass er nur begrenzte Einzelaspekte des Wunders Mensch begreifen kann. Der Unterschied zwischen dieser selbstkritischen Einstellung und der Gesundheitsideologie ist offensichtlich: Der eine weiß, wie wenig Sicherheit er in seiner Aussage bezüglich der Wirkung einer Empfehlung auf eine Einzelperson hat. Der Gesundheitsideologe hingegen meint, alles für alle erklären und so alle Menschen vor Unheil retten zu können.

Der Konflikt beider, der die Diskussionen miteinander so erschwert und sie meist nur tauglich macht, um die Einschaltquoten von Talkshows zu verbessern, aber nicht zur Wahrheitsfindung führt, ist schnell dargelegt:

Der eine weiß um die Begrenztheit, der andere kann und mag sie nicht zugeben.

Der eine pocht auf Daten, der andere sagt, es sei doch klar, dass und wie man sich durch falschen Lebensstil schaden kann. Aber kann man daraus auch ableiten, wie man als Gesunder länger gesund bleiben kann?

Wer sich informiert, kann hier klar polarisieren, den Unterschied aufzeigen, die Unvereinbarkeit beider Grundpositionen anerkennen. Ein echter Dialog beider ist allerdings nicht möglich, er wird in der Öffentlichkeit immer nur ein flottes, den Zuschauer unterhaltendes, rhetorisch lebhaft und eloquent geführtes Streitgespräch bleiben. Der Nutzen ist null. Der Zuschauer eines Streitgesprächs zwischen dem, der seine Argumentation auf Studien aufbaut, und dem, der seine Ideologie verbreitet, muss sich für den schwierigen Weg entscheiden, Daten zu verstehen und zu interpretieren, um dann die Begrenztheit des Wissens zu akzeptieren oder um sich mittels einer umfassenden Ideologie daran zu freuen, dass er nicht der Qual der Ungewissheit durch Erkenntnis des Nichtwissens ausgesetzt ist. Der Zuschauer solcher Streitgespräche muss sich dann entscheiden, ob er akzeptiert, dass Menschen unendlich verschieden sind und dass auch im Zeitalter der kompletten Genomsequenzierung der Mitmensch ein unverstandenes Wunder ist – oder ob wir Menschen weniger wunderbar, weniger verschieden sind und es daher für alle Menschen gültige Regeln der Lebensführung gibt.

Die Schnittstelle zwischen dem Individuum, das bei einem Arzt Rat sucht, und der wissenschaftlichen Evidenz, die immer nur das Ergebnis einer statistischen Analyse einer großen Gruppe darstellen kann, aber nie exakt denjenigen beschreibt, der beim Arzt Rat sucht, bedarf der besonderen Erörterung:

Kein Arzt, der sich auf die Grundlagen der westlichen Ethik beruft, der somit mit der Ethik und der Religion in den Dialog tritt, die der Ethik einen Rahmen gibt, kann diesem Dilemma ausweichen. Wenn ein Arzt sich auf die Grundlagen der Ethik beruft, darf er die scheinbare Klarheit und Einfachheit von Aussagen wie beispielsweise „Schlank sein ist gut" nicht mit Wahrheit und Fakten verwechseln, wenn die Wissenschaft Letztere nicht bieten kann. Wahr ist, dass die medizinische Wissenschaft eben nicht das bieten kann, was der Patient ebenso wie der Gesunde gerne hätte, nämlich eine exakt auf ihn zutreffende Analyse und Empfehlung. Das zu akzeptieren fällt dem Arzt ebenso schwer wie dem Patienten. Das ist schwer zu vermitteln, gerade wenn es um so drängende Themen wie Krankheit oder Lebensstil und Lebensfreude geht. Wozu überhaupt medizinische Wissenschaft, wenn sie dann, wenn es wichtig wird, wenn es um mich selber geht, nicht zu festen Aussagen kommen kann?

Die erste Antwort ist einfach: Es ist wunderschön zu wissen, dass man ein einzigartiges Geschöpf ist. Dieses Wissen ist das Geschenk des Alten Testaments, des Glaubens, dass Gott uns so schuf, dass er sah, dass es gut war, dass er uns liebte und uns bei unserem Namen rief. Daraus erwächst die Begründung der Würde und ihrer Unverletzlichkeit. Daraus erwächst die Erkenntnis der Unvorhersagbarkeit eines Lebens. Ohne dies keine Hoffnung, keine Freiheit zur Selbstbestimmung des eigenen Lebens.

Die zweite Antwort ist etwas schwieriger: Es bedarf gerade wegen der Unvorhersagbarkeit des Lebenswegs, wegen der Unmöglichkeit, bei Gesunden (und Kranken) die Zukunft sicher vorherzusagen, einer besonders ausgebildeten Person, es bedarf deswegen des ausgebildeten Arztes, des Pflegenden, des Apothekers, des Krankengymnasten, des Physiotherapeuten, des Psychologen. Ihre Aufgabe ist es, die Brücke zwischen dem, was wissenschaftlich messbar und beschreibbar ist, und dem nicht beschreibbaren Wesen eines anderen Menschen zu schlagen.

Wissenschaftliche Evidenz allein reicht nicht aus, in der Medizin wird es immer das subjektive Moment der Arzt-Patient-Interaktion geben. Anders formuliert: Während die Medizin in der Sinnkrise der zurzeit gültigen „evidenzbasierten Medizin" steckt und den Sinn des Tuns für den Einzelnen außer Acht lässt, sind der Mensch und der Sinn seines Lebens zentrale Ausgangspunkte der Geisteswissenschaften. Nur zusammen mit den Geisteswissenschaften kann die Medizin sich von der „evidenzbasierten Medizin" zur „sinnorientierten Medizin" weiterentwickeln. Das ist schicksalhaft für beide, für die Medizin und die Geisteswissenschaften.

Der Arzt kann sich nicht durch ein Nachschlagewerk aus der persönlichen Verantwortung dem Einzelnen gegenüber entziehen. Der Arzt darf nicht der modernen Versuchung unterliegen, seine Hoffnung darauf zu bauen, dass es möglich wäre, sich durch noch mehr messbare Parameter aus der persönlichen Verantwortung zu stehlen und durch Spiegelung der gemessenen Parameter an Datenbanken die richtige Empfehlung für den Ratsuchenden zu geben, sei er schon erkrankt oder noch gesund. Leitlinien, die versuchen, Studien einzuordnen, um daraus gültige Empfehlungen abzuleiten, können den Arzt nie von seiner ganz persönlichen Verpflichtung gegenüber dem Ratsuchenden entbinden. Sie sind nur Wegweiser, denn Leitlinien entstehen aus Ergebnissen großer Gruppenanalysen. Der Kontakt eines Arztes mit einem Patienten hingegen ist immer eine 1:1-Beziehung! Die „evidenzbasierte Medizin" ist immer das Ergebnis einer Statistik aus einem großen Kollektiv und hat hier ihre Grenze. Wenn, um die Heilungschance zu nutzen, zehn Patienten behandelt werden müssen, um einen zu heilen, ist das „evidenzbasiert" gesehen ein toller Erfolg. Doch was bedeutet es für den einen, für die Person selber, die sich jetzt entschließt, bei sich eine Therapie durchführen zu lassen?

Wenn der Patient ehrlich über die Grenzen der Vorhersagbarkeit des medizinischen Wissensschatzes aufgeklärt wurde, merkt er sehr schnell, dass er schicksalhaft mit dem Arzt verknüpft bleibt. Gesunde und Kranke, die fleißig die öffentlich verfügbaren Datenbanken über Medizin durchforsten, sich Wissen anlesen und sich informieren, sind nur selten besser beraten als diejenigen, die dies nicht tun. Einzige Ausnahme: Der Arzt kennt die zur Beurteilung wichtigen Studien nicht. Dann allerdings ist wahrscheinlich das Einholen einer zweiten Meinung wichtiger als die unkritische Lektüre von Internetbeiträgen zur Gesundheit.

Man kann eben nicht genau wissen, was richtig ist, man kann nur überprüfen, ob es Studien gibt, die ein bestimmtes Handeln rechtfertigen. Nur Handeln und Empfehlungen rechtfertigen zu können, aber nicht zu wissen, ob es für den Einzelnen wirklich die richtige Entscheidung ist – ein solches Eingeständnis tut weh und kratzt an der Berufsehre. Schöner wäre es, man könnte sich nicht nur rechtfertigen, sondern gleich noch das Richtige raten. Aber beide, der Arzt und sein

Gegenüber, der Patient, wissen erst hinterher, ob der eingeschlagene Weg der richtige war. Dabei vertraut der Patient darauf, dass der Arzt einen alternativen Lösungsweg sucht, wenn Probleme auftreten, wenn eine Empfehlung nicht die gewünschte Wirkung oder sogar eine Nebenwirkung erzeugt. Doch auch für die Alternative gilt: Man kann sie begründen und rechtfertigen, aber wissen, ob sie richtig war, kann man erst hinterher.

Man kann, solange die „number needed to treat" nicht 1 ist, nie wissen, ob eine Entscheidung für eine bestimmte Therapie richtig war. Je niedriger die „number needed to treat" ist und je kürzer die Zeit der Intervention, um ein positives Ergebnis zu erzielen, desto leichter und sicherer ergibt sich eine Vorhersage. Doch gerade wenn es um Gesunde und die Frage des Lebensstils geht, ist die „number needed to treat" sehr hoch und die benötigte Zeit sehr lang, meist mehr als zehn Jahre. Also ist die Unsicherheit, ob der Ratschlag nutzen wird, sehr hoch.

Aus diesem Dilemma beziehen kitschige, schwülstige traurig-schöne Arztromane ihren Inhalt. Deswegen laufen Krankenhaus-Soap-Operas permanent im Fernsehen und finden ihre Zuschauer. Nur oberflächlich betrachtet kann dort der Arzt alles, im Hintergrund läuft immer der unsichtbare Film des letztlich garantierten Scheiterns, des immer garantierten Todes.

Doch dieses Dilemma der Unwissenheit der Medizin zu ertragen, nie zu wissen, was eine Maßnahme für den Einzelnen bedeutet, und erst hinterher zu wissen, was man tat, ist viel menschenfreundlicher, als dieses Dilemma durch Technisierung der Arzt-Patient-Beziehung zu verdrängen. Technisierung heißt beispielsweise, ganz auf Surrogatparameter zu vertrauen, etwa das Körpergewicht, den Taillenumfang oder einen Laborwert, der in einen „Risikokalkulator" eingespeist wird. Dies als ausreichend zu akzeptieren und dabei zu vergessen, dass es nicht gilt, einen Laborwert zu beeinflussen, sondern einen echten „Endpunkt" zu verhindern – das ist der große Denkfehler bei so mancher Empfehlung zum Thema Lebensstil. Und all dies sollte ja auch noch unter Berücksichtigung der Lebensqualität stattfinden.

Das Dilemma der Unwissenheit anzunehmen heißt auch, sich zu bemühen, dadurch besser zu werden, dass man die Unwissenheit aktiv lebt. Nur wenn man sich der Lücken des Wissens bewusst wird, kann es Anregungen zur Forschung geben. Denn die Unsicherheit wird umso kleiner, je dichter die „number needed to treat" an 1 herankommt und je kürzer die Zeit ist, die für den Therapie-Erfolg benötigt wird. Daher heißt das moderne Stichwort in der medizinischen Forschung „individualisierte Medizin". Dieser Begriff ist jedoch Ausdruck einer Hybris, eines Hochmuts, der vor dem Fall kommt, denn individualisierte Medizin – das heißt, die „number needed to treat" wird 1 – ist nie erreichbar. Aber der Versuch, durch mehr Daten und exaktere Detailanalyse der Unterschiede zwischen den Menschen besser zu erkennen, wem eine Therapie nutzt und wem sie schadet, ist ehrenhaft und wichtig. Also ist das Ziel, die Zahl derer, die behandelt werden, um in kurzer Zeit einen gewünschten Effekt zu erzielen, möglichst nahe an 1 heranzubringen, wichtig und Aufgabe der zukünftigen Medizin. Auch wenn sie nie erreichbar ist – die Differenzierung klinischer Phänotypen ist eine Zukunftsaufgabe. Unter klinischen Phänotypen versteht man, dass zwei Patienten auf den ersten Blick ähnlich erscheinen, beispielsweise beide 50 kg zu viel wiegen, auf den zweiten Blick aber der eine Anlagen hat, die dazu führen, dass er umso gesünder und glücklicher wird, je mehr er wiegt, während der andere umso kränker wird, je mehr er wiegt. Dem einen wird also die Intervention, Gewicht abzunehmen, nichts nutzen, dem zweiten hingegen schon. Wenn man dies im Voraus erkennen könnte und wüsste, könnten beide spezifisch beraten werden und derjenige, der abnehmen müsste, könnte besser motiviert werden.

Verbesserung der Interventionsmöglichkeiten, sei es durch Diät, Sport oder Medikamente, ist nur durch eine wichtige Eigenschaft der Medizin möglich: ihre Verpflichtung zur Wissenschaftlichkeit. Dies ist eine Eigenschaft der Medizin, die sie verpflichtet, frei von Ideologie und ideologischer Überhöhung ihrer selbst zu sein. Die wichtigste Eigenschaft der Wissenschaft ist ihre Falsifizierbarkeit. Falsifizierbarkeit bedeutet, dass morgen schon Daten erhoben werden könnten, die zeigen, dass die heutige Aussage so nicht mehr richtig ist und somit korrigiert werden muss. Ohne das Wissen um die Falsifizierbarkeit, um die Vorläufigkeit der Aussagen, gibt es kein Suchen nach den Grenzen des Wissens. Falsifizierbarkeit bedeutet auch, dass es nie endgültige naturwissenschaftliche Aussagen und unabänderliche Lehrmeinungen in der Medizin geben wird. Falsifizierbarkeit ist die Voraussetzung einer humanen Wissenschaft der Medizin, denn ohne Falsifizierbarkeit kein Fortschritt, keine Anpassung an neue Erkenntnis, sei es aus sozialer, psychologischer, methodischer oder molekularer Sicht. Eine der Humanität verpflichtete Wissenschaft bedarf mehrerer Vorkehrungen, um sich dem Menschen dienend, ihm in zunehmend besserer Weise helfend, zu nähern. Eine Vorkehrung entspringt dem Wissen, dass eine Näherung an das Wunder Mensch nur bedingt und vollständige Erkenntnis niemals möglich ist. Gerade für die Medizin gilt die Aussage von Peter Janich, dass sowohl der Gegenstand als auch die Methode aller naturwissenschaftlichen Zugänge zum Menschen hochgradig kulturabhängig sind. Da Krankheitserleben und Therapiebedürfnis kulturabhängig sind, muss darauf geachtet werden – dies ist eine zweite Vorkehrung –, dass kulturelle Entwicklungen der Betrachtung anderer Menschen und der Verfügung über sie einerseits berücksichtigt werden, aber andererseits auch durch medizinische Erkenntnisse human bleiben.

Eine wichtige Vorkehrung zum Erhalt der Bescheidenheit ist neben der Erkenntnis der Begrenztheit des Wissens auch das Eingeständnis der Begrenztheit des Faches. Keine Wissenschaft kann allein alles. Eine dem Menschen zu dienen verpflichtete Wissenschaft wie die Medizin kann nicht für sich allein stehen, sie muss bereit sein, Veränderungen auch von außerhalb der reinen naturwissenschaftlichen Erkenntnis anzunehmen. Sie muss diese als Anregung zur weiteren Forschung akzeptieren. Die Vertreter dieser Wissenschaft, also die Forscher, die sie durchführen und publizieren, sollten sich bewusst sein, dass sie niemals den Menschen in Gänze erkennen können. Die Erkenntnis der medizinischen Wissenschaft bleibt daher immer begrenzt. Daraus ergibt sich die Verpflichtung seitens der medizinischen Wissenschaft zur Bereitschaft, sich sowohl weiterzuentwickeln als auch zu begrenzen und ethische Grenzen zu akzeptieren. Dafür braucht sie Hilfe, deswegen muss sie sich für den Dialog mit anderen Disziplinen öffnen, die sich mühen, den Menschen zu erklären und zu verstehen.

Die Aufgabe der medizinischen Forschung, neue Wege zu entwickeln, um dem Menschen besser zu dienen, bedarf finanzieller Mittel. Diese werden sowohl von direkten Interessenten an den Neuerungen, also den Pharmafirmen, bereitgestellt, als auch von den gewählten Vertretern, also den Politikern. Gerade die öffentlich verfügbaren Gelder sind bedrückend niedrig angesichts der großen Aufgaben, die die nicht den verkäuflichen Präparaten gewidmeten Therapien untersuchen. Die Politiker der westlichen Industrienationen geben lieber kluge Ratschläge zum Lebensstil ab, sparen sich die Ausgaben für dafür notwendige Studien und haben ein gutes Gewissen, weil keiner sie deswegen anklagt. Solche Ratschläge sind „politisch korrekt“, kosten nichts und entlasten von der Verpflichtung, Forschung zu fördern. Einem wissenschaftlich tätigen Arzt muss es erlaubt sein, den Finger in diese Wunde zu legen und darauf hinzuweisen, dass es sinnlos ist, zu jammern, wie viele Milliarden Euro pro Jahr die Problematik Übergewicht kostet, anstatt eine große Studie aufzulegen, die mehrere Legislaturperioden dauert, um die Wirksamkeit der Gewichtsabnahme zu überprüfen.

Die Politik hat eine wichtige gesellschaftliche Verpflichtung: der dem Dienst am Menschen verpflichteten Wissenschaftsdisziplin Medizin ausreichend Ressourcen zur Verfügung zu stellen, damit sie sich weiterentwickeln kann. Die Förderung klinischer Studien ist in Deutschland eine Schwäche des Fördersystems. Die Ablehnungsquote der Anträge bei den Institutionen zur Förderung der medizinischen Forschung ist so hoch, dass die Gewährung oder Ablehnung eines Forschungsantrags nicht selten zum Lotteriespiel wird. Es fehlt einfach Geld, auch wenn wir viel Geld ausgeben.

Es ergibt sich somit auch als Konsequenz der strikt beachteten Verpflichtung zur Falsifizierbarkeit, dass die Medizin und erst recht die medizinische Forschung und noch viel mehr die Übertragung medizinischer Erkenntnisse auf einen leidenden Menschen frei von Ideologie sein muss. Deshalb ist die öffentliche Förderung von Forschung so unabdingbar, so „alternativlos“. Ideologien und interessengeleitete Informationen als nicht falsifizierbare – also scheinbar gesicherte – Eigenarten der Erkenntnis taugen nicht als Begleiterinnen des Arztes. Vor allem da es nicht seine Privatsache ist. Beim Thema Lebensstil geht es um das innerste Erleben eines jeden Tages. Beim Thema Lebensstil geht es darum, Gesundheit, Wohlbefinden, Glück und Zufriedenheit möglichst lange zu erhalten. Es ist daher keine Privatangelegenheit der Professoren medizinischer Fakultäten, es ist keine Privatangelegenheit von Teilnehmern an Talkshows und Kochwettbewerben im Fernsehen. Es ist keine Privatangelegenheit von Illustrierten, Zeitungen und kostenlosen Auslagen in Apotheken. Sondern: Es ist eine große Verantwortung aller für alle. Beim Thema Gesundheit und Lebensstil geht es um uns alle!

ZUSAMMENFASSUNG

- Wenn die Medizin ihre Verantwortung gegenüber dem Menschen nicht trägt und sich nicht auf nachprüfbare Ergebnisse verlässt, wird sie unmenschlich.
- Um im Spannungsfeld zwischen der medialen Darstellung, den um Gelder und Anerkennung konkurrierenden Wissenschaften und den politischen Interessen verantwortungsvoll handeln zu können, muss ein umfassender Dialog stattfinden zwischen ...
- ... den Lebenswissenschaften, der Politik, aber auch den Geisteswissenschaften, vor allem der Ethik und der Theologie.
- Ein Ziel des Buches ist es, die Bereitschaft aller Beteiligten zum *echten* Dialog zu fordern und zu fördern – abseits der auf mediale Wirksamkeit statt auf echte, nutzbringende Auseinandersetzung ausgerichteten Talkshows –, sodass die Disziplinen einander verstehen, voneinander lernen und einander informieren können.
- Nur so kann verhindert werden, dass Empfehlungen gegeben werden, die aus der isolierten Sicht etwa der Politik oder der mathematischen Naturwissenschaft sinnvoll erscheinen, in der Gesamtheit jedoch ohne entsprechenden Nutzen zu sehr in die Privatsphäre eingreifen.
- Der Mensch mit seiner Würde soll im Mittelpunkt stehen, nicht Daten und nicht Ideologien, es werden keine Laborwerte beeinflusst, sondern Menschen behandelt.
- Ärzte und andere Therapeuten müssen daher die Brücke zwischen dem wissenschaftlich Beschreibbaren und dem nicht beschreibbaren Wesen eines anderen Menschen schlagen.
- Das Dilemma des begrenzten Wissens und der Unwissenheit – die immerwährende Falsifizierbarkeit – muss anerkannt und als Antrieb für Erkenntnisgewinn genutzt werden.
- Nicht falsifizierbare und darum nicht wissenschaftliche politische Haltungen, Ideologien und Interessen sind keine geeignete Basis für Lebensstil-Empfehlungen.
- Die Gesundheit „gehört" niemandem, weder der medizinischen Wissenschaft noch der Politik noch der Theologie noch einer anderen Disziplin. Keiner schafft es allein – nur im Dialog und im Gesamtblick auf den Menschen werden Verbesserungen möglich.

3.

Die gesellschaftlichen Aspekte – oder: Warum das Thema Lebensstil nicht nur eine wissenschaftliche Angelegenheit ist

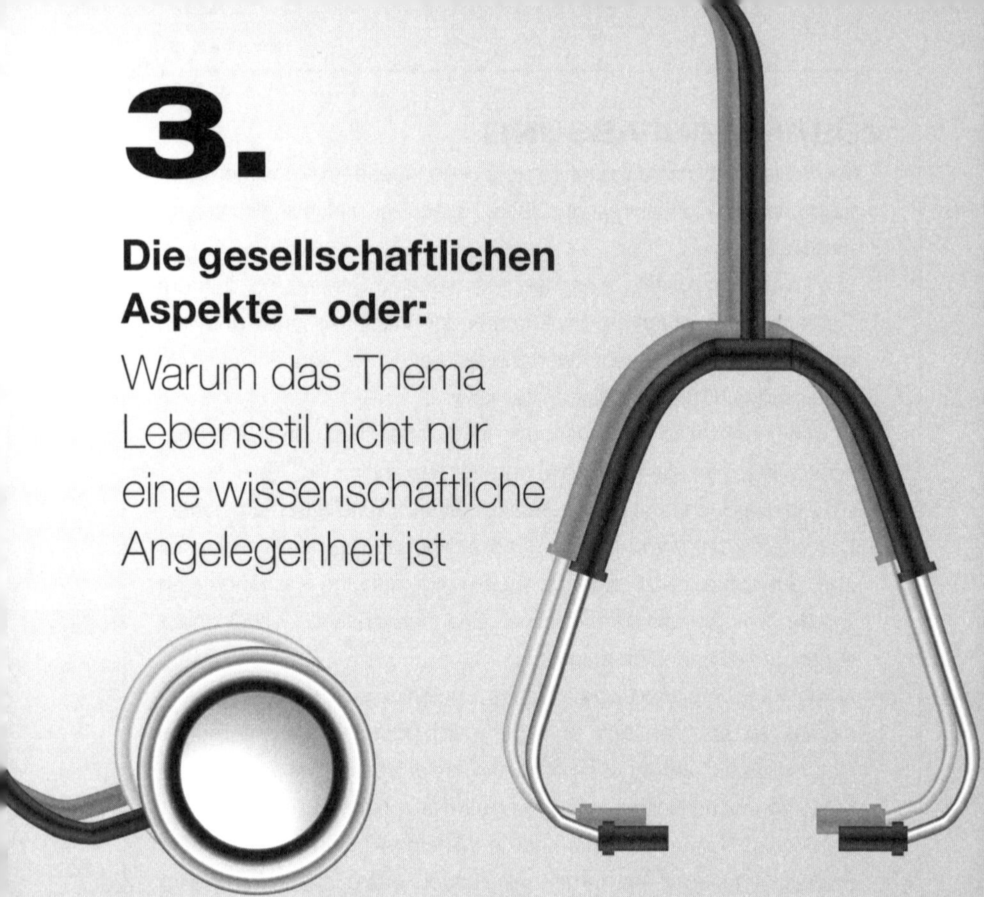

WENN ES UM so etwas Wichtiges wie den Erhalt von Gesundheit und Lebensglück in einer immer älter werdenden Gesellschaft geht, sind die Erwartungen aller an die Medizin hoch. Wenn eine wissenschaftliche Disziplin etwas erforscht und daraus Schlussfolgerungen zieht, die jeden in seinem Leben betreffen werden und seinem Leben, vor allem bei Krankheit, eine Wende geben können, betrifft dies einerseits die Erwartung aller an die Medizin, andererseits auch die Stellung der Medizin in der Gesellschaft. Es geht um die Interaktion von uns allen mit den Ergebnissen als neuen Handlungsanweisungen der medizinischen Wissenschaft. Es geht um Handlungsanweisungen, da das Ergebnis medizinischer Wissenschaft immer das Handeln, das Verbessern der Gesundheit oder Mindern von Leid ist. Das trifft insbesondere auf das Thema „Lebensstil für Gesunde" zu. Es geht darum, am Beispiel des Themas „gesunde Lebensführung" – was auch immer sich dahinter verbergen vermag – herauszufinden, was bei einem solchen für jeden interessanten

Thema von der Medizin erwartet wird – und realistisch erwartet werden kann. Und was von der Politik, den Kranken, den Gesunden, den Krankenkassen und den Medien erwartet wird. Es geht in diesem Buch aber auch darum, das Bewusstsein dafür zu schärfen, dass es Erwartungen geben kann, die Folgen haben, die abgeschätzt werden müssen, bevor man an Menschen handelt. Es können unerwartete Folgen auftreten, etwa totalitäre Eingriffe in die persönliche Lebensführung, die auf der Basis angeblicher Daten medizinischer Studien gerechtfertigt werden. Deswegen kann das Thema Lebensstil, das ja Gesundheit und Vermeidung von Krankheit verspricht, nicht nur Thema und Aufgabe der Medizin sein, sondern muss, wie bereits aufgezeigt, im Dialog mit Geisteswissenschaften bearbeitet werden.

Vielleicht darf man vom Schlaraffenland träumen und das Paradies wieder herbeisehnen. Aber die Forschungsdaten werden belegen, dass weder die Medizin noch die Lebensstil-Ideologie in der Lage ist, das Schlaraffenland herbeizuzaubern oder paradiesische Zustände herzustellen. Diese Wunder dürfen nicht erwartet werden. Keines von beiden kann die Medizin leisten, schon gar nicht mit dem Werkzeug des „richtigen Lebensstils". Diese Aussage ist wichtig, denn die Lebensstil-Ideologie verspricht ja mehr, sie verspricht Nutzen für die gesamte Gesellschaft. Der Arzt soll, basierend auf den Erkenntnissen der Gesundheitswissenschaft, nicht nur dem Patienten zu möglichst lange andauernder Gesundheit verhelfen, Krankheit beseitigen und Leid mildern. Der Arzt soll zudem auch das von der Solidargemeinschaft bereitgestellte Geld so einsetzen, dass der Patient optimal betreut wird. Der Arzt und der gesunde, arbeitsfähige, richtig behandelte Patient, ebenso wie der verantwortungsvoll mit seiner Gesundheit umgehende noch nicht erkrankte Mensch, müssen ihre Aufgabe in der Gesellschaft erfüllen können. Daher spielt es eine Rolle, wie weit Eingriffe in die Privatsphäre mit der Begründung, dass etwas „gut für die Gesundheit" sei, verantwortbar sind. Hier müssen sich diejenigen, die als Berater der Krankenkassen und Politiker tätig sind, ihrer ganz besonderen Verantwortung bewusst werden. Deswegen ist das Thema Lebensstil nicht nur ein Thema der medizinischen Wissenschaft.

Die Frage nach den Voraussetzungen für Eingriffe in die Privat- und Intimsphäre eines Mitbürgers stellt sich nicht nur für den Juristen, sondern auch für denjenigen, der sich bewusst ist, wie sehr Selbstbestimmtheit, Zufriedenheit, Glück und Gesundheit miteinander verwoben sind. Die kritische Überprüfung jedes Eingriffs, der als sogenannte Therapie freundlich und scheinbar harmlos daherkommt, wird zur Aufgabe eines jeden, der weiß, wie sehr soziale, genetische und mitmenschliche Faktoren die Gesundheit beeinflussen. Gesundheit ist also ein gesamtgesellschaftliches Thema. Eine kritische Abwägung wird nur dem gelingen, der sich bewusst ist, dass nicht alles vorhersagbar ist; dem, der um die Macht des Schicksals weiß.

Das Schicksal, das uns trifft oder verschont – das Schicksal ist der Bereich des Lebens, den wir selber nicht beeinflussen können, der Bereich des Lebens, dem wir ausgeliefert sind. Es ist der Teil der Schöpfung, mit dem wir hadern, wenn wir Pech haben, über den wir uns freuen, wenn wir Glück haben. Das Schicksal, das uns unvorhergesehen und unverschuldet trifft, ist die Eigenart der Schöpfung, die am schwierigsten zu verstehen und zu akzeptieren ist. Es ist schwer zu verstehen, wieso es Sinn macht, dass ein Gott alles schafft und sieht, dass es gut war – und es dennoch zulässt, dass Fehlentwicklungen wie Krankheiten und Unglück auftreten. Die einzige Antwort ist, dass in einer Schöpfung, die Freiheiten – auch die Freiheit der Fehlentwicklung – zulässt, nicht alles vorherbestimmt sein kann. Da nicht alles vorherbestimmt ist, gibt es auch das unerwartete Glück, gibt es die Freiheit, in Verantwortung sein Leben zu gestalten. Diese Freiheit und ihre Möglichkeiten zu verstehen – diese Freiheit, die alle Lebensbelange betrifft – ist nicht die alleinige Domäne der medizinischen Forschung. Sie betrifft viele Aspekte des gesellschaftlichen Zusammenlebens.

Gerade bei Themen wie Glück, Schicksal, Mitmenschlichkeit und der Definition dessen, was an Eingriffen in die ureigene Form der Lebensführung gestattet ist, kommt den Vertretern der Ethik und der verschiedenen Glaubensrichtungen, genauso wie dem über die Menschenrechte wachenden Juristen, besondere Bedeutung zu. Beim Thema Gesundheit sind die Theologie als Reflexion über Religion und die Ethik als Schrittmacher der Reflexion über Moral gefragt. Die Rechtswissenschaft als Reflexion der gesellschaftlichen Regeln in Bezug zur geltenden Ethik leistet dabei einen wichtigen Beitrag.

Gefragt sind diese Disziplinen nicht nur bei den „letzten, großen Fragen", ab wann die naturwissenschaftlich begründete Medizin aufhört, human zu sein, sondern auch bei den „kleinen Fragen":

> Wie viel schlechtes Gewissen darf ich jemandem einreden?
> Wie viel Zwang zur Gesundheit darf ich ausüben?
> Welche Datenbasis ist ausreichend, um eine Empfehlung auszusprechen, die in die individuelle Lebensführung eingreift?

Das sind Fragen, deren Beantwortung nicht nur der Medizin obliegt, sondern zu deren Beantwortung auch andere Disziplinen beitragen müssen. Deswegen wurden weiter oben Studien und ihre Aussagefähigkeit erklärt und werden weiter unten Studien zu den einzelnen Themen beschrieben. Das erklärte Ziel ist es somit, Vertretern anderer Fachdisziplinen sowie jedem, der sich fragt, was er für seine Gesundheit Gutes tun kann, das Rüstzeug zu geben, sich eine eigene Meinung zu bilden, um dann in die Diskussion mit den Vertretern der Medizin einzusteigen. Wären die Forscher der Gesundheitswissenschaften ihrer Verpflichtung nachgekommen, auch beim Thema Lebensstil für Gesunde den Dialog mit diesen anderen Disziplinen zu suchen und zu pflegen, wäre dieses Buch nicht nötig. Wären die Vertreter der Rechtswissenschaften, der Theologie, Ethik und Philosophie ihrer Verpflichtung nachgekommen, über das Thema Lebensstil und Erhalt der Gesundheit den Dialog mit den Wissenschaftlern und Politikern zu suchen, wäre das Buch ebenfalls unnötig.

Diese kritische Anmerkung an alle genannten Wissenschaften, der Vorwurf, die Implikationen und Auswirkungen der Empfehlungen zum Erhalt der Gesundheit durch Lebensstil-Intervention nicht richtig beachtet zu haben, verdeutlicht, dass es um mehr geht als nur um eine isolierte Betrachtung der Medizin. Es geht auch um die Stellung und Rolle der Vertreter des Glaubens, der Ethik und des Rechts in unserer Gesellschaft. Kann so etwas wie Medizin – der Lebensstil ist ja nur ein Teilaspekt – ohne Absprache mit den Vertretern des Glaubens, der Religion, der Ethik, des Rechts – sich im freien Raum entwickeln, ohne mit diesen Experten die Folgen medizinischer Ratschläge zu überdenken? Es betrifft die Berechtigung der Politik, auf den Einzelnen Einfluss zu nehmen, und ihre Verpflichtung, sorgfältig zu informieren, bevor Ratschläge erteilt werden, Kampagnen gestartet werden und Geld der Solidargemeinschaft für Gesundheit ausgegeben wird. Aber kann die Politik Ratschläge nach dem Motto erteilen „Wie erhalte ich einen bestimmten Body Mass Index?“, ohne sich zuvor zu informieren, was das für den Einzelnen bedeutet? Das Thema betrifft die Organisationen, die das Menschenbild mitbestimmen, es formen, überwachen und pflegen, und somit auch die Kirchen. Religion setzt Wissen um Endlichkeit und somit um Krankheit und Tod voraus. Mit diesem Wissen gepaart ist der Wunsch zu helfen. Das ist auch das Ziel der Medizin. Doch es gibt wichtige Fragen zum Helfen-Wollen:

- Ab wann, wie und bis wann?
- Welche Opfer (Nebenwirkungen) ist man bereit, für welchen Erfolg in Kauf zu nehmen?
- Wo hören meine Rechte auf und wo fängt meine Verpflichtung an, mich nach Gesundheitsregeln zu richten?
- Wer hat welche Eingriffsrechte und wo enden diese?
- Welche wissenschaftliche Basis muss nachweisbar vorhanden sein, bevor eine Therapie, eine Diät, jede Form der Lebensstil-Intervention, durchgeführt werden darf?

Geht es dann nicht letztlich um die Frage: Wer hat die Lufthoheit zu entscheiden, was der Einzelne zu tun und zu lassen hat?

Die Vertreter der abrahamitischen Religionen, mit ihrer Grenzziehung durch ethische Normen, oder die Vertreter der Medizin mit ihren Statistiken?

Oder sollen die Vertreter des Staates und der Kostenträger, die im Rahmen der Solidargemeinschaft die Gesundheitspolitik gestalten – also letztlich Geld verteilen müssen –, errechnen dürfen, was insgesamt am kostengünstigsten für den Staat ist, und danach bestimmen, wie wir zu leben haben?

Oder kann das Problem, was jemand zu essen hat, juristisch gelöst werden, mit der Folge, dass demjenigen, der die Anweisungen nicht befolgt, eine Strafe auferlegt werden darf?

Oder haben diejenigen die Lufthoheit über die Deutung des Schicksals eines Menschen, die einen Risikofaktor für ein potenziell krankhaftes Ereignis im Labor messen und quantifizieren können?

Haben diese Propheten der Gesundheit durch den von ihnen empfohlenen Lebensstil recht, wenn sie Krankheit als individuelle Schuld begreifen?

Ist es richtig, wenn dann entsprechende Konsequenzen folgen, wenn also den Kranken Verbote, Bestrafungen und schlechtes Gewissen als dauerhafte Last auferlegt werden?

Sind die Menschen, die warum auch immer einen riskanten Lebensstil pflegen, als schuldige Sünder an der Gesundheitsreligion aus unserer Mitte und unserem Mitleid zu verbannen?

Dieses Buch gibt auf diese Fragen vor allem eine methodische Antwort: Bevor man diese Themen diskutiert und bevor man überhaupt an irgendwelche Maßnahmen denkt, muss die Medizin Daten aus Interventionsstudien vorlegen, die zeigen, dass die Hypothesen durch Interventionsstudien bewiesen sind. Es muss immer zuerst Interventionsstudien geben, die zeigen, dass eine Intervention tatsächlich Menschen nutzt. Nicht der Gesellschaft, sondern dem behandelten Menschen. Erst wenn gezeigt wurde, dass die vorgeschlagene Lebensstil-Therapie nutzt und funktioniert, müssen Vertreter der Ethik, der Theologie, der Soziologie und der Rechtslehre mit den Ärzten gemeinsam diskutieren, ob angesichts eines bestimmten Menschenbilds in unserer Gesellschaft die Lebensstil-Intervention durchgeführt und konsequent überwacht werden darf.

Hinter den Ratschlägen zum richtigen Lebensstil verbirgt sich vielerlei Gedankengut. Bei den einen die berechtigte Sorge um die Folgen des Lebens in der westlichen Industriegesellschaft, um die Folgen unseres Wohlstands. Bei den anderen die Pervertierung des Wunsches nach lange andauernder Gesundheit durch die Anbetung des Gottes namens „ewige Jugend". Menschen, die den empfohlenen

Lebensstil nicht einhalten, die den „richtigen, erlösend gesund machenden Lebensstil" als Zugangsweg zur Erkenntnis des zentralen Gottes der Gesundheitsreligion nicht begreifen, sind dann verurteilenswert und daraus ergibt sich das Recht, sie zwangsweise zu bekehren. Wer der anbetungswürdigen ewigen Jugend nicht sein Leben widmet, ist nach den Lehren der Gesundheitsanbeter nicht normal. Diesem Gedanken setzt der Autor des Buches vielfältige Argumente entgegen, die nicht nur die Verantwortungslosigkeit dieser Gedanken entlarven, sondern auch Sachargumente liefern, warum diese Weltanschauung zwar modern, aber dennoch falsch, da unmenschlich und wissenschaftlich nicht belegbar, ist. Es gibt ein Recht auf Krankheit, nicht nur ein Recht auf bestmögliche Versorgung bei Krankheit!

Es gibt keinen Grund, andächtig in die Tempel der Neuzeit, die Fitnessstudios oder die Apotheken zu gehen. Es gibt aber Gründe, Sport zu treiben und sich bei dem dankenswert großartigen und vielfältigen Angebot, Gelüste zu stillen und zu genießen, zurückzuhalten (mehr dazu im Kapitel über Lebenskunst). Genuss ist nicht Missbrauch. Man braucht nicht den Herstellern von Vitaminen oder den besonders teuren, angeblich die Gesundheit fördernde Nahrungsmittel verkaufenden Geschäften auf den Leim zu gehen. Man kann dies vermeiden, wenn man bereit ist zu akzeptieren, dass nicht alles planbar ist, dass niemand weiß, wie eine einzelne Person ihr Leben führen sollte und wie Schicksalsschläge zu vermeiden sind. Nichtwissen gibt Freiheit! Hierzu werden weiter hinten die entsprechenden Studien vorgestellt und am Ende im Kapitel über Lebenskunst Lösungswege angesichts des Nichtwissens der Medizin aufgezeigt. Durch das Wissen, das dieses Buch auszugsweise zu vermitteln versucht – denn alle Studien können nie gezeigt werden –, wird es helfen, sich zu informieren und am Dialog der Disziplinen teilzuhaben, die den Menschen betreffen. Durch das Verbreiten von Wissen kann das Buch auch Menschen helfen, Entscheidungen für sich selber zu fällen, die ihnen wiederum helfen, sich von unsachgemäßen, inhaltlich nicht begründeten Umgarnungen der Lebensstil-Religion zu befreien.

Denn die Gurus des Unnötigen erreichen ihre Bedeutung durch einen ganz einfachen Trick: die Uminterpretation des Unnötigen in Lebenswichtiges. Wissenschaftler und Theologen schweigen, wenn die Anbetung des Jugendwahns ohne Wirkungsnachweis einen größeren Anteil des Bruttosozialprodukts von den Gläubigen und denen erhält, die durch Fehlinformation zum gutmütigen Mitmachen angeregt wurden, als Tetzel ihn jemals mit dem Ablasshandel erzielte. Menschen geben gerne viel Geld aus, um die Zukunft kontrollieren zu können. Aber da das nicht geht, da die Zukunft weder gekauft noch bestochen werden kann, ist die Bedeutung des nicht kontrollierbaren Schicksals viel größer als das, was wir durch Lebensstil zum Zeitpunkt der noch bestehenden Gesundheit bewirken können.

Daher ist das Geld für Lebensstil-Produkte sinnlos ausgegeben, wenn man sich als Gegenleistung Gesundheit verspricht. Das ist so sinnlos wie damals Tetzel für die Rettung der Seele vor dem Fegefeuer Geld zu geben. Die Geschäftemacher versprechen alles: langes Leben, Gesundheit, Glück, Zufriedenheit. Der Mangel an Nachweisbarkeit der erwünschten Wirkung wird in kritischer Abgrenzung zur „Schulmedizin“ mit dem Begriff der „ganzheitlichen Medizin“ oder der „sanften naturnahen Therapie“ überspielt. Diesen Versprechungen nicht auf den Leim zu gehen gelingt dem, der sich sachlich informiert und der vor der Wissenslücke in der Medizin keine Angst hat, sondern sie als Chance zur Freiheit erkennt. Damit wird deutlich, dass es in dem hier geführten Diskurs letztendlich um die Frage geht, ob der Mensch so komplett erfasst und verstanden werden kann, dass seine Zukunft kontrolliert mitgestaltet werden kann und darf. Somit geht es hier um einen sehr spannenden Machtkampf:

Es geht um die Frage, wem es gelingt, das Menschsein in seiner Gänze glaubwürdig und ehrlich zu erfassen. Ganz sicher kann dies die Medizin allein nicht, schon gar nicht die Lebensstil-Ideologie. Dies zu versuchen ist Hochmut und Übermut. Dieser Wettkampf des Übermuts wird auf den verschiedensten Ebenen unserer Wohlstandsgesellschaft ausgetragen: Teilnehmer sind die an ihre Wissenschaft glaubenden Ärzte, die keine wissenschaftliche Überprüfbarkeit benötigenden „alternativen Heiler“ und die Anbieter von Gesundheitsprodukten – aber es nehmen auch die Vertreter der Krankenkassen und der Politik teil, ganz zu schweigen von den Soziologen und den Vertretern der Glaubensgemeinschaften. Der Wettkampf der verschiedenen Disziplinen ist höchst attraktiv, denn wenn es eine Disziplin gibt, die die Fähigkeit besitzt, den ganzen Menschen zu erkennen – seine Zukunft eingeschlossen – und dem Menschen zum wahren Glück zu verhelfen, dann geht es gleich um eine viel weiter führende Frage: Wer ist „gottgleicher“?

Ist es der „Gott im weißen Kittel“, der sich auf Forschungsergebnisse beruft, oder der „menschliche Ganzheitsmediziner“, der sich nach Abdankung des wissenschaftlich argumentierenden Gottes in Weiß gerade ohne wissenschaftliche nachweisbare Therapiestudien neu erhoben hat, der die „sanfte und natürliche“ Therapie empfiehlt und sich gegen die wissenschaftliche Medizin stellt?

Oder ist derjenige der ganzen Erkenntnis und Weisheit des Schöpfergotts am nächsten, der als demokratisch gewählter Vertreter des Gewaltmonopols die Regeln des Lebens miteinander gesetzlich festlegt, nach denen man gefälligst seine Gesundheit zu pflegen und das kommerzielle System am Leben zu erhalten hat? Das ist keine überzogene Frage, sondern entspricht der Realität, denn wenn man genau hinhört, kommt aus der Politik immer mal wieder die Idee von Sanktionen bei ungesundem Lebensstil! Momentan wird sie etwas klüger verpackt: als Belohnung für „gesunden Lebensstil", die als Anreiz gedacht ist – doch was ist das anderes als Bestrafung derer, die das nicht machen?

Oder sind wir dem verpflichtet, der als Kostenträger seine Krankenkasse gleich Gesundheitskasse nennt, ohne wissenschaftliche Belege dafür vorweisen zu können, dass das, was ihn von einer normalen „Krankenkasse" unterscheidet, den Bürgern nutzt?

Oder kommen wir am Ende doch zu der Erkenntnis, dass der Pfarrer als „Vertreter von Gottes Wort" derjenige ist, dem wir wieder mehr zuhören sollten?

Oder ist vielleicht doch derjenige anzuerkennen – als schwer fassbare Form der Wahrheitsgebung in der Gesundheitsdebatte –, der als Guru der Gesundheit eine geheimnisvolle Wahrheit kennt? Eine Wahrheit, die nur er kennt und versteht, sodass man an ihn glauben muss? Ist er derjenige, an dessen wundersame ganzheitlichen Empfehlungen man sich halten sollte? Er, dessen Erkenntnisse die Wissenschaft nicht beschreiben und erfassen kann, sodass die neue Wahrheit nicht falsifizierbar ist und deswegen so groß und umfassend ist wie das Wissen Gottes? Sein Wissen ist endgültig, so endgültig richtig wie der Glaube an Gott. Seine Wahrheit muss dann nach den Regeln des Gurus und seines Kontos geglaubt werden – denn würde es nichts kosten, würde es nicht wirken. Sollte daran das Leben ausgerichtet werden? Kann das die Medizin oder der Guru allein entscheiden?

Es soll offen begründet werden, dass es durchaus berechtigte Gründe für die Annahme gibt, dass eine übertriebene Anbetung der Gottheit „Gesundheit und Jugend" mehr krank als gesund macht. Verständlich, dass viele sich Sorgen machen, sehen sie doch die Möglichkeiten der körperlichen und geistigen Fähigkeiten im Alter schwinden, wo sie durch Krankheit beeinträchtigt werden. Doch gilt auch der Kehrsatz „Wenn mit zunehmendem Alter gesundheitliche Probleme auftreten, ist der Versuch, die Jugend zu erhalten, die Lösung – eine nebenwirkungsfreie Lösung"?

Die Lebensstil-Gurus predigen, dass all diejenigen krank werden, die sich keine großen Sorgen um die eigene Gesundheit machen und deswegen nicht ihren Empfehlungen nachgehen. Gesundheit wird als höchstes Gut angesehen. Die Jugend und den Körper pflegend anzubeten und den dafür notwendigen finanziellen Beitrag zu leisten scheint daher etlichen Aposteln des gesunden Lebens der richtige Weg zu sein. Im Fitnessstudio ruft das große Plakat uns zu: Muskeln machen gesund! Da das jeden ganz persönlich in seiner Lebensführung betrifft, ist Information wichtig. Es gilt zu hinterfragen, ob es stimmt.

Doch Information über medizinische Studienergebnisse und ihre Würdigung ist nicht ausreichend, denn es geht ja um Schnittstellen. Es geht um die Auswirkungen der heutigen Erkenntnis in der Medizin, die eine andere als morgen ist, um die

Auswirkungen der Umsetzung wissenschaftlicher Erkenntnisse auf das Menschenbild. Dies ist die Domäne von Theologie, Ethik und Philosophie. Und es geht um Recht und Anrecht, um die Domäne des Juristen.

Sollte es stimmen, dass die WHO-Definition der Gesundheit falsch ist, weil sie jedem das Recht auf Gesundheit zuspricht, also für Krankheit keinen Platz lässt, dann geht es um Verzicht auf ein Recht. Wie kann man diese verschiedenen Auswirkungen des Themas Lebensstil verstehen und sich sein eigenes Urteil bilden?

Deutlich wurde jetzt eines: Das Thema Gesundheit ist nicht nur ein Thema der Medizin, sondern die Medizin kann durch Fakten, durch Belegbarkeit ihrer Aussagen zum Effekt ihrer Therapien, einen wichtigen Beitrag zur Gesundheitsdiskussion leisten, mehr nicht.

ZUSAMMENFASSUNG

- Weder die Medizin noch die Lebensstil-Ideologie kann das Paradies herbeizaubern, nicht für den Einzelnen und nicht für die Gesellschaft.
- Die Freiheit der Entscheidung, die alle Lebensbelange betrifft, ist nicht die alleinige Domäne der medizinischen Forschung. Ethik, Religion und Recht dürfen und müssen mitreden.
- Bisher haben es alle Disziplinen weitgehend versäumt, einen Dialog über Gesundheit, Menschenbild, Lebensstil, Zwang, Recht und Anrecht etc. zu führen
- Die Lebensstil-Ideologie, an der sich auch der Staat und die Krankenkassen beteiligen, weist Parallelen zu einer Religion mit der Gesundheit als Gott und zum Ablasshandel auf.
- Der Machtkampf zwischen den unterschiedlichen Disziplinen und Auffassungen sollte einem umfassenden Dialog weichen, die Schnittstellen zwischen naturwissenschaftlicher Medizin, Ethik, Theologie und Recht müssen erkannt und genutzt werden.
- Dabei darf sich die Medizin nicht überschätzen, sie leistet nur einen Beitrag von mehreren.

4.

Warum das Thema Lebensstil und Krankheitsprävention uns alle betrifft – oder: Wie wir uns mithilfe verschiedener Wissenschaften ein Urteil bilden können

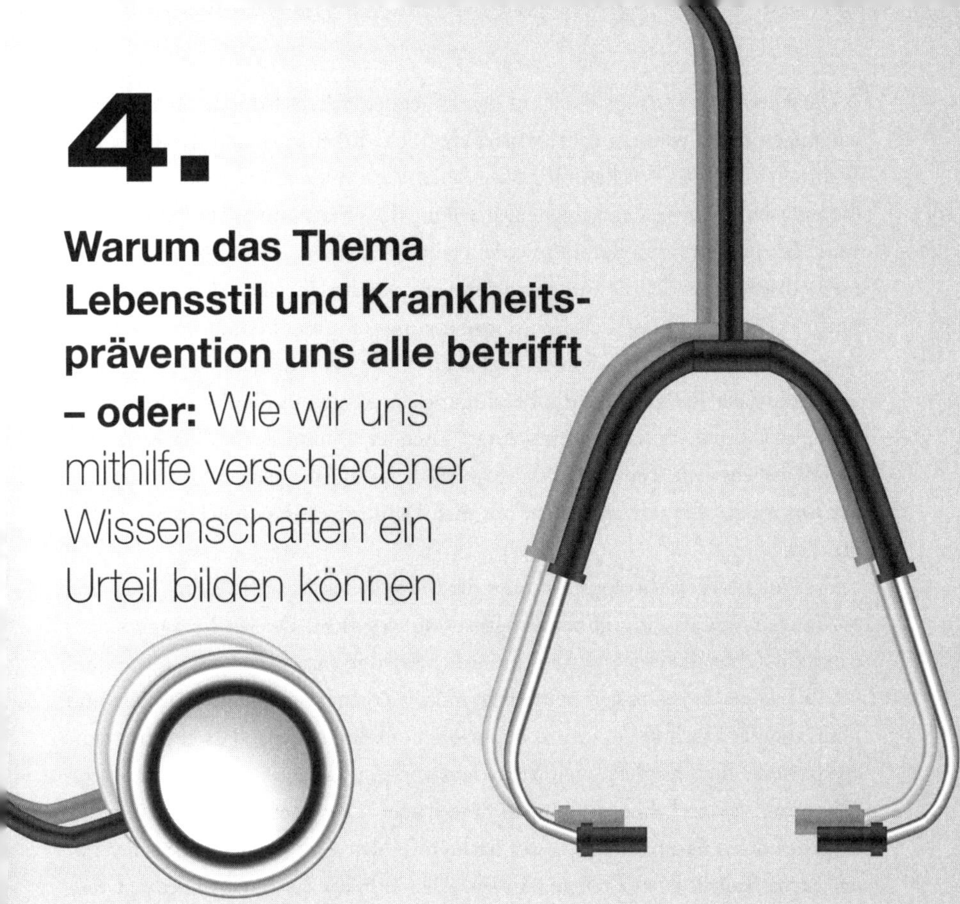

WIESO GEHT ES bei dem Thema „Gesundheit-Diät-Lebensstil" um die Schnittstelle zwischen Medizin und Theologie, Ethik und Philosophie, Recht und Politik? Die Antwort ist einfach: weil es um den ganzen Menschen geht und jede Disziplin nur einen Teil beleuchten kann. Die Medizin beleuchtet sicherlich nur einen geringen, wenn auch sehr wichtigen Aspekt des Menschseins, auch wenn ihre Kenntnisse und Erkenntnismöglichkeiten mit moderner Technik sehr tief in die Natur und das Wunder des Menschen eindringen.

Im Kapitel zuvor wurde dargestellt, dass es eine solche Schnittstelle gibt und dass der Fortschritt der Medizin nicht den Rückzug der Theologie auf die letzten noch nicht erforschten Inseln der Unkenntnis bedingt. Wir leben ja in einer Zeit, die sich von der des Apostel Paulus durch die viel schärfere Trennung zwischen Seele und Körper, als sie damals gedacht werden konnte, unterscheidet, auch wenn in Bezug auf Krankheit immer wieder betont wird, dass die Psyche (nicht die Seele?) wichtig sei.

Die Antwort gibt dieses Buch auf den folgenden Seiten dadurch, dass es Ihnen vor Augen führt, wie sehr echte wissenschaftliche Erkenntnis und die öffentliche Wahrnehmung dieser Erkenntnis divergieren. Also muss es Interessen geben, die die einfache sachliche, bescheidene Darstellung des Wissens und seiner Abgrenzung vom Nichtwissen verhindern. Außerdem gibt es in der wissenschaftlichen Medizin methodische Gründe, die Fehlentwicklungen wie die Überschätzung der Bedeutung des Lebensstils und die falsche Berechtigung zum Eingriff in die Selbstbestimmung von anderen Menschen ermöglichen. Genauso führt eine Verengung der Bedeutung der Religion auf die Beseitigung der Sorge um die Zukunft zu einer Fehlentwicklung. Beruhigung als Angst lösendes Opium des Volkes ist für die Religion ebenso eine Fehlentwicklung wie die Erfassung des ganzen Menschen oder der Anspruch, alles tun zu dürfen, was man kann, eine Fehlentwicklung der Medizin ist.

Die Aufgabe der Theologie und der die Moral reflektierenden Ethik ist es nun abzuwägen, was als Eingriff berechtigt ist und was nicht. Die Medizin muss dazu dann die Zahlen liefern, etwa die „number needed to treat over time". Diese Zahlen als Teil der evidenzbasierten Medizin müssen ergänzt werden durch Fakten und Hilfe anderer Disziplinen, um zu überprüfen, ob die Evidenz, dass eine Therapie etwas nutzt, auch für den einen Menschen mit seinem ganz individuellen Wertekanon und seinen Lebensumständen Sinn macht. Deswegen geht es um uns alle. Es geht um die Humanisierung der nackten Zahlen der Evidenz, die immer nur ein ganzes Kollektiv beschreiben können. Die Methodik der Medizin bedingt, dass immer eine große Gruppe untersucht werden muss, keine Einzelperson. Als Ergebnis kommt heraus, dass wenn wir diese Therapie durchführen, 200 Personen fünf Jahre lang behandelt werden müssen, um eine Erkrankung zu vermeiden. Die Medizin kann deswegen nur in Bezug auf eine Gruppe eine Wahrscheinlichkeit angeben, nie auf den Einzelnen bezogene Gewissheit. Deswegen bedarf die evidenzbasiere Medizin für ihre Weiterentwicklung dieser Studienergebnisse.

Es geht um die sinnorientierte Medizin der Zukunft als Weiterentwicklung der evidenzbasierten Medizin der Gegenwart. Diese Forderung benötigt auf festen wissenschaftlichen Füßen stehende Fakten aus Interventionsstudien als Basis. Nur wenn man weiß, was eine Intervention kann, kann man erarbeiten, ob sie auch im tieferen, humanen Blick auf den ganzen Menschen Sinn macht. Das kann die Medizin allein nicht, ihr methodisches Arsenal reicht dazu nicht aus, ein Fragebogen zur Lebensqualität reicht dazu auch nicht aus. Eine gut durchgeführte Interventionsstudie ist nur die Basis, ohne die es nicht geht. Deswegen auch die scharfe Kritik an den Lebensstil-Propheten, die noch nicht mal Interventionsstudien vorlegen können. Aber selbst die beste Interventionsstudie reicht nur aus, um über sichere „Evidenz“ zu sprechen, ausgedrückt als „number needed to treat over time“. Sie reicht aber nicht aus, um die viel größere Sinnhaftigkeit für den ganzen Menschen, vor allem den einen (!) Menschen zu erfassen, der therapiert wird. Mehr ist gefragt, ein Mehr, das nur im interdisziplinären Ansatz möglich sein wird. Aber dieser interdisziplinäre Ansatz braucht Fakten, Zahlen über das, was möglich ist, Zahlen und Daten, die nur aus Interventionsstudien der evidenzbasierten Medizin stammen dürfen. Deswegen muss in späteren Kapiteln überprüft werden, ob die vorliegenden Daten zum Thema Ernährung, Körpergewicht, Sport und Vitamine – alles zusammengefasst unter dem Begriff „Lebensstil“ – ausreichende Qualität aufweisen, um im nächsten Schritt zu fragen, ob man sie mit einem tieferen Sinn weiterentwickeln kann. Das kann die Medizin allein nicht, das geht nur in Zusammenarbeit mit verschiedenen Wissenschaften. Mit denen muss die Medizin ins Gespräch kommen. Es geht um das Erkennen des Wunders Mensch als Teil der Schöpfung und das Erkennen der Freiheit zur Weiterentwicklung, die der Schöpfung innewohnt.

Aufgabe der Gesprächspartner der Medizin ist es, sich wissensmäßig fit zu machen, um das Thema Sport, Diät oder Gewicht nicht nur in Bezug auf die einzelnen untersuchten Parameter zu beurteilen, sondern durch erweiterte Beurteilung die Bedeutung dieser Parameter für den ganzen Menschen zu erfassen. Ihre Aufgabe ist es, einen Beitrag zur Wahrnehmung des ganzen, nicht ausschließlich naturwissenschaftlich definierbaren Menschen vorzunehmen. Dies in Ergänzung und in Abgrenzung zur Medizin. Ihre Aufgabe ist es nicht, nur Mögliches von Unethischem zu trennen. Die Gesprächspartner der Medizin müssen als Vertreter des Anrechts jedes Individuums auf Schutz vor der Hochrechnung aus Kollektiven auf das achten, was die Medizin methodenbedingt nicht leisten kann. Deswegen besteht diese Aufgabe auch für Vertreter der Rechtswissenschaft. Es geht um Recht und Anrecht. Während die wissenschaftliche Studie der Medizin nur einen Parameter wie Lebensdauer, Gewicht oder Blutdruck sieht, reicht der Blick der anderen Wissenschaften weiter, ist breiter als der Blick der Naturwissenschaften. Der naturwissenschaftliche Ansatz der Medizin muss in der „number needed to treat over time“ stecken bleiben, tieferen Sinn geben kann die Medizin sich selber nicht, dazu bedarf sie der Partner. Allein darf eine Naturwissenschaft Krankheit und Gesundheit nicht definieren, genauso wenig festlegen, was der „richtige Lebensstil“ ist, auch wenn es Fragebögen zur Messung der Lebensqualität gibt.

Die naturwissenschaftlich basierte Medizin der Interventionsstudien kann schon gar nicht mit ihren Methoden erforschen, was es bedeutet, wenn Menschen nach der gültigen WHO-Definition ein Recht auf Gesundheit zugesprochen wird. Diese Definition hat zur Folge, dass es kein Recht auf Krankheit gibt. Die WHO-Definition kennt nicht das Schicksal, sie vergisst die heilende Wirkung von Mitgefühl. Diese Aspekte erschließen sich nicht aus einer Naturwissenschaft wie der medizinischen Forschung. Deswegen bedarf es der Pflege von Schnittstellen zwischen den genannten Wissenschaften. Ohne Information über Konsequenzen der Überschreitung der Grenzen der Erkenntnis bei einer Wissenschaft und das Interesse anderer Wissenschaften an den Folgen geht das nicht.

Eine Schnittstelle bedeutet also eine Möglichkeit zur Partnerschaft. Partnerschaft bedeutet auszuloten, wo eine Disziplin Grenzen überschreitet, aber sie bedeutet auch mehr: Die Partnerschaft bedeutet aus Sicht der Medizin, durch Gemeinsamkeit ein „Mehr", Neues, zu schaffen, der Evidenz großer Therapiestudien einen Sinn in Bezug auf das Menschenbild und den Einzelnen zu geben. Um zusammenarbeiten zu können, müssen Grenzen überwunden werden. Eine Grenze, die überwunden ist, war der alte Streit über die Wunder, die in der Bibel beschrieben sind. Wie kann eine Disziplin wie die Theologie an einer Partnerschaft interessiert sein, wenn sie in ihrem Standardwerk, dem „Lehrbuch" ihrer Wissenschaft, dem Buch der Bücher, der Bibel, über Wunder berichtet? Wunder als Methode der Heilung bedürfen keines an einer medizinischen Fakultät ausgebildeten Arztes. Ihr Buch berichtet über Wunder, die weitaus größer sind als alles, was die akademische Medizin vermag. Ist die Theologie deswegen kein Partner für die Medizin? Doch, sie ist ein Partner, da die Wunder der Bibel nicht beanspruchen, durch das gleiche methodische Arsenal entstanden zu sein wie die Erfolge der wissenschaftlich basierten Medizin. Da die Kritik an der Lebensstil-Ideologie durch einen Abgleich ihrer Folgen (angesichts fehlender Daten!) mit einem christlichen Menschenbild begründet ist, das aus dem Glauben an den seinen Menschen liebenden Schöpfergott entstanden ist, bedarf es der Theologie als Partner. Da die Kritik an der propagierten richtigen Lebensführung auch den Vorwurf der Inhumanität an die Lebensstil-Regeln beinhaltet, bedarf es ebenso der Ethik als Partner. Alle können der Medizin helfen, sich von der reinen Evidenz zur Sinnhaftigkeit weiterzuentwickeln, sie können helfen, die Bedeutungskrise der Medizin zu lösen, genauso wie sie einen Beitrag leisten können, das Verschwinden von Theologie und Ethik aus der allgemeinen Beachtung, aus der Wahrnehmung in unserer Gesellschaft, zu verhindern. Wir brauchen Theologie und Ethik im Alltag, nicht nur in den seltenen Fällen der Technikfolgen-Abwehr.

Da die Auswirkungen der Thematik der Lebensführung sehr einschneidend sind, weil sie das Leben eines Mitmenschen verändern, ist jedoch offensichtlich, dass der Dialog an Schnittstellen, die die Grenzen der naturwissenschaftlich begründeten Medizin ausmachen, erfolgreich sein könnte. Auch angesichts des Glaubens an Wunder. Es geht um die Verbesserung der Partnerschaft der Wissenschaften angesichts des wichtigen Themas der Einschnitte in die Lebensführung Gesunder. Es geht um Austausch, nicht um gegenseitige Polemik – auch die Wunder der Bibel können in der Medizin ihren Platz haben. Da aber das Problem der Wunderberichte in der Bibel so oft zur Barriere zwischen Medizinern und Theologen wurde, soll besprochen werden, wie naturwissenschaftlich denkende Ärzte mit den Wunderberichten umgehen und sie einordnen können. Es geht auch darum, dass die wunderbaren Versprechungen der Lebensstil-Ideologie an der Überprüfbarkeit gemessen werden. Wenn dem so wäre, müssten ja die Wunder der Bibel, da nicht überprüfbar, für den Kontakt zwischen Medizin und Theologie eine Barriere sein.

Im Umgang mit den biblischen Wunderheilungen hat der an einer Universität ausgebildete Arzt zwei Möglichkeiten. Die einfache Variante:

Er interpretiert die Berichte über Heilungen als zeitgenössische, symbolische Darstellungen einer auf Verbreitung ausgerichteten Gruppe von ideologisierten Anhängern eines charismatischen Führers, der durch Wunder um Legitimation buhlte, die er sonst, da er sozial nicht gut etabliert war, so nicht erhalten hätte. Böse Zungen könnten sagen: Wunder, die nur ein Werkzeug waren, um seinen Anhängern – danach Jünger genannt – die Legitimation zu geben, sich bei Menschen durch Heilung von Krankheiten und Wiederbelebung von Toten beliebt zu machen, um so die Zahl der Mitglieder der Jesus-Sekte zu erhöhen. Einfach formuliert: Die Jünger benötigten die medizinischen Wunder – ermöglicht durch einen nicht fassbaren Heiligen Geist –, um ihr Marketing kräftig zu verbessern. Was überzeugt schon mehr als die Heilung eines Zustands, bei dem die moderne wie auch die damalige Medizin chancenlos sind? Die einfache Variante ist also die Abgrenzung der machbaren Heilung durch Medizin von der legendenhaften Heilung durch den Christusglauben. Doch dies führt nicht weiter.

Als komplexere Variante steht auch dem wissenschaftlich und modern ausgebildeten Mediziner ein alternatives Denkkonzept zur Verfügung:

Ärzte und an den Ergebnissen der medizinischen Forschung interessierte Leser sollten sich beide für Theologie interessieren, für Wunder offen sein. Wunder sind auch für an der Universität ausgebildete Mediziner nichts Ungewöhnliches, statistisch gesehen nichts anderes als besonders starke Ausreißer vom Mittelwert. In jeder Studie gibt es Ausreißer, Patienten, deren Krankheit ganz anders als erwartet verläuft. Der Arzt sollte theologisch erklärten Wundern gegenüber offen sein, und zwar nicht nur weil die Medizin versucht, möglichst viel über körperliche und geistige Gesundheit des Menschen als Mitglied einer komplexen postmodernen Gesellschaft herauszufinden. Daher gibt es nicht nur bei den großen „letzten Themen" – den Themen, die große ethische Diskussionen in der Öffentlichkeit auslösen – eine Schnittstelle zwischen Medizin und Theologie. Es gibt einen Grund, warum ein Arzt, aber auch ein an der medizinischen Forschung Interessierter, sich für die Angebote von Theologie, Ethik und Philosophie interessieren sollte. Es gibt einen Grund, sich für Wunderheilungen zu interessieren. Es gibt einen Grund, warum jeder von uns, insbesondere wenn er über die Einschränkungen und Veränderungen nachdenkt, die ein Verlust an seelischer und körperlicher Gesundheit bedeutet, sich für die Angebote der Theologie interessieren sollte:

Der Grund lässt sich aus der „number needed to treat" ableiten: Es gibt völlig unterschiedliche Verläufe von Erkrankungen. Bei gleichem Krankheitsstadium stirbt der Durchschnitt nach sechs Monaten, einige wenige überleben aber zehn Jahre. Bei gleich schwerem Diabetes erleidet der eine schwere Komplikationen wie Herzinfarkte und Amputationen, der andere ist trotz der veränderten Laborwerte völlig gesund. Hierfür liefert die Statistik zwar eine Beschreibung, jedoch keine Erklärung. Dies versucht aber die Theologie. Angebote der Theologie, durchaus auch im Sinne der Beschreibung von medizinischen Wundern, sind auch für den naturwissenschaftlich Geprägten interessant, weil die Medizin nicht alles erklären kann. Außerdem können Theologie, Ethik und Philosophie es ermöglichen, Gesundheit und Krankheit in einen größeren Kontext einzuordnen. Das ist ein Verlangen aller, die über den Tellerrand des Faches Medizin hinausschauen wollen.

Man muss ja nicht gleich tief gläubig werden, wenn man sich für Theologie im Kontext von Gesundheit und Krankheit interessiert. Es geht dem Interessierten auch darum, einen Verlust dessen, was irgendwie „gesund" genannt wird, nicht nur als Verlust, sondern auch als Chance zu begreifen. Den Kontext der Chance kann der Theologe und Philosoph erklären, die Ethik des Handelns in diesem Kontext und die Rechte und Pflichten, die sich daraus ableiten, kann der Ethiker und Jurist erklären. Aber die Medizin kann nicht im Kontext einer Chance für tiefere Dimensionen des Menschseins denken, sie denkt strikt im Kontext Krankheit – Verständnis der Mechanismen, die zur Krankheit führen – Ausschalten dieser krank machenden Mechanismen. Und in den Kontext des Themas Lebensstil gehören diese interdisziplinären Aspekte allemal, denn ausgeübte Religiosität ist ein wesentlicher Teil des Lebensstils. Deswegen macht es Sinn, dass ein Mediziner sich für Theologie – einschließlich der Wunderheilungen in den verschiedenen Religionen – ebenso wie für Ethik (auch außerhalb der Frage, was ein Arzt darf und was nicht) und Philosophie interessiert.

Aber gilt das Gleiche für seine Partner, den Theologen, den Philosophen, den Ethiker und den Juristen? Warum sollte ein an Theologie Interessierter sich für medizinische Forschung interessieren? Nur weil er befürchtet, Fortschritte der Medizin könnten den Mitmenschen zum Ersatzteillager der eigenen Gesundheit verwandeln, moderne Medizin könnte Humanität mit Hominisierung der Medizin verwechseln? Geht es nur um das Aufpassen auf die Übergriffe einer naturwissenschaftlichen Disziplin? Oder geht es um den Schutz der Natur, des Kerns der Disziplin Medizin, die im praktischen Alltag durch die fortschreitende Ökonomisierung zunehmend ihre Eigenständigkeit verloren hat und verliert? Oder geht es um das Interesse des Theologen an der Medizin, weil er mit den Beschreibungen der heilenden Wirkungen christlichen Glaubens im Neuen Testament nichts mehr anfangen kann und weder bei sich noch seinen Angehörigen und Freunden erlebt hat, dass Gebete zur Gesundung führten? Wer sah in letzter Zeit schon Heilige, die Krankheiten heilen konnten? Wir sehen vielmehr, wie ganz normale Menschen ein Handwerk erlernen und als Ärzte und Pflegende Krankheiten lindern können. Wir sehen aber auch, wie oft ihre Arbeit vergebens ist. Für Theologen ist es dann spannend zu erfahren, in welchem Kontext universitär ausgebildete Mediziner Berichte von Wundern akzeptieren und über völlig überraschende Krankheitsverläufe berichten.

Da nicht wissenschaftlich ausgewiesene Heilsversprecher des modernen Gesundheitssystems ohne Nachweis der Wirksamkeit mehr vom Bruttosozialprodukt erhalten, als die Kirchensteuer den Kirchen zur Verfügung stellt, sollten sich die Kirchen und Glaubensgemeinschaften durchaus für das Thema Lebensstil, eines der spannendsten Themen der Medizin, interessieren. Und Theologen sollten sich dafür interessieren, wenn in der öffentlichen Wahrnehmung des Themas Lebensstil dieser Begriff fast ganz auf naturwissenschaftlich-medizinische Aspekte wie Ernährung und Sport reduziert wird. Als ob Religion nicht ein wesentlicher Teil des Lebensstils eines Menschen wäre! Das können die Vertreter der verschiedenen Religionen nicht zulassen. Die Tatsache, dass niemand aufschreit, wenn unter Lebensstil nur der Vitamin- oder Fettgehalt der Nahrung verstanden wird, zeigt, dass die Grenzen der Achtsamkeit im Umgang mit der individuellen Lebensgestaltung leicht überschritten werden, wenn der Mensch in der Gestaltung seines Schicksals nur vereinfacht als biochemisches Kraftwerk gesehen wird. Also muss es eine Schnittstelle zwischen den Geisteswissenschaften und der Medizin geben. Eine Schnittstelle, die von beiden Seiten bearbeitet gehört.

Gäbe es keine Schnittstelle, wäre dieses Buch sinnlos. Gäbe es nur die hinlänglich bekannten Schnittstellen, etwa die Technikfolgen-Abwehr seitens der Theologie und die Bewahrung eines humanen Zugangs zum Kranken bei den Beschäftigten der Gesundheitsindustrie, wäre dieses Buch redundant. Aber es gibt mehr, es geht um mehr. Es geht um die Frage, wie Menschen zusammenleben, wie die Form des Zusammenlebens ihre Gesundheit beeinträchtigt. Da der öffentliche Druck auf Gesundheit, Erhalt der Arbeitsfähigkeit, das richtige Körpergewicht und andere Aspekte des Lebensstils so sehr zugenommen hat, betrifft er unser Zusammenleben.

Das Leben in einer modernen Industriegesellschaft führt dazu, dass der Kranke meist nicht mehr bei sich selber, zusammen mit seiner Familie, wohnt. Behandelt wird in Kliniken, Praxen, Rehabilitationsanstalten. Die Erkrankung des Mitbürgers betrifft jeden, da jeder sich solidarisch an der Finanzierung des Gesundheitssystems beteiligt. Für Religion scheint dabei auf den ersten Blick kein Raum zu sein, denn warum sollte Religion etwas mit Gesundheit zu tun haben?

Die überraschende Antwort lautet: Ja – Religion hat etwas mit Gesundheit zu tun, denn religiöse Gemeinschaften sind gesünder. Religiosität ist also ein Teil des Lebensstils, der zur Gesundheit beiträgt. Für Mediziner, Ernährungswissenschaftler und Sporttherapeuten ist es wichtig, dies zu wissen. Der Leser, der von der Bedeutung von Sport und Kostform für das „richtige" Leben überzeugt ist und meint, die Beweise der Naturwissenschaft würden dies bestätigen, möge an dieser Stelle nicht über diese Aussage lächeln. Ihm wird das überlegene Lächeln spätestens dann vergehen, wenn er bemerkt, dass die vorgestellten Studien zur Bestätigung der Bedeutung von Religiosität für die Gesundheit nicht besser und nicht schlechter sind, nicht mehr oder weniger beweiskräftig sind als die Daten zur Bedeutung von Sport und Ernährung. Beide, sowohl die Gesundheitsapostel der Bewegung und der Ernährung als auch die Gurus der anthropomorphen Parameter wie Body Mass Index und Taillenumfang, haben nur Beobachtungsstudien – selten prospektiv, meist nur Querschnittsstudien – auf ihrer Seite. Diejenigen, die die Bedeutung der Religiosität betonen, haben dies auch, nur in etwas geringerer Zahl und weniger von den Medien beachtet, da Forschungsorganisationen wie die Europäische Gemeinschaft oder die Deutsche Forschungsgemeinschaft solche Studien nicht fördern. Aber da wir in einem der vorherigen Kapitel besprachen, wie wichtig das Studiendesign für die Aussagefähigkeit und Beweiskraft einer Studie ist, bliebt hier festzuhalten: Nicht die Masse, sondern die Qualität der Studien sollte bestimmen, was alles gesagt und geglaubt und anderen Menschen empfohlen wird.

Mehrere Forschungsarbeiten haben gezeigt, dass religiös gebundene Gemeinschaften vorsichtiger mit Ressourcen umgehen, vor allem mit der wichtigsten Ressource, dem Mitmenschen. J. Henrich und Mitarbeiter publizierten in der Zeitschrift *Science* im Jahr 2010, dass Teilhabe an einer religiösen Gemeinschaft das Leben in einer größer werdenden, komplexeren sozialen Gemeinschaft erleichtert. Stichwort Fairness. Sie beziehen dies auf erfolgreichen Handel, aber auch auf gerechten Umgang mit Geld. Gerechtigkeit zum Wohle der Gemeinschaft hat gesundheitliche Auswirkungen. Dies funktioniert allerdings nur so lange, wie die untersuchte Gruppe groß genug ist. Das heißt, der in dieser Studie messbare Effekt der Religiosität auf die Gesundheit (und auch auf den Wohlstand) war nur signifikant, wenn die untersuchte Gruppe groß genug war, damit Mitmenschlichkeit eine Rolle spielen konnte. Sehr kleine Gruppen und solche ohne religiöse Standards zeigten in den psychologischen Tests nur einen geringeren Hang zur Fairness, außerdem weniger Sorge, wenn Fremde unfair behandelt werden. Die Abhängigkeit voneinander und das Schaffen einer Gruppendynamik, in der erkannt wird, dass Abhängigkeit von Mitmenschen einem selber gut tut, können Beiträge zur Gesundheit einer Gruppierung leisten. Und das freiwillig!

An dieser Stelle eine provokante Frage: Warum rät eine Krankenkasse, die das Wort „Gesundheit“ im Namen trägt, zum Sport, aber nicht zur Religiosität? Es gibt keine wissenschaftlichen Daten, die belegen würden, dass nur das eine, der Sport, aber nicht das andere, die Teilhabe an einer religiösen Gemeinschaft, Gesundheit fördert. Beide, Sport und Religiosität, sind nachweislich Lebensstile, die das Krankheitsrisiko für diejenigen, denen dies liegt und Freude bereitet, reduzieren. Da die Daten und die Qualität der Studien bei diesen beiden Lebensstilformen identisch – zugegebenermaßen identisch schwach – sind, müssten also die Kassen beides fördern. Doch sie unterstützen nur den Sport. Warum? Liegt es daran, dass die Kassen unter medizinisch sinnvollen Maßnahmen nur körperliche Therapien verstehen? Aber dann dürfte ja Psychotherapie nicht bezahlt werden. Also liegt die Erklärung woanders: Sport ist als Weg zur Gesundheit gesellschaftlich akzeptiert, Religiosität nicht. Aber warum ist das eine akzeptiert und das andere nicht? Die Krankenkasse ist ja aufgefordert, basierend auf Evidenz ihr Geld sinnvoll zum Wohle der Solidargemeinschaft einzusetzen. Angesichts der Evidenz sind Sport für Gesunde und Religiosität in der Qualität der Daten gleichauf, nur dass es über den Sport etwas mehr, aber keine qualitativ besseren Studien gibt, weil er in Mode ist. Da er in Mode und gesellschaftlich akzeptiert ist, kann man bei Forschungsförderungs-Institutionen wie der Deutschen Forschungsgemeinschaft leicht Gelder zur Erforschung des Sports, aber nur schwer Gelder zur Erforschung der Bedeutung der Religion als gesundheitsförderndem Lebensstil einwerben. Also lohnt es, über die Rolle der Religion in einer Gesellschaft nachzudenken, in einer modernen, aufgeklärten Gesellschaft, in der die Vertreter der Religion – die Kirchen – auf dem Rückzug sind. Sie sind unnötigerweise auf dem Rückzug, denn sie haben eigentlich etwas zu geben, an dem die Gesellschaft größtes Interesse hätte: Sie könnten der Medizin helfen, sich von einer evidenzbasierten zu einer sinnorientierten Medizin zu entwickeln! Das würde die Sinnkrise der Medizin lösen und die Verdrängung von Religion und Ethik, die Vernachlässigung der Geisteswissenschaften zugunsten der Naturwissenschaften, beenden. Beide haben eine gemeinsame Aufgabe!

Eine größere Gruppe kann nur zusammenleben, wenn sie allgemeingültigen Spielregeln folgt. Allgemeingültigen Spielregeln zu folgen bedeutet, eine Gemeinschaft zu bilden. Um dies zu erreichen, muss es Normen und daher verschiedene

Formen von Institutionen geben, die Normen bilden und die Einhaltung der Normen überwachen. Sie werden implementiert, um Gemeinsamkeit zum Wohle der beteiligten Menschen leben zu können. Dazu zählen nicht nur Parlamente, Kirchen, Gerichte und Banken. Dazu zählen auch Institutionen, die das Geld der Solidargemeinschaft zum Wohle aller verwalten, also auch die Krankenkassen. Sie sind erforderlich für das Zusammenleben einer komplexen großen, menschenreichen Gesellschaft, in der Krankheit nicht nur Leid bedeutet, sondern auch wirtschaftliche Bedeutung hat, mithin also das Thema Gesundheit und Krankheit nicht nur den Einzelnen betrifft, sondern alle berührt. Gesundheit ist für eine Gesellschaft relevant, in der nicht jeder auf seiner eigenen Insel der Seligen wohnt, sondern sich mit anderen arrangieren muss. Gesundheit ist für eine Gemeinschaft von Bedeutung, wenn ihre Mitglieder eng miteinander verwoben sind. Krankenkassen, in die alle einzahlen und aus denen dann diejenigen Hilfe erhalten, die sie brauchen, sind also in einer auf Solidarität aufgebauten, durch Mitmenschlichkeit begründeten Gemeinschaft notwendig. Nur durch dieses Miteinander kann der Vorteil einer großen Gruppe für das Wohl des Einzelnen für ihn selber erfahrbar gemacht werden. Wer diese Mitmenschlichkeit erfährt, sei es bei sich selber oder einem Nachbarn, akzeptiert die Regeln, die notwendig sind, um in der Gemeinschaft leben zu können. Durch diese Normen und das Fürsorgeprinzip innerhalb der Gesellschaft interagiert diese auch erfolgreich mit anderen, fremden Gesellschaften zum ökonomischen und letztlich auch gesundheitlichem Wohl aller. Aber das setzt voraus, dass die Not und das Bedürfnis des anderen eben nicht als selbst verschuldet, sondern als Aufgabe zum Zusammenhalt gesehen werden.

Wäre hingegen Erkrankung Eigenschuld, gäbe es keinen Anreiz zum gemeinschaftlichen Bewältigen der Gesundheitskrise eines Mitmenschen. Ist aber nicht Schuld die Ursache, sondern kommt man zur Einsicht, dass selbst ungesundes Essen durchaus eine Folge schwieriger gesellschaftlicher Umstände des Einzelnen sein kann, wird deutlich, dass gegenseitiges Verstehen und Hilfe nötig sind. Denn wenn beispielsweise das übermäßige Essen die ganz individuelle Abwehrstrategie eines Menschen ist, der mit seinem Leben in dieser Gemeinschaft nicht zurechtkommt, dann wird deutlich, warum die Gemeinschaft in Gänze Verantwortung hat – die Verantwortung, ihm zu helfen. Eine Möglichkeit heißt: Nimm an einem Kurs über gesunde Ernährung teil und wir zahlen dir die Mitgliedschaft im Sportverein, damit du deine Probleme selber lösen kannst. Das ist die Philosophie, der ganz einfache Ansatz der Lebensstil-Ideologie. Hilfe zur Selbsthilfe. Doch greift dies nicht zu kurz, wenn Krankheit einen komplexeren gesellschaftlichen Zusammenhang hat?

Hier kann Religion als Initiator der Fürsorge für den Nächsten einen Beitrag zur Gesundheit leisten. Dies gelingt vor allem dann, wenn ihre Vertreter – die Kirchen – glaubwürdig für den Nächsten eintreten. So überrascht es nicht, dass die in der Zeitschrift *Science* publizierte Studie einen Effekt der Religiosität auf die Gesundheit als einen Aspekt des Wohlergehens einer größeren Gruppe messen und nachweisen konnte. Wichtig ist hierbei, dass dieser gesundheitsfördernde Aspekt der religiösen Gemeinschaft sowohl in allen Ländern als auch in allen Kulturen nachweisbar war. Dies hilft zu verstehen, warum Religiosität sich für religiöse Gemeinschaften lohnt, warum Menschen religiös sind.

Demnach ist nicht der konkrete Glaubensinhalt, sondern die Religiosität per se der Faktor, der die Gesundheit einer Gemeinschaft fördert. Deswegen ist nicht eine bestimmte Gebetsform besser als eine andere, sondern alle sind gleich, wenn man Gesundheit als Ergebnis der Religiosität misst.

Also wird deutlich: Dieses Buch über Lebensstil und den humanen Umgang miteinander muss sich auch mit Religion beschäftigen. An dieser Stelle muss einem Missverständnis vorgebeugt werden: Gesundheit ist *auch* Folge der Teilhabe an einer religiösen Gemeinschaft. Gesundheit ist aber nicht der Grund, warum man an einer religiösen Gemeinschaft teilnimmt. Diesen Unterschied zu verdeutlichen, dessen Verkennung die Ursache vieler Fehlentwicklungen und unvernünftiger Hoffnungen ist – das ist Aufgabe des nächsten Kapitels. Denn wäre Gesundheit und nicht der Glaube der Grund, in eine religiöse Gemeinschaft einzutreten, dann müsste man ja erwarten, dass die Ausübung der Religiosität wie eine Arznei wirkt. Doch das hieße die Bedeutung der Religion für die Gesundheit fehlzudeuten, wie das nächste Kapitel zeigen wird.

ZUSAMMENFASSUNG

- Die Ergänzung von Zahlen und Fakten der evidenzbasierten Medizin durch ethische Abwägungen, rechtliche Erwägungen und sonstige geisteswissenschaftliche Beiträge sollte zu einer sinnorientierten Medizin führen.
- Die Interventionsstudie ist zwar die unentbehrliche Basis, aber für eine Entscheidung über Eingriffe ist ein interdisziplinärer Ansatz zwingend notwendig.
- Die biblischen Wunder brauchen weder aus medizinischer noch aus theologischer Sicht eine Barriere für den interdisziplinären Dialog zu sein.
- Religiosität ist ein wesentlicher Bestandteil des Lebensstils und die Reduktion des Lebensstil-Begriffs auf Ernährung, Bewegung und Ähnliches ist grob fahrlässig, denn:
- Religiöse Gemeinschaften sind in allen Kulturen und in allen Ländern gesünder, das ist wissenschaftlich nachgewiesen.
- Dass die Krankenkassen Sport, aber nicht Religiosität empfehlen, hat mit gesellschaftlichen Moden und der rückläufigen Bedeutung der Kirchen in unserer Gesellschaft zu tun.
- Die Lebensstil-Ideologie birgt die Gefahr, Krankheit als Eigenschuld zu betrachten und die Bedeutung der Gemeinschaft sowie schicksalhafte Unwägbarkeiten zu ignorieren.

5.

Gesundheit durch Religiosität – oder: Glaube und Irrglaube

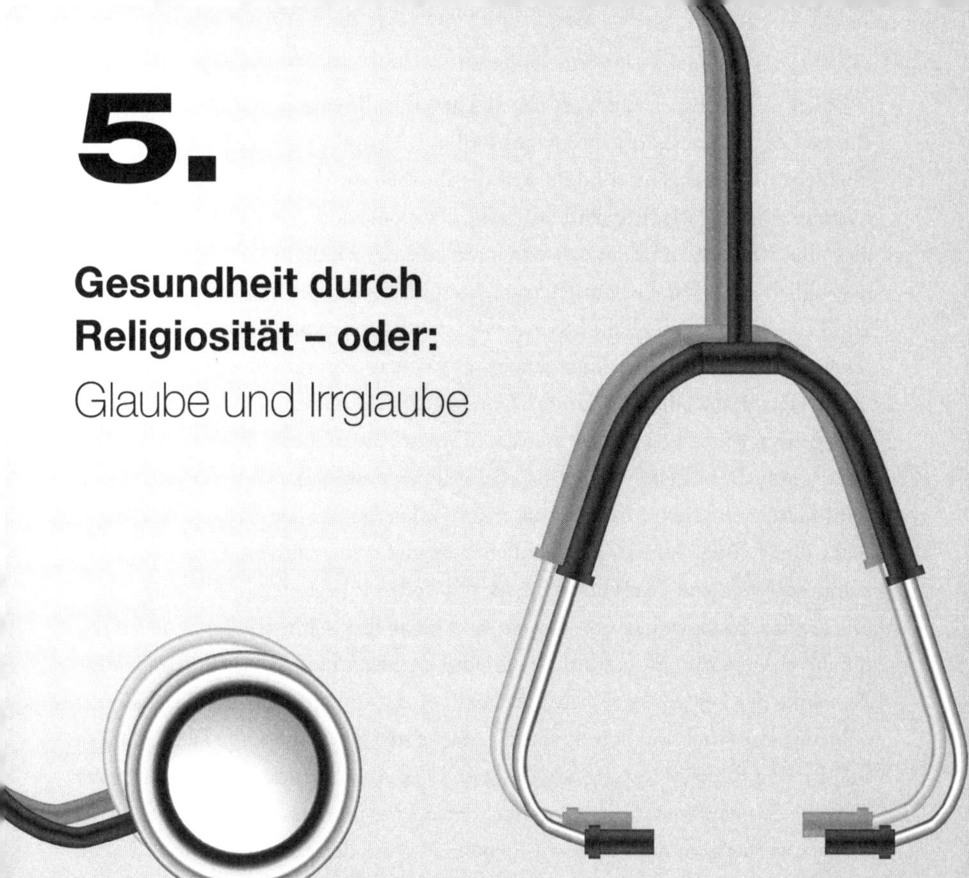

ES GIBT DIE erwähnte Schnittstelle zwischen Medizin und Theologie, da Gesundheit durchaus auch ein Erfolg von Religiosität sein kann, denn religiöse Gemeinschaften gehen mit sich und anderen innerhalb der Gemeinschaft achtsam um. Religiosität ist auch eine Art des Lebensstils, aus Religiosität ergibt sich für das Individuum, wie weiter unten an einigen Studien gezeigt, ein bestimmter Lebensstil. Aber Religiosität beeinflusst auch den Lebensstil, das Zusammenleben, das Aufeinander-Achtgeben einer Gemeinschaft. Nicht nur Sport und mediterrane Kost sind Aspekte des Lebensstils! Es gibt diese Schnittstelle zwischen Medizin und Religion, da die Kirche nicht nur historisch, sondern gerade auch heute ihre Stärke und Zukunft in der Annahme und Fürsorge der Leidenden hat. Oder wäre es richtiger zu formulieren: haben sollte? Werden die Kirchen und Glaubensgemeinschaften diesem Anspruch gerecht?

Daher ist es selbstverständlich, dass das gewählte Thema eigentlich schon länger einmal besprochen gehört. Nicht nur weil es wichtig ist und beide, Medizin und Theologie, etwas angeht, sondern weil die Bearbeitung dieser Schnittstelle beiden nutzen kann. Die Medizin wird durch die Theologie dort ergänzt, wo sie als Fachdisziplin Schwächen hat, in den Bereichen, die der Methodik der Medizin nicht zugänglich sind. Die Gefahr der zu technischen, zu einseitigen Betrachtung des kranken Menschen durch die Medizin wird durch die Theologie gebannt, denn ihre Stärke ist der Blick auf das Menschliche. Das ist das „Kerngeschäft" der Religion.

Die Gefahr, dass die Medizin ihr Kerngeschäft verlässt und durch den Versuch, dem ganzen Menschen gerecht zu werden – etwa beim Thema Lebensstil –, unseriöse und nicht belegbare Selbstansprüche als Werbung für sich selber nutzt, wird minimiert, wenn sie die Religion als ergänzenden Partner hat. Die Medizin hat es nicht mehr nötig, von der ganzheitlichen Medizin zu träumen, die es nie geben kann, weil niemand das Wunder Mensch je vollends begreifen und messen kann. Die Kirchen profitieren davon, werden sie doch an ihre Stärke erinnert – die Stärke, die ihnen einst zum Wachstum als religiöse Gemeinschaften verhalf, nämlich die Annahme der Leidenden. Doch Lebensstil, eingeengt auf Sport und gesunde Ernährung, als Mittel zum Zweck, als selig machender Zuckerguss, der alle beglücken soll, ist eine Fehlentwicklung der Medizin. Diese Fehlentwicklung passt nicht zur Aufgabe der religiösen Gemeinschaften, daher ist es umso erstaunlicher, wie wenig Widerspruch gegen die Lebensstil-Ideologie seitens der Religionsgemeinschaften kommt. Religiosität selber ist Teil eines umfassender verstandenen Begriffs des Lebensstils, aus dem sich die Vertreter der Religionen nicht zurückziehen sollten.

Wenn aber Religiosität im Durchschnitt die Gesundheit einer größeren Gruppe so positiv beeinflusst, dann muss man fragen:

Wie?

Lässt sich durch Gebet eine Krankheit wie ein Dämon austreiben?

Ist dies der Weg der Verständigung der Medizin mit den Wundergeschichten des Neuen Testaments?

Konkurrieren Religion und Medizin etwa um die richtige Methode der Therapie?

Welche Daten haben wir, die einen Hinweis darauf geben, dass Religiosität, egal welcher Glaubensrichtung, vor Erkrankung schützt oder gar heilt?

Heilung durch Beten?

In den USA gaben in einer 1990 bis 1997 durchgeführten Untersuchung 35 Prozent der Befragten an, Beten als eine Form der Beeinflussung der Gesundheit zu nutzen. Hoffnung im Gebet. Im deutschsprachigen Raum berichten 50 Prozent der Herzoperierten über Beten während der Erkrankung. Es berichten sogar 60 Prozent, sie wüssten, dass jemand anders für sie betet. Das ist der Aspekt Hoffnung, ausgedrückt im Gebet. Aber harte Daten fehlen, die belegen würden, dass Beten in solchen dramatischen Situationen Leben rettet. Aber da es einige prospektiv angelegte Interventionsstudien zu der Frage gibt, ob man durch Beten Krankheitsverläufe beeinflussen kann, werden sie hier dargestellt:

Wenn man sich Studien anschaut, in denen Beten als Therapeutikum untersucht wurde, fällt die Analyse ernüchternd aus. Etliche Studien zeigen erhebliche methodische Schwächen in der Therapie der Kontrollgruppe im Vergleich zur Gruppe derer, die religiös motiviert behandelt wurden. In der Clearwater-Studie wurde versucht, durch Handauflegen und Beten Beschwerden in den Gelenken zu lindern. Doch erfolglos. Erfolglos auch, wenn man Patienten analysiert, die an Gott glauben. Denn ein häufiges Problem dieser religiös motivierten Studien ist die Kontrollgruppe. Selbst wenn die Autoren der Publikation von einem Erfolg der religiösen Therapie sprechen, zeigt der Blick auf die Kontrollgruppe, dass Gruppen miteinander verglichen wurden, die nicht vergleichbar waren, dass die Aussage der Studie demnach nicht weiterhilft und potenziell durch einen Gruppenunterschied und nicht durch die religiöse Therapie zu erklären ist. In diesem Fall ist also die Interpretation der Studie falsch. Vielleicht eine gute Nachricht für religiöse Gemeinschaften, denn ansonsten wäre ja Beten so etwas wie ein Medikament, aber Heilung durch Gebet ist nach der Darstellung der Bibel und des Korans nur ganz wenigen, Gott besonders nahen Menschen möglich.

Möchte man am Ende einer Studie die Aussage treffen, dass der Glaube geholfen hat, dann muss die Kontrollgruppe auf eine andere, eben nicht religiöse Weise, die gleiche Aufmerksamkeit und die gleiche Zuwendung erfahren wie die durch Gebet therapierte Gruppe. Nur dann könnte man auf einen spezifisch religiös begründeten Effekt schließen. Um dies zu verdeutlichen, werden nun einige Studien kurz vorgestellt:

In der MANTRA-II-Studie, einer Untersuchung an 748 Patienten mit koronarer Herzerkrankung, konnte nicht gezeigt werden, dass die Gruppe der 371 Patienten, für die von Ferne gebetet wurde, einen besseren Krankheitsverlauf hatte. Das Gebet, und schon gar nicht das anonyme, von Fremden für einen Kranken ohne dessen Kenntnis durchgeführte Gebet, ist keine applizierbare Therapiemethode mit einer pharmakologischen Dosis-Wirkungs-Beziehung. Das wäre ein Irrglaube. Das Gebet ist nicht mit einem Medikament vergleichbar. Heilung durch Gebet ist vielleicht einigen wenigen Menschen mit besonderer Gottesnähe vorbehalten, etwa den Heiligen, aber sie ist keineswegs eine von jedem Gläubigen aus dem Himmel abrufbare Therapie. Auch wenn man an die Wirkmacht seiner Religion und seines Gottes glaubt, ist es doch eigentlich ein Zeichen des Hochmuts und der Überinterpretation seiner eigenen Wirkmacht, wenn man glaubt, wie Christus oder ein

Apostel durch Gebet heilen zu können. Als Mediziner kann man an Gott glauben, weiß aber, dass man nicht wie ein Heiliger oder Gott selber durch Gebet heilen kann. Es gibt ihn nicht, den Gott in Weiß oder den Apotheker im Himmel, der seine Heilung auf Rezept durch Gebet abrufen lässt.

Der positive Effekt der Religiosität liegt aber nicht nur in der besseren Wahrnehmung des Leides des Mitmenschen, in der besseren Achtsamkeit aufeinander innerhalb der religiösen Gruppe und der tieferen Anteilnahme am Schicksal des Mitmenschen. Die Wirkung der Religiosität ist so stark, dass eine ursprünglich religiös geprägte Gesellschaft, selbst wenn die Religiosität nachlässt und der Einfluss der Kirchen minimal wird, diese Stärken ihrer Kulturentwicklung zumindest eine Zeit lang beibehält.

Gut vorstellbar wäre auch, dass die Religiosität per se, aus sich heraus, auf einen selber wirkt. Dies ist denkbar, denn Gelassenheit und Akzeptanz des Schicksals sind Teil dessen, was religiöse Menschen ausmacht, und dies ist auch als Wohlbefinden in Studien messbar. Hier ist die Datenlage seriöser, wenn auch aufgrund des Studiendesigns eher schwach, denn es fehlen doppelblind randomisierte prospektive Interventionsstudien. Es wird nie eine solche Studie geben, denn wenn Beten untersucht werden soll, ist es undenkbar, dass weder der Patient noch der die Studie durchführende Wissenschaftler weiß, ob der Patient betet. Außerdem verbietet sich Religion als Intervention, denn man kann und darf niemanden zur Religiosität – sie ist ja frei – überreden oder zwingen.

Dennoch gibt es mehrere Studien, die zeigen, dass religiöse Menschen in Kulturen mit schwierigen Lebensumständen wie Hunger und deswegen niedriger Lebenserwartung glücklicher sind als nicht-religiöse Menschen. Aber dieser positive Effekt ist in Kulturen nicht mehr nachweisbar, in denen es den Menschen besser geht, in Wohlstandsgesellschaften, die den Nährboden des Hungers und der Bedürftigkeit für den Erfolg von Religiosität nicht haben. In Gemeinschaften, in denen es sehr vielen sehr gut geht, ist der Effekt der Religiosität auf Gesundheit nicht mehr nachweisbar. Dies ist nicht etwa enttäuschend, sondern ein solider Hinweis darauf, dass erhoffte Gesundheit nicht der Grund ist, weshalb man religiös wurde.

In Kanada wurden 12.583 Menschen, bei denen zuvor eine Depression ausgeschlossen wurde, von 1994 bis 2008, also 14 Jahre lang, beobachtet. Zu Beginn der Studie waren die Menschen, die an religiösen Zeremonien teilnahmen, älter, häufiger weiblich und verglichen mit Menschen, die nur selten oder gar nicht an religiösen Zeremonien teilnahmen, vor allen Dingen verheiratet. Diejenigen, die monatlich zumindest einmal an einer religiösen Zeremonie teilnahmen, hatten ein 22 Prozent niedrigeres Depressionsrisiko, auch wenn die Daten bezüglich Alter, Familienstand etc. denen der Kontrollgruppe angeglichen wurden. Es konnte kein

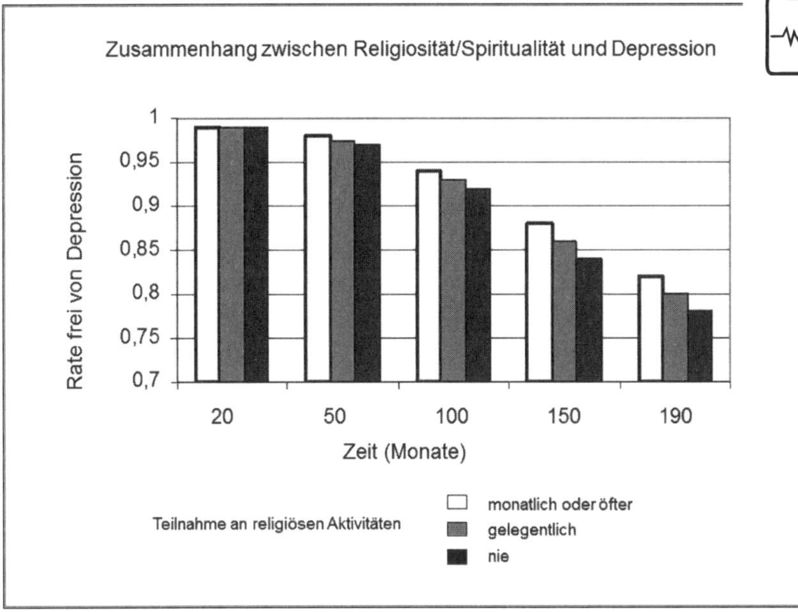

Abbildung 4: Modifiziert nach Balbuena L. et al.: *Can. J. Psychiatry* 58:225-232, 2103, mit Genehmigung der Canadian Psychiatric Association.

vor Depression schützender Effekt des Kirchgangs bei denjenigen beobachtet werden, die nur gelegentlich religiöse Zeremonien besuchten. In dieser Studie war der Effekt der monatlichen Teilnahme an einer religiösen Zeremonie auf die Reduktion der Depression so stark wie der gemessene Effekt der Bildung oder der Wahrnehmung sozialer Einbindung.

In Abbildung 4 sieht man den Anteil der Bevölkerung, der frei ist von Depression. 1,0 bedeutet, alle sind frei von Depression, 0,5 bedeutet, nur die Hälfte ist noch frei von Depression. Die weißen Säulen, also diejenigen, die monatlich oder mehr als einmal im Monat an einer religiösen Zeremonie teilnehmen, fallen weniger steil ab als die grauen Säulen – das sind diejenigen, die gelegentlich an einer religiösen Zeremonie teilnehmen –, und am stärksten fallen die schwarzen Säulen ab, das sind diejenigen, die nie an einer religiösen Zeremonie teilnehmen. Je stärker die Säulen abfallen, desto geringer ist der Anteil derer, die frei von Depressionen sind.

Die Beobachtungsstudie zeigt also, dass Menschen, die an kirchlichen Gemeinschaften teilhatten, zum Gottesdienst gingen und sich als Teil der Gemeinde verstanden, ein um 22 Prozent geringeres Risiko für eine Depression hatten. Aber da es sich nur um eine Beobachtungsstudie handelt, kann sie nicht klären, ob die geringere Zahl der Depressionen in der religiösen Gemeinschaft durch die Aufnahme in eine religiöse Gemeinschaft erzielt wurde, oder ob die Voraussetzungen, die zur Teilhabe an einer religiösen Gemeinschaft führen, per se zu weniger Depressionen führen. Dies bleibt im gesamten Studiengebiet der Beziehung Religion zu Gesundheit unbeantwortet, es fehlen naturgemäß gute, langfristig angelegte Interventionsstudien.

Beobachtungsstudien, die eine Beziehung zwischen der Zugehörigkeit zu einer religiösen Gemeinschaft als einer Form des Lebensstils und einer besseren Gesundheit messen, gibt es nicht nur bei christlichen Gemeinden, sondern auch in China und bei Muslimen. So zeigten M. Saffari und Kollegen 2013 in einer Querschnittstudie, dass gläubige Muslime an der künstlichen Niere eine bessere Lebensqualität hatten als diejenigen, die keinen Zugang zum Glauben hatten. Sie kamen mit der großen Beschränkung der Lebensqualität durch das Wissen, von einer Maschine völlig abhängig zu sein, sowie durch die Nebenwirkung der Therapie und die Leiden der Erkrankung, dank der Religion besser zurecht. Auch wenn das Gebet nicht heilt, ist der nachgewiesene Effekt, dass viele in der religiösen Gemeinschaft sich besser fühlen, eine großartige Leistung, ein wunderbarer Effekt der Religiosität. Dies wird an dieser Stelle deswegen so pathetisch formuliert, weil mit dem Thema Sport als Intervention keine besseren Effekte bei gesunden Menschen oder Risikopatienten erwartet werden können, als es die Studien zeigen, die Religiosität untersuchen.

Deutlich sei herausgestellt: Beide, Sport und Religiosität, haben vergleichbare Effekte, die Datenlage weist bei beiden die gleichen Schwächen auf, da Interventionsstudien mit harten Endpunkten zweier vergleichbarer Gruppen fehlen. Da beide, Religiosität und Sport, zentral in die Lebensführung eines Menschen eingreifen, gibt es weder ein gutes Argument, Menschen durch sozialen oder finanziellen Druck dahingehend zu beeinflussen, dass sie „ungewollt" Sport treiben, noch gibt es ein gutes Argument, sie zur Religiosität zu zwingen.

O. Stavrova veröffentlichte 2013 eine Querschnittstudie, die zeigte, dass in religiösen Ländern diejenigen, die sich aktiv zu ihrer Religion bekannten, berichteten, dass sie mit mehr Respekt behandelt wurden und dass dies zu einem großen Teil ihre bessere Lebenszufriedenheit und ihr höheres Glück erklärt (Abbildung 5). Diese Studie zeigt aber auch, dass in Ländern, in denen Religiosität weniger anerkannt ist, die soziale Achtung den Effekt der Religiosität ersetzt. Nachteil dieser Untersuchung: Sie ist nur eine Beobachtungsstudie, die Kausalität der Religion für den gemessenen Effekt bleibt unbekannt.

Auch die Spezifität des Effekts bleibt unbekannt, das heißt: Ist der Effekt nur durch Mitgliedschaft in einer religiösen Gemeinschaft zu erzielen, oder auch durch Mitgliedschaft in anderen Gemeinschaften? Denn wenn man in einer Gesellschaft, die einen bestimmten Fußballklub bewundert, die Mitglieder des Klubs analysieren würde, die sich offen als Fans bekennen, könnte ja solch ein Effekt auch messbar werden. Der Effekt könnte zumindest so lange anhalten, wie der Klub die Champions League gewinnt. Demnach ist möglicherweise der Effekt der Religiosität nicht spezifisch für Religiosität – der direkte Vergleich mit der Teilhabe an einer anderen Form einer nicht religiösen Gemeinschaft fehlt in der Literatur. Die Religion hätte jedoch im Vergleich zum Fußballverein den Vorteil der Langlebigkeit, denn kein Fußballverein existiert seit mehr als 2000 Jahren.

Man muss also vorsichtig mit diesen Studien umgehen, hinter die Interpretation, hinter die Frage der Studienqualität schauen. Man muss sich die Vergleichbarkeit der Kontrollgruppe anschauen und die Frage nach der Spezifität des gemessenen Effekts stellen. Zumeist fällt dann die Interpretation in sich zusammen und es bleibt eine vage Vermutung, dass es hinsichtlich der Gesundheit gut sein könnte, in religiösen Gemeinschaften zu leben und sich zu ihnen zu bekennen, vor allem in Notzeiten. Das gilt für diejenigen, denen dies liegt, die sich darin wohl fühlen. Aber nur freiwillig – Zwang jedweder Art ist unethisch. Dazu zählen auch die „sanfte Überredung“ und jeglicher öffentliche Druck.

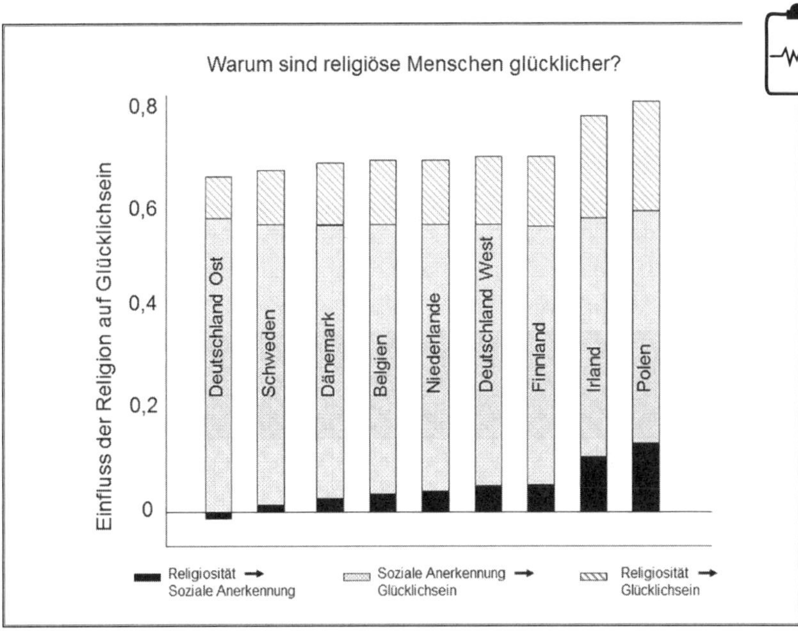

Abbildung 5: Modifiziert nach Stavrova O., Fetchenhauer D., Schlösser T.: „Why are religious people happy? The effect of the social norm of religiosity across countries“, *Soc Sci Res.* 2013 Jan; 42 (1): 90-105. Copyright © 2012 Elsevier Inc. With permission from Elsevier.

In dieser Studie wurde anhand epidemiologischer Daten aus 64 Ländern untersucht, ob die Akzeptanz der Religion in einem Land für das Ausmaß von Glück und Lebenszufriedenheit eine Bedeutung hat, vor allen Dingen im Hinblick auf den Unterschied zwischen denen, die sich zur Religion bekennen, und denen, die sich nicht zur Religion bekennen. Für diese Untersuchung wurden zwischen 2005 und 2009 Daten von insgesamt 101.682 Menschen aus 64 Ländern analysiert.

Der dunkelste Teil der Säule unten in Abbildung 5 zeigt die soziale Anerkennung der Religion und damit den Effekt der Religiosität auf Glück und Zufriedenheit. Man sieht an den beiden Extremen Ostdeutschland – hier ist die soziale Anerkennung der Religiosität zum Studienzeitpunkt gering – und Polen, das eine starke Anerkennung der Religiosität aufweist, dass je stärker Religiosität als positiv anerkannt ist, desto bestimmender die Religion für das Ausmaß an Glück wird. Dies aber nur zu einem relativ geringen Teil.

Der mittlere Teil der Säule zeigt die Bedeutung der sozialen Anerkennung für Lebenszufriedenheit und Glück. Konstant ist in allen Gesellschaften die Bedeutung der sozialen Anerkennung für die Lebenszufriedenheit, hingegen ist in den Ländern mit einer niedrigen Anerkennung der Religiosität durch die Gesellschaft die Bedeutung der Religiosität für Glück und Lebenszufriedenheit viel geringer, wie man am Beispiel Ostdeutschlands oder Schwedens sieht, hingegen in stark religiös geprägten Ländern wie Irland oder Polen deutlich stärker.

Der oberste und hellste Teil der Säule zeigt die Bedeutung der Religiosität selbst für Lebenszufriedenheit und Glück. Sie ist nur dann etwas größer, wenn die Religiosität auch sozial anerkannt wird.

Eine von E. Abel 2012 publizierte Untersuchung an Mitgliedern unterschiedlicher jüdischer Glaubensrichtungen ergab Hinweise auf einen Bezug der Lebensspanne zur Glaubensrichtung. Für den Gläubigen gibt es den richtigen Glauben, seinen Glauben. Für die Rolle des Glaubens und der Teilhabe an religiösen Gemeinschaften spielt die Glaubensrichtung keine Rolle, solange sie die Würde und Freiheit des Gläubigen respektiert. Für den Zusammenhang zwischen Gesundheit und Religiosität spielt die Glaubensrichtung ebenfalls keine Rolle.

Yoga hat, wie von S.C. Miles gezeigt, Einfluss auf Blutdruck und Puls, beide werden während der Übung in einem dem isometrischen Sport ähnlichen Ausmaß gesteigert. Entspannung, Yoga und Meditation sind tatsächlich Maßnahmen, die wie Beten Einfluss auf den Körper haben. Nicht nur Puls und Blutdruck werden beeinflusst, sondern auch Botenstoffe, darunter Vermittler von Entzündungen und Gefäßverkalkung, die sogenannten Zytokine. Diese Stoffe und Enzyme, die die Bildung von Radikalen regulieren, werden durch Yoga positiv beeinflusst. Das wurde sogar in prospektiv angelegten Interventionsstudien gezeigt. Yoga ist also wirksam. Jedoch sind Radikalbildung und Entzündungsmarker nur Surrogatparameter, keine echten Endpunkte.

Doch auch wenn solche systemischen Effekte auf der Ebene der Surrogatparamter nachweisbar sind, kann man daraus nicht schließen, dass man dadurch gesund oder geheilt wird. Man kann nur schließen, dass die betreffenden Laborwerte verändert werden. Eine Erkrankung zu verhindern oder eine aufgetretene Erkrankung zu heilen ist etwas ganz anderes, dazu bedarf es der Interventionsstudie mit harten Endpunkten.

Auch zur religiös motivierten Diät gibt es Untersuchungen, beispielsweise von A. Bener und Kollegen. Sie zeigen, dass es während des Ramadan trotz des Fastens nicht zu einer Abnahme der Schlaganfälle kommt. Eine Studie von M. Zubaid zeigte in Kuwait, dass die akuten Myokardinfarkte während der Fastenzeit zunehmen. Dies ist eine ganz spannende Beobachtung, belegt sie doch, dass Fasten per se nicht die Gesundheit verbessert. Auch die Umstellung der normalen Ernährungsgewohnheiten auf die besonderen, der Fastenzeit angemessenen Gewohnheiten, auf den der Fastenzeit angemessenen Lebensstil, zu dem ja mehr als nur Fasten tagsüber gehört, beinhaltet Änderungen, auf die Menschen reagieren. Fasten kann durchaus auch eine Umstellung sein, die Menschen potenziell gefährdet. Allerdings gilt auch hier: Ohne eine saubere Interventionsstudie muss man aufpassen, dass solche Daten nicht überinterpretiert werden. Es gibt aber aus gut gemachten Studien Hinweise, dass der in Kuwait gezeigte Effekt stimmen könnte. Wenn Patienten nach einem Herzinfarkt anfangen Sport zu treiben, ist die Sterblichkeit in der ersten Phase höher als in der Kontrollgruppe, erst nach einigen Monaten hat die Interventionsgruppe mit Sport einen Nutzen. Die Studie aus Kuwait ist also auch deshalb interessant, weil sie uns verdeutlicht, dass jede Umstellung auch Nebenwirkungen haben kann – wie der Sport nach Herzinfarkt oder das Fasten gefährdeter Patienten im Ramadan.

Ein Fastenmonat verbessert nicht die Gesundheit, wahrscheinlich genauso wenig wie ein Kuraufenthalt übergewichtigen Menschen hilft. Aber es gibt trotzdem einen Einfluss der Zugehörigkeit zu einer religiösen Gemeinschaft auf den Lebensstil. Nicht nur weil Religiosität selber ein Teil des Lebensstils ist, sondern beispielsweise auch – wie von S. Montgomery und Mitarbeitern 2007 gezeigt – weil Mitglieder der religiösen Gemeinschaft der Adventisten weniger rauchen als andere Menschen, sich mehr bewegen und sich bewusster ernähren.

Ebenso wurde von Th. Obisesan gezeigt, dass afrikanischstämmige Amerikanerinnen, die wöchentlich in die Kirche gehen, eine geringere Schlaganfall-Häufigkeit haben. Aber auch hier gilt: Es sind beschreibende Studien, keine Interventionsstudien, aus den Daten darf nicht gefolgert werden, dass Kirchgang vor Schlaganfall schützt! Es mag wahrscheinlich sein, dass dies so ist, aber genauso gut ist denkbar, dass diejenigen, die zum Schlaganfall neigen, aus ganz anderen Gründen nicht zur Kirche gehen. Daher könnte der andere Grund und nicht der Kirchgang die entscheidende Variable sein, die den Unterschied in der Schlaganfall-Häufigkeit erklärt.

Bei aller Studienkritik und Einschränkung der Aussagefähigkeit der Studien gilt es, mehrere Aspekte zu berücksichtigen:

1. Bei der Interpretation und Übertragung solcher Studien auf angeblich gesicherte kausale Zusammenhänge sollte Bescheidenheit geübt werden. Kausalität wurde nicht gezeigt, nur Zusammenhänge, die – warum auch immer – nachweisbar sind.
2. Natürlich ist der Nachweis, dass Religion oder Religiosität nicht wie ein Arzneimittel zur Prophylaxe oder Therapie eingesetzt werden kann, für Gläubige enttäuschend. Aber gibt es denn keinen anderen Grund für Religiosität als den Schutz vor Krankheit und die Heilung von Krankheit? Da es wahrlich andere Gründe für die Zugehörigkeit zu einer religiösen Gemeinschaft als die Gesundheit gibt, ist es auch für religiöse Gemeinschaften nicht enttäuschend, dass alle Interventionsstudien zeigen, dass Beten keine dem Medikament vergleichbare Wirkung hat.
3. Für Gläubige ergibt sich aber auch eine positive Botschaft: Es ist beruhigend, dass Religion sich nicht mit technischen, naturwissenschaftlichen Methoden beschreiben lässt und ihre Wirkung somit nicht zu kontrollieren und gezielt einzusetzen ist.

Eines wird auch erkennbar: Wenn Menschen einen unterschiedlichen Lebensstil pflegen, lassen sich Unterschiede in der Gesundheit beschreiben.

Offen bleibt aber: Wodurch?

Offen bleibt: Man kann sich zwar durch Lebensstil schädigen, aber kann man sich dadurch bei Gesundheit auch nutzen?

Die Annahme lautet also, dass religiöse Gemeinschaften gesünder sind, weil sie mit sich achtsam umgehen. Es scheint hier keine Unterschiede zwischen den Religionen zu geben. Das ist eigentlich ein gutes Ergebnis, legt es doch nahe, dass es nicht den einen und einzigen richtigen, den rechten Glauben gibt und dass Toleranz der richtige Weg im Dialog der Religionsgemeinschaften ist. Dies soll aber nicht heißen, dass innerhalb einer Religionsgemeinschaft Beliebigkeit – der individuelle Glaube – der Weg der Zukunft sei, denn wenn man an alles glauben kann, dann fehlt das, was innerhalb einer Gemeinschaft zählt: die feste Überzeugung von einem einmal gewählten Glaubenskern.

ZUSAMMENFASSUNG

- Beten hat keine heilende Wirkung, die mit einem Medikament vergleichbar wäre.
- Doppelblind randomisierte Interventionsstudien zum Gebet sind mangels Placebo unmöglich.
- Die gesundheitliche Wirkung von Religiosität ist mit derjenigen von Sport vergleichbar, jedoch fehlen für beide Aspekte des Lebensstils Interventionsstudien mit harten Endpunkten an zwei vergleichbaren Gruppen.
- Wie stark sich Religiosität auf die Lebenszufriedenheit auswirkt, hängt von der Anerkennung der Religion in der jeweiligen Gesellschaft ab. Dabei spielt die Glaubensrichtung keine Rolle, solange sie nicht autoritär ist.
- Zum Thema physiologisch wirksame religiös oder potenziell religiös motivierte Praktiken: Yoga wirkt sich ähnlich aus wie gewisse Sportarten, das Fasten verbessert die Gesundheit nicht.

6.

Wie kommen Medizin und Theologie zu einer gemeinsamen Bewertung der Frage des Lebensstils – oder:

Warum und wo beide ins Gespräch kommen

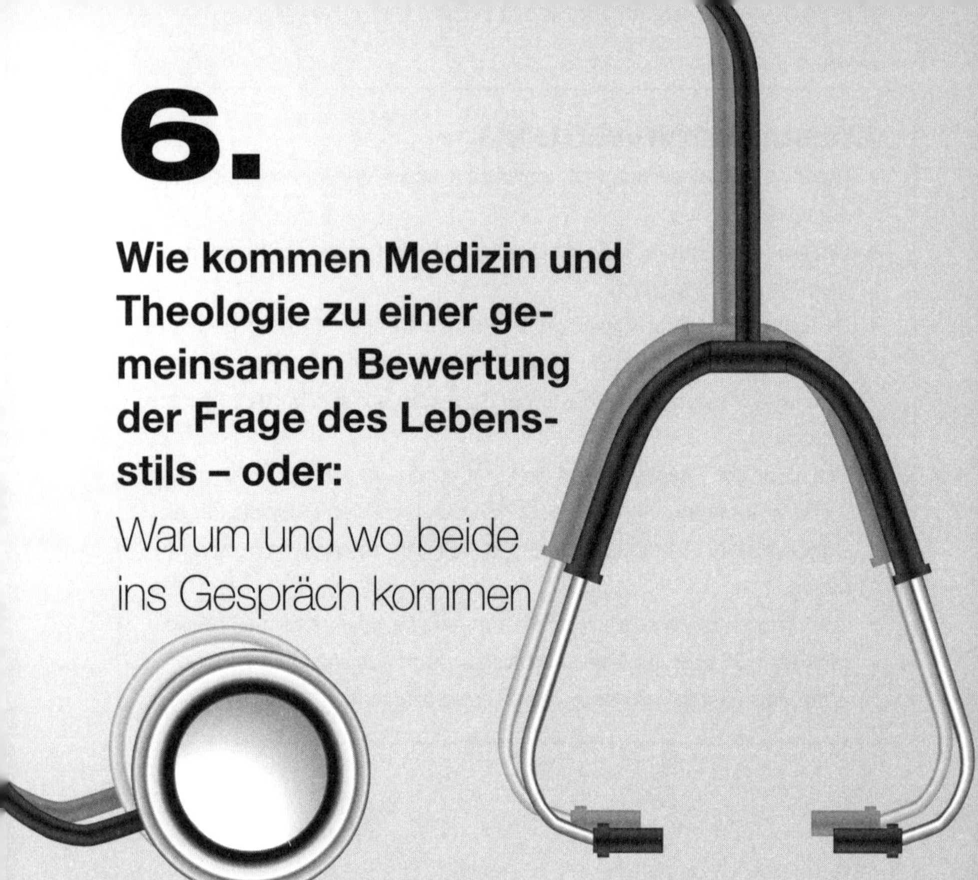

BEIDE, DIE MEDIZIN und die Religion, geht das Thema Lebensstil etwas an:

Für die Medizin verbirgt sich hinter diesem Begriff einiges, was unzweifelhaft die Gesundheit beeinflusst. Man kann sich durch zu viel ebenso wie durch zu wenig oder zu einseitiges Essen Krankheiten zuziehen, sich durch zu viel wie auch zu wenig Sport schaden.

Für die Theologie ist es bedeutsam, nicht zu vergessen, dass die Art, wie ein Mensch in seiner Gemeinschaft lebt, in der Gemeinschaft seinen Glauben fundiert und nach den Regeln seiner religiösen Gemeinschaft lebt, auch ein wesentlicher Bestandteil des Lebensstils ist. Religionsgemeinschaften können in einer zivilisierten Industrienation nicht überleben, wenn sie den Begriff des Lebensstils ganz den Medizinern, den Sport- und Ernährungswissenschaftlern überlassen. Im Kapitel zuvor wurde ja aufgezeigt: Religion beeinflusst medizinische Parameter, auch wenn wir nicht wissen, wie. Da Religionsausübung etwas so Privates ist wie Essen, Trinken und Bewegen, gilt natürlich hier der Primat der Freiwilligkeit ebenso wie für die von Medizinern immer wieder eingeforderten Eingriffe, für die Verhaltensweisen des angeblich gesunden Lebensstils. Ein Gedankenspiel: Stellen Sie sich vor, man würde eine Gruppe von Hochrisikopatienten in eine Studie aufnehmen, die aus drei Armen besteht:

Arm 1: Normale medizinische und psychische Betreuung
Arm 2: Intensivierte, maximal mögliche ernährungs- und sportmedizinische Betreuung
Arm 3: Aufnahme in eine religiöse Gemeinschaft und aktives Leben nach den Regeln der Gemeinschaft

Abgesehen davon, dass niemand eine solche Studie finanzieren würde, wäre es fraglich, ob sie sinnvoll wäre. Denn wenn am Ende herauskäme, dass die Patienten in Arm zwei und Arm drei nach zehn Jahren ein besseres Ergebnis haben, was würde das bedeuten? Doch eigentlich nur das, was wir schon wissen: Religiosität ist ein ebenso wichtiger Parameter des Lebensstils wie die Parameter, die man üblicherweise unter Lebensstil versteht, zum Beispiel Bewegung, Essen und Trinken. Sollten hingegen Unterschiede zwischen Arm zwei und drei herauskommen, würde eine unerfreuliche Diskussion folgen. Eine Diskussion über die richtige medizinische Betreuung oder die richtige Religion. Fazit: Es gibt Dinge, deren Vergleich nicht sinnstiftend und nicht zielführend ist. Außerdem kann man niemanden zwingen, Mitglied einer religiösen Gemeinschaft zu werden.

Daher werden in den folgenden Kapiteln nur zwei Bereiche der Medizin besprochen:

1. Die Prävention von Erkrankungen durch Lebensstil-Interventionen wie Sport, bewusste Ernährung, Vitamine – also die Datenlage für die Lebensstil-Intervention bei Gesunden.
2. Die Limitationen der Prophylaxe und Therapie von Zivilisationskrankheiten, die mit dem Älterwerden der Gesellschaft korrelieren, etwa Adipositas und Typ-2-Diabetes, beides Erkrankungen, bei denen besonders oft über Lebensstil als Ursache und als Therapie gesprochen wird.

Der Typ-2-Diabetes ist eine Zuckerkrankheit, die mit zunehmendem Alter häufiger auftritt. Die Themen Lebensstil, Übergewicht und Diabetes hängen zusammen, weil in Beobachtungsstudien die Häufigkeit des Sporttreibens sowie die Häufigkeit des Trinkens gesüßter Getränke mathematisch hochsignifikant mit dem Auftreten von Adipositas und Diabetes korrelieren. Korrelation bedeutet, dass zwei gemessene Parameter mathematisch im Zusammenhang stehen. Korrelation bedeutet das gemeinsame Auftreten. Korrelation muss aber nicht bedeuten, dass eine kausale Beziehung, eine Ursache-Wirkungs-Beziehung, vorhanden ist.

Die medizinischen Wissenschaftler weisen mit mathematischen Methoden nur nach, dass ein bestimmter Lebensstil mit Erkrankungen wie Herzinfarkt, Schlaganfall, Krebs oder Demenz korreliert. Daher liegt es auf der Hand, dass diejenigen Wissenschaftler, die den Menschen auf seiner persönlichsten Ebene ganzheitlich betrachten – die Theologen und Ethiker –, eigentlich gemeinsam mit den Medizinern zu der Frage des persönlichen Lebensstils und der Implementierung eines „gesunden" Lebensstils Stellung nehmen müssten. Der medizinisch forschende Wissenschaftler müsste zuerst dem Theologen und dem Ethiker etwas über das Studiendesign sagen und ihnen erklären, dass es Beobachtungsstudien und Interventionsstudien gibt. Der Theologe und der Ethiker müssten zuallererst nach der Studienbasis fragen, ehe sie eine Aussage übernehmen würden.

Die Schwierigkeit beim Dialog ist die Information, die Sprache. Die gegenseitige Information und Bewertung von Fakten seitens der Theologie und seitens der Medizin ist nicht einfach. Dies ist nicht nur deshalb schwierig, weil so grundverschiedene Disziplinen wie Theologie und Medizin eine ganz unterschiedliche, für den anderen jeweils nicht verständliche Sprache sprechen, sondern auch weil die Thematik so emotional und weltanschaulich belastet ist. Beides, die Emotion und die Weltanschauung, spielen tief in das gegenseitige Verständnis der Fachdisziplinen hinein.

Die Angst und Sorge vor Übergriffen der anderen Disziplin beeinflusst die Chancen der Kommunikation. Der Arzt geht in die Defensive und muss sich Fragen folgender Art stellen lassen:

> Was sind die Nebenwirkungen, Herr Doktor?
> Schlagen Sie mit chemischen Keulen zu?
> Kann ich nicht doch lieber eine naturnahe Form der Therapie erhalten – auch wenn es dafür keine Evidenz der Wirksamkeit gibt?

Leider wird der Arzt viel zu selten gefragt: Haben Sie bewiesen, dass diese Intervention etwas nutzt, oder beruht Ihre Empfehlung nur auf indirekten Rückschlüssen von Beobachtungsstudien?

Berücksichtigen Sie beim Eingriff in die persönliche Lebensgestaltung die Unverletzlichkeit der Würde des Gegenübers, oder empfehlen Sie einen Eingriff in die Lebensführung, ohne zu erklären, wie viele Menschen man über welche Zeit behandeln muss, um einem Menschen etwas zu nutzen?

Sehen Sie mich als einzelne Person, oder treffen Sie Aussagen über mein Schicksal anhand einer Hochrechnung über Millionen von Mitbürgern?

Auch der Theologe wird kritisch befragt und gerät ebenso in die Defensive: Fallen Sie schon wieder in das voraufklärerische Mittelalter zurück, indem Sie uns nur aus Angst vor der Zukunft eine Religion aufbinden wollen, die Ihre Macht wiederherstellt?

Über welchen Mechanismus können Sie erklären, warum mir in der modernen Welt Religion gut tun soll?

Leider wird der Theologe zu selten gefragt: Wieso haben Sie das Thema des Lebensstils so ganz den Medizinern überlassen?

Was kann die religiöse Gemeinschaft indirekt bewirken, um insgesamt für mich persönlich Gutes, aber auch Gutes für die Gesundheit und das Wohlbefinden in einer Gesellschaft zu bewirken?

Gibt es gute Gründe anzunehmen, dass Zuwendung zum Nächsten auch mir gut tut?

Warum sprecht ihr nicht mehr mit den Medizinern, wenn es um Lebensstil geht?

Warum kümmert ihr euch nur um große öffentlich wirksame Themen wie Präimplantationsdiagnostik, aber nicht um die kleinen, nicht in der Öffentlichkeit besprochenen Themen, die aber viele Menschen betreffen – zum Beispiel alles, was naturwissenschaftlich unter Lebensstil verstanden wird?

Kommunikation ist nicht einfach, wenn beide Gesprächspartner gleich in die Defensive gehen. Abwehrverhalten taugt nicht zum offenen Austausch. Die verschiedenen Disziplinen kommen nur dann ins Gespräch, wenn sich alle klarmachen, dass das Thema sie essenziell betrifft. Dadurch, dass sie die Barriere der unterschiedlichen Sprachen überwinden. Das geht recht einfach – man muss sich nur gegenseitig informieren und einander die Dinge erklären. Und zwar so erklären, wie es hier versucht wird, durch Darstellen der Originaldaten, nicht durch Darstellung der Interpretationen. Originaldaten zu zeigen ist mühsam, aber am Ende erfolgreicher. Denn Interpretationen vorführen heißt letzten Endes, dem Partner von vornherein die Kompetenz zum Verstehen abzusprechen. Interpretation ist erst der zweite Schritt.

Es gibt auch kulturelle Schranken der Kommunikation, die man manchmal mit einem Witz überspringen kann. Vielleicht ist der folgende Witz gar nicht so schlecht, auch wenn er Vorurteile zum Ausdruck bringt:

> Als Gott den Mann erschuf, da weinte Sie,
> Als Gott die Diät erschuf, da lachte Er.

Sich Gott als Frau vorzustellen, die mitleidsvoll auf den Mann blickt, ist genauso eine Zumutung wie die Annahme, nur Frauen würden Diäten machen. Diäten – eine Domäne der Frauen, gewachsen aus Fürsorge und geschlechtsspezifischer Rollenverteilung, das ist gewiss ein Aspekt.

Zum Thema Diät und Auswirkungen auf den Menschen wurde teils Unglaubliches geschrieben, das aber sehr schön deutlich macht, wie sehr das Essen und der Glaube an die Wirkung der Art der Speise auf das Wesen des Menschen zusammenhängen. Carl Friedrich von Rumohr, Leibkoch König Maximilians von Bayern, schrieb 1866 ein Buch über den Geist der Kochkunst. Der Titel ist Programm, es geht darin nicht nur um das Kochen, sondern auch um den Geist, der dahinter steht. Kochen als Ausfluss einer Weltanschauung. Das ist nicht altmodisch, das ist höchst modern – man schaue sich nur die auf Soap-Opera-Niveau stehenden Kochsendungen im Fernsehen an. Jeder Koch repräsentiert einen gewissen Lebensstil. Seine Manager achten darauf, dass er in seiner Aussage erkennbar und von anderen Fernsehköchen unterscheidbar bleibt. Wie unterhaltsam ist es doch zu vergleichen, wie der eine Koch es für wichtig hält, in jeder Sendung auf das Thema Umweltschutz hinzuweisen, und der nächste sich regelmäßig über die gesundheitsfördernde Wirkung von Kräutern auslässt. Alle schwätzen. Fundiertes Wissen hat keiner, außer vielleicht darüber, wie man populistisch das Richtige sagt oder wie man ein gutes Gericht kocht. Komisch, dass es so viele Zuschauer nicht stört, wie Fernsehköche schwadronierend Plattitüden von sich geben. Aber so neu ist der Versuch wie gesagt nicht, im Essen mehr zu sehen als etwas, das nahrhaft ist, das Leben erhält und zudem noch gut schmeckt. Von Rumohr empfand sich als Koch durchaus als Lehrmeister der Nation, denn er schrieb:

„Doch ungleich bedeutender in ihren Folgen ist jene mehr beachtete Schleckerei deutscher Gymnasiasten und Burschen, welche den an sich selbst so unerheblichen Rosinen und Mandeln den Spitznamen Studentenfutter erworben hat. Freilich ist die Schleckerei der studierenden Jugend [...] durchaus notgedrungen, da noch bis jetzt kein Menschenfreund die Mühe auf sich genommen, auf den deutschen Universitäten eine gründliche Verbesserung der Gast- und Kosthäuser zu veranlassen."

Man kann festhalten: Fehlernährung war damals schon ein Thema! Notgedrungen essen die jungen Leute die falschen Speisen, denn die richtigen werden nicht zur Verfügung gestellt. Als ob wir das Thema heute nicht kennen würden – die Schulen bieten das falsche Essen an und die Kinder gehen deswegen zur Fast-Food-Kette!

Doch Rumohr geht noch einen Schritt weiter, indem er die aus seiner Sicht zwangsläufigen Folgen der Fehlernährung aufgreift:

„Die ungewöhnliche Ausartung der letztgenannten Anstalten zwingt dann freilich die Studierenden, zu allerlei Zuckergebäck und anderen Näschereien ihre Zuflucht zu nehmen, weshalb die Studierenden von Schulen und Universitäten eine so von Grund aus verdorbene Verdauung hinwegzunehmen pflegen, dass Ihnen späterhin weder Brunnenkur noch Reitpferd jemals zu einem gesunden und freudigen Leben verhelfen. Wer wird verkennen, dass hierin der erste Beweggrund aller literarischen Fehden, Unzufriedenheiten und Parteisachen verborgen liege?“

(Aus: C.F. v. Rumohr Verlag Lothar Borowsky)

Ein gewiss weiter Rundumschlag – vom Studentenfutter über die Qualität der Kantinen bis hin zur Gesundheit, Streitfreudigkeit und – so wie man es heute liest – zur Sorge vor politischer Parteinahme. Aber Essen einfach nur als Energiezufuhr zum Erhalt des Lebens und als Freude am Leben zu sehen fiel schon damals schwer. Fremde Zutaten in die deutsche (!) Küche zu bringen musste ja zu einer „verderbten“ Jugend führen. Rumohr ging es aber nicht nur um das Essen und seine körperlichen, psychischen und gesellschaftlichen Folgen. Seiner Meinung nach reichen die Folgen der Fehlernährung viel weiter. Denn nicht nur die Gesundheit, sondern sogar der Charakter wird nach Meinung Rumohrs durch das Essen beeinflusst:

„Es ist historisch denkwürdig, dass man in einigen Gegenden von Deutschland in die(se) Suppe Mandeln und Rosinen tut, eben weil in denselben Gegenden auch in moralischer Hinsicht eine entschiedene Richtung auf Versüßlichung stattfindet. So bestätigt sich in hundert Fällen, dass der Mensch nichts anderes ist, als er isst. Vor jenem Missbrauch aber wird ein gesunder menschlicher Geschmack zurückschaudern.“

Sprache und Gedanken aus einer längst vergangenen Zeit. Oder doch nicht? Wer meint, solche Aussagen über den Zusammenhang von Kochrezepten und menschlichem Befinden und Verhalten kämen heute nicht mehr vor, wer meint, es sei doch längst klar, dass eine Rezeptur nicht den Charakter beeinflusst, möge doch einmal die vielen verschiedenen Kochsendungen im Fernsehen durchzappen. Er wird ohne Schwierigkeiten in kurzer Zeit einen Koch – natürlich ist es ein Starkoch, sonst wüsste er diese wichtigen Dinge nicht – in der Sprache unserer Zeit Ähnliches sagen hören. „Schmecken nicht um des Geschmacks willen“ – Freude am Geschmack ist scheinbar zu banal, um als Grund für ein gutes Kochrezept auszureichen. Insofern hat der oben erzählte Witz, der Diäten als Domäne der Frauen sieht, unrecht. Männliche Fernsehköche machen da gerne mit! Aber der Witz und die Aussagen Rumohrs eignen sich trotzdem, um die Brücke zwischen rein naturwissenschaftlicher Betrachtung und Öffnung des Themas Lebensstil für geisteswissenschaftliche Betrachtungsformen zu schlagen. Geht es doch, wie Rumohr sagt, nicht nur um Essen, sondern um viel mehr, nämlich darum, was für Menschen wir werden.

Äußerlich banal formulierend, aber in Wirklichkeit mit spitzer Feder das Wesentliche treffend, ging Wilhelm Busch anhand des „Heiligen Antonius von Padua" das Thema der Brückenbildung zwischen Ernährungswissenschaft und Glaube an. Seine Bemerkungen gehen eine Ebene weiter, nicht nur auf die der Auseinandersetzung des Essens mit Gesundheit, sondern sogar mit Heiligkeit:

> „Man rechnet meistens zu den Lasten,
> das kirchliche Gebot der Fasten.
> Man fastet, weil man meint man muß –
> Für Toni aber war's Genuß.
> Bouillon und Fleisch und Leberkloß
> Das war ihm alles tutmämschos.
> Dagegen jene milden Sachen,
> die wir aus Mehl und Zucker machen,
> wozu man wohl auch Milch und Zimt
> und gute sanfte Butter nimmt –
> ich will mal sagen Mandeltorten,
> Dampfnudeln, Krapfen alle Sorten,
> auch Waffel-, Honig-, Pfannenkuchen,
> dies pflegt er eifrig aufzusuchen.
> Den Freitag war er gern allein,
> um sich besonders zu kastein.
> Der Tag war ihm besonders heilig.
> Früh stand er auf und schlich sich eilig,
> zur Scheune auf die kühle Tenne,
> denn Piccola, die kluge Henne,
> legt hier versteckt in frisches Heu,
> behutsam schon ihr Morgenei.
> Er trank es aus. – Hier sehn wir,
> dass selbst das unvernünftig Tier,
> mit sonst gedankenlosen Werken,
> den Frommen fördern muß und stärken."
>
> (Wilhelm Busch)

Also beginnt er – der Dialog! Wilhelm Busch hatte die unnachahmliche Gabe, Widersprüche im Gefühlsleben seiner Mitbürger in einer humorvollen, nicht verletzenden Sprache auf den Punkt zu bringen. Er führt uns vor Augen: Ja – Essgewohnheiten betreffen auch die Kirche mit ihren Ritualen und Regeln, aber er sagt auch „nein" – so wichtig ist es am Ende doch nicht, was und wie ich esse. Viel anders ist es heute auch nicht. Statt sich aus religiösen Gründen mit Essen zu kasteien, versucht man anderen einzureden, dass man durch Nicht-Essen bestimmter Speisen – vor allem wenn man dies als Verzicht oder als glücklich machende Methode erlebt – seine Gesundheit fördere. Das ist moderne Ideologie. Früher ging es um die Reinheit der Seele, heute um die Reinheit des Verdauungstrakts und des restlichen Körpers. Aber schon früh wussten Katholiken auch das Fasten mit Lebensfreuden zu kombinieren und entsprechende Gerichte zu konzipieren. Wilhelm Busch wusste, welche köstlichen Speisen mit dem Freitag und der Fastenzeit verbunden waren.

Doch das hält manche Sanatorien nicht davon ab, das Heilfasten als Therapie für alles – natürlich für alles, was man befürchtet – anzubieten. Es lohnt sich, im Internet die Anzeigen dieser Gesundheitstempel zu lesen. Hier wird deutlich die Angst vor Erkrankung suggeriert, denn nur wenn man die Angst vor Erkrankung deutlich vor Augen hat, glaubt man, dass man auf dem Weg in den Selbstschutz etwas verpassen könnte. Die Angst kann einem selbstverständlich genommen werden, wenn man die keineswegs preisgünstigen Angebote wahrnimmt. Selbstverständlich gilt dies auch für Gesunde, damit die Gesundheit etwas länger erhalten wird. Selbstverständlich zu einem ordentlichen Preis. Was hätte Wilhelm Busch wohl wunderschön Gereimtes schreiben können, hätte er die „Wellness-" und Gesundheitsangebote für Gesunde gesehen, vor allem die Heilwirkung des Fastens gegen alle Übel der Zivilisation?

Unbestritten ist, dass Fasten eine Wirkung auf die Psyche hat, dass es die Konzentration und bei manchen durchaus auch das Wohlbefinden fördern kann. Doch selbst für den Ramadan fehlen Belege, die zeigen, dass die Menschen dadurch gesünder würden. Natürlich werden in katholischen Gegenden nicht weniger Patienten einen Herzinfarkt erleiden als in normalen Zeiten. Die Wirkung liegt in einer Versprechung, die die Angst und das Unbehagen der modernen Zivilisation benötigt. Es gibt keinen Zweifel, dass wir zurzeit Auswirkungen der Zivilisation nicht nur als Vorteile, sondern auch als Nachteile erleben. Aber die Wirkung des Heilfastens liegt sicher, abgesehen von der Entschleunigung, der Ruhe, der Fürsorge, die man erlebt, und abgesehen von dem Bewusstsein, etwas Besonderes für sich zu tun, auch in den Kosten des kontrollierten Fastens, die den Heilungserfolg garantieren. Für Wilhelm Busch wären ebenso wie das Fasten auch die wechselnden

Produkte zum Erhalt der Gesundheit ein großer Spaß gewesen – mal Knoblauch, dann Fischöl, dann Vitamine, danach ein indisches Gewürz. Schade, dass er uns diese Dummheit und Gutgläubigkeit nicht mehr mit Reimen vor Augen halten kann!

Zur Klarstellung ist aber auch Folgendes zu erwähnen: Es gibt nachweisbare Effekte des Fastens bei Stoffwechselstörungen, aber um die geht es in diesem Buch über die „Gesünder-als-gesund-Kultur" nicht.

Letztlich geht es um Glauben, sowohl beim Einhalten religiös motivierter Essensregeln als auch beim Glauben an die Allmacht der Bedeutung des richtigen Essens. Man muss an die Allmacht der richtigen Essensregeln glauben, denn Interventionsstudien fehlen. Da Daten aus belastbaren Interventionsstudien fehlen, wird der Glaube, die feste Überzeugung, dass die Essensregeln mehr seien als nur identitätsstiftende Rituale, immer größer. Wenn es um Gesunde geht, die unbedingt gesünder werden und bleiben wollen, dann wird das Thema todernst: Es geht um ihren Glauben an das, was ihrem Körper gut tut. Es geht um den festen Glauben, dass wenn wir uns Essen einverleiben, wir uns dadurch tatsächlich etwas zufügen und dadurch zwangsläufig unsere zukünftige Gesundheit beeinflussen. Versprochen wird dabei den Gesunden von den Heilsbringern des Lebensstils aber nicht etwa die wünschenswerte menschenwürdige Freude am Leben, sondern etwas Todernstes: Aus Kenntnis der angeblichen Gefahren, die von einem wohlschmeckenden Essen ausgehen, wird den Gesunden versprochen, entweder länger gesund zu bleiben – was auch immer darunter verstanden wird – oder gesünder als gesund zu werden, um den in Zukunft mit dem Leben verbundenen Risiken besser gewappnet gegenübertreten zu können. Also aktiv den Risiken gegenüberzutreten, sie selbst meistern und selbst für die Zukunft verantwortlich sein zu können.

Selbstverständlich ist es für den Theologen interessant und wichtig zu beobachten, aber auch zu kommentieren, wenn die Lösung dieses Dilemmas der nicht kontrollierbaren Risiken eines Lebens in einer Ersatzreligion gesucht wird. Interessant ist dies für die Theologie, weil sie sich als Wissenschaft des Glaubens, den die Kirchen vertreten, zusammen mit den Kirchen fragen muss: Warum suchen die Menschen Hilfe bei der Ernährungsmedizin, die ihnen diese Hilfe gar nicht geben kann, und nicht bei uns, den Religionen? Die Ersatzreligion lehrt nüchtern und knapp: Nur wenn der noch Gesunde – denn ab der Geburt sind wir ja auf dem Weg zur Erkrankung – sich ganz und gar der Gesundheitsreligion verschreibt, kann er sein Risiko kontrollieren, es senken und selber etwas Gutes für sich tun. Er muss nur fest genug an diese Chancen glauben, um sie auch aufgreifen zu können. Der einzige Nachteil: Es kostet Geld, aber das ist einem die Gesundheit ja wert. Erinnert dies nicht fatal an den Ablasshandel?

Versagt der Mensch in der Festigkeit des Glaubens an den richtigen Lebensstil, wiegt er eines Tages zu viel. Er erkrankt an einer Krankheit wie Diabetes, Bluthochdruck oder Krebs, die angeblich vermeidbar gewesen wäre. Die mangelnde Glaubensfestigkeit fügt diesem Menschen selber Schaden zu. Nicht nur ihm, sondern auch der Gesellschaft. Mangelnder Glaube an die Gesundheitsreligion als Ursache eines Arbeitsausfalls, der die Gesellschaft zusätzlich zur nötigen Therapie jetzt viel Geld kostet. Neue Heilige entstehen, Päpste der Gesundheit. Paradoxerweise starten diese Päpste eine neue Glaubensschule, basierend auf missverstandenen wissenschaftlichen Erkenntnissen. Schade, dass die Pressevertreter nicht bereit sind, in ihren Mitteilungen scharf zwischen Beobachtungs- und Interventionsstudie zu trennen, denn dann wären die Lebensstil-Päpste schnell ohne Publikum. Schade, dass die Journalisten nicht zwischen Surrogatparametern, die man im Labor messen kann, und richtigen Endpunkten, also Erkrankungen, die Einfluss auf das Leben und Befinden eines Menschen haben, unterscheiden. Dann gäbe es keine Lebensstil-Meldungen mehr und das Geschäft bräche ein.

Also noch ein weiterer Grund, warum sich Kirchen, Theologen und akademisch geschulte Ärzte, die gelernt haben, Krankheiten zu erkennen und womöglich zu lindern, um diese Thematik gemeinsam kümmern müssten. Und sei es, um die Pressevertreter darin zu schulen, in einfacher Sprache die Bedeutung des Studiendesigns für die Interpretation und vor allem die Implementierung einer Studie darzustellen. Dies würde jedoch die Kosten des Fernsehens nach oben treiben, denn nichts ist preiswerter als eine Gesundheitssendung. Man braucht nur ein Studio, einen meist schlanken Experten und eine sportlich aussehende Moderatorin. Diese Qualität der Gesundheitssendungen reicht weder für den normalen Zuschauer noch für den Dialog zwischen der Medizin und den anderen Fächern aus, die den ganzen Menschen im Blick haben.

Alle sollten ein gemeinsames Interesse an der Weitergabe der richtigen Informationen an die Bevölkerung haben. Eigentlich sollten Journalisten, die ihrer Informationspflicht nachkommen, das gleiche Interesse haben, doch Nicht-Wissen verkauft sich schlechter als angebliches Wissen. Aber gerade aus dem Nicht-Wissen, den Wissenslücken, entsteht der Dialog. Denn die Wissenslücken klären auf, sie machen nicht nur deutlich, woran morgen geforscht werden muss, sondern auch, wo die Medizin ihre eigenen Grenzen finden und durch den Dialog mit anderen Disziplinen ergänzt werden muss. Eine solche Wissenslücke ist immer dann gegeben, wenn eine epidemiologische Studie als Basis des Gesprächs dient. Deswegen sollen im nächsten Kapitel die Eigenarten epidemiologischer Studien und ihre Tücken, aber auch ihre Möglichkeiten, beschrieben werden.

ZUSAMMENFASSUNG

- Medizinische Wissenschaftler weisen nur Korrelationen nach. Im Dialog mit Theologen und Ethikern könnten sie jedoch gemeinsam der Frage nachgehen, ob Eingriffe in den Lebensstil sinnvoll sind.
- Leider gehen beide wissenschaftlichen Zweige – die Naturwissenschaften und die Geisteswissenschaften – gerne in die Defensive und stellen einander kontraproduktive Fragen, anstatt den erwähnten Dialog aufzubauen.
- Diäten, Heilfasten und ähnliche moderne Moden funktionieren wie religiös motivierte Ernährungsvorschriften: Man muss an sie glauben.
- Die Theologen sollten sich nicht nur mit den Medizinern auseinandersetzen, sondern auch mit solchen Ersatzreligionen, die Ähnlichkeiten mit dem Ablasshandel besitzen.
- Gäbe es einen aufgeklärten Diskurs über wissenschaftliche Erkenntnisse und Lebensstil, würde dem Geschäft mit dem Lebensstil womöglich die Grundlage entzogen.

7.

Epidemiologie, eine statistisch basierte Wissenschaft und ihre Tücken – oder:

Warum es beim Thema Übergewicht eine so große Verwirrung gibt

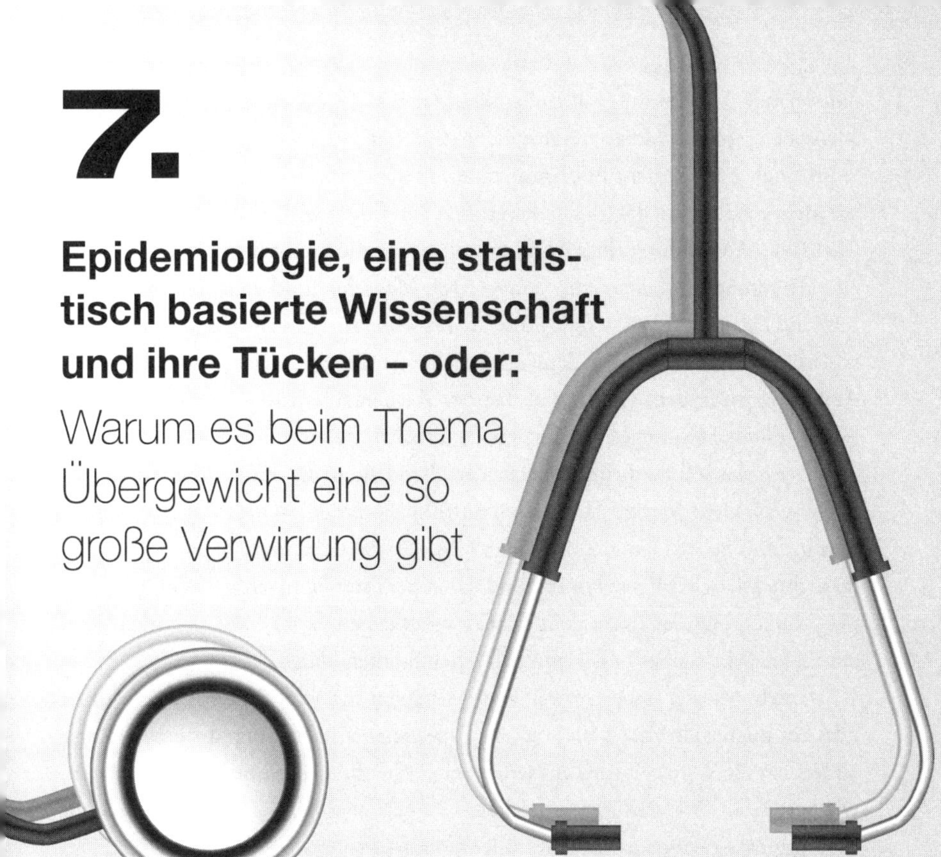

IM FOLGENDEN WERDEN wissenschaftliche Daten aus Publikationen in international renommierten Zeitschriften gezeigt und erklärt. Dann wird – wo es angebracht ist – aus geisteswissenschaftlicher Sicht dazu Stellung genommen. Die Daten werden in möglichst unveränderter Weise dargestellt, damit jeder Leser sich eine eigene Meinung dazu bilden kann. Daher wird möglichst wenig an Forschungsdaten aus kürzlich erschienenen Publikationen verwendet, auch wenn letztlich jede Form der verkürzten Darstellung auch eine Interpretation ist. Ebenso ist natürlich jede Auswahl eine Art der vorgreifenden Interpretation. Ausgewählt wurden Studien, in denen Gesunde, Adipöse, die noch keine weitere Erkrankung erlitten als das durch die Adipositas selbst definiert erhöhte Krankheitsrisiko, und Prädiabetiker sowie Diabetiker untersucht wurden, da Diabetes erst mal nur ein abnormer Laborwert ist. Diabetes Typ 2 und Adipositas haben eines gemeinsam: Zunächst sind sie keine Erkrankungen, sondern nur ein veränderter Stellwert, der eine spätere Erkrankung wahrscheinlicher macht als bei nicht übergewichtigen Menschen oder bei Menschen mit nicht erhöhtem Zuckerspiegel.

Im Buch geht es nicht um Kranke und Therapie von Krankheiten mit Organschäden, sondern um das Thema Prävention von Erkrankungen bei Gesunden. Das Thema der Abwendung eines Risikos, genauso wie die Intervention selber, nämlich eine Änderung des Lebensstils, bewegt viele Menschen und greift tief in das persönliche Leben ein. Wenn dem so ist, dann wundert es doch sehr, dass es unterschiedliche Meinungen gibt, denn eigentlich müsste es doch leicht sein, verlässliche Antworten zu finden. Daher zunächst der Versuch zu erklären, warum solch unterschiedliche Meinungen zu Themen wie Ernährung, Vitamine, Sport etc. existieren. Denn was soll man von den vielen Studien halten, die in der Presse immer als Beweise für den richtigen Lebensstil angeführt werden? Wurde nicht eindeutig gezeigt, dass Sport Demenz verhindert? Wurde nicht eindeutig gezeigt, dass Diabetes durch falsches Essen kommt und daher der Interferenzschluss richtig ist, dass man durch gesundes Essen dem Diabetes vorbeugen kann? Lässt sich nicht alles ein für alle Mal sauber in wissenschaftlichen Studien klären?

Ein nicht gelöster Expertenstreit kann ja kein Grund sein, ein Buch zu schreiben oder ein Buch zu lesen. Ist alles nur ein Expertenstreit? Oder lügt der eine und der andere hat die Wahrheit ganz auf seiner Seite? Hier hilft es, einmal nachzuschauen, wie bestimmte Auffassungen entstehen. Gut geht dies beim Thema Übergewicht – Adipositas – oder deutlicher formuliert und damit gleich wertend: Fettsucht. Das deutsche Wort „Fettsucht" sagt ja alles, es verdeutlicht die Vorverurteilung. Sie ist diejenige Zivilisationserkrankung, die sich in den letzten 20 Jahren in den Industriegesellschaften verdoppelt hat. Sie ist in unserem kulturell geprägten Empfinden eine Erkrankung. Anders als in Kulturen der Südsee, wo Adipositas Zeichen des Wohlstands und des Glücks, Zeichen der vielen Freunde und der Genussfähigkeit ist. Wir sollten nachschauen, wieso solche divergierenden Meinungen überhaupt noch existieren, wenn die einen sagen, es sei doch gezeigt worden, dass … Dann ist doch der Streit eigentlich beendet, oder? Deswegen wird in diesem Buch die wissenschaftliche Studie nicht interpretiert, sondern möglichst nüchtern dargestellt. In diesem Buch wird erst hingeschaut, auf die Originaldaten und das Studiendesign. Hinschauen heißt vor allem überprüfen, ob die Aussagen auf Interventionsstudien, Beobachtungs- oder Querschnittstudien beruhen. Denn die einen bilden Hypothesen, die anderen untersuchen die Wirkung der Therapie, des Handelns, der Intervention. Dann erfolgt die Interpretation.

Von wenigen seltenen Ausnahmen abgesehen steht fest:

Es gibt keinen Zweifel, dass zu viel oder zu wenig zu essen ebenso wie falsch und einseitig zu essen, gepaart mit zu wenig Bewegung, ein wichtiger Aspekt der Volksgesundheit ist. Daher muss sich die Politik dessen annehmen. Daher müssen sich die Glaubensgemeinschaften, die sich um Menschen und ihr Wohlergehen kümmern, dessen annehmen. Geschieht die Therapie und Fürsorge aber nur aus dem Blickwinkel des Ernährungsmediziners, des Sportmediziners, dann ergibt sich als Folge: Man kommt nicht darum herum, die übergewichtigen Menschen dadurch zu entmündigen, dass man sich um sie kümmert. Politisch verordnet, gesellschaftlich akzeptiert, medizinisch begründet soll verhindert werden, dass diese dicken Menschen nicht nur sich, sondern auch der Gesellschaft einen nicht mehr tragbaren beziehungsweise unbezahlbaren Schaden zufügen. Alles dies nicht böse, sondern gut gemeint, denn man glaubt, es stehe fest, wie gefährlich die Fettsucht für einen Betroffenen ist. Daher die Leichtfertigkeit, auch ohne solide Interventionsstudien in die Lebensführung eines Menschen einzugreifen. Daher die Leichtfertigkeit, abnorme Laborwerte, veränderte Taillenumfänge, einfach jede Situation, die mit einem erhöhten Risiko für eine Erkrankung verbunden ist, mit der Erkrankung zu verwechseln.

Um es gleich klarzustellen: Es geht in diesem Buch nicht um den Versuch zu widerlegen, was bewiesen ist: dass übermäßiges Gewicht gefährlich, ja tödlich sein kann. Nein, es geht um etwas viel Zentraleres:

Es geht darum, das Bewusstsein dafür zu wecken und die Verantwortung deutlich zu machen, die derjenige übernimmt, der nicht nur beschreibt und wertet, sondern gleich auch in die Lebensführung eines anderen eingreift. Nicht der Verlust der molligen Schönheit alter holländischer Meister ist die Sorge, sondern die Folgen einer Handlungswut, die sich zwar über ihr Sendungsbewusstsein und ihren guten Willen klar ist, aber sich nicht der Auswirkungen ihrer Handlungsempfehlungen bewusst ist. Es geht nicht darum, denen eine unterstützende Argumentation zu liefern, die aus welchen Gründen auch immer meinen ausführen zu müssen, dass Übergewicht, hohe Fette, hoher Blutdruck oder zu geringe Bewegung angeblich keinerlei Gefahren für die Gesundheit und das Wohlbefinden seien. Es geht nicht darum, denen Unterstützung zu bieten, die sagen, man könne sich nicht krank essen.

Aber gäbe es nicht eine übertriebene Gesundheitswelle, gäbe es wohl auch diese Stellungnahmen nicht, die allein von der nicht belegbaren übertriebenen Grundmeinung ihrer Gegner leben. Es geht in erster Linie um den Versuch zu verstehen, was der Hintergrund bestimmter Annahmen ist und wie es zu scheinbar eindeutig belegten Aussagen kommt, die andere dann nicht für belegt halten. Und am Beispiel der Adipositas lässt sich dies gut darstellen. Es lässt sich sowohl darstellen, wie es zu Fehlschlüssen kommt, als auch dass diese Schlussfolgerungen keineswegs anderen Menschen nutzen – und vor allem, dass durch die zu einseitige Fokussierung auf die naturwissenschaftlichen Aspekte des Lebensstils richtige Lösungswege, zum Beispiel aus der Soziologie, übersehen werden. Am Beispiel einer Querschnittstudie, publiziert in einer der besten Zeitschriften der Welt, soll dies erörtert werden.

Das *New England Journal of Medicine* hat die größte Bedeutung unter den Zeitschriften, die klinische Studien publizieren. Was für den an Heilungen im Neuen Testament Interessierten das Lukas-Evangelium ist, das ist für den an klinischer Forschung interessierten Arzt das *New England Journal of Medicine*. Nicht umsonst trägt in den USA der Medizinstudent diese Zeitschrift sichtbar in seiner Kitteltasche. Sie ist Zeichen seiner wissenschaftlich begründeten Ausbildung, Zeichen, immer am Puls des Fortschritts auf höchstem Niveau zu sein. Es geht dem Medizinstudenten, der diese Zeitschrift sichtbar im Kittel trägt (vielleicht schon bevor er sie gelesen hat?) darum zu zeigen, dass er berufen ist, durch Fakten belegt anderen Menschen mit Rat und Tat zu helfen. In eine dort publizierte Untersuchung (Abbildung 6) wurden 115.195 amerikanische Frauen im Alter zwischen 30 und 55 Jahren eingeschlossen. Zum Zeitpunkt der Aufnahme in die Studie hatten sie keine bekannten kardiovaskulären Erkrankungen oder Krebs. Während der 16 Jahre wurden 4.726 Todesfälle registriert, davon 881 durch kardiovaskuläre Erkrankungen, 2.586 durch Krebs und 1.259 durch andere Erkrankungen.

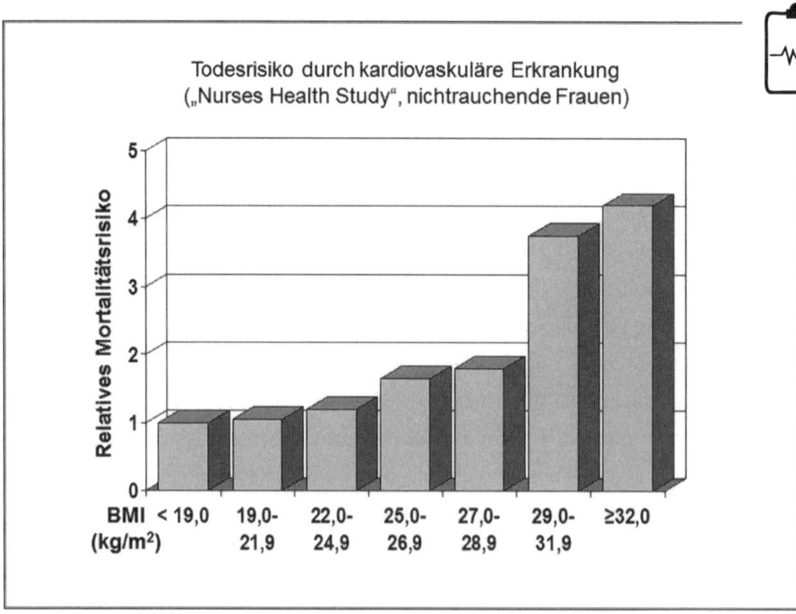

Abbildung 6: Modifiziert nach Manson J. E. et al.: *New England Journal of Medicine*, 333:677-685, 1995.

Dargestellt ist der Bezug des relativen Risikos, an einer kardiovaskulären Erkrankung zu sterben, zum Body Mass Index (BMI). Mit steigendem BMI, also zunehmender Fettleibigkeit, steigt das Risiko des Todes durch eine kardiovaskuläre Erkrankung.

Die hier dargestellte Studie zeigt, was alle wissen, denken und befolgen: Je mehr die Frauen wiegen, dargestellt am Body Mass Index, einem Marker, der das Körpergewicht in Bezug zur Körpergröße setzt, desto höher steigt das Mortalitätsrisiko, das Todesrisiko, von 1 – das ist normal – bis auf das Fünffache. Das ist viel, ein um 500 Prozent erhöhtes Risiko. Das wird sofort auch dem klar, der nicht täglich solche Studien liest, denn das Fernsehen zeigt immer wieder Ärztinnen und Ärzte, die vom Erfolg ihrer Therapie berichten. In diesen Sendungen, die immer durch Ernsthaftigkeit und Überzeugungskraft beeindrucken, wird eine Reduktion des Risikos für eine Erkrankung um 30 Prozent als großer Erfolg angesehen. Gemessen daran ist die Wirkung der Adipositas bei Frauen schrecklich, es geht nicht um 30 Prozent, sondern um bis zu 500 Prozent, also ein Vielfaches dessen, was man sich von erfolgreichen Therapien erwarten kann. Aber: Es ist keine Interventionsstudie. Schon mit einfachem Nachdenken erkennt man Probleme, die die einfache Aussage infrage stellen, die Frauen würden länger leben, wenn sie abnehmen würden.

Schauen Sie sich deswegen die Abbildung auf der linken Seite genau an: Sagt sie, dass nur eine statistisch nachweisbare Korrelation besteht, oder sagt sie, dass das Todesrisiko steigt, *weil* man zu dick ist? Genau – es ist nur eine Korrelation, ein mathematischer Bezug, sonst nichts. Wie oben bei der Beschreibung der Korrelation des Schokoladenkonsums zur Zahl der Nobelpreise. Es ist nur eine Beobachtung. Wer weiß, was Henne und Ei ist! Wer kann anhand dieser Studie schon erkennen, welche Faktoren das Gewicht bestimmen und welche Faktoren die Ursache für die vermehrten Todesfälle sind? Antwort: Niemand.

Erst wenn man zeigen würde, dass durch Gewichtsabnahme das Todesrisiko sinkt – ja erst dann dürfte man sagen: Das Todesrisiko steigt, *weil* man dick ist. Nur so viel sei schon gesagt: Solch eine Studie gibt es aus der konservativen Medizin bis heute nicht! Das ist eigentlich unglaublich, die Krankenkassen finanzieren Ernährungsberatung – ohne Wirkungsnachweis. Die Ärzte empfehlen Diäten zur Gewichtsreduktion – ohne Wirkungsnachweis auf die wichtigsten Endpunkte Herzinfarkt, Schlaganfall, Krebs, Demenz, Tod.

Es gibt nur eine Studie – die allerdings ohne entsprechende Kontrollgruppe an nur einem Zentrum durchgeführt wurde –, die belegt, dass sich nach einem operativen Eingriff am Bauch, durch den der Nahrungsbrei umgeleitet wird, die Todeszahlen reduzieren lassen. Durch diese Operation nimmt der Patient Gewicht ab. Vor allem aber wird sein Risiko reduziert, eine schwere Komplikation der

Adipositas zu erleiden. Um die operative Therapie des Übergewichts zum Standard werden zu lassen, fehlen noch ähnliche randomisierte Interventionsstudien mit einer gleichzeitig randomisierten Kontrollgruppe, die eine optimale konservative Therapie erhält. Insbesondere müssen solche Studien ihre Wiederholbarkeit beweisen, sie sollten also durch mehr als nur eine Forschergruppe, idealerweise unter Einschluss verschiedener Zentren, durchgeführt werden. Diese Studien laufen und in wenigen Jahren werden die Ergebnisse vorliegen. Dann wird man wissen, ob durch die „Adipositas-Chirurgie" das erhöhte Risiko des Übergewichts, vor allem ab welchem Ausmaß an Übergewicht, gesenkt werden kann. Doch das hat mit Lebensstil nichts zu tun. Es könnte sein, dass die Chirurgie der Totengräber der Lebensstil-Intervention wird, wenn sie beweisen kann, dass sie tatsächlich hilft – was die Vertreter der Lebensstil-Intervention bis heute nicht belegen können, auch wenn sie viel Geld für ihre Forschung und Geld von den Krankenkassen erhalten!

Langzeitstudien des Nutzens der operativen Therapie der Adipositas liegen aus mehreren Zentren bisher nicht vor und die offene Frage der Kontrollgruppe bleibt auch bei der einen operativen Langzeitstudie bestehen. Die richtige Kontrollgruppe müsste die gleiche Form von Begleitung nach der Operation, das gleiche Ausmaß an Zuwendung und Betreuung haben, das gleiche Ausmaß an Überzeugung, das Leben zu ändern. Denn es ist eine Operation, die weitaus mehr verändert als die Nahrungsaufnahme dadurch zu reduzieren, dass der Magen verkleinert wird. Aber dennoch bleibt festzuhalten: Anders als bei den von den Lebensstil-Aposteln empfohlenen Interventionen wie Sport und Diät, bei denen es keinerlei Daten aus Interventionsstudien gibt, die belegen, dass Herzinfarkte, Schlaganfälle, Todesfälle, Krebs, Gelenkprobleme oder Verlust an Lebensqualität durch den geänderten Lebensstil reduziert werden, gibt es wenigstens einen Teil dieser Daten aus der einen Studie, die die Operation untersucht. Da die Lebensstil-Intervention keinerlei Daten bezüglich harter Endpunkte aus Interventionsstudien vorweisen kann, hingegen die operative Therapie zumindest schon eine Studie hat, müssten die Lebensstil-Interventionisten eigentlich ganz kleine Brötchen backen. Da sie dies nicht tun, ist offensichtlich, dass weniger die Fakten als die Ideologie die Basis ihrer Empfehlungen ist.

Zusammenfassend bleibt festzuhalten, dass es bis jetzt keine einzige Studie gibt, die belegt, dass das vierfach erhöhte Todesrisiko einer sehr adipösen Frau durch Diät, reduzierte Kalorienzufuhr, Sport oder Psychotherapie gesenkt werden kann. Daher wissen wir nicht, ob das erhöhte Todesrisiko nur gleichzeitig mit dem Übergewicht auftritt, oder ob es eine Ursache-Wirkungs-Beziehung gibt. Und ob die Operation tatsächlich nur durch die Gewichtsabnahme wirksam ist oder ob sie die Folgen des Übergewichts durch Änderung des Stoffwechsels – also unabhängig vom Gewichtsverlust – vermindert, ist im Augenblick Gegenstand intensiver wissenschaftlicher

Diskussion. Vieles spricht dafür, dass die operative Heilung der Adipositas mehr ist als nur Gewichtsabnahme. Deswegen spricht viel gegen die simple Annahme, dass eine übergewichtige Frau in der oben gezeigten Studie starb, weil sie zu viel wog, und dass sie hätte gerettet werden können, wenn sie ihr Leben umgestellt hätte.

Aber bitte nicht missverstehen: Die Aussage, dass bisher der Nachweis fehlt, dass Gewichtsabnahme das Risiko einer schwerwiegenden Folgeerkrankung vermindert, bedeutet keineswegs, dass der Umkehrschluss korrekt wäre. Der Umkehrschluss wäre: Adipositas ist harmlos. Es ist keineswegs bewiesen, dass Adipositas immer völlig harmlos ist. Bei Kindern und Jugendlichen ist die Folge der Adipositas nicht nur hinsichtlich späterer körperlicher Folgen, sondern auch wegen der oft damit assoziierten sozialen Isolation viel schwerwiegender als bei einem 70-jährigen Menschen. Die Adipositas eignet sich also gar nicht zu einer polarisierenden Aussage, weder zu der Aussage, sie sei eine Erfindung verrückter Diätfanatiker, noch zu der Aussage, wir könnten unserem Gesundheitssystem Kosten ersparen, würden wir gesüßte Getränke, Fast Food und fettes Essen so zuteilen, dass Adipositas nicht mehr entstünde oder rückgängig gemacht würde.

Dankbar die Vorteile einer reichen Gesellschaft zu akzeptieren heißt auch, um ihre Nachteile zu wissen. Vorteile, erreicht durch Frieden und Seuchenbekämpfung, sind nicht nur ein längeres Leben, sondern in unserer Gesellschaft auch die Freude, gut, ausreichend, manchmal sogar lukullisch essen und trinken zu können. Das macht Freude, macht zufrieden und ist einfach ein großer Genuss. Wer genießt nicht ein gut zubereitetes Mahl, das ja nicht nur die Funktion der Nährstoffzufuhr hat, sondern – wenn liebevoll für eine andere Person bereitet und auf einem schön gedeckten Tisch präsentiert – auch Ausdruck der Zuwendung, der gegenseitigen Liebe sein kann. Wir leben länger, sicherer und genießen mehr, aber zu einem Preis, der für jeden Menschen anders ist. Zurück in den Zustand des Hungerns breiter Bevölkerungsschichten zu gehen löst das Problem Adipositas und Diabetes nicht. Auch in den immer wieder zitierten Zeiten nach dem Zweiten Weltkrieg, als es weniger Diabetiker gab, starben die Menschen, sogar früher als heute.

Wo also steht die klinische Forschung? Es fehlen Interventionsstudien, die über mehrere Jahre durchgeführt belegen können, dass durch Lebensstil-Intervention Krankheiten verhindert werden können. Um es deutlich auszudrücken: Nicht die Veränderung eines Laborwerts oder des Körpergewichts wird hier als Krankheit verstanden, sondern echte Folgen dieser veränderten Laborwerte. Nicht jeder, der Diabetes hat, bekommt einen Spätschaden, daher ist nicht jeder, der die Definition des Diabetes erfüllt, auch schon tatsächlich krank. Er hat nur ein erhöhtes Risiko, einmal zu erkranken. Also ist die Diabetes-Definition, gemessen am Blutzucker, nur eine Risikokonstellation für eine spätere Erkrankung, keine Erkrankung selber.

Ebenso gilt: Nicht jeder, der übergewichtig ist, erleidet deswegen einen Schlaganfall. Der große Irrtum der Gesundheitswissenschaftler wird hierbei deutlich: Sie setzen veränderte Laborwerte, beispielsweise Cholesterin oder Zucker, oder sogenannte anthropomorphe Parameter wie das Verhältnis des Körpergewichts zur Körpergröße oder den Taillenumfang mit Erkrankungen gleich. Aber es sind ja nur Risikofaktoren, Risikovorhersage-Werte, keineswegs Erkrankungen. Man kann, das ist vielfach bewiesen, diese messbaren Risikoprädiktoren tatsächlich durch Lebensstil-Intervention beeinflussen. Aber ob dadurch echte Krankheiten, sogenannte „Endpunkte" wie Schlaganfall, Herzinfarkt, Pflegefälligkeit, Demenz oder Krebs verhindert werden können, ist eben nicht bewiesen. Damit erklärt sich die kontroverse Diskussion. Wer meint, ein Laborwert sei mit einer Erkrankung identisch, seine Veränderung durch Sport oder Diät mit Gesundheit identisch, hat eine falsche Vorstellung von Krankheit. Er vergisst vor lauter Technik, dass es um Menschen geht, nicht um Laborwerte.

Durch das fälschliche Gleichsetzen von technisch messbarem Risiko mit Erkrankung wurde viel Geld in der Pharmaforschung verbrannt. Es wurden für die Therapie dieser technisch messbaren Risikoprädiktoren, die jedoch eben nicht mit einer Krankheit gleichzusetzen sind, mit viel Aufwand und Hoffnung Medikamente entwickelt. Aber die Enttäuschung war groß: Die meisten Medikamente, die gegen die Gewichtszunahme gerichtet waren oder das Abnehmen erleichtern sollten, wurden entweder wegen der Nebenwirkungen vom Markt genommen oder von den Behörden erst gar nicht zugelassen. Nicht zugelassen aus gutem Grund, aus Sorge vor einem nicht auszuschließenden Schaden, der den Nutzen überwiegen würde. Allein diese Betrachtung zeigt, wie problematisch es ist, ohne Interventionsstudie einen messbaren Parameter mit einer Erkrankung gleichzusetzen und zu glauben, dass die Beeinflussung dieses Parameters einem anderen Menschen helfen würde.

Jetzt könnte der Leser meinen, es sei überhaupt sinnlos, Parameter wie Gewicht, Cholesterin, Blutdruck oder Zucker zu messen und zu überprüfen, ob sie einen mathematisch messbaren Zusammenhang mit einer Erkrankung haben. Aber das ist keineswegs der Fall. Denn wertlos ist die oben gezeigte Untersuchung, die den mathematisch fassbaren Zusammenhang zwischen Gewicht und Erkrankungsrisiko beschreibt, keineswegs. Eine solche Beobachtungsstudie bildet die Basis für zukünftige Interventionsstudien. Die Beobachtung des Zusammenhangs zwischen Gewicht und früherem Tod ist notwendig, um die Hypothese zu bilden, dass Gewichtsabnahme bei „Dicken" Lebensjahre retten und die Lebensqualität verbessern könnte. Es sind die übertriebenen Schlussfolgerungen, die falsch sind. Schlussfolgerungen, ohne dass die notwendigen Interventionsstudien vorliegen. Schlussfolgerungen, die unmenschlich sind, wenn immer wieder einzelne Gesundheitsverantwortliche denken, diese Beobachtungsstudien gäben ihnen das Recht, zu richten und zu bestrafen.

Anstatt nachzudenken, wie man den Menschen, die zu viel wiegen, tatsächlich human helfen könnte, sind den naiven Einfällen scheinbar keinerlei Grenzen gesetzt. Einfälle wie beispielsweise Zusatzkosten für Flugreisen oder höhere Krankenkassenbeiträge. Naiv oder gar unmenschlich sind Vorschläge, andere dadurch zum angeblich gesunden Leben zu bekehren, dass man regulierend eingreift, das „falsche Leben" teurer macht, beispielsweise durch Besteuerung kalorienreicher Nahrungsmittel. Geradezu verwerflich ist die Arroganz zu glauben, dass solche Beobachtungsstudien die Erlaubnis geben, tief in das Privatleben und das persönliche Lebensgefühl zu dicker Menschen einzugreifen. Diskriminierung als Folge einer Beobachtungsstudie – nur peinlich oder sogar verwerflich?

Dass sie dies im Studium gelernt haben, sollte den Ärzten eigentlich Rüstzeug genug sein, kritisch wertend zu erkennen, was die Basis der Lebensstil-Ideologie ist, und den um Rat fragenden Menschen zu helfen, nicht auf Gesundheitsapostel hereinzufallen. Es gibt jedoch einen sehr menschlichen Grund, warum die Ausbildung der Ärzte versagt: Die Ausbildung versagt, weil sich Ärzte im Kontakt zum Patienten immer wieder fragen, wie sie helfen können. Es ist ihr Wunsch, zu helfen und immer einen „guten Rat" parat zu haben. Es ist viel schwieriger, einem Patienten zu sagen, dass man nicht helfen kann, als ihm einen kompetent wirkenden, wenn auch falschen Rat zu geben.

Die Aufgabe des abwägenden Erklärens kann der Arzt allein nicht wahrnehmen, weil er zu sehr in das Helfen-Wollen eingebunden ist. Den Zuhörern die Unterschiede zwischen Schlussfolgerungen aus Beobachtungsstudien und Interventionsstudien zu erklären, das ist auch Aufgabe der Presse, durchaus mithilfe von Wissenschaftlern. Die Schnittstelle zwischen medizinischer Forschung und öffentlicher, sachlich richtiger Information zu überwachen und darauf zu achten, dass nicht voreilig in die ureigenste Willensbildung eines Menschen eingegriffen wird, ist Aufgabe der Wissenschaftler, die dem Reiz der Öffentlichkeitswirkung nicht erliegen dürfen. Sie ist auch Aufgabe derer, die über Moral und Ethik wachen. Damit ist dies auch Aufgabe der Kirchen, der Ethiker. Bei der Diskussion über Übergewicht die Rolle eines ganzheitlichen Menschenbilds zu betonen und dadurch den Akteuren im Gesundheitssystem einen Rahmen zu geben, ist Aufgabe der Theologen aller Religionen.

- Aufzupassen, dass basierend auf nicht aussagefähigen Beobachtungsstudien nicht in Rechte freier Mitbürger eingegriffen wird, ist Aufgabe der Juristen.
- Aufzupassen, dass aus Beobachtungsstudien nicht Präventionsmaßnahmen abgeleitet werden, die viel Geld kosten, aber nichts nutzen, ist Aufgabe der Krankenkassen.

- Aufzupassen, dass vor lauter voreiligen Schlussfolgerungen über Ernährung übersehen wird, dass die sozialen Bedingungen zu korrigieren sind, ist Aufgabe der Politologen und Soziologen.
- Aufzupassen, dass das Zusammenspiel zwischen medizinischer Forschung und Umsetzung in die Praxis funktioniert, zwischen denen, die auf unser Recht achten, und denen, die die Vermeidung und Therapie von Erkrankungen finanzieren, ist Aufgabe der Politik.
- Aufzupassen, dass in einer Gesellschaft nicht eine nur beschreibende Wissenschaft – die Beobachtungsstudie – das Handeln bestimmt, ist Aufgabe mehrerer Fachbereiche.

Es gilt zu verhindern, dass die nur auf korrelativen Studien basierte Wissenschaft sich unberechtigt über alles ausbreiten und ungehemmt sowie ungebremst anderen Schaden zufügen kann. Dies ist Aufgabe derer, die den ganzen Menschen im Blick haben, Aufgabe der Philosophen, Ethiker und Theologen. Nur gemeinsam, nur im Dialog all derer, die den Menschen und sein Leben im Blick haben, lässt sich humane Wissenschaft in der Medizin umsetzen. Nur gemeinsam können Studiendaten aus prospektiv randomisierten Interventionsstudien beurteilt und über die Evidenz hinaus auf ihren Sinn abgeklopft werden.

ZUSAMMENFASSUNG

- Übergewicht ist ebenso wie Diabetes an sich noch keine Erkrankung, nur ein Risiko.
- Ein Zusammenhang zwischen Übergewicht und harten Endpunkten ist nicht durch aussagekräftige Interventionsstudien nachgewiesen. Es sind lediglich Korrelationen aus Beobachtungsstudien bekannt, die so relevant sind wie die Korrelation zwischen Schokoladenkonsum und der Anzahl der Nobelpreisträger.
- Die einzige auf Übergewicht bezogene Interventionsstudie (ohne Kontrollgruppe und nur an einem Zentrum) mit dem harten Endpunkt Tod untersuchte die Wirksamkeit einer Operation, die neben der Gewichtsreduktion auch den Stoffwechsel verändert und nichts mit Lebensstil zu tun hat.
- Diese Beweislage rechtfertigt keine Eingriffe in das Recht auf Selbstbestimmung, zum Beispiel durch die Besteuerung kalorienreicher Getränke oder erhöhte Krankenkassenbeiträge für Adipöse.

8.

Sport und Verbesserung der Langlebigkeit bei Gesunden

Oder: Warum man sich Gesundheit nicht erarbeiten kann

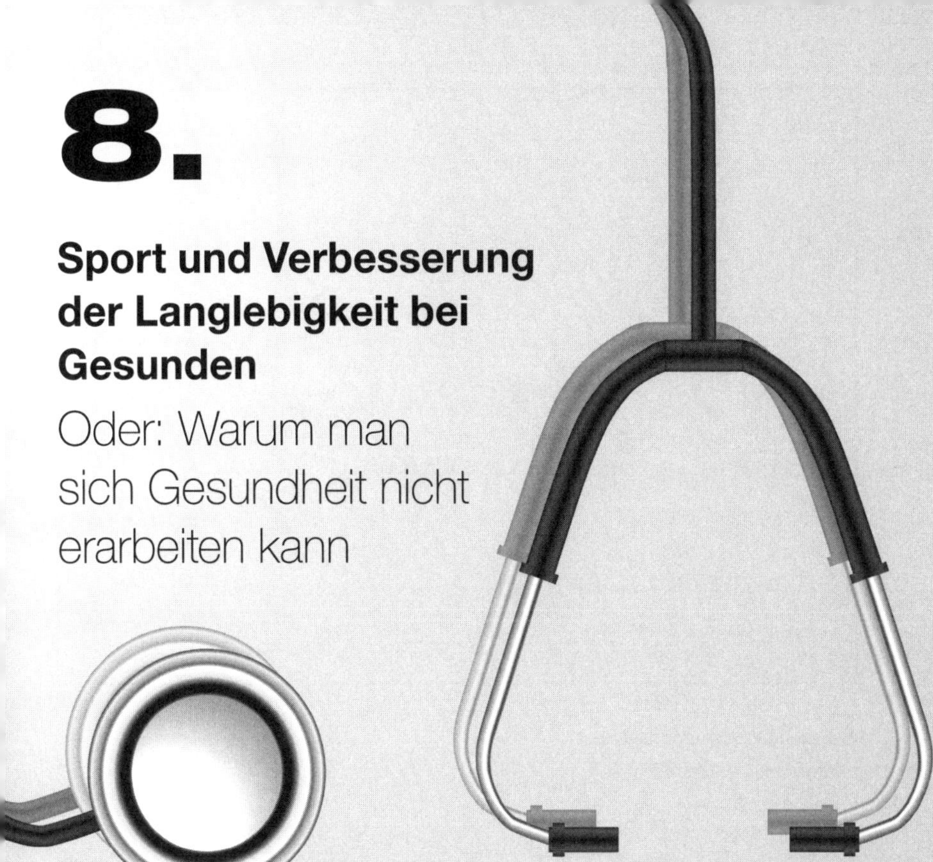

DER ANSPRUCH DES Buches wird deutlich: Es möchte den Leser aufklären – über die Unterschiede zwischen den verschiedenen Formen von Studien. Es gibt Studien, die nur beobachtend sind und deswegen nicht zu therapeutischen Entscheidungen verleiten dürfen, sondern nur Hypothesen für Interventionsstudien aufstellen können. Es gibt aber auch Interventionsstudien, bei denen wird therapeutisch eingegriffen, eben interveniert. Nur diese Studien können relevant sein für das, was Ärzte tun, nämlich eingreifen – das nennt man auch therapieren. Und wer möchte sich nicht selber etwas Gutes tun? Auch wenn man es als „Wellness" bezeichnet, was vielleicht nichts anderes ist als eine Umschreibung dafür, dass Wohlbefinden dann versprochen wird, wenn man für sein Wohlbefinden bezahlt? Wohlbefinden als Folge der freiwilligen körperlichen Betätigung, für diejenigen, die das nach einer Arbeitswoche oder einem Arbeitstag noch können. Eine Wohltat für diejenigen, die dies gerne machen und hinterher die Entspannung durch die dann ausgeschütteten

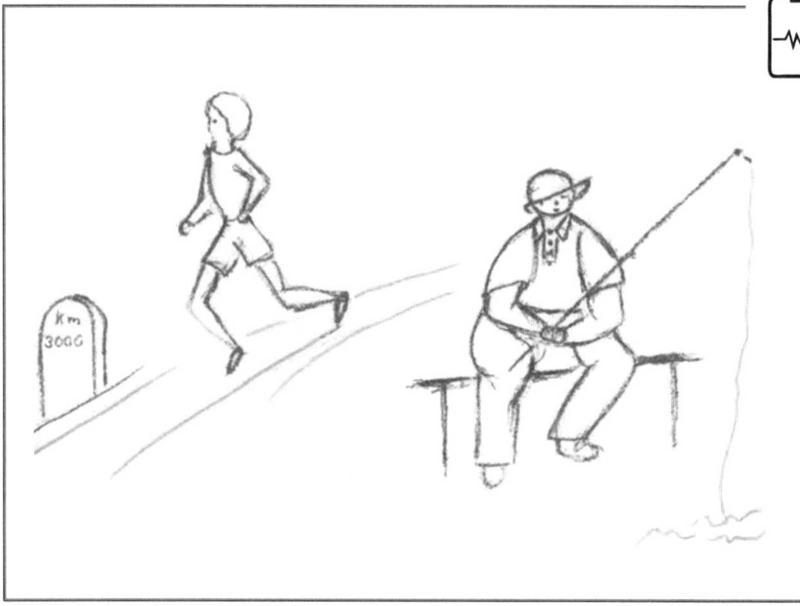

Abbildung 7: Wer lebt gesünder?
Zeichnung von M. Nawroth.

Glückshormone genießen. Mit oder ohne Weizenbier. Doch was ist mit denen, die von sich aus lieber das Weizenbier ohne den Sport genießen würden?

Die beiden obigen Bilder von völlig unterschiedlich aussehenden Menschen total unterschiedlichen Lebenskontexten, einmal sitzend, einmal sportlich aktiv, sollen zum Nachdenken anregen:

Lebt der sitzende Angler kürzer, weil er sitzt, und die Sport Treibende länger, weil sie Sport treibt? Oder kann man dies nicht mit Sicherheit vorhersagen, da dem einen das Glück des langen, beschwerdefreien Lebens trotz hohen Übergewichts geschenkt ist, die andere beim aktiven, unverspannten (?) Sport-Treiben jedoch einen Herzinfarkt entwickelt?

Anhand des Bildes kann man sich fragen, ob der eine, nämlich der, der im Stuhl sitzt, eher als die Sport Treibende sozial benachteiligt ist, oder ob die Sport Treibende eher als der Sitzende wohlhabend und sozial anerkannt ist.

Ziel dieser Abbildung ist es, über Vorurteile bezüglich des Schicksals einzelner Personen nachzudenken.

Kann man zur Beantwortung der Frage „Sport?“ auf die Medizin als die Wissenschaft zugreifen, die vor allem dafür zuständig ist, eine klare Auskunft zu geben?

Die Frage lautet doch: Wer lebt länger? Wer fühlt sich wohler? Die Frage lautet aber auch: Sollte der eine vielleicht etwas weniger joggen und mal ruhig sitzend ein gutes Essen genießen, oder der Dickere sein Leben umstellen, die Schmerzen des Verzichts auf Kalorien erleben, um dadurch, nach Gewichtsabnahme, „gesünder" und vor allem glücklicher zu sein?

Da bewiesen ist, dass nach einem Herzinfarkt Sport das Leben verlängert, gehen wir jetzt einmal davon aus, dass keiner der beiden schon einen Herzinfarkt hatte, also Sport bei beiden unter dem Aspekt der Prävention einer Erkrankung gesehen werden sollte. Unter dieser Prämisse soll dann an die Wissenschaft die Frage gestellt werden:

Wer lebt länger? Derjenige, der sich sportlich quält, der zur Gemeinschaft der Verfechter von „lange gesund bleiben durch Quälen" gehört? Oder lebt derjenige länger, der offensichtlich einer anderen Gemeinschaft angehört, die sich auf das „lassen wir es uns gut gehen" konzentriert? Der Frage liegt ein Denkfehler zugrunde, denn wir wissen ja nicht, ob der Betreffende so fit ist, weil er im hohen Alter Sport treibt und vor allem schon die Jahre davor getrieben hat und nicht zu viele Kalorien zu sich nimmt, oder ob er im hohen Alter noch so fit ist, weil er einfach eine andere Konstitution hat, andere Lebensumstände. Würde man eine Umfrage anhand eines solchen Bildes machen und das Gehalt beider schätzen lassen, würde doch die Mehrheit der Betrachter das höhere Gehalt dem älteren Herrn mit der Angel zuschreiben. Würde man Betrachtern das Bild zeigen und fragen, wer von beiden die bessere und höhere soziale Stellung hat, wäre sicherlich auch der ältere Herr derjenige, von dem man das annimmt. Also kann als Schlussfolgerung zunächst festgehalten werden: Die beiden sind nicht vergleichbar. Niemand weiß, welche Rolle die Jahrzehnte ihres Lebens davor spielten, und niemand kann sagen, ob dem einen Gewichtszunahme gut täte und dem anderen Gewichtsabnahme.

Die Frage, wer von beiden wohl länger lebt, wer von beiden sich wohler fühlt, kann also auf den ersten Blick nicht entschieden werden. Auf den zweiten Blick suggeriert das Bild aber eine weitere Antwort: Keiner der beiden lächelt! Keiner der beiden scheint genussvoll seiner Lebensphilosophie nachzugehen. Quälen sich beide, weil beide es übertreiben?

Es bleibt Spekulation, wer länger leben wird, wer glücklicher ist. Das kann keiner ahnen und vor allem niemand wissen außer Gott. Ganz gewiss weiß dies kein Arzt, denn der kann ja nur eine Wahrscheinlichkeit benennen, die aus Daten von Tausenden von Menschen gewonnen wurde. Eine Wahrscheinlichkeit, die bei der Einzelperson zutreffen mag oder auch nicht. Vor allem weiß der Arzt nicht, was er dem jeweiligen Menschen zufügt, wenn er eingreift. Da es Daten gibt, die zeigen, dass bei den über 65-Jährigen die ganz Schlanken eine kürzere Lebenserwartung haben, müsste er, wenn man solchen Daten glaubt, konsequenterweise dem einen 10 kg Gewichtszunahme verordnen und dem anderen 60 kg Gewichtsabnahme, denn es gibt Daten, die einen Zusammenhang des zu hohen – ebenso des zu niedrigen – Körpergewichts mit einer kürzeren Lebenserwartung verknüpfen. Hier stellen wir erst einmal fest: Interessant, dass die Medizin, die bei beiden ein erhöhtes Risiko für die Zukunft diagnostizieren kann, nur dem einen, aber nicht dem anderen den Rat geben wird, seinen Lebensstil zu ändern. Die Medizin ist auf dem einen Auge blind, obwohl die Daten der Beobachtungsstudien bei beiden ein etwa gleichermaßen erhöhtes Risiko für Tod ergeben. Aber warum – wenn bei beiden das Risiko um 30 Prozent erhöht ist – erhält der eine einen Rat zum Ändern seines Lebensstils, der andere nicht? Die Antwort ist einfach: weil die Medizin auf dem einen Auge blind ist.

Abgesehen davon gibt es für beide, den dünnen Aktiven und den dicken Inaktiven, keine Interventionsstudie, die belegt, dass man dem einen etwas Gutes tut, wenn man ihn einer Lebensstil-Änderung mit etwas mehr Gewicht und weniger verbissenem Sport unterzieht, und dem anderen als Lebensstil-Änderung Gewichtsabnahme, Bewegung und Maßhalten verordnet. Lebensstil-Änderung als Therapie einer Erkrankung funktioniert in manchen Patientengruppen, aber bei Gesunden gibt es keine Interventionsstudien.

Um nicht missverstanden zu werden: Die Wahrscheinlichkeit, dass der Sportler länger lebt, ist hoch. Aber nicht in Bezug auf die Einzelperson, sondern eher auf eine große Gruppe. Nur kann die Wissenschaft nicht sagen, dass er länger leben könnte, weil er Sport treibt. Die Wissenschaft kann auch nicht – vor allem nicht rückblickend auf eine einzelne Person – feststellen, ob sein Risiko, einen Herzinfarkt zu erleiden, geringer ist, da es ihm so gut geht, weil er sozial so gut verankert ist. Es mag viele Gründe geben, warum er ein aktives und erfülltes Leben führen kann und der Sport nur Beleg seiner guten Verfassung ist. Die Wissenschaft, erst recht die Medizin, kann keine Aussage darüber treffen, ob es besser wäre, sich ein bisschen weniger anzustrengen und dafür ein bisschen mehr zu lächeln. Es ist also schwer zu sagen, wer von den beiden gezeigten Personen die für sich bessere Lösung gefunden hat. Aber vielleicht haben beide die für sie ideale Lösung gefunden? Es wäre primär keine sportmedizinische Betrachtung mehr, sondern einfach ein menschlicher Blick auf einen anderen Menschen, wenn man zur Aussage käme, dass der Sport Treibende einfach nur fitter ist, weil es ihm insgesamt besser geht, vielleicht weil er von Mutter Natur die besseren Gaben bekam oder das notwendige Glück im Leben hatte, das dem anderen fehlte.

Es ist mehr ein Ausdruck des Mitgefühls als durch Studien bewiesen, wenn man fragt, ob der im Sessel Sitzende deswegen im Sessel sitzt, weil ihm die sozialen

Kontakte fehlen, oder ob die sozialen Kontakte fehlen, weil er diesen Lebensstil pflegt und kein Aussehen hat, das andere Menschen attraktiv finden, das sie anzieht. Nachdenken könnte man auch darüber, ob er nicht die innere Kraft besitzt, sich aufzuraffen, um ein besseres Leben mit mehr Anerkennung, Sympathie bei anderen und Glück zu führen, und dass sein Aussehen seinen Lebensstil erklärt. Dann würde man feststellen, dass er sich deswegen in einem Teufelskreis befindet, in dem weniger körperliche Leistungsfähigkeit zu einer schlechteren mentalen Fitness führt. Denkbar ist dann, dass in einer dynamischen, auf Schönheit und positive Wirkung auf andere setzenden Gesellschaft die einsetzenden Veränderungen im psychischen und körperlichen Bereich, hier insbesondere die Adipositas, ihn weiter in Vereinsamung, Enttäuschung und langfristig auch Krankheit treiben.

Um es auf den Punkt zu bringen: Man stelle sich vor, es wäre ein heißer Sommertag. Der dicke Herr im Sessel würde sehr schwitzen, der Sportler wäre frisch geduscht. Mit wem würde man lieber gemeinsam in einem Auto ohne Klimaanlage sitzen? Wessen Gesellschaft wäre angenehmer? Ist dann der Hinweis, der zu Dicke möge sich doch selber helfen, seinen Lebensstil zu ändern, nichts anderes als eine harte Abwehrreaktion, weil einen der Körpergeruch des schwitzenden dicken im Auto dann in der Hitze übel riechenden Menschen ekelt? Zugegeben eine bösartige Unterstellung, dass wir lieber anderen eine Empfehlung geben, wie sie ihr Leben und sich ändern können, als dass wir sie so annehmen wie sie – warum auch immer – geworden sind. Das Buch wäre nicht entstanden, wenn klar wäre, wie man ihm tatsächlich helfen könnte. Das Buch wäre nicht entstanden, wenn angesichts der vielen offenen Fragen in der Medizin nicht doch allzu leicht Mitgefühl durch Empfehlungen ersetzt würde, den Lebensstil zu ändern.

Denn wir wissen nicht, ob der Sportler auch mit weniger Bewegung so lange gesund wäre und der im Sessel Sitzende gesünder, wenn man ihn zum Sport überreden würde. Wir wissen auch nicht, ob es dem im Sessel Sitzenden mehr nutzen würde, wenn man überlegen würde, wie man sein soziales Umfeld verbessern kann. Wäre es nicht wert, in einer Studie zu untersuchen, ob Mitgefühl und Anteilnahme ihm mehr helfen würden, als eine Diätberatung dies tun kann? Natürlich müsste es eine Interventionsstudie sein, in der die eine Gruppe der Übergewichtigen menschliche Zuneigung und Anteilnahme erfährt, die andere Gruppe den typischen Zyklus von Arztbesuch und Ernährungsberatung und dann wieder Arztbesuch. Der zweite Arztbesuch, wie so oft, mit einer kleinen Erfolgsmeldung, dass man von 210 auf 208 Kilogramm abgenommen hätte. Doch vier Wochen später, beim nächsten Arzttermin, wöge er 212 Kilogramm. Viele Studien beweisen: Die dauerhafte Gewichtsabnahme gelingt nur den wenigsten.

Das Gedankenspiel untersuchte die Hypothese, ob man seine psychische Verfassung so unterstützen kann, dass einen ohne direkten Sport-Zwang der eigene Optimismus dazu verführt, sich zu bewegen, nach neuen Erlebnissen zu suchen, Dinge zu tun, die man bisher nicht tun konnte. Denn Bildung und soziale Beziehungen – nicht nur Sport – sind auch in der Lage, Langlebigkeit vorherzusagen. Über die Zusammenhänge von Gewicht und sozialen Strukturen wird später noch zu lesen sein. Nun die Frage an die Wissenschaft: Was könnte Sport denn dem Gesunden, der zu wenig Sport treibt, hinsichtlich seiner Langlebigkeit nutzen? Hinter dieser Frage steckt schon eine Annahme: dass jemand wissen würde, wie viel Sport richtig, gut, glücklich und gesund machend ist. Die Annahme ist, dass es eine Dosis-Wirkungs-Beziehung zwischen Sport und Gesundheit sowie Glück geben könne. Vor allem fraglich ist dabei, ob das, was für diejenigen gut ist, die gerne Sport treiben, auch für diejenigen gut wäre, die dies von sich aus nicht tun.

Sie als Leser mögen sich auch fragen, ob man das überhaupt untersuchen muss, denn eines steht doch fest: Sport korreliert mit längerem Leben, Sport korreliert mit geringerem Diabetes-Risiko, Sport korreliert mit geringerem Risiko, übergewichtig oder gar fettsüchtig zu werden. Aber Fakt ist: Dies sind nur Korrelationen aus Beobachtungsstudien. Bei Gesunden sind nur Korrelationen beschrieben, Interventionsstudien mit harten Endpunkten fehlen.

Effekt körperlicher Inaktivität: Analyse der Krankheitslast und Lebenserwartung

Weltweit geschätzt verursacht körperliche Inaktivität 6 % der Krankheitslast koronarer Herzerkrankungen, 7 % bei Typ 2 Diabetes, 10 % bei Brustkrebs und 10 % bei Darmkrebs. Würde die Inaktivität um 10 % oder 25 % gesenkt, könnten mehr als 533.000 bzw. 1,3 Mio. Todesfälle/Jahr verhindert werden.

„Wir schätzen, die Beseitigung körperlicher Inaktivität würde die Lebenserwartung der Weltbevölkerung um 0,68 Jahre erhöhen."

Zunahme der Lebensdauer in Deutschland, wenn körperliche Inaktivität eliminiert wäre: 0,47 Jahre

Abbildung 8: Daten aus Lee I. M. et al.: *The Lancet* 380:219-229, 2012.

Doch was sagen die Zahlen und, da es keine Interventionsstudien gibt, die Beobachtungsstudien? Man kennt ja die Zahlen recht gut und kann errechnen, um wie viel sich das Todesrisiko bei steigendem Körpergewicht erhöht. Wenn man diese Zahlen kennt – und auf diesen Zahlen beruhen ja auch die Empfehlungen, Sport zu treiben –, dann kann man errechnen, wie viele Todesfälle pro Jahr verhindert werden könnten, würden alle Sport treiben. Man kann, da man die durchschnittliche Lebenserwartung kennt, errechnen, um wie viel ein Mensch länger leben würde, wenn er eine bestimmte Anzahl von Stunden Sport treiben würde. Es gibt eine Studie, publiziert in einer exquisiten Zeitschrift, die das einmal nachgerechnet hat:

Der Effekt des Risikofaktors körperliche Inaktivität auf die Krankheitshäufigkeit in einer Population wurde von dieser Studiengruppe aus verschiedenen Datenbanken herausgenommen, um zu errechnen, was die Beseitigung der Inaktivität theoretisch nutzen könnte. Daraus lässt sich hypothetisch ableiten, wie viele Fälle einer bestimmten Erkrankung nicht auftreten würden, wenn der entsprechende Risikofaktor, zum Beispiel körperliche Inaktivität, verschwunden wäre. Man geht also in der Studie davon aus, dass ein sogenannter Risikofaktor tatsächlich immer auch ursächlich für das Ereignis einer Erkrankung verantwortlich ist, zum Beispiel Inaktivität für Diabetes, Herzinfarkt oder Schlaganfall. Dies bedeutet, dass wenn man die körperliche Inaktivität beseitigen würde, auch die angeblich dadurch bedingten Herzinfarktfälle nicht mehr auftreten würden. Diese Rechnung ist natürlich ausschließlich hypothetisch und wurde in dieser Studie für verschiedene Krankheitsbilder angewandt. Hochgerechnet ergibt sich aus der Studie, dass 6 Prozent aller Fälle von koronarer Herzerkrankung durch körperliche Inaktivität bedingt sind, 7 Prozent aller Typ-2-Diabetes-Erkrankungen, 10 Prozent der Brustkrebserkrankungen und 10 Prozent der Dickdarmkrebs-Erkrankungen. Insgesamt bedingt körperliche Inaktivität 9 Prozent aller vorzeitigen Todesfälle, anders formuliert: 5,3 Millionen Todesfälle von den insgesamt 57 Millionen Todesfällen, die weltweit im Jahr 2008 auftraten.

Würde die körperliche Inaktivität um mehr als 25 Prozent reduziert, könnten demnach mehr als 1,3 Millionen Todesfälle pro Jahr verhindert werden. Durch diese Hochrechnung wird körperliche Inaktivität zu einem Risikofaktor, vergleichbar dem des Rauchens und des Übergewichts. Daraus schließen die Autoren: „We must explore all avenues and support all efforts to reduce physical inactivity worldwide."

Abbildung 8 zeigt das Ergebnis – es scheint zu stimmen: Man würde länger leben, würde man seine Inaktivität reduzieren. Wichtig zu wissen: Die Berechnung beruht auf Daten aus Beobachtungsstudien. Es ist also keine Interventionsstudie.

Man nimmt Zahlen, die zeigen, dass sportlich aktive Menschen länger leben würden, und rechnet dann hoch. Demnach ist dies eine Studie, die den Effekt des Sports auf die Langlebigkeit eher überschätzt als unterschätzt. Und genau deswegen sind die Hochrechnungen für die Politik, aber auch für diejenigen, die oberflächliche Gesundheitsmeldungen weitergeben, so überaus beeindruckend: Senken der Inaktivität um 25 Prozent rettet 1,3 Millionen Menschenleben pro Jahr! Jedoch: Es ist nur eine Beobachtungsstudie!

Der Rechnung liegt zugrunde, dass man fünfmal pro Woche 30 Minuten Sport treibt, das ist gewiss nicht jedem möglich. Die Berechung setzt auch voraus, dass alle Menschen trainierbar seien. Aber man weiß, dass fast jeder fünfte Mensch – es gibt dazu auch genetische Untersuchungen – gar nicht auf Sport anspricht. Dann geht diese Studie davon aus, dass die komplette Umsetzung des Trainingsprogramms keine Nebenwirkungen hätte. Keine Verletzungen, keine Rückenprobleme oder Knieprobleme, keine durch den Sport induzierten Herzinfarkte und Fälle von plötzlichem Herztod. Es ist keine absurde Annahme oder bösartige Unterstellung, dass Sport schaden kann, denn in sauber durchgeführten Interventionsstudien wurde gezeigt, dass zwar Sport nach Herzinfarkt das Gesamtüberleben verbessert, aber in den ersten Monaten auf Kosten erhöhter Todesfälle, unter anderem durch plötzlichen Herztod. Nebenwirkungen treten gehäuft bei Patienten mit koronarer Herzerkrankung auf (auch wenn insgesamt bei diesen Patienten der Nutzen des Sports bewiesenermaßen den Schaden überwiegt). Und dass es in der Bevölkerung Patienten gibt, für die Sport gefährlich sein könnte, wurde erst gar nicht richtig berücksichtigt.

Es ist Voraussetzung für den nur errechneten (da nicht in einer Interventionsstudie gezeigten) Erfolg der körperlichen Bewegung, dass der Zwang zum Sport bei denen, die nicht wollen oder gar nicht trainierbar sind, nicht zu Selbstmorden, Depressionen, Minderwertigkeitsgefühlen oder sonstigen unerwarteten Verhaltensänderungen führt. Da man mangels Interventionsstudien nicht genau weiß, welche Effekte der Sport haben könnte, kann man zu diesen Fragen keine Aussagen treffen. In der Studie machte man es sich leicht und ließ solche Gedanken nicht in die Berechnung einfließen, genauso wenig wie Überlegungen, was denn diejenigen tun, die sich sehr anstrengen, sich vielleicht mehr als andere überwinden und bemühen, die aber nicht trainierbar sind und dann enttäuscht sind, wenn der Erfolg ausbleibt. Also ist diese Berechnung eher eine Überschätzung als eine Unterschätzung der Möglichkeit, durch konsequentes Umsetzen eines Sportprogramms und Verhinderung der Immobilität das Leben zu verlängern.

Jetzt sollen aber die Tabelle, ihre Zahlen und deren Bedeutung unter die Lupe genommen werden und die Zahlen bewertet werden. Nimmt man diese Zahlen, dann stimmt es: Ja – hochgerechnet werden 1,3 Millionen Menschenleben gerettet, wenn man die körperliche Inaktivität so reduziert wie in der Studie angenommen und dies so wirksam wäre wie berechnet. Aber das Buch wäre nicht zustande gekommen, wäre die Hochrechnung eines kleinen Effekts durch Multiplizieren mit Millionen Mitmenschen akzeptabel. Der kritische zweite Blick geht daher auf den Effekt für den Einzelnen, doch bitte nicht auf die Hochrechnung mit Millionen von Mitbürgern, sondern auf die absoluten Zahlen. Was kommt nun in dieser optimistischen Berechnung für den Einzelnen heraus? Es dreht sich alles nur um 0,47 Jahre, also circa um fünf Monate! Nur fünf Monate? Ja, nur um wenige Monate, angesichts einer Lebenserwartung von circa 80 Jahren. Es mag im ersten Moment hart klingen, „nur" fünf Monate, denn diese können für einen Menschen sehr wichtig sein. Daher erinnern Sie sich jetzt bitte noch einmal an die Ausführungen anfangs über Studieninterpretationen:

Es gibt keine Daten, die zeigen würden, dass dieser berechnete Sport-Effekt tatsächlich für jeden vorhersagbar auftreten würde. Die großen Konfidenzintervalle dieser Studie, also die Bandbreite, in der solch eine Berechnung richtig oder auch falsch sein kann und in der das Leben kürzer oder auch länger dauern könnte, zeigen, dass der berechnete Effekt keineswegs für jeden zutreffen würde. Es mag Menschen geben, bei denen das Leben nicht signifikant verlängert würde, und andere, bei denen dies mehrere Jahre ausmachen könnte. Also wieder einmal ein typisches Beispiel für die in der Medizin leider immer wieder aufkeimende Lust, das Individuum, dem die Medizin eigentlich dienen soll, zur Seite zu drängen und dem Rausch der großen Zahlen zu verfallen. Da diese Studie ja nur einen aus Beobachtungsstudien hochgerechneten Effekt beschreibt – im Durchschnitt wenige Monate Lebensverlängerung –, sollte man, anstatt in der Öffentlichkeit Sport zu propagieren, an die Daten ganz anders herangehen:

Diese Studie ist hochinteressant, denn sie gibt die Daten her, um eine Hypothese aufzustellen. Die Hypothese wäre, dass mehrfach pro Woche sich zu bewegen Krankheiten verringern und Todesfälle so reduzieren sollte, dass daraus eine signifikante Lebensverlängerung erwachsen würde. Diese Hypothese ist durch diese Studie so gut belegt, dass es ethisch vertretbar wäre, nun eine Interventionsstudie zu planen. Man sollte erwarten, dass die für Forschung und Gesundheit zuständigen Ministerien sofort mit Freude solch eine Studie finanzieren, auch wenn sie sicherlich teuer wird. Hier wäre es sehr aufschlussreich, wenn sich die Wissenschaftler der in *Lancet* publizierten Hochrechnung auf ihren Zahlen basierend einmal dazu äußern würden, wie viele Menschen man wie lange in die Kontrollgruppe und in die Sportgruppe der Studie aufnehmen müsste, um signifikante Zahlen zu erzielen. Denn daraus ergeben sich die Kosten. Nimmt man nun die geringe Effektstärke, die aus der Tabelle abzulesen ist, kann man gleich auf einen Blick erkennen, dass diese hochgerechneten Daten wenig wert sind, denn man bräuchte für diese Studie sicherlich so viele Menschen, über einen so langen Zeitraum, dass so eine Interventionsstudie nicht machbar erscheint. Daraus lässt sich schließen: Wenn seitens der Lebensstil-Päpste gesagt wird, solche Studien seien nicht möglich, da zu teuer, weil zu viele Menschen über eine zu lange Zeit eingeschlossen werden müssten, wird klar: Der Effekt ist so gering, dass die Diskussion über politische Wege, Menschen zu mehr Sport anzuregen, sinnlos ist. Hart, aber wahr: Der Effekt von Sport ist selbst in Querschnitt- und Beobachtungsstudien zu gering, um nach Übertragung auf die gesunde Normalbevölkerung signifikante Effekte erwarten zu lassen. Signifikant wären eine „number needed to treat" von 100 und eine Lebensverlängerung von mindestens fünf Jahren.

Aber angenommen, es gäbe jemanden, der bereit wäre, solch eine Studie über die ausreichende Zeit und mit ausreichend Probanden zu fördern, sodass eine sinnvolle Auswertung mit den Endpunkten Krebs, Herzinfarkt, Schlaganfall, Pflegefälligkeit, Demenz und Tod möglich wäre. Dann sollte auch angenommen werden, dass die Ethikkommission dem zustimmt, auch wenn der Effekt für den Einzelnen nur marginal wäre, aber die Zustimmung würde erteilt, weil man vielleicht erfahren könnte, wer besonders vom Sport profitiert und wer weniger davon profitiert. Dennoch wäre eine Studie, die die oben genannten Endpunkte untersucht, nicht vertretbar, denn wenn man über so eine lange Zeit so tief greifend den Lebensstil so vieler Menschen verändert, dann muss man einen weiteren Endpunkt in die Auswertung mit hineinnehmen: die Lebensqualität, zusammen mit Untersuchungen über Depression, Selbstbestimmtheit und Stressbewältigung. Und selbst diese Parameter würden nicht ganz ausreichen, denn solch eine Intervention könnte auch in die sozialen Kontakte eingreifen, wenn beispielsweise der eine Ehepartner sich regelmäßig bewegt und der andere, der nicht in die Interventionsgruppe eingeschlossen ist, sich nicht so viel bewegt. So große Unterschiede in der Strategie, die Freizeit zu verbringen, solch unterschiedliche Formen der Lebensführung könnten auch eine Beziehung zweier Menschen belasten. Daher wird es eine solche Studie nie geben können. Aber würde all dies bedacht, dann wäre eine solche Studie nicht nur äußerst wichtig und spannend, sondern auch sehr aussagefähig. Gäbe es sie, dann wäre die Diskussion über Lebensstil und Bewegung endlich nicht mehr eine Diskussion in der Ideologie einerseits und der Abfrage, was denn wissenschaftlich durch Interventionsstudien gesichert ist, andererseits. Gäbe es eine solche Studie, würden sich die Vertreter der Hypothese „mehr Sport rettet Leben" und die andere Gruppe, die sagt, Zwang zum Sport sei inhuman, nicht mehr unversöhnlich gegenüberstehen. Dann gäbe es eine klare Aussage. Schade, dass es niemanden gibt, der eine solche Studie fördert, sie wäre so wichtig.

Schaut man aber in die Literatur und sieht die vielen kleinen Studien, die leider nur als Beobachtungsstudien das Thema untersuchen, oder als zu kurz laufende und zu kleine Interventionsstudien Surrogatparameter untersuchen, dann wird deutlich: Es gäbe das Geld für solch eine große Studie, es wird nur viel zu kleinteilig ausgegeben und die erzielten Daten sind für die große Frage Sport und Gesundheit der noch gesunden Mitbürger nicht nutzbar.

Aber ohne eine solche Interventionsstudie bleibt aus der oben gezeigten Studie nur eine Schlussfolgerung: Der Effekt ist so klein, dass er kaum relevant sein kann. Schon daher ist die Aussage, es sei wissenschaftlich bewiesen, dass Sport und Bewegung jedem gut täten, falsch.

Zudem ist diese Studie ein typisches Beispiel, wie über den Kopf von Tausenden hinweg ein minimaler, vielleicht tatsächlich vorhandener Effekt hochgerechnet wird und dann zur Staatsräson erklärt wird, denn selbst Politiker meinen manchmal, Sport empfehlen zu müssen, vor allem im Wahlkampf. Das Thema bleibt: Was zählt der Einzelne? Genau das ist der Grund, dieses Buch zu lesen, um in dem Dschungel der verwirrenden Daten Ordnung zu erhalten, um selber interpretieren zu können. Das geht nur durch die sonst nicht übliche Klarstellung, was denn durch eine Interventionsstudie bewiesen ist und was nur eine mathematische Hochrechnung aus einer Beobachtungsstudie ist und damit immer nur eine Hypothese bleibt.

Wenn also keine Interventionsstudie vorliegt, wenn der aus Beobachtungsstudien hochgerechnete Effekt keineswegs bei jedem eintritt und wenn das dann auch nur fünf Monate ausmacht, stellt sich folgende ethische Frage:

Berechtigt ein derart schwacher Effekt, abgeleitet aus derart schwachen Daten, dass in Schule, Firmen und Familien durch öffentliche Medien Druck ausgeübt wird, einen größeren Eingriff in die Lebensgestaltung eines Individuums vorzunehmen, indem Sport empfohlen wird? All diese Sportprogramme aufzulegen, ohne dass verstanden wurde, warum der Einzelne sich scheinbar gesundheitsschädlich verhält? Nur weil sich auf der Populationsebene eine Intervention angeblich rechnet, nicht aber auf der Ebene der Einzelperson? Hat dann der Staat, vertreten durch seine für Gesundheit zuständigen Beamten, das Recht, solche Dinge in der Öffentlichkeit zu propagieren? Hat die Presse nicht die Verpflichtung, über diese Folgen ihrer Berichterstattung nachzudenken, ehe sie berichtet? Und warum fragt niemand nach den Ursachen für einen krankheitsfördernden Lebensstil?

Mehrere methodisch ähnliche Beobachtungsstudien wie die eben vorgestellte zeigen auch, dass man hochgerechnet potenziell einige Monate länger leben könnte und dann Geld für die Therapie von Adipositas, Hochdruck und möglicherweise Krankenhausaufenthalte einsparen könnte. Dies scheint auszureichen, damit Krankenkassen, zuständig für die sinnvolle Ausgabe des Geldes der Solidargemeinschaft, für Sportprogramme Geld in die Hand genommen haben. Sie geben erhebliche Summen für Präventionsstrategien aus, die nicht durch Interventionsstudien belegt sind. Kein Politiker protestiert, kein Rechnungshof schaut sich diese Geldverschwendung an. Kein Jurist geht der Frage nach, ob denn Krankenkassen für so ein Projekt Geld der Solidargemeinschaft ausgeben dürfen, denn das sollten Krankenkassen doch nur, wenn es wissenschaftliche Evidenzen gibt. Beobachtungsstudien und Hochrechnungen reichen dafür nicht aus.

Nur weil einige sogenannte beziehungsweise selbst ernannte Experten der medizinischen Fachgesellschaften auf der Welle des Lebensstils und der so gut klingenden Idee der Prävention von Erkrankungen mitschwimmen, nimmt man in Kauf, dass diejenigen, die keinen Sport treiben, unter Druck gesetzt werden. Sie bekommen entweder ein schlechtes Gewissen oder werden sogar diskriminiert. Man verfällt der Hybris, zu wissen, was man nicht weiß, man verfällt durch diesen Übermut der Versuchung, sich einzubilden, man müsse und dürfe andere zum Glück tragen und müsse sie geradezu dazu zwingen. Man vergisst, dass was für den einen das Glück ist, es nicht auch für den anderen sein muss. Glück ist und bleibt für immer individuell!

Die Anbeter der Lebensstil-Prävention diskutieren in renommierten Fachzeitschriften, ob oder ob nicht Diskriminierung anderer Menschen wegen des nicht akzeptierten Lebensstils richtig wäre. Diskutiert werden erhöhte Steuern, höhere Krankenkassenbeiträge oder andersartige Benachteiligungen derer, die zu dick sind, zu viel Zucker essen oder zu wenig Sport treiben. Menschen werden in bewertende Kategorien eingeteilt, ohne dass die dazu erforderlichen wissenschaftlichen Erkenntnisse vorliegen. Diskutiert werden Systeme, die die Änderung des Lebensstils belohnen, also dem, der schlank wird, Geld zu geben. Aber das ist letztlich – schick formuliert – nichts anderes als das Aufheben einer Bestrafung. Man bildet sich ein, Glück gemessen an potenziellen fünf Lebensmonaten, errechnet aus inadäquaten Studien, anderen Menschen aufbürden zu müssen. Die Einstellung lautet: Man muss sie nur überzeugen, das zu tun, was wir – auch wenn wir dafür keine Interventionsstudien haben – als den richtigen Lebensstil für uns gefunden haben. Aber darf man das? Sind Hochmut und Arroganz anderen Lebensformen gegenüber gerechtfertigt, selbst wenn diese wenig Sport und Übergewicht beinhalten? Es ist spannend zu beobachten, dass unsere Gesellschaft sich bemüht, für andere Kulturen offen zu sein. Die Offenheit und der Wille zum Verstehen und Akzeptieren anderer Lebenszuschnitte hören offensichtlich bei Sport und Übergewicht auf, beim Lebensstil als Gesundheitsbringer. Multikulturell und offen, großzügig und verständnisvoll zu sein: ein Thema nur in der Politik, aber nicht bei verschiedenen Kulturen des Lebensstils?

Man ist so hochmütig zu glauben, dass die Menschen, die weniger Sport treiben, „arme“ Menschen seien, weil sie sich nicht an die Gesundheitsversprechungen der aus Beobachtungsstudien hergeleiteten Scheinfakten halten. Etwas spitz und böse formuliert: An die Lebensstil-Religion und ihre erlösende Wirkung Glaubende nehmen sich das Recht, die armen Ungläubigen zur Gesundheit zwingen zu dürfen. All dies, ohne vorher verstanden zu haben, warum andere Menschen einen anderen Lebensstil wählen, mit weniger Sport, damit sie sich so vielleicht auf der einen Seite schädigen, aber vielleicht auch in einem anderen Bereich schützen. Das wird das Thema des nächsten Kapitels sein und dort näher erläutert werden. Vielleicht ist der Begriff des „armen Menschen“ in dem Zusammenhang nicht falsch?

Glaubt eine Gesellschaft, die öffentlich Zwang als Methode zum durch Lebensstil erreichbaren Glück diskutiert, nicht mehr an die Würde des Menschen, weil sie die Richtigkeit statistischer Assoziationen als ausreichend erachtet, um über andere zu verfügen? Gerade beim Sport, der angeblich durch Antrainieren von Muskelkraft und Fitness die Jugend erhalten kann, wird deutlich, wie eng Lebensstil des Glaubens bedarf, des Glaubens an die ewige Jugend. So wird der Glaube an den richtigen Lebensstil zum Ersatz Gottes. Aber es ist ein Glaube, der nicht weit trägt. Denn Glaube ist mehr als nur Beruhigung vor Todesangst, mehr als nur Verdrängung des Wissens um die eigene Endlichkeit, mehr als Bewältigung des Kompetenzverlustes, der einem bewusst wird, wenn man Schicksal erfährt und merkt, wie man ihm ausgeliefert ist. Deswegen kann der Ersatz Gottes durch Sport zur Beseitigung der Unsicherheit des eigenen Seins angesichts der Größe der Natur um uns herum nicht ausgeglichen werden.

Der Erhalt körperlicher Leistungsfähigkeit durch Sport ist eng mit der Verdrängung von Krankheit und Tod aus der Mitte der Gesellschaft an den Rand der Gesellschaft verbunden. Durch den Glauben an den sportlichen Lebensstil wird verdrängt, dass Krankheit zunächst einmal Schicksal ist. Unsportlichkeit wird der Platz zugewiesen, den wir als Leser des Neuen Testaments bei den Leprakranken, den Aussätzigen der Gesellschaft, kennenlernen. Schuldig sind diejenigen, die als Folge einer Lebensstil-Verfehlung erkranken, man schaut auf sie und schaut vorbei. Sie sind aussätzig und selber schuld. Krankheit ist dann, wie vor mehreren Tausend Jahren, wieder folgerichtige Bestrafung von Fehlverhalten. Jesus ging zu den leprakranken Aussätzigen. Doch wer geht zu denen, die sich an den Rand gedrängt fühlen, weil sie keinen Sport treiben? Wer sagt denen, die sich ausgeschlossen fühlen, weil sie als nicht Sport Treibende an ihrer Aussätzigkeit schuld sind, dass diese Daten, die den richtigen Lebensstil scheinbar definieren, objektiv betrachtet gar nicht stimmen? Versagt hier die Kirche, weil sie auf diesem Auge blind ist? Und wenn die Daten nicht dazu taugen festzustellen, ob jemand, der krank ist, deswegen krank wurde, weil er zu wenig Sport trieb, und nicht krank geworden wäre, hätte er mehr Sport getrieben – denn dafür bräuchte man ja die Interventionsstudie –, dann muss sich niemand schuldig an seiner Erkrankung fühlen. Da wir auch nicht wissen, ob diejenigen, die – wie der Autor des Buches – viel Sport treiben, deswegen so gesund sind, oder ob sie Sport treiben können, weil sie so gesund sind, gibt es kein Anrecht auf Hochmut oder Überlegenheitsgefühle. Es gibt nur einen Anspruch: Den Anspruch der Kranken auf Mitgefühl und Fürsorge!

Man könnte auch ganz anders argumentieren: Angenommen, Kassen und Politik kämen gemeinsam mit Fachgesellschaften nun wirklich auf die Idee, durch Unterricht in der Schule und Öffentlichkeitsarbeit, aber auch durch Zwänge, das angeblich richtige Leben zu fördern. Dazu zählen unter anderem höhere Krankenkassenbeiträge für diejenigen, die zu viel wiegen, oder Steuern auf gesüßte Getränke. Das sind keine verrückten Ideen, das wird nicht nur in wissenschaftlichen Zeitschriften so diskutiert. Das sind schon deswegen keine Hirngespinste, weil schwer übergewichtige Lehrer es schwerer haben, wenn überhaupt, verbeamtet zu werden. So weit ist es schon gekommen! Das angeblich gesunde Leben soll dadurch gefördert werden, dass man das ungesunde Leben sanktioniert. Eiscreme wird ebenso teurer wie Limonade. Vorteile des Beamtenstatus werden verwehrt. Startet die Fantasie einmal kräftig durch, dann kommen gleich weitere Ideen: Warum dann nicht gleich auch alkoholische Getränke, Chips und Schokolade besteuern? Das scheint eher politisch durchsetzbar zu sein als eine Idee wie der „Veggie-Day". Diejenigen, die glauben zu wissen, was für alle gesund ist, können durch Kostendruck dafür sorgen, dass diejenigen, die gerne mal Pommes frites mit einer guten Bratwurst essen und danach ein Eis zum Abschluss, schmerzvoll merken, dass es zu teuer wird. Zumindest in Euro gerechnet lohnt dann „gesundes Essen". So weit ist es aber noch nicht gekommen, Gott sei Dank.

Schon das, was heute an Förderung für mehr Bewegung ausgegeben wird, kostet viel Geld. Und Geld ist immer wieder ein gutes Barometer für das Funktionieren einer Idee. Denn dieses eingesetzte Geld soll ja dazu führen, dass an anderer Stelle gespart wird. Gespart wird angeblich an den Kosten für Medikamente, die den Blutdruck, den Blutzucker oder die Blutfette senken, Kosten für Krankenhausaufenthalte, Arztbesuche und Operationen, vor allem aber um Arbeitsausfälle durch Zivilisationskrankheiten zu reduzieren. Doch derjenige, der das Geld für die Sportförderung zur Verfügung stellt, sollte verpflichtet sein nachzuweisen, dass die angeblichen Effekte auch wirklich eintreten. Da dies nicht verlangt und deswegen nicht getan wird, wird viel Geld zum Fenster hinausgeworfen, zumindest solange man eine verbesserte körperliche Gesundheit und dadurch geringere Krankheitskosten als Maßstab nimmt. Dazu sind die Krankenkassen eigentlich verpflichtet. Wie schade, dass keiner den Mut hat, diese Geldverschwendung offen beim Namen zu nennen! Schade aber auch, dass die Effekte, die Sport tatsächlich hat, nicht als Argument für eine Sportförderung ins Feld geführt werden. Nachweislich verbessert Sport soziale Kompetenzen, das Selbstwertgefühl, reduziert Kriminalität und verbessert durch erlerntes Leben in einer Gemeinschaft auch die Chance, später, mit Berufsabschluss, an der Gesellschaft gestaltend mitzuwirken. Es gibt einen guten Grund, warum diese nachgewiesenen Vorteile der sportlichen Tätigkeit nicht als Argumente genannt werden, das ist nämlich nicht der Auftrag der Krankenkassen. Ihr Auftrag ist nicht, soziale Kompetenz oder eine erfolgreich abgeschlossene Schulausbildung zu fördern, sondern ihr Auftrag ist ganz eindeutig und ausschließlich die Prävention und Therapie von Krankheiten. Wenn man die Argumente der Krankenkassen für ihre Sportförderprogramme jedoch betrachtet, dann sind sie wissenschaftlich gesehen im Hinblick auf die körperliche Gesundheit falsch. Es gibt gute Gründe Sport zu treiben, die meisten haben jedoch mit dem Erhalt körperlicher Gesundheit wenig zu tun.

Einen Grund, Sport zu treiben, publizierte 2015 das *New England Journal of Medicine*. In einer Studie konnte gezeigt werden, dass eine zweijährige Intervention mit Diät, Bewegung und kognitivem Training die Abnahme der geistigen Fähigkeiten 60-77 Jahre alter Menschen ein klein wenig reduziert. Der Effekt ist gering und es bleibt offen, ob nicht Gedächtnistraining ohne Sport und Diät genauso erfolgreich wäre.

Wenn aber nach Überprüfung der Effektivität einer solchen Maßnahme am Ende für den einzelnen Menschen kein relevanter Effekt feststellbar ist, das Umsetzen der nach Hochrechnung richtigen Sportdosis nur Geld kostet, dem Gesundheitssystem aber nicht die erhofften Milliarden einspart – dann hat man ein Problem. Ein Problem nicht nur mit der Begründung für die Ausgabe, sondern ein Problem auch damit, dass Sport, wenn er denen verordnet wird, die nicht freiwillig und von sich aus Sport treiben, nicht den erhofften Effekt auf die mittlere Lebensdauer oder auf die Krankheitskosten bringen wird. Daher lohnt es, sich in der obigen Tabelle einmal die Irrtumswahrscheinlichkeit dieser Hochrechung anzusehen. Am einfachsten geht dies durch einen Blick auf die errechnete Möglichkeit der Abweichung vom Mittelwert. Die Irrtumswahrscheinlichkeit geht in beide Richtungen. Es ist sowohl denkbar, dass der Nutzen deutlich größer ist als erwartet, als auch dass der erwartete Nutzen gegen null geht. Wie erwartet, ist das nüchtern betrachtete Ergebnis: Man weiß es nicht! Dennoch scheuen sich Fachvertreter, Gesundheitsapostel und Berater der Politik nicht, Daten aus Beobachtungsstudien, deren wissenschaftlicher Wert nur in dem Nachweis ihrer Bedeutungslosigkeit liegt, zum angeblichen Beweis des Nutzens von „meinen täglichen Sport gib mir heute“ zu zitieren. Und alle machen mit.

ZUSAMMENFASSUNG

- Es ist bewiesen: Wer mehr Sport treibt, ist im Alter fitter. Aber: Es ist nicht bewiesen, dass derjenige, der mehr Sport treibt, dies kann, weil er gesünder ist, oder durch Sport gesünder wurde. Das Nichtwissen ist viel größer als das Wissen.
- Deswegen sollte, solange keine Interventionsstudien (außer zum Beispiel nach Herzinfarkt) vorliegen, die Fähigkeit, Sport zu treiben als ein zu pflegendes (durch Training) Geschenk angesehen werden, aber nicht als „Therapeutikum".

9.

Das Übergewicht ist eine Seuche – oder: Übergewicht als Folge einer Fehlentwicklung in der Gesellschaft?

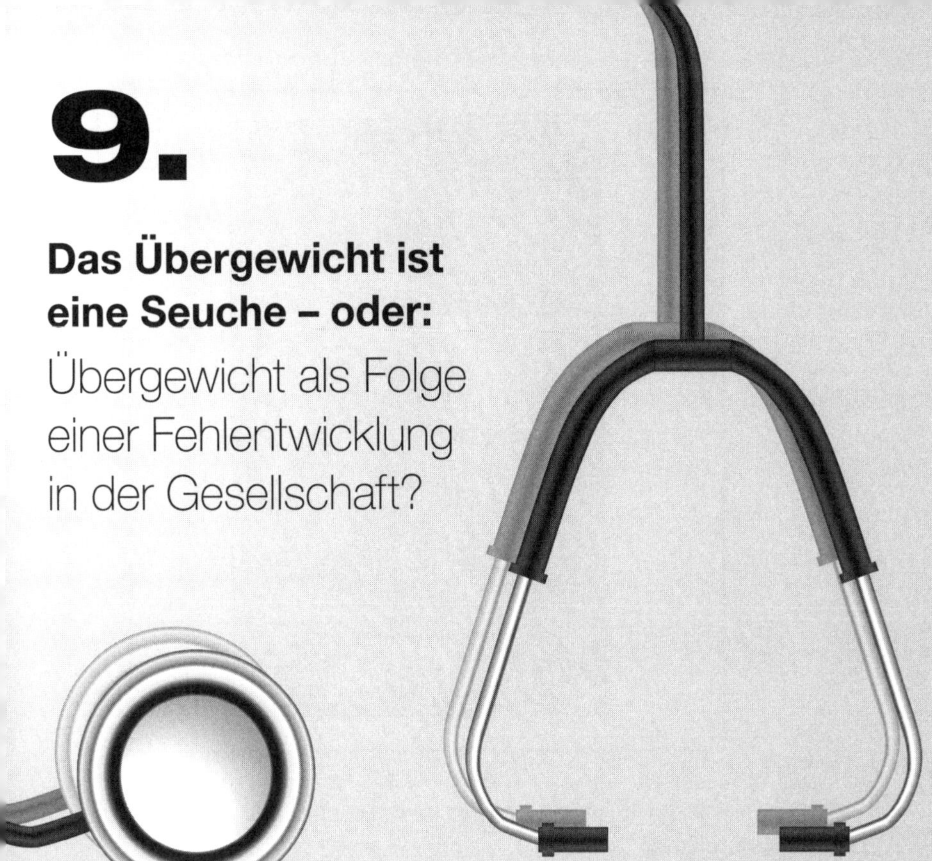

DIE VERKNÜPFUNG VON Friedenszeiten mit erfolgreicher Seuchenbekämpfung und ausreichender Verfügbarkeit von Nahrungsmitteln für alle ist die Basis der zunehmend längeren Lebensdauer in unserer „zivilisierten“ Industriegesellschaft. Gewiss will dies niemand verlieren, nur um die Diabetes-Häufigkeit wieder auf die Vorkriegsjahre zu reduzieren. Gewiss will diese Errungenschaften niemand aufs Spiel setzen, nur um die Häufigkeit des Übergewichts wieder auf die Häufigkeit der vergangenen Zeit zu reduzieren, in der wenige ausreichend essen und trinken konnten, viele aber hungerten.

Abbildung 9 auf der folgenden Seite zeigt den Kurfürsten in seiner Leibesfülle, umgeben von seinen kurfürstlichen Herrschaftszeichen und Insignien, als Titelblatt einer prächtig illustrierten Luther-Bibel. Deutlich erkennbar auch der Wahlspruch Ottheinrichs „Mit der Zeit“. Abdruck mit freundlicher Genehmigung des Kurpfälzischen Museums Heidelberg.

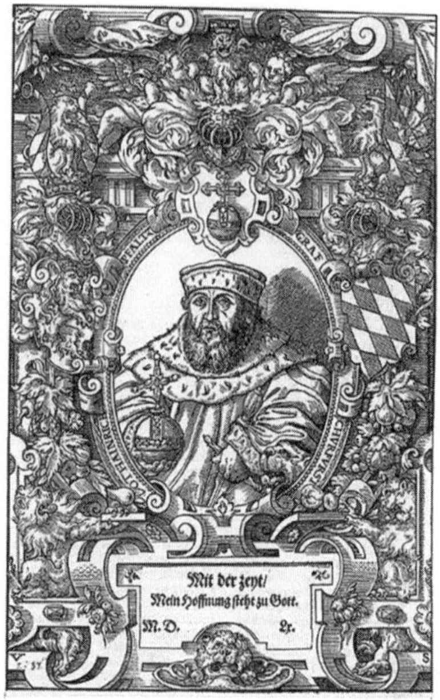
Mit der zeyt/
Mein Hoffnung stehe zu Gott.
M. D.
Lx.

Abbildung 9: Virgil Solis (1514-1562), Kurfürst Ottheinrich, Holzschnitt, 1563, Kurpfälzisches Museum Heidelberg, Inv. Nr. S 1757.

Wie in der Abbildung oben verdeutlicht: In Zeiten, als die meisten schlank waren, der Diabetes Typ 2 sehr selten war, aber viele hungerten, gab es dennoch sehr wenige, die besonders exzessiv der Völlerei frönten und unter ihrem Wohlstand litten. Es ist nicht einfach, mit Wohlstand umzugehen. Wer als Arzt genügend Patienten aus den Öl fördernden Regionen der Welt betreut hat, die als Medizintouristen in unseren Kliniken Hilfe suchen, der weiß, dass diese Menschen aus Ländern, wo fast jeder privilegierte Staatsbürger Millionär ist, nicht gerade glücklich sind. Umgang mit Wohlstand ist das eigentliche Thema. Nicht Sport, nicht Diät, sondern der gekonnte Umgang mit dem, was uns dankenswerterweise zur Verfügung steht und vor unseren Augen ausgebreitet wird. Wohlstand kann, wenn man nicht damit umgehen kann, zum Leiden führen. Das Gleiche gilt für den Hochmut. Es ist schwer, mit den Möglichkeiten umzugehen, wenn sie einem schlaraffenlandartig in den Mund fliegen. Wohlstand einer Gesellschaft bedeutet auch, dass nicht jeder teilhaben kann.

Wir haben Überfluss – doch leiden wir? Es gibt Probleme in unserer Wohlstandsgesellschaft, die nicht zu unterschätzen sind. In unserer gegenwärtigen Gesellschaft haben am Überfluss viele teil, vor allem da noch nie so viele Nahrungsmittel so vielfältig, so preisgünstig in hoher Qualität angeboten wurden. Aber wir leben auch in einer Gesellschaft, in der zu viele nicht ausreichend am Wohlstand teilhaben können. Nicht ausreichend heißt, dass sie nur einzelne Aspekte, etwa die einfache Verfügbarkeit von Nahrung, wahrnehmen können. Ein anderer Aspekt des Wohlstands ist der Umgang mit der Zeit, in der man nicht arbeitet. Auch der will gelernt sein. Es ist nicht einfach, die Kraft zu haben, es sich dadurch wohlergehen zu lassen, dass man es sich nicht durch Essen zu gut gehen lässt.

Die Wurzel der Fettsucht, wie immer man sie definiert, hat mit Wohlstand zu tun. Es liegt aber nicht nur an der Verfügbarkeit des kalorienreichen Essens. Denn wäre dies so, dann wären Zwangsprogramme angebracht. Dann könnte man bedenkenlos verfügen, dass alle kalorienreichen Nahrungsmittel aus den Regalen genommen werden. Dann könnte man Menschen zum Abnehmen zwingen, dann wäre schlechtes Gewissen nach einem guten oder „zu guten" Essen angebracht, dann wäre es Sünde, zu viel zu essen. Es ist aber nicht so, dass die kalorienreichen Nahrungsmittel nur schaden würden. Kalorienreiche Nahrungsmittel können nämlich auch Freude bereiten, Menschen durch ein gemeinsames Mahl zusammenbringen, glücklich und zufrieden machen. Das ist positiver Lebensstil!

Es gibt aber auch noch einen weiteren Aspekt, der betrachtet gehört, nämlich die Gleichsetzung eines bestimmten Verhältnisses von Körpergröße zu Körpergewicht oder des Taillenumfangs oder des prozentualen Fettgehalts an der Körperzusammensetzung mit Krankheit. Ist jeder, der in den Statistiken als zu dick bezeichnet wird, krank oder krankheitsgefährdet? Wo steht die Forschung?

In einer Studie (Abbildung 10, Seite 122) wurden insgesamt 8.359 weiße Amerikaner, 1.931 Amerikaner afrikanischer Herkunft und 2.435 Amerikaner mexikanischer Herkunft, die 65 Jahre oder älter waren und keine Behinderungen aufwiesen, über sieben Jahre beobachtet. Die Abbildung zeigt das Risiko des Todes im Verhältnis zum Body Mass Index zu Beginn der Studie in drei Untergruppen. Spannend ist, dass sich in allen Gruppen selbst bei hohem und extrem hohem Körpergewicht kein signifikant erhöhtes Risiko für den Tod zeigt. In der Gruppe, die mit schwarzen Dreiecken dargestellt ist, wurden Raucher und diejenigen ausgeschlossen, die während der ersten zwei Jahre nach Einschluss in die Studie starben. In der Gruppe, die mit offenen Quadraten dargestellt ist, wurden die zu Beginn der Studie vorhandenen Erkrankungen in das Risiko mit einberechnet. Das Überraschende: Bei den Nichtrauchern steigt das Todesrisiko im höheren Alter über sieben Jahre nicht signifikant an, selbst wenn sie extremes Übergewicht haben, hingegen steigt das Todesrisiko bei denen signifikant an, die einen niedrigen Body Mass Index, also ein geringes Gewicht, haben.

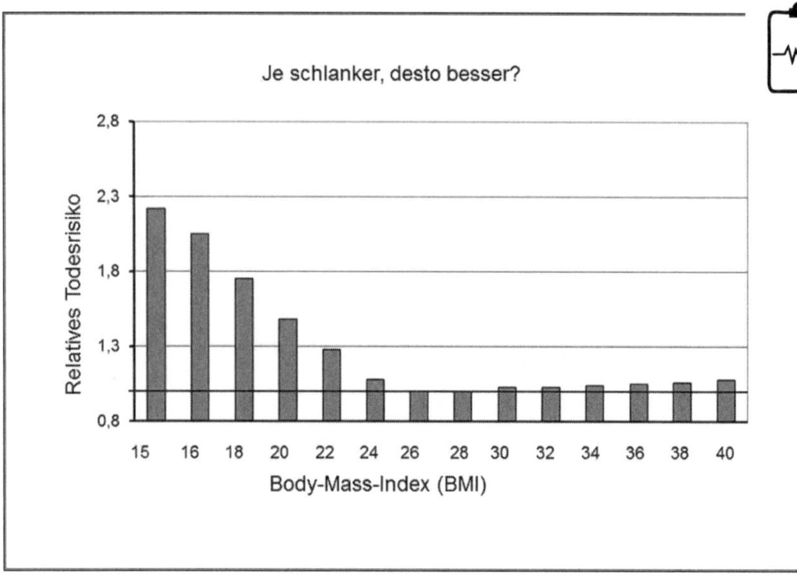

Abbildung 10: Abbildung spiegelt Ergebnisse aus: Al Snih S. et al.: „The Effect of Obesity on Disability vs Mortality in Older Americans", *Arch Intern Med.* 2007; 167 (8): 774-780.

Nicht in dieser Abbildung gezeigt sind die Daten bezüglich des Entstehens einer Behinderung; hier steigt das Risiko bei denen, die sehr viel wiegen, steiler an als bei denen, die wenig wiegen.

Unten aufgetragen ein Maß für das Gewicht. Angeblich beginnt ja ab einem BMI von 27 das Übergewicht, daher wird immer behauptet, die Deutschen seien zu dick. Doch es lohnt den differenzierten Blick auf das Ergebnis der oben gezeigten Studie:

Es handelt sich um eine prospektive Beobachtungsstudie über sieben Jahre. Eingeschlossen wurden Menschen über 65 Jahre und nach sieben Jahren wurde der Bezug des Body Mass Index zum Todesrisiko gemessen. Auf den ersten Blick schon das erstaunliche Ergebnis: Die Kurve verläuft U-förmig. Das dürfte sie aber gar nicht, denn nach der gängigen Auffassung müsste man annehmen, das Todesrisiko sei links in der Abbildung, also bei denen, die schlank sind, am niedrigsten und müsse nach rechts, also dort, wo die Dicken aufgetragen sind, kontinuierlich ansteigen. Das Ergebnis ist eindeutig: Zu wenig Gewicht ist mit einem höheren Todesrisiko assoziiert, ja es steigt nach links sogar mehr an als nach rechts. Selbst diejenigen, die ganz am Ende rechts aufgetragen sind, die also extrem übergewichtig sind, haben ein kaum erhöhtes Todesrisiko. Das ist allerdings an Bedingungen geknüpft, denn rechts liegt das Todesrisiko nur bei denjenigen extrem übergewichtigen Menschen niedrig, die nicht rauchen. Diese Studie, zumal sie keine Querschnittstudie, sondern eine prospektive Beobachtungsstudie ist, lässt demnach keineswegs die Hypothese zu, dass man denen, die einen BMI über 27 haben, helfen würde, wenn man sie zum Abnehmen überreden würde. Auf dieser prospektiven Studie aufbauend ist es also ethisch nicht vertretbar, eine Interventionsstudie aufzusetzen, die zum Ziel hätte, ältere Menschen mit hohem Körpergewicht einzuschließen, um dann zu untersuchen, ob die Hälfte, die abnimmt, länger lebt als die Hälfte, die nicht abnimmt.

Dieses Ergebnis ist keineswegs überraschend, es wird unterstützt durch Interventionsstudien an älteren Typ-2-Diabetikern. Sie zeigen, dass die besonders strenge Blutzuckerkontrolle bei Typ-2-Diabetikern keinen relevanten Vorteil mehr bietet, wenn der Blutdruck gut eingestellt ist. Bei älteren Menschen scheint zuzutreffen, dass weder das Gewicht allein noch der Blutzucker allein eine Begründung zur Intervention ist. Es gibt mehr als diese einfach messbaren Parameter, was das Schicksal des Menschen bestimmt.

Die Fehlinterpretation des „Gesund ist, wer schlank ist“ führt dazu, dass in Deutschland inzwischen mehr Menschen an Mangelernährung als an Überernährung sterben! Mangelernährung ist nicht allein am niedrigen Körpergewicht erkennbar, sondern auch am Gewichtsverlust in kurzer Zeit, beispielsweise durch Krankheiten. Leider konzentrieren sich in der Ernährungsdebatte zu viele auf die Folgen der Überernährung, zu wenige auf die Folgen der Mangelernährung! Auch in Krankenhäusern und Altenheimen wird darauf geachtet, „gesundes Essen“ anzubieten. Darunter wird dann fettarmes und kalorienarmes Essen verstanden. Leider ein Missverständnis, denn es gibt ältere Menschen, bei denen die Mangelernährung eine Gefahr darstellt, aber auch andere, bei denen die Überernährung beispielsweise zu Knieproblemen oder Atemnot führen kann. Differenzieren zwischen diesen beiden Gruppen wäre die Aufgabe! Man muss ebenso differenzieren zwischen den Folgen der Adipositas bei jüngeren und älteren Menschen.

Es gibt kaum Ärzte, die Altenheime betreuen und ausreichend geschult sind, um Mangelernährung zu erkennen und den dadurch gefährdeten älteren Menschen konkrete und spezifische Ratschläge geben zu können. Genauso wenig ist das Personal in Altenheimen diesbezüglich ausreichend geschult. Viel zu oft werden bei sehr alten Menschen Blutzuckerwerte viel zu streng eingestellt und Nahrung als gefährlich verteufelt. Schön wäre es, würden alle Ärzte, die Altenheime betreuen, die oben gezeigte Studie kennen und dafür sorgen, dass in Altenheimen keine falsch verstandenen Gesundheitsratschläge verbreitet werden.

Man darf es sich also nicht allzu einfach machen. Schon daher sind die von Fachverbänden, aber auch von Presse und Politik verbreiteten Nachrichten, über

50 Prozent der Deutschen seien zu dick, zwar gut gemeint, aber dennoch Unfug und dümmlich. Die aus Beobachtungsstudien gewonnenen mathematisch beschreibbaren Zusammenhänge zwischen einem messbaren Parameter und einer Erkrankung generieren bestenfalls Hypothesen. Aber sie sind nicht beweiskräftig und schon gar nicht ausreichend für eine Intervention bei einem Menschen. Aber man kann auch aus diesen Beobachtungen etwas lernen. Lernen kann man, dass das Gewicht bei jüngeren Menschen eine andere Bedeutung hat als bei älteren Menschen. Lernen kann man daraus, dass in Krankenhäusern schon bei der Aufnahme untersucht werden muss, ob ein Patient ein Risikopatient für Mangelernährung ist. Dies wäre beispielsweise bei einem geringen Ausgangskörpergewicht, selbst bei erhöhtem Körpergewicht vor einer großen Tumoroperation oder bei einer schweren Lungenentzündung, gegeben. Dieser Patient sollte dann spezifisch ernährungsmedizinisch betreut werden und eine ganz andere Kost erhalten als derjenige, der mit zu hohem Körpergewicht stationär aufgenommen wird. Bei Letzterem, nehmen wir an, einem Patienten mit Typ-2-Diabetes und hohem LDL-Cholesterin, wäre eine kalorienreduzierte Kost während des stationären Aufenthalts sinnvoll, nicht damit er länger lebt, sondern damit er selber erkennen kann, dass sein Verhalten ein Teil der Krankheitsentstehung ist. Die medikamentöse Senkung des erhöhten LDL-Cholesterins bei Diabetikern mit einem schlechten Risikoprofil ist gut belegt.

Lernen kann man auch aus Irrtümern. Der Irrtum, dass niedriges Gewicht für alle vorteilhaft wäre, der Irrtum, dass Gewichtsabnahme Gesundheit verspricht, sollte Anlass sein, nachzudenken, wie es zu diesem weit verbreiteten Irrtum kam. Denn wer hätte schon gedacht, dass es bisher keine einzige Studie gibt, die belegt, dass Gewichtsabnahme Leben rettet?

An dieser Stelle soll auf ein Gegenargument eingegangen werden. Denn es gibt eine Studie, die heißt SOS-Studie und wird immer wieder als Beweis zitiert, dass Gewichtsreduktion bei Erwachsenen Leben rettet.

Darin wurde untersucht, ob ein operativer Eingriff, der zur Gewichtsabnahme führt, das Leben verlängert. Sie ist nur eingeschränkt beweisend, da sie nur an einem Zentrum und ohne adäquate Kontrollgruppe durchgeführt wurde. Es wurden sogenannte historische Kontrollen genutzt, also Ergebnisse an Patienten, die klassisch ohne Operation verfolgt wurden. Diese wurden dann mit denen verglichen, die operiert wurden. Um zu beweisen, dass die operative Therapie Leben rettet, müsste man randomisieren, das heißt die einen Patienten zur OP einteilen, die andere Gruppe konservativ behandeln. Die Einteilung in die eine oder andere Gruppe müsste nach dem Zufallsprinzip erfolgen. Das alles fehlt. Erfreulich aber: Es fehlt nur noch kurz, denn solche Studien sind jetzt am Laufen. Und der Ausblick ist vielversprechend!

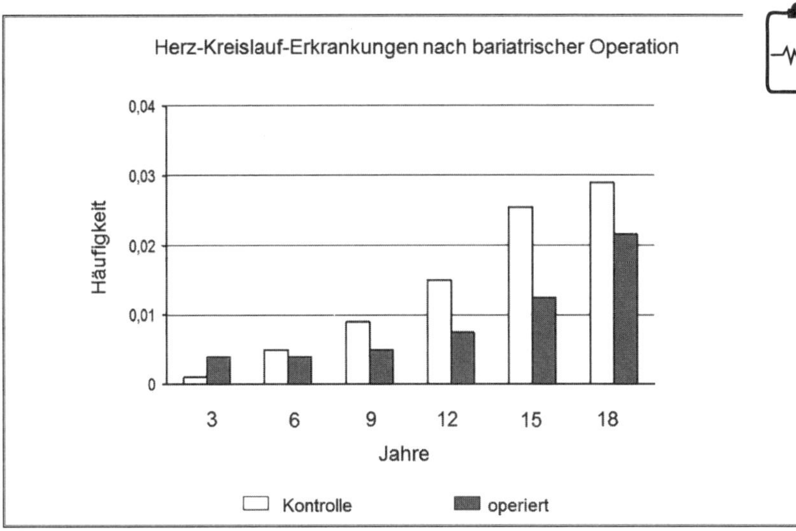

Abbildung 11: Zur Erstellung der Abbildung wurden Daten entnommen aus: Sjöström L. et al., *Journal American Medical Association* 307: 56-65, 2012.

In der SOS-Studie wurden 2.010 schwer übergewichtige Menschen über 18 Jahre verfolgt. Bei ihnen wurde ein operativer Eingriff zur Gewichtsabnahme durchgeführt, der dazu führte, dass der Körper die Kalorien weniger aufnimmt, sich aber auch sonstige Stoffwechselveränderungen im Körper ergeben. Daher nehmen diese Patienten durch vielfältige Ursachen deutlich an Gewicht ab. Verglichen wurde dies mit 2.037 Kontrollpatienten, die die übliche Beratung bezüglich des Lebensstils erhielten.

In Abbildung 11 dargestellt ist die Inzidenz eines kardiovaskulären Ereignisses (Herzinfarkt oder Schlaganfall) über die Zeit der Beobachtung. Die weißen Säulen zeigen, dass in der Kontrollgruppe mehr Menschen ein solches Ereignis erlitten als in der operierten Gruppe (graue Säulen). Insgesamt waren es 49 in der Kontrollgruppe, in der operierten Gruppe nur 28, das Risiko war also fast halbiert.

Den operativen Eingriff nennt man „bariatrische Chirurgie". Es gibt verschiedene Verfahren und nach den bisherigen Daten sieht es so aus, als ob diejenigen Verfahren, bei denen der Nahrungsbrei bei verkleinertem Magen unter Umgehung des vorderen Teils des Dünndarms gleich in den weiter hinten gelegenen Darmabschnitt eingeleitet wird, am erfolgreichsten seien. Die SOS-Studie ist also ein operatives Programm. Anders als bei konservativen Verfahren wie etwa Lebensstil-Intervention zur Gewichtsabnahme zeigt die operative Therapie am Beispiel der

SOS-Studie ein signifikant längeres Überleben. Im Gegensatz zur Lebensstil-Intervention, die diesen Nachweis bisher nicht liefern konnte, führt die Operation zu einer Reduktion von Endpunkten wie Herzinfarkt, Schlaganfall und Tod. Aber: Über 2.000 Patienten mussten operiert werden, um nur 21 Todesfälle weniger in der Gruppe der operierten als in der Gruppe der durch Lebensstil-Intervention behandelten Personen zu erreichen. Die Daten sind so vielversprechend, dass nicht nur die jetzt laufenden operativen, randomisiert kontrolliert geplanten Studien ethisch gerechtfertigt sind, sondern dass auch mehr daraus zu lernen ist. Die Operation, die Umleitung des Nahrungsbreis, bewirkt weit mehr als nur Gewichtsabnahme. Sie hat viele unerwartete Auswirkungen auf verschiedenste Aspekte des Stoffwechsels. Dazu gehören das bessere Ansprechen auf Insulin, Änderungen des Fettstoffwechsels und Veränderungen etlicher Hormone, die Signale vom Darm ins Gehirn weiterleiten, einschließlich des Sättigungsgefühls. Es gibt Daten, die zeigen, dass sich durch diesen operativen Eingriff Änderungen der Aktivität des Nervensystems, aber auch der Psyche ergeben – und vieles mehr. Also kann aus der SOS-Studie und anderen jetzt publizierten Studien der operativen Adipositastherapie keinesfalls geschlossen werden, dass die bewundernswerten Effekte durch die Gewichtsreduktion zu erklären sind, da viel mehr passiert, als dass nur das Gewicht reduziert wird.

Dass weitaus mehr passiert als Gewichtsreduktion, erkennt man daran, dass – spannend und unerwartet – etliche dieser Effekte schon kurz nach der Operation nachweisbar sind, also noch vor der Gewichtsreduktion. Somit zeigt die SOS-Studie nur, dass bei starkem Übergewicht die Operation sinnvoll ist, jedoch nicht, dass die Gewichtsreduktion per se für den Erfolg verantwortlich ist. Dennoch schauen auch Wissenschaftler nicht genau hin und lesen diese Untersuchungen nicht differenziert. Dabei werden tolle Chancen vertan, denn eine Studie an Typ-2-Diabetikern, die allerdings nur wenige Patienten einschloss und keine adäquate Kontrollgruppe hatte, ergab ein völlig überraschendes Ergebnis: Schon nach wenigen Tagen besserten sich die Nervenbeschwerden, die Diabetikern das Leben so erschweren, ohne dass der Blutzucker oder der HbA1c-Wert sich gebessert hatten. Drei Tage nach der Operation rief eine Patientin an und berichtete: „Herr Professor, ich habe seit Langem nicht mehr an den Füßen den Unterschied zwischen Warm und Kalt gespürt, aber gestern merkte ich zum ersten Mal, als ich aus der Dusche ging, dass die Fliesen im Bad kühl und der Fußboden außerhalb des Bades warm waren." Die diabetischen Nervenschädigungen führen bei einigen Patienten zu vor allem nachts auftretenden Krämpfen in Unterschenkeln und Füßen, Kribbeln und Ameisenlaufen. Durch Senkung des Blutzuckers erzielt man solche therapeutischen Effekte nicht.

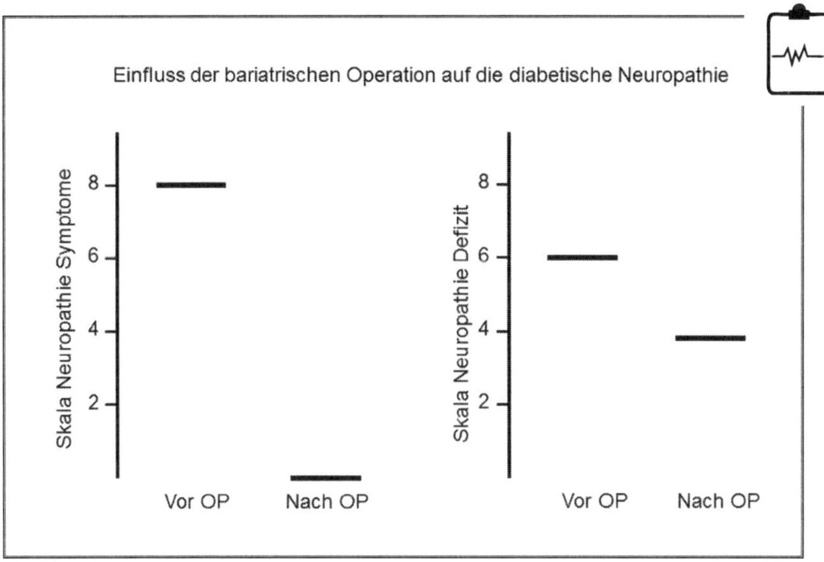

Abbildung 12: Eigene Daten, z. T. publiziert in: Müller-Stich B.P. et al.: *Annals of Surgery* 258: 760-765, 2013.

In dieser kleinen Pilotstudie wurden 20 Patienten mit lang bekanntem Typ-2-Diabetes und einem normalen bis leicht erhöhten Körpergewicht so operiert, dass der Magen kleiner wurde und der Mageninhalt weiter unten in den Dünndarm eingeleitet wurde. Im linken Teil von Abbildung 12 ist der Neuropathie-Symptom-Score (NSS) dargestellt, das heißt, je mehr und je stärkere Symptome der diabetischen Nervenschädigung der Patient hat, desto höher ist der Score – dazu zählen insbesondere nächtliche Wadenkrämpfe und Schmerzen. Man sieht, dass vor dem Eingriff die Stärke und das Ausmaß der Symptome sehr viel höher waren als nach dem Eingriff, ein Ergebnis, das durch eine den Blutzucker senkende Therapie nicht erreichbar ist.

Im rechten Teil der Abbildung wurde der Neuropathie-Defizit-Score (NDS) dargestellt, also der Ausfall von neuronal gesteuerten Funktionen. Auch hier zeigt sich ein statistisch hoch signifikanter, wenn auch schwächerer Abfall, der deswegen erstaunlich ist, weil man immer davon ausging, dass Verlust einer Nervenfunktion durch den Untergang des Nervs bedingt sei und es keine Möglichkeit gebe, diesen Nerv wieder zu regenerieren.

Gewiss, dies sind nur einzelne Patienten, und ob es in einer größeren Gruppe wiederholbar ist, muss erst bewiesen werden. Eine entsprechende Folgestudie wurde dank eines privaten Sponsors jetzt in die Wege geleitet. Diese Pilotstudie zeigt schon eindeutig, dass das Gewicht nicht die entscheidende Stellgröße ist, die den Diabetes ausmacht. Denn die durch medikamentöse Zuckersenkung nicht beherrschbaren Nervenschmerzen gehen nach der Operation schnell zurück, offenbar unabhängig vom Zucker. Die Studie belegt: Es gibt noch viel zu entdecken und noch mehr zu verstehen. Bisher sind die Ergebnisse dieser Studie überraschend – eine Umschreibung dafür, dass niemand die positiven Befunde erklären kann. Es gilt deswegen, positiv in die Zukunft zu schauen, weil es etwas zu entdecken und zu verstehen gibt. Und weil andere Wissenschaftler veröffentlichten, dass in Nagetieren die Umleitung des Speisebreis im Darm die Bildung von Eiweißen induziert, die man dort sonst nicht findet. Dies als Hinweis, dass man vielleicht, wenn eines Tages verstanden ist, wieso die Chirurgie diabetische Spätschäden wieder rückläufig macht, dieses Wissen nutzen kann, um neue Medikamente herzustellen, die mit weniger Gefahr als eine Operation diabetische Spätschäden aufheben können. Oder es bleibt die Hoffnung, dass die Operation derart verfeinert wird und man derart treffsicher vorhersagen kann, wer in welchem Krankheitsstadium welchen Nutzen aus der Operation zieht, dass die Krankenkassen diese Operation erstatten und sie Routine werden kann. Also: Hoffnung besteht, man muss nur den Mut haben, sich von dem Zwang zu befreien, dass das Gewicht die Ursache allen Übels sei. Man muss sich von der eingeengten Welt der Lebensstil-Fanatiker befreien, die meinen, dass der Lebensstil die alleinige Ursache allen Übels sei, und schon öffnet sich eine bezaubernde, atemberaubende neue Welt der Entdeckungen, die eines Tages den Patienten nutzen könnten.

Daher will dieses Buch deutlich machen, wie viel an neuen Entdeckungen möglich wäre, würde sich nicht ein großer Teil der Wissenschaft dadurch blockieren, dass sie an alten Dogmen festhält, für die nur einige Querschnitt- und Beobachtungsstudien sprechen, aber zu denen es keine Interventionsstudien gibt. Schlimm, dass durch die Einengung des Denkens Chancen auf Fortschritt vertan werden. Es gilt, sich freizumachen und zu suchen, wo sich neue Wege auftun, Menschen zu helfen, die mit dem Angebot der Wohlstandsgesellschaft nicht so gut umgehen können und unter den Folgen der erfreulicherweise älter werdenden Wohlstandsgesellschaft leiden. Es gibt etwas zu tun! Es tun sich viele neue Aspekte auf, Wege, die körperlichen und psychosozialen Folgen des Wohlstands zu beherrschen. Wege, die zu sehen man dann frei wird, wenn man das Thema Lebensstil auf das reduziert, was es zurzeit ist: eine Beschreibung des Weges, krank zu werden, aber kein Therapeutikum.

Da aber nicht präzise gedacht wird, kommt es dazu, dass völlig verquere Studien durchgeführt werden. Eine solche möchte ich Ihnen hier vorstellen. Sie bedarf aber der erklärenden Einleitung:

Es besteht kein Zweifel, dass man sich krank essen kann. Durch zu viel und zu einseitige Ernährung genauso wie durch zu geringe Kalorienzufuhr. Es besteht auch kein Zweifel, dass der Kehrsatz, man könne sich gesund essen, ebenso wie der Kehrsatz, dass man als Gesunder seine Gesundheit festige, wenn man nur richtig isst und lebt, nicht bewiesen ist. Dennoch gab es Wissenschaftler, die in dem guten Glauben, dass Gewichtreduktion Vorteile bringe, meinten, diesen Vorteil gerade psychisch Kranken zuteil werden lassen zu müssen. Eigentlich ein problematischer Ansatz. Aber auch manche Wissenschaftler sind so gefangen von der Lebensstil- und Präventionsidee, dass sie so eine Studie planten und durchführten.

Von den 291 Teilnehmern hatten 58,1 Prozent eine Schizophrenie, 22 Prozent eine bipolare Erkrankung und 12 Prozent eine schwere Depression. Da bekannt ist, dass diese Personengruppen besonders zur starken Gewichtszunahme neigen, macht es auf den ersten Blick Sinn zu untersuchen, ob ein therapeutisch begleitetes Programm zur Gewichtsabnahme für diese Menschen einen Vorteil bringt. Das Programm bestand aus den üblichen Säulen: Bewegung und Reduktion hochkalorischer Getränke. Und das Programm wirkte (Abbildung 13):

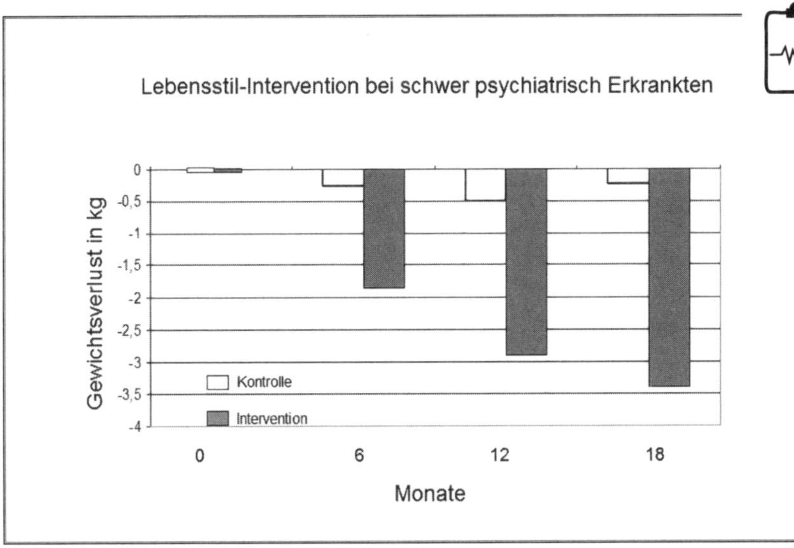

Abbildung 13: Modifiziert nach Daumit G. L. et al., *New England Journal of Medicine* 368:1594-1602, 2013.

In diese Studie wurden 291 übergewichtige und schwer übergewichtige Erwachsene aus 10 psychiatrischen Rehabilitationsprogrammen eingeschlossen. Sie wurde über 18 Monate durchgeführt. Die Teilnehmer in der Interventionsgruppe, die grauen Säulen, erhielten eine individuelle Lebensstilberatung und waren verpflichtet, an Gruppensitzungen teilzunehmen. Die Kontrollgruppe (weiße Säulen) nahm an diesen Sitzungen nicht teil. Zu den Ernährungsmaßnahmen gehörte in der Interventionsgruppe die Reduzierung der Kalorienzufuhr durch die Vermeidung von gesüßten Getränken und Süßigkeiten, außerdem erhielten die Teilnehmer der Interventionsgruppe fünfmal am Tag Gemüse beziehungsweise Obst und beim Essen wurden ihnen kleinere Portionen zugeteilt. Es wurden ihnen sogenannte „gesunde" Snacks angeboten und sie mussten an moderaten aerobischen körperlichen Aktivitäten teilnehmen.

Die Gewichtsabnahme nach 18 Monaten betrug in der Interventionsgruppe 3,2 Kilogramm. Daraus schließen die Autoren, dass diese Intervention ein Erfolg sei. Doch genau hingeschaut: Was sind diese 3,2 kg bei einem anfänglichen Body Mass Index von 36? Fast gar nichts, es ist eine Abnahme um 3,4 Prozent des Ausgangsgewichts. Ein Effekt, der kaum sichtbar ist, ein Effekt, dessen Auswirkung auf Spätfolgen – das Wohlbefinden – wohl kaum jemals messbar sein wird, zu klein und zu gering ist die Chance, dass das neue Gewicht länger gehalten wird. Es ist nur eine Frage der Zeit, bis die Gewichtszunahme wieder einsetzt.

Erschreckend ist nicht, dass in einer seriösen Zeitschrift solch marginale Effekte als Erfolg publiziert werden können, denn man muss davon ausgehen, dass die Gutachter unter den Wissenschaftlern zu suchen sind, die genau daran forschen. Erschreckend ist etwas ganz anderes, nämlich die Festlegung der Untersuchungsziele. Das Untersuchungsziel war die Gewichtsentwicklung.

Überlegen Sie sich einmal, was denn für psychisch schwer kranke Patienten das richtige Untersuchungsziel gewesen wäre. Wirklich das Gewicht, oder vielleicht doch das Wohlbefinden? Es kann doch nicht sein, dass die Autoren schreiben: „Trotz psychiatrischer Medikation und anhaltender psychiatrischer Symptome hatten die Teilnehmer der Interventionsgruppe einen signifikanten Gewichtsverlust." Gewicht als Zielkriterium bei psychiatrisch Kranken – der normierte Mensch? Das Körpergewicht als wichtigstes Merkmal bei psychiatrisch Kranken, ohne eine einzige Untersuchung zu Lebensqualität, Zufriedenheit und Glück?

Nur ganz kurz wird am Ende der Publikation erwähnt, dass es Nebenwirkungen gab: 18,3 Prozent der Teilnehmer in der Interventionsgruppe mussten aus irgendeinem Grund ins Krankenhaus aufgenommen werden, hingegen nur 13 Prozent der Kontrollgruppe. Was waren die Gründe? Wie konnte die Arbeit publiziert werden, ohne dass diese Gründe vorgelegt werden? Aber wenn der Glaube an die durch Ernährung und Sport kontrollierte Gesundheit so weit geht, dass man einfach alles machen muss, nur um den Menschen zu ihrem Glücksgewicht zu verhelfen, dann spielt es einfach keine Rolle mehr, warum man ins Krankenhaus muss und ob dies relevante Ereignisse waren. Merkwürdig ist auch das Ende der Beschreibung der Resultate, denn dort wird unter „adverse events", neudeutsch für Nebenwirkungen, beschrieben, dass 14,8 Prozent der Teilnehmer der Interventionsgruppe aus psychiatrischer Sicht stationär aufgenommen werden mussten, hingegen 20,6 Prozent der Teilnehmer der Kontrollgruppe. Woran lag das? Wurden die Mitglieder der Interventionsgruppe doch besser und persönlicher betreut und daher seltener aufnahmepflichtig in die Psychiatrie, oder hat tatsächlich die Gewichtsabnahme per se einen positiven Einfluss auf die psychiatrische Erkrankung? Der Skandal: Weder die Autoren noch die Gutachter interessiert diese Frage. Gewichtsabnahme per se – der Weg zum Glück! So blind, so eingeschränkt ist man geworden, wenn es um das Dogma Lebensstil und Gewicht geht. Unverständlich, dass diese Gedanken der Autoren so wenig Kritik erfahren, auch nicht von den Psychiatern, Ethikern und Theologen, die den psychisch Kranken als vollwertiges Mitglied der Gesellschaft ansehen sollten, genauso berechtigt, individuell Glück zu erfahren, wie nicht psychiatrisch Kranke. Aber wenn es um die heilige Kuh Normalgewicht geht, darf man beim Teufel Übergewicht einfach alles erproben, auch an psychisch kranken Menschen.

Die verquere Überinterpretation der Aussagefähigkeit von Beobachtungsstudien macht nicht nur vor psychisch Kranken nicht halt, sondern man denkt auch offen über Schwangere und Kleinkinder nach. Matthew Gillman schrieb im *New England Journal of Medicine* im November 2013 einen Artikel mit der Überschrift: „How early should obesity prevention start?" Er folgt der üblichen Rhetorik dadurch, dass er zu Beginn seines Artikels erwähnt, dass im Gefolge der Adipositas im Jahr 2030 eine halbe Milliarde Menschen weltweit an Diabetes leiden würden. Da Schwangere, die adipös sind, während der Schwangerschaft unnötig Gewicht zunehmen, das sie später nicht mehr abbauen können, und dann bei weiteren Schwangerschaften das Adipositas-Risiko der Kinder steigt, denkt er nach, an welchen Stellen man eingreifen könnte, um die Explosion der Adipositas zu verhindern. So weit eigentlich nicht ehrenrührig, nicht inhuman.

Er stellt dann fest, dass es viele Ursachen für Adipositas gibt, sodass eine effektive Prävention viele dieser verschiedenen Faktoren erfassen müsste. Er führt dann anhand von Beobachtungsstudien aus, dass es zwei wichtige vor der Geburt wirkende Faktoren für das zukünftige Gewicht der Kinder gebe, nämlich die exzessive Gewichtszunahme der Schwangeren während der Schwangerschaft und das Rauchen der Schwangeren. Zusätzlich bestimmen zwei nach der Geburt einsetzende

Risikofaktoren das Gewicht des Kindes, nämlich kürzere Stillzeit und kürzerer Schlaf während der Kindheit. Er zitiert dann eine Beobachtungsstudie, in der eine Stillzeit von 12 Monaten und Schlaf des Kindes in der Vorschulzeit von 12 Stunden mit einer Adipositasprävalenz von 6 Prozent assoziiert war, hingegen 29 Prozent bei Kindern, bei denen die oben genannten Risikofaktoren, also kürzere Stillzeit und kürzerer Schlaf, gegeben waren.

Seine Schlussfolgerung war nun, dass man darüber nachdenken solle, wie man die oben genannten Risikofaktoren für Adipositas zum Wohle der Kinder vermeiden könne. Alles ohne Interventionsstudie! Wie fühlen sich werdende Eltern, wenn sie das lesen? Man glaubt ja den Wissenschaftlern, wenn die so etwas sagen, dann muss doch was dran sein. Schlussfolgerung für die Eltern: Sie haben offensichtlich gedankenlos etwas falsch gemacht, sie sind schuldig am Schicksal des Kindes, weil die Mutter während der Schwangerschaft zu viele Kalorien zu sich nahm, danach nicht lange genug stillte und nicht immer darauf achtete, dass das Kind tatsächlich 12 Stunden schlief. Inhuman, gedankenlos und wissenschaftlich falsch sind solche Übertragungen von Beobachtungsstudien auf Empfehlungen für werdende Eltern. Erschreckend, dass das noch nicht geborene Kind jetzt auch noch Ziel der Adipositas-Prävention wird!

Das Ziel der Gesundheitsbemühungen ist nicht Glück, nicht Zufriedenheit, nicht Reduktion einer Erkrankung wie Depression, Schlaganfall oder Tod. Das Ziel ist nur noch das Gewicht. Leiden und Sterben wurden aus dem Fokus verdrängt, eine Zahl wie die messbaren Kilogramm pro Quadratmeter ersetzt Werte wie Glück, Zufriedenheit und Selbstbestimmung. Das Gewicht – ein Wert per se. Was für eine Limitation der Betrachtung des Menschen! Aber auch welch beängstigende, drückende Enge des Denkens der Wissenschaft, entstanden aus mehreren Wurzeln. Eine ist das dogmatische Festhalten am Lebensstil. Da er als Ursache von Erkrankungen erkannt wurde, nimmt man gleich an, dass durch ihn auch Heilung möglich wäre. Es ist eigentlich schon sehr lange her, dass man meinte, Gleiches mit Gleichem therapieren zu müssen. Wer kommt heute noch auf die Idee, eine durch Auskühlen erworbene bakterielle Lungenentzündung mit Wärme zu therapieren? Ganz klar: Hier helfen gezielt eingesetzte Antibiotika. Also sollte keineswegs die krank machende Wirkung des Lebensstils durch seine Korrektur als Therapie genutzt werden. Man muss hingegen nach dem suchen, was die durch den Lebensstil entstandene Erkrankung ausmacht. In diesem Kapitel wurde weiter oben ja beschrieben, dass es faszinierende neue Möglichkeiten gibt, neue Erkenntnisse, die zeigen, dass wir noch gar nicht verstehen, wie durch Übergewicht Erkrankungen ausgelöst werden. Man könnte viel tun, nur muss man dann für neue Wege offen sein!

ZUSAMMENFASSUNG

- Nicht nur zu viel Gewicht kann schädlich sein, auch zu wenig, aber Mangelernährung ist in unserer Wohlstandsgesellschaft kein öffentliches Thema.
- Studien belegen, dass die bariatrische Chirurgie Krankheitsrisiken senken kann – allerdings bereits vor der Gewichtsabnahme oder der Senkung des Blutzuckers und somit unabhängig von diesen heiligen Kühen.
- Das Blickfeld vieler medizinischer Wissenschaftler ist erschreckend stark auf Parameter wie Gewicht, Blutzucker, Cholesterin oder Muskelmasse verengt, was einerseits neue Erkenntnismöglichkeiten blockiert, andererseits menschenverachtend sein und falsche Schuldgefühle wecken kann.

10.

Diabetes und seine Prävention – oder: Wie der Glaube an eine messbare Größe allen den Kopf verdreht

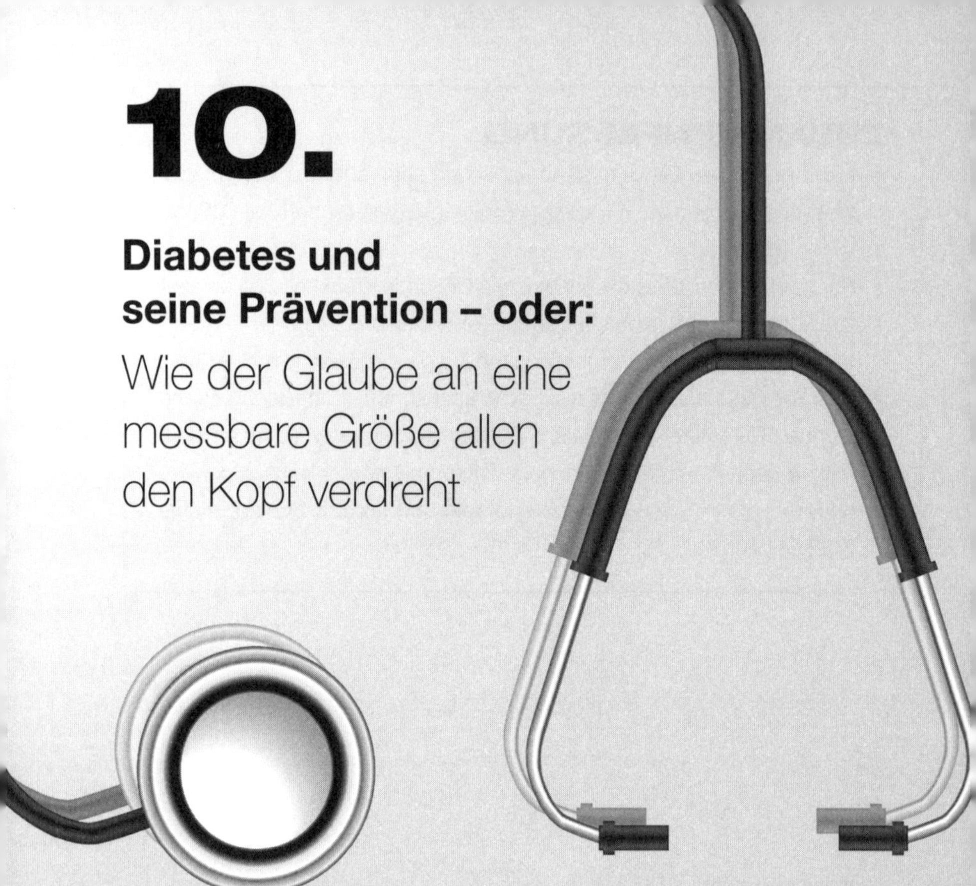

IM VORHERIGEN KAPITEL wurde deutlich gemacht, dass die Medizin auf Abwege gekommen ist, dass sie sich verirrt, denn sie verlässt sich auf messbare Werte als zu therapierende Stellgrößen. Die Annahme, dass ein von der Normalverteilung abweichender Messwert, dessen Abweichung mit einer Erkrankung assoziiert ist, die Erkrankung so vollständig erklären würde, dass seine Korrektur – beispielsweise durch Diät und Sport – ausreiche, um die Erkrankung zu verhindern, ist einfach falsch. Wie falsch, soll die in Abbildung 14 dargestellte Studie aufzeigen:

In dieser Studie wurden 577 Erwachsene mit einem Frühstadium des Diabetes, nämlich der gestörten Glukosetoleranz, aus 33 Kliniken in China entweder in die Kontrollgruppe oder in eine von drei Lebensstil-Interventionsgruppen eingeteilt. Die eine Lebensstil-Interventionsgruppe setzte nur Diät ein, die andere nur Sport, und die dritte kombinierte Diät mit Sport. In dieser ersten Veröffentlichung der

Das alte Konzept und seine Irrtümer

Da-Qing-Diabetes-Präventionsstudie (China)

Beginn 1986, 577 Erwachsene mit gestörter Glukosetoleranz, Ende 1992
→ 2006 Nachbeobachtung

	Diabetes-Inzidenz	Kumulative Inzidenz über 20 Jahre
Gruppen: Kontrolle	11%	93%
Bewegung	7%	80%
Bewegung + Diät	7%	80%

➡ **Kein Effekt auf kardiovaskuläre Ereignisse + Tod!**

Abbildung 14: Daten aus Li G. et al., *Lancet* 371:1783-1789, 2008.

Studie wurden dann die 577 Erwachsenen von 1986 bis 2006, also 20 Jahre lang, nachbeobachtet. Die Diabetesinzidenz in der Kontrollgruppe betrug circa 11 Prozent, bei den beiden Interventionsgruppen nur 7 Prozent, insgesamt ergab sich eine circa 50 Prozent niedrigere Inzidenz des Diabetes während der Zeit der aktiven Intervention, das waren die ersten 6 Jahre, und eine circa 40 Prozent niedrigere Inzidenz des Diabetes nach 20 Jahren. Nach 20 Jahren hatten in der Interventionsgruppe nur 80 Prozent aller Teilnehmer einen Diabetes, in der Kontrollgruppe hingegen 93 Prozent der Teilnehmer, sodass nach 20 Jahren die Teilnehmer in der Interventionsgruppe insgesamt 3,6 Jahre weniger Diabetes hatten als in der Kontrollgruppe. Aber trotz dieses großen Erfolgs in der Verhinderung des Diabetes zeigte sich nach 20 Jahren kein Unterschied im Auftreten einer kardiovaskulären Erkrankung, kein Effekt auf den kardiovaskulären Tod durch Herzinfarkt und Schlaganfall. Ebenfalls gab es keinen Effekt auf den „Endpunkt" Tod.

In dieser Studie wurden sogenannte Prädiabetiker untersucht. Das sind Menschen, die zu viel wiegen, sich zu wenig bewegen, Hochrisikopatienten, die kurz vor dem Eintritt des Diabetes stehen, bestimmt anhand der Blutzuckerwerte. Viele von ihnen hatten Hochdruck und veränderte Fettwerte. Alle hatten ein hohes Risiko, Diabetes Typ 2 zu entwickeln, und damit natürlich ein hohes Risiko, die diabetischen Spätschäden zu erleiden, die sich durch Erkrankung der größeren

Blutgefäße klinisch äußern. Diese Folgeschäden sind Herzinfarkt, Schlaganfall und frühzeitiger Tod.

Alle diese Menschen wurden einer unglaublich konsequenten Lebensstil-Intervention unterzogen. Es gab drei Gruppen: die Kontrollgruppe, die Diät- und Sportgruppe und die Gruppe, die Sport allein als Therapie hatte. Die Lebensstil-Intervention war so effizient wie erwartet, denn man kann zweifelsfrei durch Lebensstil-Intervention verhindern, dass die Messgröße Blutzucker oder sein Langzeitwert, der HbA1c-Wert, in den krankhaften Bereich ansteigt. Das zeigten schon andere Studien zuvor. Neu an dieser Studie ist also nicht, dass das Auftreten des Diabetes von 11 auf 7 Prozent reduziert wurde. Diese Reduktion des Diabetesrisikos war zu erwarten. Neu und mit Spannung erwartet wurden die Langzeitdaten, denn nur diese können beantworten, ob mit einer ausreichend niedrigen „number needed to treat" nicht nur Surrogatparameter wie HbA1c und Blutzucker verändert werden, sondern ob nach 20 Jahren auch richtige Erkrankungen verhindert werden, wie Herzinfarkt, Schlaganfall und Tod. Es ging also um die Frage, ob ein Eingriff in die Lebensführung eines Menschen durch einen Effekt auf das Auftreten von Krankheiten gerechtfertigt werden kann. Doch auch nach 20 Jahren gab es keinen Effekt auf Herz- und Kreislauf-Erkrankungen oder Tod. Ein grandioser Fehlschlag. Anstelle des glorreichen Belegs, dass Lebensstil-Intervention Krankheiten verhindern kann, ebenso des Nachweises, dass Surrogatparameter wie Blutzucker und HbA1c ausreichend sind, um die Zukunft eines Menschen vorherzusagen, sprechen die Daten eine ganz andere Sprache. Die Daten sagen, es gibt mehr als nur Gewicht und Zuckerwerte, hinter den Folgen von Übergewicht und Zucker steckt mehr als nur Übergewicht und Zucker. Was steckt dahinter? Wir wissen es nicht, aber dass man dabei ist, einige dieser Rätsel in naher Zukunft zu beantworten, war Thema des vorigen Kapitels.

Doch so schnell geben sich diejenigen, die die Lebensstil-Intervention als Therapeutikum gegen die Folgen des Wohlstands propagieren, nicht geschlagen. Natürlich wird jetzt argumentiert, diese Studie sei zu klein, man hätte mehr als 1.000 Patienten behandeln müssen, um einen Effekt zu sehen. Aber wenn ich als Arzt, der immer nur eine einzelne Person vor sich hat, eine „number needed to treat" von über 439 Teilnehmern der Interventionsgruppe über 20 Jahre im Kopf habe, kann ich dann wirklich in das Leben dieses Patienten eingreifen? Und wenn die „number needed to treat" über 20 Jahre 5.000 wäre, dürfte ich der einen Person vor mir, der die Intervention aller Wahrscheinlichkeit nach nichts nutzen wird, da der Nutzeffekt zu selten ist, dann wirklich das berühmte schlechte Gewissen einreden und ihren Lebensstil ändern?

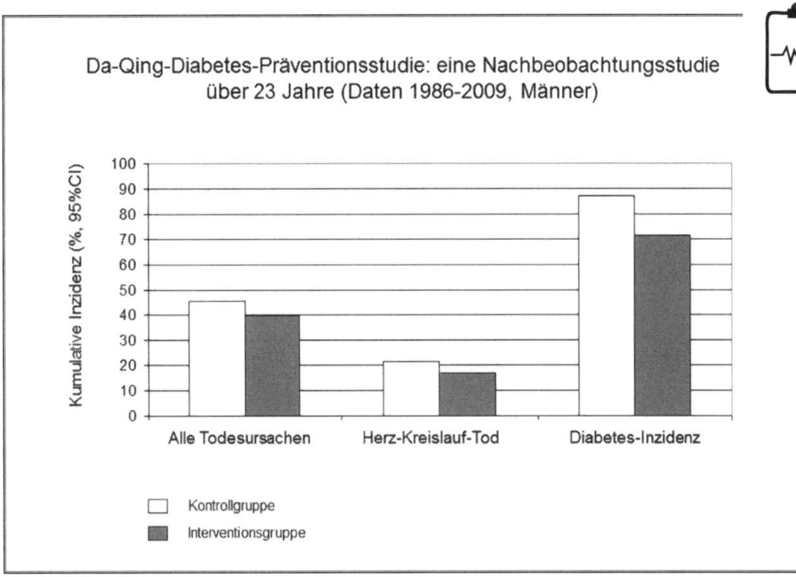

Abbildung 15: Daten aus Li G. et al., *Lancet Diabetes Endocrinology* 6:474-480, 2014.

Die Da-Qing-Studie wurde fortgeführt, nach der oben dargestellten Publikation aus dem Jahr 2008 folgte eine weitere Publikation der Nachbeobachtung aus dem Jahr 2014, eine Publikation, in der die 23 Jahre nach Beginn der Lebensstil-Intervention beschrieben wurden. Hier zeigten sich eine niedrigere Inzidenz des kardiovaskulären Todes in der Interventionsgruppe und eine Reduktion der Gesamtmortalität im Vergleich zu der Kontrollgruppe (Abbildung 15).

Die im Artikel dargestellte Tabelle betrachtet diese Daten etwas genauer. Dabei fallen zwei Dinge auf: Obwohl bei Männern und Frauen der Diabetes gleichermaßen verhindert wird, gibt es bei Männern keinen Effekt auf die Gesamtsterblichkeit oder die kardiovaskuläre Sterblichkeit (Herzinfarkt, Schlaganfall). Dieser Effekt ist nur bei Frauen nachweisbar.

Auffällig ist ferner, dass die Anzahl der Todesfälle jetzt so gering ist, dass nicht die Todesfälle in der Kontrollgruppe mit den Todesfällen in der Interventionsgruppe verglichen werden können, sondern nur die Statistik auf Todesfälle pro 1.000 Personenjahre als Basis der sogenannten kumulativen Inzidenz errechnet wurde. Das Hochrechnen auf 1.000 Patientenjahre ist zwar mathematisch korrekt, aber es spreizt einen minimalen Effekt der tatsächlichen Beobachtung auf die große Anzahl von Patientenjahren, als ob die Studie insgesamt größer gewesen wäre – das ist mithin ein Trick, um das Ergebnis zu erzielen, das man sich wünscht.

Verstörend ist am allermeisten, dass trotz dieser Unklarheiten, trotz des Befundes, dass mehr als 20 Jahre notwendig sind, um einen Effekt errechnen zu können, die zusammenfassende Publikation mit der Aussage endet, diese Daten würden beweisen (!), dass Lebensstil-Interventionen eine wesentliche Maßnahme der öffentlichen Gesundheitsfürsorge wären. Am Ende profitierten nur wenige Patienten von einem 23-jährigen Eingriff in ihre Lebensführung, zudem profitierten nur die Frauen, nicht die Männer, was in der Zusammenfassung fälschlicherweise nicht erwähnt wird. Da aber bei beiden Gruppen der Zuckerspiegel das Ziel des Eingreifens in die ureigenste Lebensführung war, sollte doch, da nur bei Frauen ein Effekt auftrat, gefragt werden, ob Zucker überhaupt das richtige Ziel der Therapie ist!

Daraus ergeben sich wichtige Fragen: Wo liegt die ethisch vertretbare Grenze der „number needed to treat" über welche Zeit? Vielleicht beschäftigen sich sowohl unsere Gesellschaft als auch Fachvertreter deshalb so ungern mit dieser Frage, weil man eine einfache, allgemeingültige Antwort nicht finden kann. Daher wird dieses Thema verdrängt und Fachvertreter, ebenso wie Vertreter der medizinischen Fachgesellschaften, aber auch Politiker, springen viel lieber auf kernige Aussagen aus Beobachtungsstudien. Sie vergessen dabei, dass dies eben keine Interventionsstudien sind, und nehmen billigend in Kauf, dass sie möglicherweise Menschen mehr schaden als nutzen. Selbstverständlich kann niemand ausschließen, dass ganz wenigen Patienten nach über 20 Jahren der Lebensstil-Intervention zur Prävention des Diabetes geholfen werden könnte, dass man dies nachweisen könnte, wenn man mehrere Tausend Probanden in die Studie einschlösse. Doch dies ist nur von akademischem Interesse, ein Thema für Wissenschaftler, aber keines für praktische Ärzte, schon gar nicht für Krankenkassen. Denn wenn die Wahrscheinlichkeit, geholfen zu bekommen, so gering ist, dass die fast 600 Teilnehmer dieser Studie nicht ausreichen, einen Effekt nach 20 Jahren und einen fragwürdigen nur bei Frauen nach 23 Jahren zu sehen, dann stellt man ganz eindeutig nur noch eine Frage: Wen interessiert Diabetes-Prävention durch Lebensstil, wenn die Prävention des Diabetes nach fast 20 Jahren fast niemandem etwas nutzt?

Bei solchen Daten darf man sich zu Recht fragen, ob es denn denkbar sein könnte, dass Prävention auch schadet. Aus Sicht des Lebensstil-Präventionsideologen ist diese Frage blasphemisch. Doch ist sie abwegig, nur weil bisher nicht bewiesen wurde, dass Lebensstilintervention schaden könnte? Dieses Risiko ist vorhanden, denn wussten Sie, dass in einigen Querschnittserhebungen gezeigt wurde, dass Typ-2-Diabetiker bei den 100-jährigen Patienten überrepräsentiert sind?

Wussten Sie, dass einige der Mechanismen, die zum-Typ-2 Diabetes führen, vor allem die Insulinresistenz, in der Evolution das älteste Prinzip der Langlebigkeit sind? Also wird die Prävention des Diabetes Typ 2 nicht für jeden Menschen sinn-

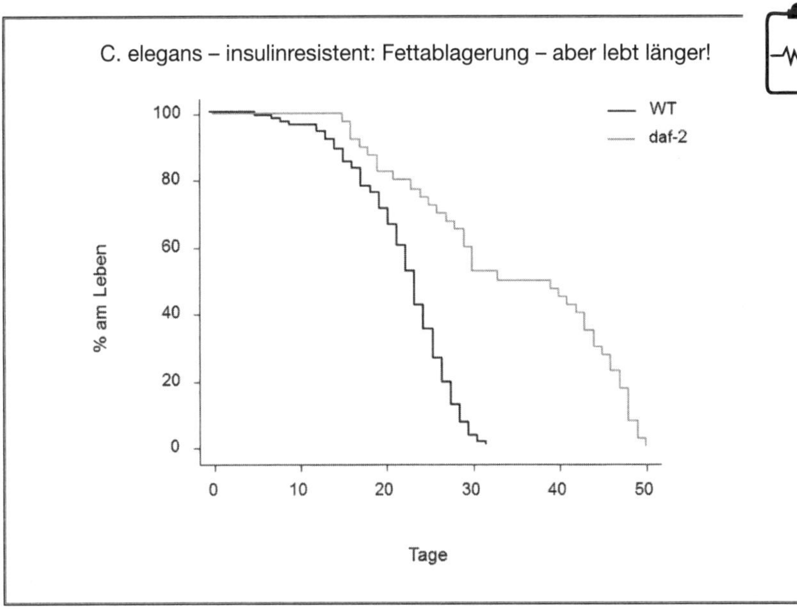

Abbildung 16: Daten aus eigener Arbeitsgruppe zur Verfügung gestellt.

voll sein. Leider haben wir keine Daten, um zu entscheiden, für wen Prävention sinnvoll sein könnte und für wen nicht.

Abbildung 16 zeigt am Beispiel eines Fadenwurms, präziser als „Caenorhabditis elegans" bezeichnet, dass das Ausschalten des Insulinrezeptors in diesem Wurm – er heißt Daf-2 – dazu führt, dass der Wurm mehr Fett im Körper akkumuliert, quasi eine Diabetes-Vorstufe hat und länger lebt. Die schwarz durchgezogene Linie zeigt, dass nach weniger als 35 Lebenstagen fast alle Würmer schon verstorben sind, hingegen wird in den Daf-2-Würmern, gezeigt als graue Linie, eine Lebensspanne erreicht, die deutlich länger ist.

An einem ganz einfachen Tier, dem Wurm, aber inzwischen auch an der Maus bestätigt, wurden Versuche angestellt, um einen der wichtigsten Mechanismen, der als Vorstadium des Diabetes gilt, tiefer gehend zu untersuchen. Dieser Mechanismus ist das gestörte Ansprechen des Körpers auf das Zucker regulierende Hormon Insulin. Das schlechte Ansprechen wird Insulinresistenz genannt. Man findet diese Veränderung bei manchen Menschen, die sehr viel wiegen, aber auch bei psychischem Stress oder Infektionen. Die Abbildung zeigt, dass bei Fadenwürmern, denen das Ansprechen des Körpers auf Insulin weggenommen wurde, die Lebensdauer nicht wie erwartet verkürzt, sondern verlängert wurde.

Wie unglaublich naiv nicht nur Wissenschaftler, sondern auch Pharmafirmen sein können, erkennt man daran, dass sogar Medikamente entwickelt wurden, die die Insulinresistenz beim Menschen durchbrechen, sogenannte Insulinsensitizer. Diese können das Ansprechen von Typ-2-Diabetikern auf Insulin fast normalisieren, dadurch den Zucker senken. Aber nach dem hier gezeigten uralten Prinzip beim Fadenwurm, wie auch in der Maus, ist es nicht überraschend, dass die meisten dieser Medikamente wegen Nebenwirkungen vom Markt genommen werden mussten und das eine noch zugelassene Medikament nur ein Nischendasein fristet, denn fast niemand setzt es mehr ein. Die vereinfachende Übernahme epidemiologischer, beobachtender Daten, die zeigen, dass es eine Korrelation zwischen Insulinresistenz und Tod gibt, führte in die Sackgasse.

Beobachtende Studien sind keine Basis für Therapien, sie liefern nur Hypothesen. Springt die Industrie, geführt und geleitet von nicht tief nachdenkenden Wissenschaftlern, zu eilig auf solche nur oberflächlich analysierte Mechanismen, werden Medikamente entwickelt, für deren Wirkung es keinen Bedarf gibt, denn die Wirkung trifft nicht den Kern des Problems. So kommt es zum Schaden für viele: Es kommt zum Schaden für die Patienten, die Nebenwirkungen erleiden, aber auch für Firmen, die Milliarden Euro sinnlos ausgeben, für Ärzte und Fachgesellschaften, die Vertrauen verspielen, da sie sich nicht rechtzeitig kritisch korrigierend geäußert haben. Es kommt auch zum Schaden von Wissenschaftlern und Fachgesellschaften wie der Deutschen Diabetes Gesellschaft, denn sie traten gemeinsam für eine Therapie ein, von der man rechtzeitig erkennen konnte, dass sie nicht sinnvoll ist.

Und dann will man bei allen Menschen Diabetes verhindern, obwohl wir wissen, dass mit zunehmendem Alter das Ansprechen des Körpers auf Insulin abnimmt, also Diabetes Typ 2 bei 50-Jährigen etwas ganz anderes ist als bei 70-Jährigen. Man möchte die Insulinresistenz durch Sport und Gewichtsabnahme reduzieren, obwohl man nicht weiß, ob dies ein schützender oder schädigender Effekt ist. Es bleibt schleierhaft, wieso es dazu kommt, dass basierend auf nicht vollständig durchdachten Konzepten Wellen erzeugt werden, auf denen so viele Ärzte und Pharmazeuten, auch Pharmafirmen, mitschwimmen. Natürlich muss geforscht werden und wissenschaftliche Hypothesen müssen schrittweise auch auf den Menschen übertragen und getestet werden. Selbstverständlich kann man im Vorfeld nicht wissen, ob ein Medikament erfolgreich heilt oder Nebenwirkungen erzeugt. Das ist klar und nicht das angeprangerte Problem. Das angeprangerte Problem, der unverständliche Denkfehler, ist die Tatsache, dass zu früh Dinge als richtig, als am Menschen anzuwenden erklärt werden, ohne dass entsprechende Daten vorliegen. Wie lange dauerte es, bis die Insulinsensitizer vom Markt waren und das eine noch verfügbare Präparat nur noch dann eingesetzt wird, wenn es tatsächlich eine sinnvolle Alternative angesichts der bekannten Nebenwirkungen ist? Daher die drängende Frage:

Wo und vor allem wie ziehen wir als vom Christentum geprägte, der Humanität, nicht der Humanisierung verpflichteten Gesellschaft, bei der Intervention beim Einzelnen die Grenze? Auch das Einreden eines schlechten Gewissens oder die soziale Stigmatisierung sind Interventionen und nicht ethisch vertretbar, wenn nur Beobachtungsstudien, aber keine Interventionsstudien vorliegen. Das Problem ist also leicht erkannt – doch wie ist es zu lösen? Es geht um das Problem der Kultur der medizinischen Wissenschaft, die im Augenblick Mechanismen gehorcht, die für niemanden gut sind. Die Kultur der medizinischen Wissenschaft hilft nicht der Industrie, nicht den Wissenschaftlern, nicht den Fachgesellschaften und nur manchmal den Patienten.

Aus dieser Krise der medizinischen Wissenschaft, die viel mit der Grenzziehung und der Kommunikation mit der Industrie zu tun hat, ebenso mit falschem Ehrgeiz einzelner Fachgesellschaften und mit der Unfähigkeit, mit anderen Disziplinen in den Dialog zu treten, führen zwei Schritte:

Schritt 1:
Verpflichtung zur Bescheidenheit und zur Zurückhaltung.

Schritt 2:
Verpflichtung zur Achtung des Menschen als geheimnisvolles Geschenk der Schöpfung Gottes, somit zur Zurückhaltung bei Interventionen so lange, bis ausreichend Daten vorliegen.

Schritt 3:
Nach Erkenntnis der Limitationen von sogenannten Risikofaktoren, die mit Krankheiten korrelieren, aber oft diese nicht bewirken, müssen wieder Krankheiten und nicht Risikofaktoren als Forschungs- und Therapieziele ins Zentrum der Bemühungen gestellt werden.

Jede Therapie, auch die Diät, der Rat Sport zu treiben oder das Erregen der Sorge, man habe ein erhöhtes Diabetesrisiko, wenn man seinen Lebensstil nicht ändert, ist immer eine Intervention. Sie bedarf in jedem Falle reproduzierbarer Interventionsstudien. Nur die Bescheidenheit bewahrt die Medizin davor, zu schnell auf das neue, noch nicht durch gute Studien als sicher und effektiv bewiesene Medikament zu setzen. Diese Bescheidenheit erfordert Mut. Denn wie oft lesen wir im Internet oder der Zeitung, dass eine ganz tolle Methode, ganz neu an der Klinik etabliert,

Menschen jetzt schonender helfen würde. Werbung passt nicht zur Medizin, sie ist der falsche Weg im Konkurrenzkampf. Zurückhaltung wird gefordert, nicht weil sie vornehm ist, sondern weil nur die Zurückhaltung dem Patienten die nötige Sicherheit gibt. Die bescheidene Zurückhaltung der Ärzte, die nicht an Studien teilnehmen, und die ehrliche Trennung zwischen experimenteller Studie am Menschen, die nicht nur von den Firmen selber, sondern auch vom Staat mehr gefördert werden sollte, bringt dem Patienten Sicherheit. Nicht werben mit dem Slogan „ich setze das neueste Therapieverfahren ein", sondern werben um den Patienten mit dem Bekenntnis „ich lese und denke erst nach, bevor ich etwas einsetze" ist das Gebot. Hier sind vor allem die Fachgesellschaften gefordert, die es immer wieder jungen Nachwuchswissenschaftlern allzu leicht machen, sich gemeinsam mit den Pharmafirmen dadurch zu profilieren, dass die Wirkungen und Erfolge der allerneuesten Therapie durch die Nachwuchswissenschaftler vorgestellt werden. Der Nachwuchswissenschaftler wird so bekannt, wird eines Tages Chefarzt und dann, da er die Interessen der Fachgesellschaft gut mit seiner Karriere und den Interessen der Industrie verknüpft, auch noch Präsident der Fachgesellschaft. Dabei vergisst er aber ganz die kritische Distanz zu neuen Produkten.

Darüber nachzudenken und Lösungswege zu finden ist notwendig, es ist unsere Verpflichtung den Menschen gegenüber, denen beispielsweise Insulinsensitizer oder falsche, unbegründete Leitlinien geschadet haben. Sie haben ein Anrecht darauf, dass an ihrem Beispiel die Medizin sich überlegt, wo der Denkfehler lag, damit dieser Denkfehler nicht noch einmal zu einer Fehlentwicklung der Pharmakotherapie mit Schädigung von Patienten führt. Der Begriff der Schädigung wird hier so weit ausgedehnt, dass auch der Einsatz ohne Nutzen, also der unnötige oder nutzlose Einsatz, darunter fällt. So streng sollten wir mit uns selbst als Ärzte sein. Der erste Schritt, die Verpflichtung zur Bescheidenheit, bedeutet zuallererst, Hypothesen generierende Daten als solche und nur als solche zu behandeln und strikt von Ergebnissen aus Interventionsstudien zu trennen.

Doch der zweite Schritt gelingt noch seltener. Das Geschenk Mensch als Ausdruck der uns immer verborgen bleibenden Schöpfung zu verstehen. Leider melden sich bei den Lebensstil-Übergriffen weder die Vertreter von medizinischen Fachgesellschaften noch Vertreter der praktisch tätigen Ärzte zu Wort. Der Skandal dabei: Die Theologen und die Kirche betrachten all dies, doch Theologen und Ethiker legen keinen lauten Widerspruch ein. Niemand in der Kirche darf sich dann wundern, wenn Menschen sich nicht für die Kirche interessieren, wenn die Kirchenvertreter nicht merken, was gesunde wie auch kranke Menschen betrifft. Niemand redet miteinander, keiner wehrt sich gegen das unmenschliche Menschenbild, das davon ausgeht, dass ein messbarer Parameter wie Gewicht oder Blutzucker ausreiche, um das Schicksal des Menschen so sicher vorauszusagen, dass eine Intervention ohne Studiendaten gerechtfertigt wäre. Hier wachzurütteln ist ein Anliegen des Buches. Zum Dialog aufzurufen ist ein Ziel des Buches.

Der dritte Schritt, wieder Krankheiten und nicht „Risikofaktoren“ ins Zentrum der Therapie zu stellen, lässt optimistisch nachfragen: Wäre es nicht auch ein schönes Ziel und Ergebnis, dass das, was oben als zweiter und dritter Schritt genannt ist, zum Grundverständnis der Medizin, der Pharmazie, der Pharmaindustrie und vor allem der Fachgesellschaften würde? Wäre es eine Illusion zu hoffen, dass die Worte von Schritt zwei und drei zur Präambel jeder medizinischen Leitlinie würden? Dann würden die Leitlinien der Diabetes Gesellschaft oder der Adipositas Gesellschaft einleitend feststellen, dass keine Therapie empfohlen wird, die nicht in Interventionsstudien mit harten Endpunkten, also Krankheiten, untersucht und als wirksam erkannt wurde!

Aber auch ein anderes Phänomen verursacht Erstaunen: Würde ein von der rationalen Medizin messbarer Parameter wie das Gewicht oder ein Laborwert oder eine messbare Zusammensetzung des Essens so sicher die Zukunft des Einzelnen vorhersagen, dann bliebe ja kaum noch Platz für das Schicksal. Dann wird die Zukunft messbar! Einen liebenden Gott braucht dann niemand mehr. Dann entsteht eine von Menschen gemachte Weltsicht, die durch Messen alles erkennen und vorhersagen kann und deswegen keine Hoffnung, keine Liebe mehr benötigt, da sie die Zukunft selber bewältigen kann. Aber: Beruhigend zu wissen, dass das nie klappen kann, allein der Weg dorthin ist schon unmenschlich genug.

Somit wird noch etwas deutlich: Die rationale Medizin, die angeblich durch Beobachtungsstudien das Leben und seinen Verlauf, die Freuden sowie die Leiden, sicher vorhersagt und durch ihre Therapie alle Facetten des Lebens bestimmt, hat dann wieder einen Vertreter, den „Gott im weißen Kittel“. Dies ist Hochmut! Luther hat sich des Themas angenommen:

> **Martin Luther:**
> Vom unfreien Willen
> „Denn wenn ich nicht weiss, was, wieweit und wie viel ich tun kann und zu tun vermag in Bezug auf Gott,
> so wird es mir ebenso ungewiss und unbekannt sein, was, wieweit und wie viel Gott in Bezug auf mich vermag, da doch Gott alles in allem wirkt.“

Dieser Satz Luthers, in Bezug zum ersten Korintherbrief, 12,6, will deutlich machen, dass es einen Bezug gibt zwischen meinem Nicht-Wissen in Bezug auf Gott, in Bezug auf meine eigene Zukunft und mein Leben, zu dem, was Gott für mich tun kann. Sich für dieses Geheimnis zu öffnen war Luther wichtig. Das Nicht-Wissen um Gott, das Nicht-Erkennen Gottes ist Voraussetzung für den Glauben an den allmächtigen und gnädigen Gott. Dass es einen Bereich des Lebens gibt, in dem die akademische Medizin bei Krankheiten helfend eingreifen kann, widerspricht diesem Verständnis Luthers keineswegs. Aber eine Disziplin, auch die Medizin, übernimmt sich, wenn sie meint, mit wenigen einfachen Parametern eine Zukunftsvoraussage für den Einzelnen treffen zu können. Es ist daher unsere Verpflichtung, bevor wir auf einen Menschen einwirken, bei ihm ärztlich, medikamentös, diätetisch oder sonst wie therapeutisch intervenieren, abschätzen zu können, was bei der Einzelperson das Nutzen-Risiko-Verhältnis ist.

Gerade wenn es und weil es bei Volkskrankheiten wie Übergewicht und Diabetes oder Ernährung und Bewegung um so viele Menschen geht, gerade weil diese Veränderungen direkte Folgen des Wohlstands, also eines an sich wünschenswerten gesellschaftlichen Erfolges aller sind, sind andere Disziplinen und Institutionen gefordert, hier aktiv mitzudenken. Nicht nur die Kirche, nicht nur die Krankenkassen, nicht nur die Menschenrechtsorganisationen.

Luthers Aussage, dass Gott in allem wirkt, als Basis seines Glaubens, und dass wir nicht wissen, was und wie viel Gott auf uns bezogen zu wirken vermag, ist die Aufforderung, angesichts der Größe des seine Schöpfung liebenden Gottes den Mitmenschen zu akzeptieren und vor Übergriffen zu schützen. Im Kontext des Buches heißt dies: Erst Interventionsstudien einfordern, dann nach der „number needed to treat“ und der number needed to harm“ schauen, dann beides abwägen. Es ist auch eine Aufforderung an die Medizin daraus ableitbar, nämlich modern formuliert, sich auf ihr Kerngeschäft zu konzentrieren. Da wir nicht erkennen können, was Gott vermag, und da ich nicht weiß, was, wie weit und wie viel ich in Bezug auf Gott tun kann, ergibt sich als Konsequenz, dass ich mir nicht anmaßen kann, als Arzt der Schöpfung überlegen zu sein. In Bezug auf die Gesundheit heißt dies, dass Medizin nicht dazu da ist, die Evolution zu übertreffen und Menschen gesünder als gesund zu machen. Die Medizin wird dies nicht können, da die „number needed to treat“ viel zu groß ist und die Therapiedauer, die nötig sein wird, viel zu lang ist. Die Medizin wird das nicht können, da Krankheit eben das seltenere Ereignis als Gesundheit ist, da das Ergebnis der Schöpfung, die Erfolge der Evolution zu groß sind, als dass man mit einfachen Maßnahmen wie mediterraner Kost, Sport, oder Gewichtsoptimierung die Entwicklung der Natur übertreffen könnte. Das bedeutet: Die Aufgabe der Medizin ist die Bekämpfung der Erkrankung, nicht die „Vergesundung“, die nur dann zum Ziel wird, wenn der Beginn des Lebens als Beginn der individuellen Krankheitsgeschichte missverstanden wird.

Die akademische Medizin hat ihre Größe und Erfolge der Tatsache zu verdanken, dass sie durch Forschung in die Lage versetzt wurde, Krankheit dadurch zu erkennen, dass sie diagnostische Methoden entwickelte, die es erlauben, Krankheit von Gesundheit zu unterscheiden. Deswegen: Die Ärzte, aber auch die Krankenkassen, sollten sich darauf konzentrieren, Krankheiten zu erforschen und besser als jetzt zu therapieren. Sie sollten sich nicht übernehmen und versuchen, Gesundheit zu erforschen, um sie dann lebenslang zu stabilisieren. Das klingt zwar gut, dahinter steckt aber ein zwar unausgesprochener, jedoch unerträglicher Hochmut, die Schöpfung verbessern zu können.

Das Gegenteil eines solchen Hochmuts wäre die Demut anzuerkennen, dass in der Beziehung zwischen Krankheit und Heilung die Medizin kompetente Beiträge leisten kann, aber nicht in Beziehung zum Heil.

Das Dreieck Krankheit – Heil – Heilung kann nicht die Domäne der akademischen Medizin sein, das ist die genuine Aufgabe des theologischen Dialogs, hier sind die Kirchen gefordert, wieder aktiv zu werden. Hier sind Theologen gefordert, aktiv zu werden, mitzudenken, neu zu denken, den Wissenschaftlern in der Medizin zu helfen, eine Kultur der Forschung zu etablieren, die den Menschen nutzt und sie nicht nur zum Objekt der Verbesserung zum Beispiel eines Zuckerwerts macht. Medizin kann manchmal heilen, oft nur einen erträglichen Zustand erhalten, aber nie Heil versprechen. Deswegen stehen ihr auch keine Heilsversprechungen zu, die den ganzen Lebensverlauf betreffen, sondern nur einzelne Aufträge, die es zu erfüllen gilt, um Krankheiten direkt zu therapieren. Durch die Begeisterung für das eigentlich gute Ziel, Menschen krankheitsfrei zu erhalten – krankheitsfrei durch den richtigen Lebensstil –, kam es dazu, dass einige Lebensstil-Apostel übergriffig wurden. Sie maßen sich an, das richtige Leben zu verkünden, als wäre es das Heil. Als ob sie wüssten, was für andere gut ist. Als ob ihre technisch messbare Stellgröße für alle die gleiche Bedeutung hätte.

Deswegen ist der Dialog der Medizin mit der Theologie gefordert, deswegen ist die Einmischung der Theologen, Philosophen und Juristen, also aller, denen es um das Wohlergehen des Nächsten geht, so wichtig. Wurde doch all dies vergessen beim scheinbar harmlosen Thema Lebensstil, angesichts der öffentlichkeitswirksamen Technikabwehr, der Diskussion um Stammzellen, Präimplantationsdiagnostik und andere große Themen. Dies sind anerkannt sehr wichtige Themen, doch die Verzerrung des Menschenbilds in Medizin und Politik, das Schweigen angesichts der unmenschlichen neuen Krankheitsdefinitionen und Therapieempfehlungen ohne Nachweis der Wirksamkeit – und des doch großen Eingriffs in die Persönlichkeitssphäre – erfordern jetzt ein Aufwachen. Menschlichkeit im Alter und der schöpfungsimmanenten Endlichkeit, somit auch der Krankheit, erschöpft sich nicht in Diskussionen um Sterbehilfe und andere „letzte große Themen". Aufwachen heißt: sich zusammensetzen und gemeinsam nachdenken. Aufwachen heißt, im Dialog Grenzen für die Medizin bei Volkskrankheiten wie Diabetes und seiner Prävention zu ziehen, dadurch dass man medizinische Evidenz, die sich ja immer ändert, überprüft, bewertet und in Bezug setzt zu dem, was durch Therapie und Lebensstil-Intervention bewirkt wird – das heißt, ob geschadet oder geheilt wird. Es gilt abzuwägen, nicht voreilig Erfolge zu verkünden und angebliche Erkenntnisse auf eine größere Bevölkerung zu übertragen, sich fälschlicherweise einbildend, dass ein „normaler" Body Mass Index oder Blutzucker jedem Menschen zum Glück verhilft.

Glück ist mehr als die Normalisierung eines HbA1c- oder Blutzuckerwerts. Hermann Hesse fand dafür treffende, gefühlsreiche und doch klare Worte:

> **H. Hesse:**
> „Erst wenn Du jedem Wunsch entsagst,
> Nicht Ziele mehr, noch Begehren kennst,
> Dann reicht Dir des Geschehens Flut
> Nicht mehr ans Herz – und Deine Seele ruht."

Hesse formuliert wunderschön, was Gadamer als das „Gelassene Beschränken auf das noch Zugeteilte" formulierte. Bewundernswert der, dem diese Form des höchsten Glücks geschenkt ist, die Seele ruhen lassen zu können, auch inmitten der Flut des Geschehens. Das Ruhenlassen der Seele, die Form des Glücks, die gerade älteren Menschen, also denen mit erhöhtem Risiko des Typ-2-Diabetes, möglich ist. Wenn Glück so formuliert werden kann, was sucht dann die Aufforderung zur „gesunden Ernährung", zum „Sport", bei denen, die keine Stoffwechselkrankheit haben? Gibt es dafür eine Berechtigung? Und noch härter gefragt, am Beispiel des Menschen mit erhöhtem Diabetesrisiko: Bekommt er diese Form des Glücks dadurch geschenkt, dass man ihm hilft, seinen Laborwert zu verbessern? Und überhaupt: Darf man so ins Leben anderer eingreifen, nur weil ein Laborwert wie Blutzucker droht, abnorm zu werden? Wenn ja, dann wäre dies doch nur möglich, wenn die Normalisierung des Laborwerts Blutzucker das höchste Ziel wäre und nicht mehr das höchste Ziel des Handelns darin bestünde, anderen Menschen Glück zu schenken, Glück so verstanden, wie Hesse es formulierte? Es lohnt also, am Beispiel des Diabetes und der Ergebnisse der Da-Qing-Studie (siehe am Anfang des Kapitels) über die Übergriffigkeit, die Unbescheidenheit, ja sogar Unmenschlichkeit der Lebensstil-Intervention nachzudenken.

Jetzt mag man denken, dass dies ein wenig überzogen formuliert wurde. Die Aufforderung sich zu bewegen, etwas anderes oder weniger zu essen, sei doch gar

Verlust an Lebensqualität durch intensivierte Blutzuckerkontrolle

1 = perfekte Gesundheit 2 = Tod

Behandlung	Mittelwert Lebensqualität
Normale Blutzuckerkontrolle	0,76
Intensivierte Blutzuckerkontrolle	0,67
Diät	0,88
Sport	0,89

Abbildung 17: Daten aus Huang E. S. et al.: „Patient perceptions of quality of life with diabetes-related complications and treatments", *Diabetes Care* 30: 2478-2483, 2007, Copyright © (2007), American Diabetes Association. Copyright and all rights reserved. Material from this publication has been used with permission of American Diabetes Association.

kein so großer Eingriff in das Leben eines anderen Menschen. Und überhaupt: Da gut gemeint, ist doch alles halb so schlimm, oder? Doch die Fakten sehen anders aus. Die im Folgenden gezeigten Daten sind eine Anklage gegen diejenigen, die meinen, ohne Nachdenken das anderen Menschen aufbürden zu dürfen, was ihnen selbst als richtig erscheint, auch wenn dafür die Daten aus Interventionsstudien fehlen. Lebensqualität ist ein wichtiger Aspekt, ohne den körperliche Gesundheit und die Bewertung körperlicher Krankheit nicht möglich ist. Spannend, was Wissenschaftler herausfanden, als sie den Effekt der Lebensstil-Intervention auf die Lebensqualität untersuchten:

In der in Abbildung 17 gezeigten Studie wurden 701 erwachsene Patienten mit Diabetes im Umfeld von Chicago befragt. Die Befragung zielte darauf ab, die Lebensqualität zu erfassen. Es wurde eine Skala verwendet, in der die Zahl 0 den Tod und die Zahl 1 perfekte Gesundheit repräsentierte. Die Patienten wurden bei der einstündigen Befragung darauf hingewiesen, dass sie insbesondere die täglichen Auswirkungen der jeweiligen Behandlung auf die Lebensqualität beurteilen sollten.

In der Tabelle bedeutet also eine Reduktion der perfekten Gesundheit und Lebensqualität von 1 auf 0,89, wie beim Beispiel Sport, eine Reduktion der Lebensqualität um 11 Prozent, oder am Beispiel Diät die Reduktion von 1 auf 0,88 eine Reduktion um 12 Prozent etc.

In dieser Studie wurde auch gezeigt, wie stark die Einschränkung der Lebensqualität durch Herzschmerzen ist – dies ergab eine Reduktion um 36 Prozent, ein milder Schlaganfall ergab eine Reduktion um 30 Prozent, ein großer Schlaganfall führte zu einer Reduktion der Lebensqualität um 69 Prozent, die intensivierte Blutzuckerkontrolle reduzierte um 33 Prozent.

In dieser Untersuchung wurde gezeigt, dass die Aufforderung zu einer Diät oder zum Sport bei denen, die es bisher nicht tun, die Lebensqualität um mehr als 10 Prozent reduziert. Natürlich nicht bei denen, die schon Sport treiben, sondern nur bei denen, die dies eben nicht tun. Eine intensive, also gemäß den Leitlinien der Diabetologie durchgeführte Diabetestherapie reduziert selber, also unabhängig von den Folgen der Erkrankung, die Lebensqualität zunächst um über 30 Prozent. Ein Effekt, fast so groß wie bei einem kleinen Schlaganfall. Damit wird die Dimension deutlich, in der in diesem Kapitel argumentiert wird: Es geht um die Reduktion der Lebensqualität, zumindest für einige Zeit, um 30 Prozent! Was berechtigt dazu, anderen die Lebensqualität um ein Drittel zu reduzieren? Doch eigentlich nur eines: der Nachweis, dass auf Dauer der Patient insgesamt davon profitiert und er bereit ist, diese Nebenwirkung hinzunehmen, da er die Vorteile für sich sieht. Voraussetzung dafür sind Interventionsstudien, die belegen, dass ein besseres Leben mit weniger Komplikationen, weniger Erkrankungen dadurch möglich ist. Voraussetzung für die Akzeptanz dieser Therapie sind eine niedrige „number needed to treat" und eine kurze Therapiedauer. Der freie Wille des Patienten, der zuvor in Kenntnis gesetzt wurde, was der Nutzen basierend auf einer Interventionsstudie ist – das ist die Basis. Die Fragen: Wo wird dies so umgesetzt? Wissen die Diabetes-Berater, die die Schulungen durchführen, und die Diabetologen, die die Lebensstil-Therapie anordnen, um diese Studiendaten, und wie werden sie berücksichtigt?

Also: Es gibt einen guten Grund, warum hier so vehement für die Pflicht eingetreten wird, erst zu beweisen, dass die Intervention, die einem anderen Menschen zugefügt wird, etwas nutzt, ehe sie durchgeführt wird. Eine Reduktion der Lebensqualität, sei es um 10 oder um 30 Prozent, muss mehr als nur gut begründet werden. Ein normalisierter Blutzucker reicht dazu nicht aus. Eine schlechte Blutzuckerkontrolle schadet, doch eine sehr strenge ebenso, und gerade für die sehr strenge Blutzuckerkontrolle braucht man eine eingehende Schulung. Auch zeigen alle Präventionsstudien des Diabetes, die es bis heute gibt, nur, dass man den Laborwert Blutzucker normalisieren kann, nicht, dass Leiden verhindert wird. Schon Hippokrates kannte das Gebot, Schaden zu vermeiden sei wichtiger als potenziell zu helfen. Am Ende dieses Kapitels steht fest:

Diabetes-Prävention klingt gut, funktioniert aber nicht in Hinsicht auf Spätschäden, und selbst die Aufforderung, Sport zu treiben, reduziert zunächst bei dem, der es nicht von sich aus tut, die Lebensqualität in signifikanter Weise. Da die Reduktion der Lebensqualität bei der Intensivierung der Diabetes-Therapie noch ausgeprägter als bei der Prävention des Diabetes ist, stellt sich als Nächstes die Frage: Wenn die Intensivierung der Diabetes-Therapie die Lebensqualität um 30 Prozent reduziert, entsteht aus dieser „Nebenwirkung" ein adäquater Vorteil?

ZUSAMMENFASSUNG

- Die Da-Quing-Studie, eine konsequente und langfristige Lebensstil-Interventionsstudie an 33 Kliniken, ergab nach 20 Jahren eine Senkung der Diabetesfälle, aber keine Auswirkungen auf Herz-Kreislauferkrankungen oder Tod.
- Nach dieser Enttäuschung wurde die Studie verlängert und durch Hochrechnung auf 1.000 Patientenjahre eine äußerst geringe Wirkung nachgewiesen, jedoch tritt sie nur bei Frauen auf, wofür es keine Erklärung gibt.
- Insulinresistenz ist nicht nur ein Risikofaktor, sondern kann lebensverlängernd wirken, trotzdem wurden Medikamente dagegen entwickelt und erst spät wegen ihrer Nebenwirkungen vom Markt genommen.
- Aufgabe der Medizin ist die Behandlung von Krankheiten, nicht die „Vergesundung" des Menschen, denn dadurch würde sie sich hochmütig über die Evolution, die Schöpfung und das Schicksal erheben und die Geburt als Beginn einer Krankengeschichte betrachten.
- Die Medizin darf Heilung versprechen, aber nicht das Heil. Die Theologen, Philosophen und Juristen sind aufgefordert, mit der Medizin und der Gesellschaft in einen Dialog einzutreten.
- Die ketzerische Frage, ob gut gemeinte Lebensstil-Intervention auch schaden kann, ist mit Ja zu beantworten. Eine Studie ergab, dass sie die Lebensqualität so stark beeinträchtigen kann wie ein kleiner Schlaganfall.

11.

Ist das Ziel der normnahen Glukosekontrolle des Diabetikers sinnvoll – oder: Gibt es eine „personalisierte" Medizin?

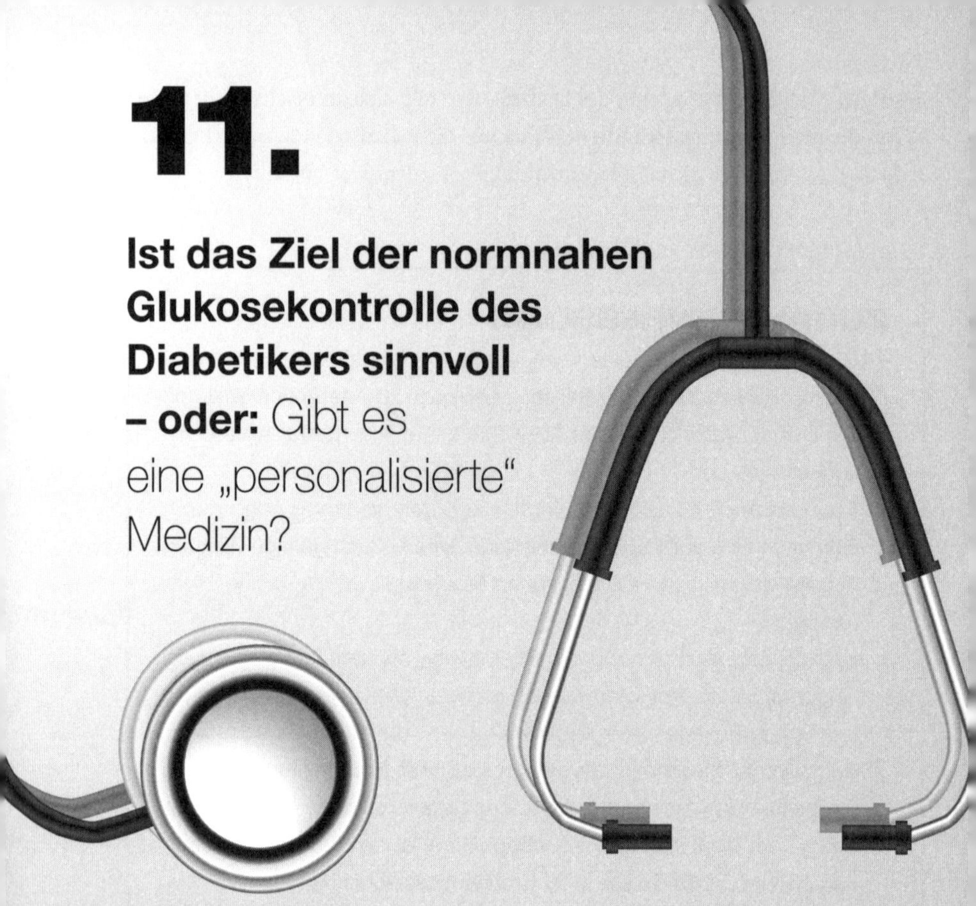

DER TYP-2-DIABETES, um den es hier hauptsächlich geht, ist die Diabetes-Form, die mit zunehmendem Lebensalter und höherem Körpergewicht häufiger wird. Das Besondere an der Definition des Typ-2-Diabetes ist, dass er eine durch die Labormedizin definierte Erkrankung ist, keine Krankheit. Er ist kein Tumor, den man sieht, sondern zunächst nur die Verstellung eines Laborwerts. Die Definition des Diabetes Typ 2 ist irreführend, denn die Abweichung eines Laborwerts ist noch keine Erkrankung, sondern zeigt nur das Risiko an, einmal zu erkranken. Die mit dem nach oben abweichenden Blutzuckerwert assoziierten Erkrankungen sind beispielsweise Schäden am Auge, an Nerven, Niere, Lunge, Bindegewebe und Spermien, aber auch den großen Gefäßen, die dann zu Schlaganfall und Herzinfarkt führen. Die Diabetes-Definition bezieht sich also nur auf ein Erkrankungsrisiko

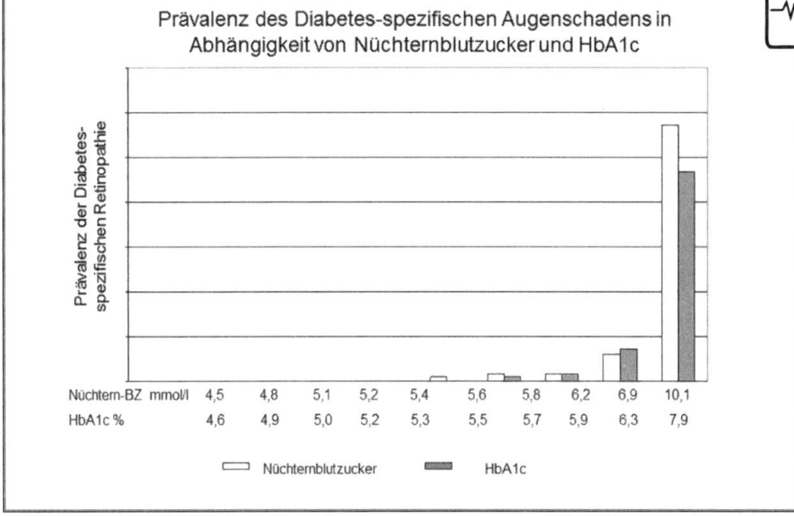

Abbildung 18: Abbildung spiegelt Ergebnise aus: Colagiuri S. et al., *Diabetes Care* 34: 145-150, 2011.

und daher müssen erst Interventionsstudien, die weiter unten dargestellt werden, belegen, ob der erhöhte Zuckerwert nur mathematisch korreliert oder ob er wirklich die Erkrankungen verursacht. Wenn erhöhte Zuckerwerte Erkrankungen verursachen, können Interventionsstudien zeigen, wie groß der Anteil des erhöhten Blutzuckers an den Folgeerkrankungen ist. Im Labor misst man den Blutzucker, die Glukose, gemessen in Milligramm pro Deziliter. Im Blut kann man auch den HbA1c-Wert bestimmen. Die Abkürzung Hb steht für Hämoglobin, den roten Blutfarbstoff. Das Hämoglobin kann mit der Glukose reagieren, sie bindet an das Hämoglobinmolekül, dabei verändern sich beide ein wenig und es entsteht ein „verzuckertes Hämoglobin". Das wird als HbA1c abgekürzt. Je höher der Durchschnitts-Blutzucker der letzten Wochen, desto höher ist der HbA1c-Wert. Dies reicht als Hintergrundinformation, um die hier dargestellten Abbildungen aus Originalarbeiten zu verstehen.

In einer Studie (Abbildung 18) wurden Daten von 44.623 Menschen, bei denen ein Foto des Augenhintergrunds gemacht wurde, zwischen 20 und 79 Jahren ausgewertet. Im Augenhintergrund kann man eine diabetesspezifische Erkrankung erkennen, nämlich die sogenannte Retinopathie, eine Veränderung der Gefäße des Augenhintergrunds. Es wurde dann getestet, sowohl anhand des Nüchternblutzuckers (weiße Balken) und des Blutzucker-Langzeitwerts HbA1c (graue Balken), ob das Auftreten der diabetesbedingten Augenhintergrundveränderungen damit im Zusammenhang steht.

Abbildung 18 ist so aufgebaut, dass die korrespondierenden Nüchternblutzucker- und HbA1c-Werte jeweils untereinander stehen, und man sieht, dass mit steigenden Werten auch das Auftreten der Augenhintergrundveränderungen zunimmt. Wichtig ist aber, dass bei einem HbA1c-Wert von 6,1, der als Grenzwert für die Diabetes-Diagnose gilt, nur ganz wenige Patienten eine solche Erkrankung des Augenhintergrunds aufweisen und erst bei sehr hohen Zucker- oder HbA1c-Werten die Häufigkeit der Erkrankung über zehn Prozent ansteigt.

Die Studie ist deswegen von Interesse, weil basierend auf solchen Daten der unterste Wert, an dem ein Spätschaden erkennbar wird, genutzt wird, um die Krankheit zu definieren. Dies bedeutet aber, dass die Definition des Diabetes als Krankheitsrisiko zu einem Zeitpunkt beginnt, an dem kaum einer an diesem Risiko jemals erkrankt, das heißt einen Spätschaden wie die Augenhintergrundveränderung erleiden wird. Dies hat zur Folge, dass, wenn nur wenige das Risiko der Krankheit haben, aber alle therapiert werden, das Risiko der Therapienebenwirkungen sehr hoch ist, da sehr viele behandelt werden müssen, um nur wenigen zu helfen.

Was ist nun Diabetes Typ 2? Epidemiologen fanden durch Beobachtungsstudien heraus, dass das Risiko von bestimmten Gefäßveränderungen der Augen – man nennt sie diabetische Retinopathie – dann ansteigt, wenn der Blutzuckerwert etwas höher ist. Man hat dann geschaut, ab welchem Schwellenwert das Risiko der Retinopathie ansteigt, und diese Schwelle durch internationale Konsensuskonferenzen – Besprechungen, zu denen sich etliche Experten treffen – als Erkrankung mit dem Namen Typ-2-Diabetes definiert. Um es deutlich zu machen: Ein Laborwert, dessen Erhöhung man zunächst gar nicht merkt, wurde mit einer Erkrankung gleichgesetzt. Anders formuliert: Nicht eine körperliche Veränderung, die man spürt, sondern das Risiko einer später einmal auftretenden Erkrankung am Auge wurde als Erkrankung definiert. Diabetes Typ 2 ist also keine Erkrankung, sondern nur ein Begriff – so wird er auch auf den folgenden Seiten verwendet –, der ein Erkrankungsrisiko beschreibt. Das macht einen großen Unterschied, denn wenn nur ein Risiko-Vorhersagewert, aber keine Erkrankung vorliegt, dann ist die gezielte Therapie des Laborwerts nicht immer sinnvoll. Wäre es korrekt, dass ein veränderter Laborwert mit geschätzter Korrelation zu Erkrankungen gleich einer Erkrankung wäre, kämen sofort Fragen:

Woher weiß man, dass tatsächlich der Blutzucker, der Glukosewert, auch die Folgeschäden verursacht? Oder der veränderte HbA1c-Wert? Oder das höhere Ansteigen der Glukose innerhalb von zwei Stunden nach Trinken eines zuckerhaltigen Getränks?

Wenn man das betrachtet, wird deutlich, dass Diabetes keine Erkrankung ist, sondern nur ein berechenbares Risiko, einmal – hier gezeigt am Auge – eine Erkrankung zu bekommen. Damit ist doch ganz klar, dass ein solches Risiko für einen jungen Menschen ein ganz anderes ist als für einen älteren Menschen. Wenn ein Parameter ein Risiko anzeigt, eine Erkrankung zu entwickeln, bedeutet dies nicht mit Sicherheit, dass eine therapeutische Beeinflussung dieses Parameters eine Erkrankung verhindert. Es könnte ja nur ein Zufall sein, dass der Parameter ein Risiko anzeigt, aber für den Effekt des Risikos, also für die spätere Erkrankung, nicht verantwortlich ist.

Schaut man sich die epidemiologischen Daten, die zur Definition dessen, was Diabetes ist, herangezogen wurden, einmal genauer an, dann fällt auf, dass das Risiko gering ist, innerhalb der untersuchten Zeit an einem Augenschaden zu erkranken. Das Risiko steigt allerdings, je höher der Blutzucker über den Schwellenwert ansteigt oder je höher der HbA1c-Wert ansteigt, der ja die Zuckerwirkung auf das Eiweiß Hämoglobin widerspiegelt. Es gibt demnach eine Dosis-Wirkungs-Beziehung: je höher der Glukosewert, desto höher das Risiko, eine Erkrankung am Auge zu erleiden. Ähnliche Daten gibt es auch für andere Folgeschäden des Diabetes. Gezeigt werden hier nur die Daten über das Risiko der Retinopathie, da dies für die Diabetes-Definition die wichtigsten Daten waren.

Das Spannende an der Diabetes-Definition ist auch, dass diese Daten eigentlich nur eine Hypothese bilden: Höherer Zucker *könnte* für die Erkrankungen an Auge, Nerven, Niere, Gefäßen, Herz, Gehirn, Lunge, Spermien und Gelenken verantwortlich sein, da es eine Korrelation der Komplikationen mit diesem Laborwert gibt. Aber geht dies ohne Interventionsstudie, die zeigt, dass Normalisieren des Laborwerts die Komplikationen zu 100 Prozent verhindert? Denn der für die Folgeschäden Verantwortliche muss doch gar nicht der Glukosewert sein, der sich ja nur gering vom gesunden unterscheidet. Es wäre doch denkbar, dass erhöhte Glukosewerte mit den Molekülen, die die Folgeschäden verursachen, nur zufällig oder nur teilweise assoziiert sind!

Obwohl man nicht präzise wusste, ob die epidemiologischen Beobachtungen den Vermittler der später folgenden Krankheiten erfassten, begann man ihn therapeutisch zu beeinflussen. So entstanden etliche Substanzen, die den Glukosewert senken. Dazu zählen nicht nur immer besser und praktischer anzuwendende Insuline, sondern auch verschiedene Klassen von Medikamenten, die die Insulinwirkung verstärken, die Insulinfreisetzung aus der Bauchspeicheldrüse fördern, die Zuckerherstellung durch die Leber reduzieren, zur Ausscheidung von Zucker durch den Harn führen, und etliche mehr. Und das alles bei einem nur gering erhöhten Risiko, in dem das Fenster zwischen therapeutischem Erfolg und Nebenwirkung gering sein muss, denn aus den epidemiologischen Daten ist eindeutig zu erkennen, dass man viele behandeln muss, um den wenigen zu helfen, die eine echte Erkrankung bekommen.

Wie eingangs im methodischen Kapitel ausgeführt: Es kommt auf die „number needed to treat" und die dafür nötige Zeit an. Je höher die „number needed to treat" ist, um einem Menschen zu helfen, und je länger die dafür notwendige Zeit, desto geringer die Chance, ohne signifikante Nebenwirkung etwas zu erreichen. Also ist die Diabetestherapie aus Sicht eines Unternehmens, das ein neues Medikament entwickeln möchte, zwar ein verlockendes Geschäft, da es so viele Diabetiker gibt, aber auch ein gefährliches. Denn die Wissenschaft kann den Firmen nicht sagen, wie die diabetischen Folgeschäden wirklich entstehen, sie kann nur vorhersagen, dass viele Menschen lange behandelt werden müssen, um einem Menschen zu helfen. Solche lange andauernden Interventionsstudien sind sehr teuer, für eine Firma bedeutet dies, mehrere Hundert Millionen Euro in die Entwicklung eines Medikaments zu stecken, ohne zu wissen, ob es Menschen hilft, sondern nur wissend, dass es einen Laborwert normalisiert. Heute werden zwar von Wissenschaftlern Interventionsstudien mit harten Endpunkten wie Erkrankung des Auges, Herzinfarkt oder Nierenversagen immer wieder gefordert, doch zugelassen werden die zuckersenkenden Medikamente auch ohne diese Endpunkt-Studien. Für die Zulassung eines Diabetes-Präparats reichen schon Studien, die zeigen, dass mit wenigen Nebenwirkungen der Blutzucker und der HbA1c-Wert über einige Monate eingestellt werden können. Aus Sicht des Patienten eigentlich unverständlich! Jedoch verständlich aus Sicht der Firmen, denn bis ein Medikament am Menschen getestet werden kann, dauert es nach Patentierung des neuen Wirkstoffs Jahre. Dann vor Zulassung eine zehn Jahre andauernde Interventionsstudie zu verlangen bedeutet, dass schon bei Zulassung der Patentschutz ausgelaufen ist. Daher wäre es sinnvoll, für Erkrankungen, die eine lange andauernde Interventionsstudie benötigen, den Patentschutz zu verlängern, denn nur dann lohnt es sich für Firmen, mehrere Hundert Millionen Euro dafür zu investieren. Nur dann rechnen sich die Langzeitstudien, die Interventionsstudien, die über Jahre gehen müssen, um zu beweisen, dass ein Medikament nicht nur einen Laborwert verändert, sondern auch Erkrankungen signifikant reduziert.

Für den Patienten lassen sich aus der oben gezeigten Studie weitere Schlussfolgerungen ziehen, wie man individuell gültige Empfehlungen geben kann. Denn Diabetes Typ 2 ist nicht immer gleich Diabetes Typ 2. Der eine Patient ist schlank, der andere wiegt zu viel. Der eine ist jung und wird über eine viel längere Zeit seines Lebens dem Risikoprädiktor Blutzucker ausgesetzt sein als ein Mensch, bei dem die abweichenden Laborwerte im höheren Lebensalter entstehen. Diabetes

Typ 2 ist eben keine Krankheit, sondern nur die Definition eines Risikos, einmal zu erkranken, basierend auf einer Abweichung des Blutzuckerwerts. Somit ändert sich die „number needed to treat" mit dem Lebensalter, und damit auch die Zumutbarkeit des Eingriffs für das jeweilige Individuum. Wie sinnlos sind daher die heute gültigen Therapierichtlinien, die alle und alles über einen Kamm scheren!

Damit sind wir einmal mehr beim Thema des Individuums und des Respekts für seine Einzigartigkeit. Damit steht auch wieder das Thema an, dass es für eine humane Gesellschaft eine Gefahr darstellt, wenn sie bei einem Thema, das jeden betrifft, nämlich der Gesundheit, nicht auf eine Differenzierung drängt. Es geht nicht nur um Alt und Jung, es geht um die Definition des individuellen Risikos.

In einer weiteren Studie (Abbildung 19) wurde die Effizienz der Blutzuckereinstellung bei Typ-2-Diabetikern im Hinblick auf die Entwicklung von Blindheit oder eines Nierenversagens untersucht. Ziel war es herauszufinden, wie viele Patienten über welche Zeit behandelt werden müssen, um durch die Behandlung einen Vorteil bezüglich Blindheit oder Nierenversagen zu erzielen. Unterteilt wurden die Berechnungen anhand des Blutzuckerlangzeit-Gedächtniswerts, also des HbA1c-Werts.

Risiko, im Alter einen diabetischen Spätschaden an den kleinen Gefäßen (Augen) zu erleiden

Beispiel: 65-Jähriger mit beginnendem Diabetes

Risiko, bis Lebensende zu erblinden, bei HbA1c von 8: 2/1000
- bei HbA1c-Reduzierung auf 7: 1/1000

Daraus folgt: Anzahl der zu Behandelnden, um 1 Erblindung zu vermeiden: 1000!

HbA1c	Erblindungsrisiko (%) Alter bei Diabetesbeginn (Jahre) 45	55	65	75
7	0,3	0,1	<0,1	<0,1
8	1,1	0,5	0,2	<0,1
9	2,6	1,2	0,5	0,1
10	5,0	2,5	1,0	0,3
11	7,9	4,4	1,9	0,5

Abbildung 19: Risiko eines Spätschadens. Daten aus Vijan S., Hofer T.P., Hayward R.A.: „Estimated benefits of glycemic control in microvascular complications in type 2 diabetes", *Ann Intern Med.* 1997; 127: 788-759. Copyright © 1997, American College of Physicians. With permission of ACP.

Ein normaler HbA1c-Wert beträgt weniger als 6,1. Es wurde dann untersucht, wie bei einem HbA1c von 7, 8, 9, 10 oder 11 das Risiko der Erblindung oder des Nierenversagens bei einem 45-, 55-, 65- oder 75-jährigen Patienten ist.

Je nach Alter, in dem der Diabetes diagnostiziert wird, kann man erkennen, dass das Risiko bei einem relativ niedrigen HbA1c-Wert, wenn der Diabetes mit 45 Jahren diagnostiziert wird, deutlich geringer ist als bei einem höheren HbA1c-Wert. Außerdem ist wegen der längeren Lebenszeit bei einem 45-Jährigen das Risiko, zu erblinden oder ein Nierenversagen zu erleiden, deutlich höher als bei einem älteren Patienten, bei dem die Wahrscheinlichkeit, dass er diese Spätkomplikation erleidet, sehr gering ist.

Man kann außerdem erkennen, wie viel es dem Patienten in Bezug auf Erblindung oder Nierenversagen nutzt, wenn man seinen HbA1c-Wert zum Beispiel von 9 auf 8 senkt. Hat zum Beispiel jemand, der vor dem 50. Lebensjahr einen Diabetes bekommt, einen HbA1c-Wert von 9, so beträgt das Risiko der Erblindung 2,6 Prozent. Senkt man nun den HbA1c bei diesem Patienten von 9 auf 7, sinkt das Risiko, zu erblinden, von 2,6 auf 0,3 Prozent. Man sieht, dass je jünger ein Patient ist und je höher der HbA1c ist, der Patient umso mehr von der Therapie profitiert. Je niedriger der HbA1c ist und je älter der Patient ist, umso weniger profitiert er davon.

Diese Untersuchung zeigt, dass eine Intervention bei einem jungen Menschen viel wahrscheinlicher einen Vorteil bezüglich Verhinderung des Augenschadens bringt als bei einem älteren Menschen. Hier wird aber auch die Grausamkeit der statistischen Betrachtung von Menschen und Schicksalen im Rahmen der akademischen Medizin deutlich. Wer will schon die Grenze ziehen und sagen: Ab einer „number needed to treat" höher als … gibt es einen gesellschaftlichen Konsens, dass wir nicht mehr behandeln, weil dann der potenzielle Erfolg zu teuer wird? Dafür sollten diese Daten nicht herhalten, aber sie können einen Hinweis geben, wen zu behandeln sich lohnt oder bei wem die Nebenwirkungen möglicherweise den Therapieerfolg aufheben. Erfreulich ist in diesem Zusammenhang, dass auch die Therapierichtlinien der Fachgesellschaften, nicht nur in Europa, sondern jetzt auch in Deutschland, die ganz strenge Blutzuckerkontrolle nicht mehr für ältere Menschen empfehlen.

Vor der Grausamkeit einer rationalen Betrachtung muss man sich nicht fürchten, vor allem dann nicht, wenn man als Arzt mit Humanität und Gefühl auf die Einzelperson eingeht, nicht ihren Laborwert allein, nicht ihr statistisches Risiko allein, sondern auch ihre Lebensperspektive und Lebensfreuden im Blick hat. Das ist genau die Grenze zwischen Leitlinien gesteuerter Medizin nach Laborwerten, die als Ziel ärztlichen Handelns ungenügend ist, und dem Teil der akademischen Medizin, der nicht definierbar ist, der nicht durch Erlasse von Regierungen oder Krankenkassen steuerbar ist. Das ist der Teil der akademischen Medizin, wo das

Eingehen des Arztes nach Kriterien, die oft nicht messbar sind, auf den Rat suchenden Menschen gefragt ist. Auch eine regelwütige, vom dann Qualitätskontrolle genannten Kontrollzwang geprägte Gesundheitspolitik wird akzeptieren müssen, dass das Finden des richtigen Arztes – es muss keinesfalls der netteste sein – dem Zufall überlassen bleiben wird. Verbesserungen der Ausbildung sind denkbar. Sicherlich nicht durch den Ruf nach strukturierter Ausbildung des Arztes, nach Teilnahme an bezahlten Kursen, wo hinterher mit Multiple-Choice-Fragen abgeprüft wird, ob man das nötige Wissen erlangt hat, um andere Menschen zu erfühlen. Das funktioniert so nicht. Aber durch Öffnung derjenigen Ärzte, die dies wollen und können, für die Zusammenarbeit mit denen, die die Deutungshoheit über das Geheimnis des nach dem Bilde Gottes geschaffenen Menschen haben, kommt man einen Schritt weiter. Das erfordert aber, dass Philosophen, Theologen, Ethiker und durchaus auch Juristen viel enger in die Medizin einbezogen gehören. Die akademische Medizin ist ein Segen, ein Geschenk, aber nur wenn sie ihre eigenen Grenzen erkennt und an den Grenzflächen Kontaktstellen zu anderen Disziplinen findet, die aktiv mitarbeiten. Da die klinische Medizin kein theoretisches Fach ist, geht dies praktisch nur vor Ort, dort wo therapiert wird. Das gemeinsame Arbeiten der verschiedenen Disziplinen geht daher nur im direkten Kontakt mit dem Patienten, nicht im Seminarraum.

Durch das Zurückziehen der Kirchen und ihrer Vertreter auf eine minimale Krankenbetreuung in den Kliniken, auf ein nicht mehr nachvollziehbares Fokussieren auf Technikabwehr anstatt auf Fürsorge und konkrete Zusammenarbeit beim Kranken, haben die Kirchen die Zusammenarbeit mit den praktisch vor Ort tätigen Ärzten und Pflegern auf eine ganz minimale gemeinsame Aufgabenstellung reduziert.

Bei Kliniken mit über 1.000 stationären Betten ist dies ein unhaltbarer Zustand. Das Argument lautet dann immer wieder: Es fehlt das Geld. Wenn man die Limitation des für eine bessere Betreuung notwendigen Geldes und die Limitation ausgebildeter Priester und Pfarrer kennt, sollte man auf die Ressourcenfrage anders antworten: Wären nicht wieder mehr Menschen bereit, Kirchensteuer zu zahlen, wenn sie die segensreiche Wirkung der theologischen Betreuung im Alltag des Krankseins bei ihren eigenen Angehörigen erleben könnten und dankbar sein könnten, wenn sie selber einmal in den Genuss kämen?

Es sind also Wege der Zusammenarbeit und der verbesserten Kommunikation denkbar, die helfen können, die Medizin zu öffnen, vom Fokus auf einen zu behandelnden Laborwert wieder für das, was Kranksein ausmacht. Das ist nicht immer einfach. Aber man macht es sich auch gerne einfach, wenn man die folgende Abbildung negativ abtut und entrüstet sagt: Typisch für die kalte, menschenverachtende Schulmedizin.

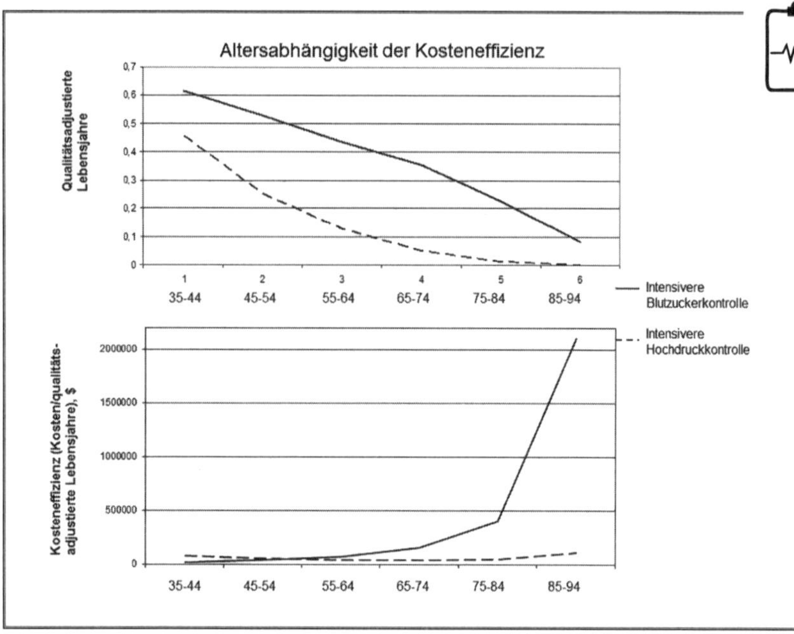

Abbildung 20: Kosten-Nutzen-Analyse. Abbildung spiegelt Ergebnisse aus: *Journal of The American Medical Association* 287: 2542-2551, 2002.

In der in Abbildung 20 dargestellten Studie wurde untersucht, wie sich der finanzielle Aufwand ändert, wenn man bei Typ-2-Diabetikern schrittweise das Cholesterin besser einstellt, den Zucker intensiver therapiert oder den Blutdruck intensivierter einstellt. Dazu wurden die Ergebnisse einer großen englischen Interventionsstudie genutzt. Es wurde versucht, aus den Effekten, die in dieser großen Interventionsstudie beobachtet wurden, zu errechnen, wie viel die therapeutische Intervention pro gewonnenem qualitätsadjustierten Lebensjahr (QALY) kostet. Eingeflossen sind in die Berechnung neben den Kosten auch die Effizienz und die erwartete Lebensspanne, die natürlich bei einem über 80-Jährigen kürzer ist als bei einem 25-Jährigen.

Es wurden nicht nur Lebensjahre berechnet, sondern es wurde auch versucht, die Lebensqualität in diese Berechnung einzubeziehen. Daher sind hier die qualitätsadjustierten Lebensjahre dargestellt.

Betrachtet man den Effekt der Glukosesenkung bei den unter 34-jährigen neu diagnostizierten Diabetikern, dann kostet das gewonnene qualitätsadjustierte Lebensjahr 9.614 Dollar, betrachtet man hingegen 85- bis 94-jährige Patienten, kostet das zusätzliche qualitätsadjustierte Lebensjahr 2,1 Mio. Dollar. Diese Zahlen drücken aus, dass die Blutzuckereinstellung bei älteren Menschen weniger nutzt als bei jüngeren Menschen, oder eventuell gar nichts.

Ganz anders sieht es mit der Hochdruckbehandlung aus: Hier hat das Alter einen sehr geringen Einfluss auf die Kosten pro qualitätsadjustiertem Lebensjahr, was beweist, dass auch im höheren Alter die Hochdruckeinstellung immer noch eine sehr effiziente Therapie ist, und die Kosten der Hochdruckeinstellung liegen weit unter denen der verbesserten Diabeteseinstellung.

Letztlich macht Abbildung 20 klar, dass die inhuman klingende Berechnung der Kosten pro gewonnenem und qualitätsadjustiertem Lebensjahr nichts anderes widerspiegelt als die der Medizin adäquatere Darstellung der „number needed to treat" über eine bestimmte Zeit.

Ökonomisch lässt es sich ganz leicht fassen: Ein Ereignis zu verhindern kostet bei einem älteren Menschen mehr als bei einem jüngeren. Aber wo die Grenze ziehen? Meine spätere Argumentation vorweggenommen: Die akademische Medizin kann dies nicht allein entscheiden, sie braucht Ergänzung, durchaus auch aus der Theologie, denn es geht ja um den Menschen. Ergänzung nicht nur, weil ein gesellschaftlicher Konsens für die Frage der Kostenübernahme hergestellt werden muss, sondern auch, weil weder die Therapie durch das gesprochene Wort noch durch das Medikament frei von Nebenwirkungen ist.

Wenn die akademische Medizin keinen Laborparameter kennt, der unterscheiden hilft zwischen dem, der behandelt werden muss, weil er ohne Therapie einen Spätschaden bekommen würde, und dem, der nicht behandelt werden muss, da er zu den 70 Prozent der Typ-2-Diabetiker gehört, die in fünf bis zehn Jahren keine Folgeschäden erleiden, wie kommt man dann zu einer Entscheidung? Wenn die akademische Medizin nicht unterscheiden kann zwischen denen, die einer strengen, und denen, die einer weniger strengen, weniger nebenwirkungsreichen Therapie bedürfen, wie kommt man dann aus dem therapeutischen Dilemma heraus, entweder zu übertherapieren oder durch mangelnde Therapie einem Patienten zu schaden? Hier die Grenzen der akademischen Medizin aufzuzeigen und den Weg zu einer intensiveren Zusammenarbeit in der Annahme des Hilfesuchenden auch seitens der Theologie wiederzufinden, ist das Anliegen.

Man muss hier schon über Geld reden, das sinnvoll eingesetzt werden muss. Die Frage ist nur, was man mit solchen Zahlen macht, die zeigen, dass, je älter jemand wird, es umso teurer wird, ihm zu helfen. Abgesehen davon, dass solche Zahlen nur Hochrechnungen – wenn auch aus Interventionsstudien – sind, können sie doch hilfreich sein. Nicht hilfreich für die Frage, wen man therapiert, sondern auch, wie man wen therapiert. Einzelne Vertreter von medizinischen Fachgesellschaften werden nur zu schnell Erfüllungsgehilfen derer, die im Gesundheitsmarkt sparen wollen. Dazu sollen die Zahlen aber nicht genutzt werden.

Die Frage lautet also: Könnten religiöse Gemeinschaften, da sie die Grenzen der akademischen Medizin kennen, beim schwierigen Weg der Entscheidung, die eben nie eine Vorhersage für eine einzelne Person treffen kann, gestalterisch mitwirken? Könnten sie den Ärzten helfen, Richtlinien zu erarbeiten, wen man wie therapiert? Viel zu lange dauerte es, bis die diabetologischen Fachgesellschaften die ganz andere Therapie der Menschen über 80 Lebensjahre erkannten. Hätten sie mehr Kontakt zu anderen Fachdisziplinen, die mehr als den Laborwert sehen, aber über die Fakten aufgeklärt und informiert sind, hätte sich diese notwendige Modifikation der Therapieziele für alte Menschen viel früher in den Leitlinien wiedergefunden. Und die Politik und ihre Gremien: Sie können eine solche Entscheidung nie allein treffen, denn die Vertreter der Politik haben ja nicht den nötigen Sachverstand. Den haben die Vertreter der Wissenschaft, die deswegen mit ihren Aussagen so vorsichtig und bedachtsam sein sollten.

Werden zurzeit die Vertreter der religiösen Gemeinschaften ihrer Verantwortung gerecht, Irrtümer der Epidemiologie, der rein mathematischen Beschreibung des Zusammentreffens von „Risikoprädiktoren" und Erkrankungen, zusammen mit kritisch denkenden Ärzten offensichtlich zu machen? Werden sie angesichts des Lebensstil-, Sport- und Diätwahns Gesunder ihrer Verantwortung gerecht, dies zur Sprache zu bringen und den Ärzten zu helfen, ihre Patienten so individuell wie möglich zu therapieren? Oder ergeben sich auch religiöse Gemeinschaften dem gesellschaftlichen Konsens, dass ein Laborwert eingestellt werden muss, der zwar Vorhersagekraft hat, aber dessen Abweichung von der Norm nicht als Ursache einer Krankheit belegt ist?

Bekommen daher am Ende durch das Versagen derjenigen Kräfte, die eigentlich ein Korrektiv der akademischen Medizin sein sollten, die Menschen die sprachlose Medizin, die sie nicht verdienen? Nur kritische Anmerkungen über die angeblich so gefährliche Schulmedizin sind seitens der Kirchen nicht genug. Die Verdrängung der Thematik der rationalen Medizin, die eben nicht alles kann, sondern nur das, was überprüfbar funktioniert, aus dem Zentrum der Gesellschaft in die Peripherie findet eine Ursache darin, dass die Gesunden, die ja durch jeden Kranken daran erinnert werden, dass sie auch erkranken könnten, sich gegen ebendiese Vorstellung dadurch schützen, dass sie die Krankheit des anderen als Folge eines verfehlten Lebensstils interpretieren. Es ist so einfach, den verfehlten Lebensstil, den dadurch veränderten Laborwert als solches zu akzeptieren, die durch Epidemiologie und Beobachtung geprägte Medizin zu akzeptieren. Doch trägt diese Vorstellung?

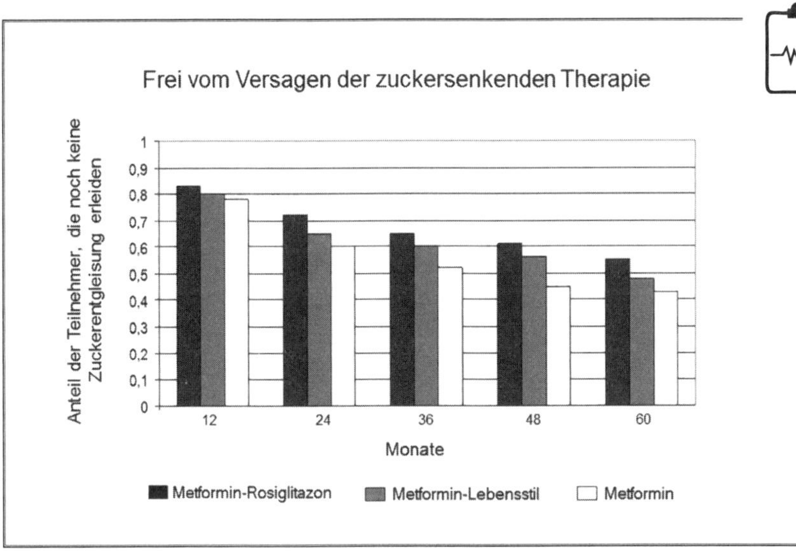

Abbildung 21: Frei vom Versagen der zuckersenkenden Therapie
Modifiziert nach Zeitler P. et al., *The New England Journal of Medicine* 366:2247-2256, 2012

Zwischen 10 und 17 Jahre junge Typ-2-Diabetiker wurden mit einem Präparat namens Metformin behandelt, das auf vielen Wegen in den Stoffwechsel eingreift, um das Blutzuckerlangzeitgedächtnis, den HbA1c-Wert, zu senken. Die Probanden wurden in mehrere Gruppen eingeteilt: Eine Gruppe erhielt Metformin, eine zweite Gruppe nahm zusätzlich zum Metformin einen „Insulin-Sensitizer" namens Rosiglitazon ein, und eine dritte Gruppe erhielt eine Lebensstilintervention als standardisiertes Programm mit dem Ziel, das Gewicht durch Veränderung des Essverhaltens und des Bewegungsverhaltens zu verringern. Es wurden 699 Teilnehmer eingeschlossen. Der erste wichtige Befund ist, dass nur 45,6 Prozent der Teilnehmer eine Verbesserung des Blutzuckers nach durchschnittlich 3,86 Jahren erreichten.

Die schwarzen Säulen in Abbildung 21 vertreten die Menschen, die Metformin zusammen mit dem Insulin-Sensitizer Rosiglitazon erhielten, die grauen diejenigen, die Metformin mit einer Lebensstil-Intervention kombiniert erhielten, und die weißen diejenigen, die Metformin allein quasi als Kontrolle einnahmen.

Dargestellt sind die Zeit und der Anteil der Probanden, die vom Versagen der zuckersenkenden Therapie frei blieben. Idealerweise wären dies 100 Prozent gewesen, dies entspräche der Zahl 1,0, aber alle Gruppen fallen mit leichten Unterschieden ab. Vor allem ist es spannend zu sehen, dass es nur einen minimalen Unterschied gab, ob ein Medikament wie Metformin allein oder zusammen mit einer

Lebensstil-Intervention eingenommen wurde. Fragen Sie dies Ihren Arzt, wenn er Ihnen zusätzlich zum Metformin auch noch zur Lebensstil-Intervention rät! Insgesamt lässt sich festhalten, dass alle drei Gruppen sich zwar statistisch etwas unterscheiden, aber diese minimalen Unterschiede klinisch nicht relevant sind.

Diese Studie räumt mit dem Vorurteil des Nutzens der Lebensstil-Interventionen auf, denn sie zeigt, dass die Implementierung einer Lebensstil-Änderung einfach gar keinen Effekt auf junge Typ-2-Diabetiker hat. Im vorherigen Kapitel wurde gezeigt, dass Diabetes-Prävention, wenn sie überhaupt erfolgreich sein soll, mehrere Hundert, eventuell mehrere Tausend Personen benötigen würde, um eine Spätfolge wie Herzinfarkt, Schlaganfall, Amputation, Erblindung oder Tod nach über 20 Jahre dauernder Intervention zu verhindern. Hier jetzt die Daten, die zeigen, dass die Lebensstil-Intervention bei jungen Diabetikern nichts brachte. Das Gebäude der Lebensstil-Protagonisten schwankt! Bevor jetzt aber weitere Studien vorgestellt werden, soll an dieser Stelle diese Studie genutzt werden, um über die Frage nachzudenken, ob denn der Verlauf der Gesundheit für den Einzelnen nur Schicksal ist oder man sich, wenn eine Krankheit entstanden ist, seinem Schicksal ergeben muss, da Krankheit eben ausschließlich schicksalhaft ist. Das modern gedachte Christentum kann hier eine Antwort geben, denn der reine Schicksalsglaube wird einem modernen christlichen Menschenbild nicht gerecht. Die Frage, ob man sich dem Schicksal einfach ergibt oder ob der Mensch aktiv gestaltbare Freiheitsräume hat, beschäftigte den Theologen Karl Barth. Er schrieb:

> **Karl Barth** (Kirchliche Dogmatik §64, 249; KD III74, 415):
> „Indem Jesus (in Gottes Auftrag) und in seiner Macht handelt, wird klar: Gott will nicht, was den Menschen plagt, quält, stört und zerstört."
> „Gott ist wohl der Grund aller Wirklichkeit […]. Aber nicht die einzige Wirklichkeit. Er liebt […] eine von ihm verschiedene Wirklichkeit: die von ihm abhängig, aber nicht nur seine Widerspiegelung […] ist, sondern ein ihm gegenüber eigenständiges und eigenartiges Wesen hat."

Karl Barth arbeitete also heraus, dass der Schöpferglaube beinhaltet, dass es eine Welt gibt, die geschaffen ist, aber dennoch Freiheiten hat, sich selbst zu entwickeln. Eine solche Freiheit beinhaltet auch, dass es in einer Zelle Fehlentwicklungen gibt, dass also Krankheiten spontan entstehen, aber auch dass es gesellschaftliche Fehlentwicklungen gibt, die die Krankheitsentstehung fördern. In diesem Spannungsfeld zwischen Zufall, genetisch bedingt schlechterer Schutzfunktion innerhalb einer

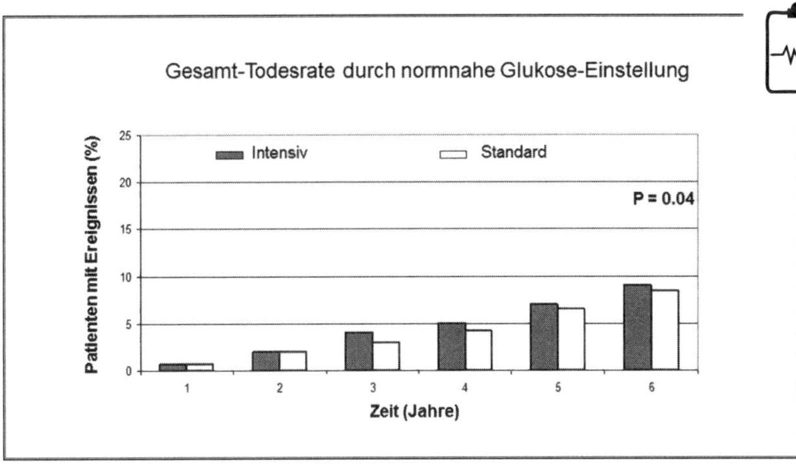

Abbildung 22: Verlust an Lebensqualität durch intensivierte Blutzuckerkontrolle.
Modifiziert nach Gerstein H. C. et al., *The New England Journal of Medicine* 358:2545-2559, 2008.

Zelle und gesellschaftlichen Strömungen, denen er ausgeliefert ist, steht der Mensch, der älter wird und bei dem Erkrankungen auftreten. Es wird ihm weder gerecht zu sagen, er soll sich aus den Strömungen befreien, die ihn beeinflussen, wie beispielsweise Arbeitslosigkeit, noch ihm zu sagen, es lohne nicht, auf sich selber zu achten, da alles Schicksal ist. Nach Karl Barth gibt Gott enorme Freiheiten. Wie man sie nutzen kann, stellt das letzte Kapitel dar.

Fehlentwicklungen gibt es nicht nur in einer Zelle, in einer Gesellschaft, Fehlentwicklungen gibt es auch in der Interpretation wissenschaftlicher Daten. Eine Fehlentwicklung ist falsch interpretierte Wissenschaft. Die Freiheit der Entwicklung beinhaltet, dass die medizinische Wissenschaft sich auf Irrwege begibt und dadurch Menschen tötet. Durch die Verwechslung eines epidemiologisch erkannten Risiko-Vorhersage-Werts mit einer kausalen Ursache einer Erkrankung, durch die fehlende Hinterfragung der Dosis-Wirkungs-Beziehung zwischen erhöhten Glukosewerten und Folgeschäden, wurden und werden viele Patienten mit Diabetes falsch behandelt. Eine 92-jährige, leicht demente Patientin berichtete:

„Ich wurde von meinem Hausarzt sehr gut eingestellt, die Blutzuckerwerte waren ganz normal. Als ich dann neulich mein Frühstück zu essen vergaß, fielen die Blutzuckerwerte so ab, dass ich stürzte und mir das Bein brach."

Tatsächlich betrug der HbA1c-Wert nur 6,6 Prozent, die Patientin war viel zu streng eingestellt, und das in einem Alter, wo leicht erhöhte Blutzuckerwerte keine Folgeschäden mehr verursachen. Der Schenkelhalsbruch wäre vermeidbar gewesen.

Es wurde in vielen Fortbildungen für Ärzte, genauso wie im Fernsehen, für Patienten immer wieder gefordert, man müsse den Zuckerwert normal einstellen. Der Glaube an den Laborwert und seine Normalisierung verdunkelte das Auge für die Fehler im Denken. Eine Fehlentwicklung der Medizin, die sicher nicht entstanden wäre, hätten Ärzte ihre Gedanken rechtzeitig mit anderen geteilt.

So kam es dazu, dass in Interventionsstudien versucht wurde, wirklich zu beweisen, dass der Blutzucker das alles entscheidende Kriterium, das alles entscheidende pathogenetische Prinzip zur Entstehung diabetischer Spätschäden ist. Um zu beweisen, dass der erhöhte Blutzucker tatsächlich 100 Prozent der Folgeschäden bewirkt, muss man eines tun: ihn so senken, dass es zwischen „Gesunden" und Diabetikern keinen Unterschied im Zuckerspiegel mehr gibt. Man muss also den Blutzuckerwert und den ihn reflektierenden HbA1c-Wert möglichst in die Nähe gesunder Nicht-Diabetiker senken. Die Hoffnung war klar: Wenn man den Laborwert normalisiert, sollte sich auch das Folgerisiko normalisieren. Die Frage vorab: Wenn man sich die in Abbildung 22 gezeigten epidemiologischen Daten ansieht, konnte man dann annehmen, dass so eine Studie Menschenleben rettet? Also: Was kam raus?

In dieser Studie wurden 10.251 Patienten mit Typ-2-Diabetes und einem mittleren HbA1c-Wert von 8,1 Prozent eingeteilt in eine Gruppe, die eine besonders strenge Zuckereinstellung erhielt mit dem Ziel, den HbA1c-Wert unter 6,0, das heißt in den Normbereich zu senken. Die andere Gruppe erhielt die Standardtherapie, mit dem Ziel, den HbA1c-Wert zwischen 7 und 7,9 Prozent einzustellen. Es wurde untersucht, ob die normnahe Zuckereinstellung nicht-tödliche Herzinfarkte, nicht-tödliche Schlaganfälle oder Tod aus kardiovaskulären Gründen erzeugen könnte. Bereits nach 3,5 Jahren musste die Studie aus ethischen Gründen abgebrochen werden, denn die weißen Säulen, die die weniger scharf eingestellten Patienten darstellen, lagen statistisch signifikant unter den grauen Säulen, die die scharf eingestellten Patienten darstellen. Es starben mehr Patienten in der scharf eingestellten Gruppe als in der weniger scharf eingestellten Gruppe.

Dazu kommt noch, dass schwere Unterzuckerungen, so schwer, dass Fremdhilfe benötigt wurde, in der intensiv und scharf eingestellten Gruppe viel häufiger waren. Wer trägt die Verantwortung für die zusätzlichen 54 Toten in der Interventionsgruppe?

Diese Studie gibt die Begründung für das manchmal scharfe Argumentieren gegen den Wahn, Laborwerte normalisieren zu müssen, wie in den Seiten zuvor ausgedrückt, denn diese Studie belegt:

Die Übertragung von Beobachtungsstudien (die zeigen, dass je höher Blutzucker, desto höher das Risiko zu erkranken) auf Interventionsstudien kann Menschen töten. Das gilt nicht nur für die Blutzuckerkontrolle, sondern dem Leser muss klar

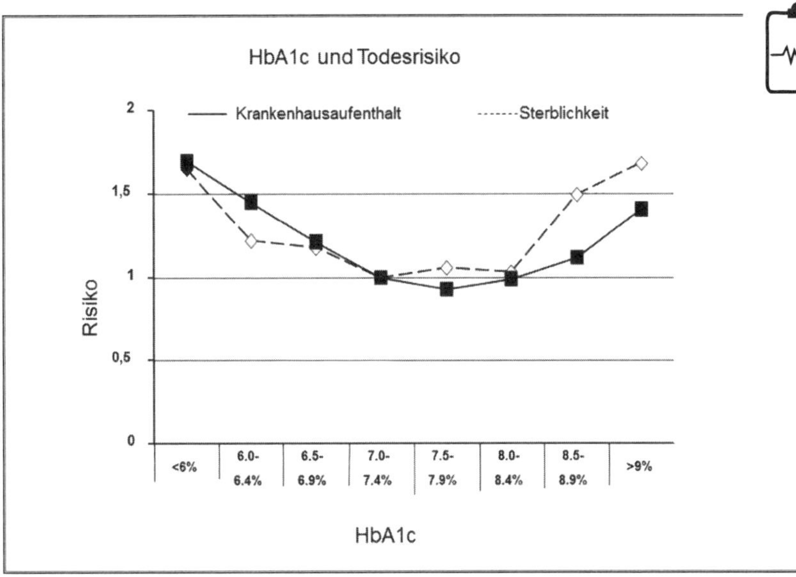

Abbildung 23: Modifiziert nach Nichols G.A. et al., *Journal of the American College of Cardiology* 62:121-127, 2013.

werden, dass dies ein generelles Prinzip ist, also auch für andere Erkrankungen gilt. Für die Therapie des Diabetes ist die Datenlage eindeutig, solange noch alle Diabetiker identisch behandelt werden:

In Abbildung 23 wird eine Studie gezeigt, in der über einen Zeitraum von sechs Jahren bei 26.673 Patienten mit Typ-2-Diabetes der Blutzuckerlangzeitwert mit dem Risiko des Todes, egal welcher Ursache, in Beziehung gesetzt wurde. Das Risiko 1 wurde als das Risiko definiert, das am niedrigsten ist. Ein Anstieg von 1,0 auf 1,1 entspricht also einem Anstieg des Todesrisikos um 10 Prozent. Man sieht, dass sowohl die Gesamtmortalität, das ist die Kurve mit den geschlossenen Vierecken, als auch die Aufnahme in ein Krankenhaus, das ist die Kurve mit den Rhomben, U-förmig ist. Will heißen: Bei einem HbA1c zwischen 7 und 8 sind die Werte am niedrigsten und steigen danach über 50 Prozent an, egal ob der Blutzucker besser eingestellt ist, der HbA1c-Wert also sinkt, oder schlechter ist, der HbA1c-Wert also steigt.

Es gibt mehrere Beobachtungsstudien, die den Zusammenhang zwischen Blutzuckerkontrolle und Sterblichkeit sowie zwischen Blutzuckerkontrolle und Aufnahme in ein Krankenhaus untersuchten. Sie zeigen alle die gleichen Ergebnisse, egal ob in Europa oder den USA durchgeführt, denn sie zeigen, dass eine richtig schlechte Blutzuckerkontrolle schädlich ist, aber eine richtig strenge Einstellung auch.

Völlig unverständlich, wieso eine Ethikkommission zu der ACCORD-Studie, gezeigt in Abbildung 22, ihre Einwilligung geben konnte, ohne vorher die Beobachtungsstudien genau zu betrachten. Hätte man dies gemacht, hätte man die unnötigerweise zu Tode gekommenen Menschen retten können. Denn sogenannte Registerstudien, die erfassen, wie es Patienten mit einer bestimmten Weise der Blutzuckerkontrolle langfristig ergeht, sind Studien, in denen Daten spezialisierter Praxen zusammengetragen werden. Sie haben keineswegs die Beweiskraft der prospektiv und randomisiert angelegten Interventionsstudie, also der Studie, die eine mit der Interventionsgruppe wirklich vergleichbare Kontrollgruppe hat. Der Vorteil solcher Registerstudien ist, dass sie sehr praxisnah sind. Aber die Registerstudien, hier eine aus Europa und USA gezeigt, geben keineswegs einen Hinweis darauf, dass eine strenge Blutzuckereinstellung Diabetikern nutzt. Diese Registerstudien (aus den USA und Europa, wie die oben gezeigten) belegen, dass die Dosis-Wirkungs-Beziehung U-förmig ist:

Abbildung 23 zeigt: Zu schlechte Einstellung erhöht das Todesrisiko ebenso wie zu strenge. Es ist auch wichtig zu wissen, dass in der Mitte der Abbildung, wo für die Diabetiker das Risiko mit „1“ erfasst ist, also bei einem HbA1c-Wert von 7 bis 8,5 für Diabetiker am niedrigsten ist, das Risiko der Diabetiker immer noch viel höher ist als das für Nicht-Diabetiker. Würde man eine Kurve für Nicht-Diabetiker eintragen, läge sie weit unterhalb der „1,0“ der Diabetiker. Also nicht Zuckersenken um jeden Preis, sondern erforschen, warum selbst bei dem optimalen Therapieziel die Diabetiker ein höheres Risiko als Nicht-Diabetiker haben, das ist die Aufgabe. Vielleicht sind es ganz andere Moleküle, die die Erkrankung verursachen? Moleküle, die man nur deswegen nicht misst, weil man fälschlicherweise den Diabetes über den Zucker definiert?

Man hat also nicht nur Beobachtungsstudien unkritisch auf die Intervention übertragen, sondern zugleich Daten, die rechtzeitig vor übertriebener Therapie warnen, zur Seite gewischt. Dies hat Menschen das Leben gekostet, deswegen muss über dieses Thema geschrieben werden. Es kann nicht toleriert werden, dass Ideologie in die Medizin Einzug hält. Weder wenn es um Lebensstil geht, noch wenn es um einen Laborwert geht.

Diese Untersuchungen machen deutlich, dass die alleinige Fokussierung auf einen Laborwert, der nur ein Risiko, nicht aber eine Erkrankung anzeigt, in die falsche Richtung weist. In beiden Untersuchungen stieg zwar die Todesrate bei richtig schlecht eingestellten Diabetikern, aber sie stieg auch bei denen, die besonders aggressiv und „gut“ eingestellt waren. Nicht die Tatsache, dass diese „gute“ Einstellung der Therapiebereich ist, in dem die meisten Umsätze gemacht werden, nicht die Unterstellung, dass der Geldfluss die Interessen lenkt, ist der Grund, hier klare

Worte zu finden. Das viel wichtigere Thema ist die Frage, wie es zu solchen Irrtümern kommen kann und warum – wenn die Studien schon publiziert sind – die Fachgesellschaften nicht schnell genug ihre Leitlinien ändern und Ärzte ihr Verschreibungsverhalten nicht schnell genug anpassen. Der Grund ist nicht der Druck durch die Industrie. Man könnte ja denken, dass die Industrie die Ursache dafür ist. Denn würde man nicht so scharf wie möglich, so stark wie möglich, den Blutzucker senken, sondern nur so, wie es in Studien mit Endpunkten belegt ist, würde die Industrie einen beträchtlichen Teil ihres Umsatzes verlieren.

Klares, dem Menschen zugewandtes Denken ist beim Thema Diabetestherapie schwierig, denn es gibt einen Sumpf. Wussten Sie, dass in den letzten 20 Jahren 3.782 Publikationen zur zuckersenkenden Therapie erschienen sind, aber nur weniger als 1 Prozent der Autoren für ein Drittel all dieser Publikationen verantwortlich sind? Von diesen weniger als 1 Prozent waren 44 Prozent Mitarbeiter von Firmen und 56 Prozent waren Universitätsangehörige, aber pharmagebunden! Zudem zeigte das *British Medical Journal* (BMJ 2015;351:h2638), dass 44,3 Prozent dieser Arbeiten „Hilfe" (auch von Firmen) für das Schreiben der Publikationen in Anspruch genommen haben. Wer kann da noch von unabhängiger, nur am Patientenwohl orientierter Forschung sprechen? So wird klar, wieso die Fakten (die auch aus diesen Publikationen erkennbar sind!) einerseits und Interpretationen sowie Meinungsmache andererseits so weit auseinanderliegen. Diesen weniger als 1 Prozent „Hauptautoren" sollte man jetzt nicht Bestechlichkeit vorwerfen, so einfach ist es nicht. Sie sind „nur" Gefangene eines – nämlich ihres – Systems.

Das wäre einfach abzustellen, schon allein dadurch, dass die Diabetesexperten der Industrie vermitteln könnten, dass sie am falschen Ziel arbeitet. Keine Firma würde weiter an der Blutzuckersenkung arbeiten und dafür neue Präparate herausbringen, deren Entwicklung mehrere Hundert Millionen Euro kostet, wenn nicht Ärzte da wären, die zum einen diese Präparate fordern, zum anderen die zuckersenkenden Präparate auf Kongressen und in Vorträgen empfehlen und selber verschreiben. Firmen haben ja ein letztlich ganz einfaches Ziel:

Sie möchten Geld langfristig gewinnbringend einsetzen. In der Pharmabranche bedeutet dies, dass Aktienbesitzer und Patienten im gleichen Boot sitzen, dass nur wenn es den Patienten durch ein Medikament besser geht, es auch den Aktienbesitzern und letztlich der Weiterentwicklung der Firma nutzt. Aber irgendetwas läuft in den letzten Jahren ganz aus der Spur, wenn Firmen sich durch falsche Entwicklungsstrategien langfristig selber schaden. Die Gründe sind komplex, aber zumindest ein Grund ist die falsche Beratung der Firmen durch die firmeneigenen Wissenschaftler, wie auch falsche Beratung durch die externen Berater, die sich Firmenvertreter aus der Wissenschaft holen. Die Pharmafirmen sind selber, ohne dass sie es wollen und oft ohne dass sie es merken, in den Denkfehler verstrickt, dass Blutwerte mit Krankheiten gleichzusetzen seien.

Die Reduktion der mit dem erhöhten Blutzucker assoziierten, aber nicht alle durch erhöhten Blutzucker bedingten, Erkrankungen auf den Blutzuckerwert und den Blutzuckerlangzeitwert macht die Medizin und die Ärzte unglaubwürdig. Da springen dann Scharlatane ein, die den gleichen Fehler machen, nämlich den Laborwert für eine Krankheit halten, aber damit versuchen Geld zu verdienen. Man kann schnell erkennen, wie unglaubwürdig die Medizin geworden ist, wenn Bücher verkauft werden – natürlich als Preishit für 4,95 Euro –, die den Titel tragen: „Blutzucker natürlich senken". Der Werbetext lautet:

„Hat Ihr Arzt bei Ihnen hohe Blutzuckerwerte festgestellt? Hat er Ihnen sogar Medikamente verschrieben, auf deren Nebenwirkungen Sie gerne verzichten würden? M.S. stellt in diesem praktischen Ratgeber die 50 wirksamsten natürlichen Blutzuckersenker für ein gesundes Leben vor. Stärken Sie Ihre Bauchspeicheldrüse mit heilkräftigen Lebensmitteln. Die Tipps und Vorschläge lassen sich leicht in Ihren Tagesablauf integrieren. Es ist so einfach, die Tür zu mehr Lebensfreude und neuer Energie zu öffnen. So bekommen Sie endlich wieder gute Zuckerwerte!"

Der gute Zuckerwert steht im Zentrum, so als ob der verbesserte Laborwert das alleinige Therapieziel wäre und nicht die Verhinderung von Erkrankungen. Der Laborwert steht im Blickpunkt, so als ob der quasi normalisierte Zuckerwert Krankheiten sicher verhindern könnte und als ob es für diese Aussage Interventionsstudien gäbe. Geworben wird dann noch mit der Einfachheit, als ob es einfach und vor allem nebenwirkungsfrei wäre, sich an neue Regeln zu halten. Geworben wird dann mit mehr Lebensfreude, als ob Zuckerwerte die Lebensfreude direkt regeln würden. Ist diese Werbung nun naiv? Oder ist sie nur dumm und dreist?

Die Vertreter der Diabetes-Fachgesellschaft müssen sich fragen lassen, ob es sein kann, dass durch ihr Verwechseln eines Laborwerts mit einer Erkrankung, der nur durch das Labor gesteuerten Medizin das Tor geöffnet wurde und solche Bücher verkauft werden können. Dadurch glauben die Menschen wohl an folgende Dinge:

1. Die Bedeutung des Laborwerts als Krankheitsäquivalent
2. Die Unwichtigkeit eines Wirkungsnachweises

Damit machen unseriöse Anbieter ihr Geschäft. Der Grund für diese Fehlentwicklung, die nicht nur Geld kostet, sondern vielmehr Menschenleben kostet, ist sehr schwer zu erfassen und abzustellen. Die Ursache für diese tödliche Fehlentwicklung und für Denkfehler, die eine Fehlallokation von Ressourcen in Milliardenhöhe verursachen, liegt im System, in den Ärzten und Wissenschaftlern selber. Auch kritische Ärzte erkennen nicht immer die Gefahren, die in einer durch epidemiologische Beobachtungen und Hochrechnungen geprägten Medizin entstehen, die eben das Individuum vergisst, anstatt von Interventionsstudien geleitet zu sein, die zwar immer noch die „number needed to treat“ aus einem größeren Kollektiv heraus bestimmen, aber doch schon eine Subtypisierung erlauben. Aus den vorhandenen Daten über die Entstehung des Typ-2-Diabetes steht fest, es gibt nicht „den Diabetes Typ 2“, es gibt Untergruppen. Anstatt für jeden Subtyp des Diabetes eine spezifische Therapie zu suchen, erfolgt rasenmäherartig die Therapie aus der Ideologie, aus dem Glauben an die zentrale Bedeutung des Blutzuckers.

Emotional verständlich mag es sein, wenn die Vertreter der jeweiligen Fachgesellschaften die Bedeutung ihres Faches betonen, die Praxen, die durch Blutzuckereinstellung Geld verdienen, die Bedeutung der Zuckerkontrolle vertreten. Es ist ja auch nicht ganz falsch, denn schlechte Zuckereinstellung kann schaden, aber zu strenge auch. Sich neuen Erkenntnissen zu verschließen ist unverständlich, ist langfristig schädlich. Aber geradezu verwerflich und überhaupt nicht nachvollziehbar, geradezu unentschuldbar ist es, Leitlinien zu erstellen, die nicht nur entscheidend hinter neuen Daten hinterherhinken, sondern sogar noch vor einiger Zeit ohne jeden Beweis für die Richtigkeit der Aussage die möglichst normnahe Blutzuckereinstellung forderten. Auch dies hat Menschen geschadet und niemand übernimmt dafür jetzt die Verantwortung. Die Verantwortung für zwei Denkfehler:

Der erste Denkfehler, schon mehrfach erwähnt, ist die Übertragung von Korrelationen aus Beobachtungsstudien auf die therapeutische Intervention. Das ist dumm und wenn man das trotz anderer Studiendaten macht, ist es die verwerfliche Fortführung einer Ideologisierung der Medizin.

Der zweite Denkfehler war schon Hippokrates bekannt. Er legt Wert darauf, dass wir Ärzte, da wir handeln und nicht beobachten, eingreifen und deswegen immer auch unerwünschte Nebenwirkungen der Therapie erzeugen. Daher fordert er, dass wir Ärzte uns zuallererst Gedanken machen müssen, ob ein positiver Effekt auch nach Abzug der Nebenwirkungen zu erwarten ist. Schon zur Zeit der Entstehung des hippokratischen Schwurs als Grundlage der ethischen Begründung für den Eingriff am Menschen war klar, dass zuallererst das Verhältnis der Wirkung zur Nebenwirkung bekannt sein muss. Für die Humanität in der akademischen Medizin, die immer – und sei es durch einen Ratschlag, den Lebensstil zu ändern oder eine andere Kostform zu wählen – ein Eingriff in die Unversehrtheit eines anderen Menschen ist, gilt der Primat der Verantwortung für die Intervention. Das heißt nicht nur, dass es gar keine Intervention ohne Nebenwirkung gibt, sondern auch dass das Verhältnis des gewünschten Effekts der Therapie zu ihren Nebenwirkungen möglichst in Gänze erfasst werden muss.

Am Beispiel der strengen, scheinbar Normalität erzielenden Blutzuckereinstellung wurde jetzt eindrücklich gezeigt, wie viel Schaden dies anrichten kann. Schaden nicht nur für die betroffenen Patienten, Schaden auch für die Solidargemeinschaft, die dafür das Geld zur Verfügung stellt. Schaden auch für die Industrie, die dadurch Präparate entwickelt, die man gar nicht braucht, und die vor allem Chancen zur Innovation verpasst, da alle in die Richtung des Blutzuckers schauen. Alle schauen in diese Richtung, nur weil Epidemiologen herausfinden, dass erhöhte Blutzuckerwerte und HbA1c-Werte mit Erkrankungen korrelieren. Geschadet hat es am Ende aber der Medizin selber. Irrtümer werden verziehen, aber nur wenn man bereit ist, sie offen einzugestehen. Die Vertreter der Fachgesellschaften sollten dazu Stellung nehmen.

So schmerzhaft es ist: So gut gemeint der Ansatz war, durch strenge Blutzuckereinstellung, also durch Normalisierung eines Laborwerts, anderen Menschen zu helfen, so schlecht war er. Die „scharfe Blutzuckereinstellung“ hat so viel geschadet wie die zu schlechte Einstellung des Zuckerwerts. Die Kurve in der Abbildung über Tod und Qualität der Zuckereinstellung war U-förmig.

In der Forschung kann dieses therapeutische Dilemma nur durch ein Werkzeug gelöst werden: Die freie Forschung, mit dem Ziel, neue Wirkmechanismen aufzuklären, die dann klinisch getestet werden. Dazu gibt es ein Werkzeug, das einzige Werkzeug für klinische Studien, und das ist die doppelblind randomisierte, prospektiv angelegte Interventionsstudie. Das ist eine Untersuchung, bei der weder der Arzt noch der Proband wissen, welche Therapie er erhält. Am Ende schaut man dann, ob der zu untersuchende Parameter – der härteste ist Tod – sich geändert hat. Da aber ein Laborwert keine Erkrankung ist, sondern bestenfalls ein Surrogatparameter, der ein Erkrankungsrisiko vorhersagt, nutzt der Surrogatparameter wenig. Eine Studie, die innerhalb von sechs oder zwölf Monaten den Effekt der Therapie auf einen Surrogatparameter wie Blutzucker untersucht, kann nur der erste Schritt sein, da der Surrogatmarker eben keine Erkrankung ist. Er ist nur ein technischer Wert wie Gewicht, Body Mass Index oder Taillenumfang.

Ob die Therapie eines Surrogatparameters dann auch eine echte Erkrankung verhindert, muss in einer länger dauernden Interventionsstudie bewiesen werden. Die Studien, die einen Surrogatparameter als Endpunkt haben, sind notwendig, um eine auf längere Zeit angelegte Interventionsstudie mit Endpunkten wie Herzinfarkt, Schlaganfall, Pflegefälligkeit, Tod, Selbstbestimmtheit oder Lebensqualität ethisch zu verantworten. Beim Thema Diabetes und den Fehlern der Vergangenheit, die Menschen das Leben kosteten, wird klar, wie nötig dies ist. Natürlich auch dann, wenn es um Diät, Sport und all das geht, was unter Lebensstil zusammengefasst wird. Es mag überraschen, aber für etliche Therapien haben wir inzwischen solche Daten. Dies gilt zum Beispiel für die Hochdrucktherapie, die Lipidsenkung und die Therapie der Osteoporose. Es bleibt dann zwar immer noch das letztlich unlösbare Problem, dass das Individuum, dem der Arzt eine Therapie verordnet, nie identisch mit dem Mittelwert des großen Kollektivs an Patienten ist, an denen die Studie durchgeführt wurde. Aber das ist auch eine gute Nachricht, denn deswegen bedarf es des akademisch in der rationalen Medizin geschulten Arztes, der auf den Patienten individuell eingehen kann. Es wird immer ein Quäntchen „Gefühl" und Instinkt in der Medizin bleiben. Deswegen kann eine Therapie nicht durch einen Computer durchgeführt werden. Ist das nicht eine gute Nachricht für Patienten, ebenso wie für Ärzte?

Aber deutlich wird nun auch: Zum einen ist das Können der akademischen Medizin immer eingeschränkt und entspricht nie der persönlichen Realität des Patienten, aber zum anderen wird auch klar, dass eine auf Surrogatparametern beruhende mathematische Korrelation eines Wertes, zum Beispiel Zucker oder Gewicht, zu einer Erkrankung wie zum Beispiel Diabetes, Herzinfarkt oder Tumor nie die Begründung einer therapeutischen Intervention sein darf.

Wer auf die Interventionsstudie verzichtet, ohne den Nachweis des höheren Nutzens als Schadens für einen Patienten eine Therapieform anwendet, der handelt unverantwortlich und unmenschlich. Daher ist eines der Grundübel der modernen Medizin die fehlverstandene Wissenschaft. Der Fehler ist die nicht genaue Betrachtung der Aussagefähigkeit einer Studie, der Fehler ist, die Aussage einer Korrelation mit einer Kausalität gleichzusetzen. Es geht um einen ganz kleinen Gedankenfehler mit großen Auswirkungen.

Daraus folgt die Überschätzung des Könnens, die Überschätzung der Wirkung einer Intervention, letztlich dann damit die Missachtung der Unversehrtheit dessen, der Rat sucht. Daraus folgt, dass die Inkaufnahme von Nebenwirkungen akzeptiert wird, ohne zuvor zu schauen, wie häufig und wie schwerwiegend diese sind. Solch ein Vorgehen mag in mancher Notsituation angebracht sein, aber nicht wenn nur ein Krankheitsrisiko im Labor erkannt wird, nur ein Laborwert eingestellt wird, ohne dass eine Erkrankung offensichtlich ist. Dieser kleine Fehler kann dazu führen, dass Ärzte und Therapeuten sich schuldig machen.

Das ist so wichtig, weil vieles, was so plausibel klingt, am Ende doch falsch ist. Plausibel klingt es, durch Verhinderung des Diabetes auch Folgeschäden zu verhindern. Doch die in Abbildung 14 und 15 gezeigte Interventionsstudie mit 577 Teilnehmern klappte auch nach 20 Jahren nicht. Es zeigte sich kein Effekt auf Herzinfarkt, Schlaganfall oder Tod, nur ein Effekt auf einen Laborwert. Plausibel wäre es anzunehmen, dass wenigstens die Früherkennung des Diabetes dazu führt, dass durch rechtzeitige präventive Therapie nach einigen Jahren die Gruppe der

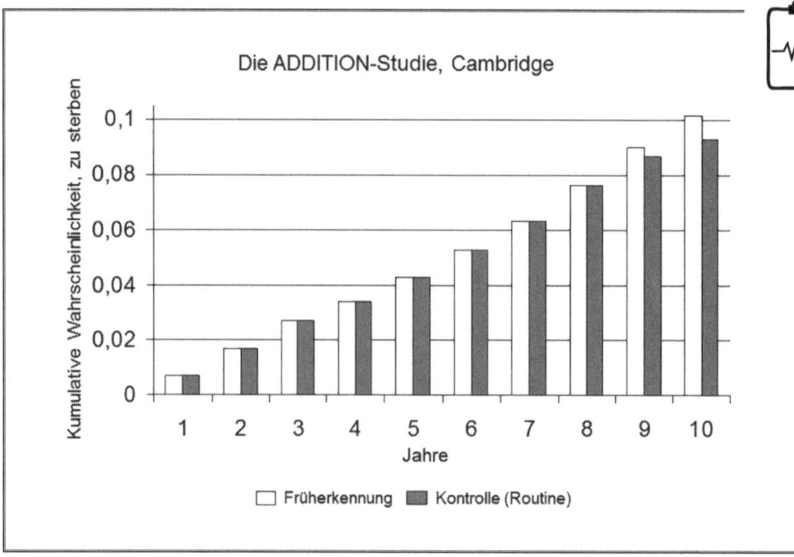

Abbildung 24: Modifiziert nach Simmons R. K. et al., *The Lancet* 380:1741-1748, 2012.

Patienten, die durch regelmäßige Kontrolle den Vorteil hatten, dass bei ihnen der Diabetes früher erkannt wurde, davon profitieren. Man würde erwarten, dass bei denen, bei denen man den Diabetes rechtzeitig entdeckt, weniger Folgeschäden auftreten. Was sagt nun die entsprechende Studie?

Sie untersuchte, ob eine regelmäßige Vorsorge zur frühzeitigen Entdeckung des Typ-2-Diabetes die Gesamt-Todesrate, kardiovaskuläre Erkrankungen oder durch den Diabetes erklärte Todesursachen reduzieren könnte. 16.047 Menschen mit hohem Risiko, einen Diabetes zu entwickeln, wurden in die Studie aufgenommen, 15.089 wurden zwischen 2001 und 2006 eingeladen, am Screening teilzunehmen, davon nahmen 73 Prozent, das heißt 11.737 Patienten, teil, und 3 Prozent dieser Patienten, nämlich 466, wurden als Diabetiker diagnostiziert. Gleichzeitig wurden 4.137 Kontrollprobanden über den gleichen Zeitraum verfolgt.

In der Abbildung sieht man die Wahrscheinlichkeit des Todes, dargestellt über die Zeit. Man erkennt, dass sich beide Säulen nicht signifikant unterscheiden, also die Studie beweist, dass die frühzeitige Entdeckung des Diabetes und die dadurch bedingte frühzeitige Einleitung einer Diabetes-spezifischen Therapie nichts nutzt.

Ähnlich sehen die Daten für kardiovaskuläre Mortalität, Tod durch Krebs oder andere Todesursachen aus. Die Studie ergab, wenn auch nicht in signifikanter Weise, sogar eine ganz geringe Tendenz, dass die Gruppe, die am Screening teilnahm und bei der frühzeitig eine Diabetes-spezifische Therapie eingeleitet wurde, eventuell sogar ein minimal höheres Risiko haben könnte.

Entgegen allen Erwartungen haben zwei Untersuchungen gezeigt, dass die Früherkennung des Diabetes nicht zu einer Verbesserung des Gesundheitsstatus nach zwölf Jahren führt. Zwölf Jahre – eine lange Zeit, lange genug, um zu sagen, dass Früherkennung nicht lohnt. Eine der beiden Untersuchungen ist in Abbildung 24 gezeigt. Wenn Früherkennung nicht lohnt und wenn es bis heute – in Zukunft mag das anders sein – keine Möglichkeit gibt, dem Menschen dadurch zu helfen, dass man ihn einige Jahre früher behandelt, dann führt die Früherkennung durch die unnötige frühe Therapie ja nur zu potenziellen Nebenwirkungen. Der Patient leidet unter Nebenwirkungen der Medikamente und dem Wissen um seine Erkrankung. Das erhöht weder die Selbstbestimmtheit noch die Lebensqualität. Deswegen fragt man sich angesichts dieser wissenschaftlichen Evidenz, warum die Früherkennung des Diabetes immer noch gefordert wird. Es kann dafür nur eine Erklärung geben: Man will die wissenschaftliche Evidenz seitens der Vertreter der Fachgesellschaften nicht wahrhaben. So wird weiterhin die Früherkennung propagiert, wissend dass, wie weiter oben schon gezeigt, die daraus entstehenden Folgerungen wie Diät, Sport und andere Maßnahmen die Lebensqualität reduzieren.

Wie klug war doch Hippokrates, als er von der Therapie von „Erkrankungen" sprach, nicht von der Therapie von „Risikofaktoren". Natürlich ist die frühzeitige Erkennung einer Erkrankung, auch mittels eines Laborwerts, hilfreich. So gibt es bei Typ-2-Diabetikern einen Laborwert, dessen Bestimmung Sinn macht. Es konnte gezeigt werden, dass wenn bei Diabetikern die Ausscheidung eines Eiweißes namens Albumin im Urin ansteigt, intensivere Maßnahmen Sinn machen, dass mit einer niedrigen „number needed to treat" geholfen werden kann, dass Leben gerettet werden können.

Wie bizarr der Umgang mit Diabetes ist, erkennt man an folgenden Zahlen: Schaut man sich nur die optimistischen Hochrechnungen des Nutzens der verbesserten Blutzuckereinstellung auf die Lebensdauer an, so erschrickt man: All der Aufwand für 106 Lebenstage mehr? Nachdem aus mehreren Studien Daten vorliegen, die belegen, dass eine schlechte Zuckereinstellung mit einem Blutzuckerlangzeitwert HbA1c über 8 Prozent mit einem verkürzten Leben einhergeht, stellten sich die Autoren der jetzt vorgestellten Untersuchung die Frage, ob die Vorzüge einer intensivierten Zuckereinstellung angesichts der heterogenen Population älterer Menschen mit Diabetes für alle Patienten gleichermaßen nachweisbar sind. Deswegen wurden aus Datenbanken verschiedenste klinische Studien von Patienten zwischen 60 und 80 Jahren mit Typ-2-Diabetes herangezogen, um die Lebenserwartung in Abhängigkeit vom Alter und anderen begleitenden Erkrankungen zu messen. Als Maß wurden Lebensqualität-adjustierte Tage herangezogen. Dargestellt sind die gewonnenen Lebensqualität-adjustierten Tage in Abhängigkeit vom Alter beim Auftreten des Diabetes.

60.-64. Lebensjahr: 106 Tage
65.-69. Lebensjahr: 82 Tage
70.-74. Lebensjahr: 63 Tage
75.-79. Lebensjahr: 52 Tage
(Huang ES et al, *Ann Intern Med* 149:11-19, 2008)

Mit zunehmendem Lebensalter bei Erstdiagnose des Diabetes mellitus Typ 2 sinkt der erwartete Nutzen einer guten Blutzuckereinstellung wie erwartet, denn die noch verbleibende Lebensspanne ist umso kürzer, je älter der Patient zum Zeitpunkt des Auftretens des Diabetes ist. Im besten Fall, bei den 60-64-Jährigen, sind es 106 Tage, die aber, sobald eine weitere Begleiterkrankung vorliegt, noch deutlich reduziert werden. Diese 106 maximal möglichen zusätzlichen Lebenstage gehen einher mit einer Beeinflussung der Lebensqualität durch die Therapie, was das ethische Problem der Beeinflussung einer Einzelperson bei nur niedriger Wahrscheinlichkeit des Eintretens eines therapeutischen Erfolgs verdeutlicht.

Wenn man bedenkt, dass der Effekt der verbesserten Zuckereinstellung mit zunehmendem Alter und zunehmenden Komorbiditäten, also weiteren Erkrankungen, noch weiter abnimmt, bedeutet dies für die moderne Medizin die Auseinandersetzung mit ihrer Grenze, mit ihrem Selbstverständnis, und das Einüben der eigenen Bescheidenheit. Vielleicht einmal anders formuliert: Nicht „Prozent Risikoreduktion", sondern tatsächlich ausrechnen und dem Patienten sagen, was eine Maßnahme für ihn bewirkt. Nicht „evidenzbasierte Medizin", sondern „sinnorientierte Medizin"!

Nicht vergessen: Das höhere Lebensalter ist ein wichtiger Risikoprädiktor für Erkrankungen, die mit dem Altern per se vergesellschaftet sind, dazu gehört auch der Diabetes, aber auch Erkrankungen wie Schlaganfall, Demenz, Herzinfarkte und andere. Dies ist eine der Grenzflächen, wo im Kontakt zu anderen Disziplinen die akademische Medizin nur gewinnen kann, wenn sie, ihre eigenen Grenzen erkennend, Disziplinen wie Theologie oder Altersforschung zu Rate zieht. Und das ist gar nicht so schwer. Man muss nur bereit sein, zuerst das zu beratende Individuum im Fokus zu haben, das Individuum ins Zentrum der Bemühung, der Therapie, zu stellen, das Individuum, das immer älter wird, wofür wir dankbar sind, wenn die Lebensqualität stimmt. Es ist nicht Aufgabe der Medizin, einen Laborwert zu normalisieren, denn es ist die Aufgabe der Medizin, am Ende ihres Tuns Menschen zu helfen. Berufspolitik ist zwar Aufgabe der medizinischen Fachgesellschaften, aber nicht ihr Ziel, sie ist kein Selbstzweck, sondern dem Wohl des Patienten unterzuordnen.

ZUSAMMENFASSUNG

- Diabetes wurde und wird als Erhöhung des Blutzuckerwerts definiert, also nicht als Erkrankung, sondern anhand eines Laborwertes, der mit Erkrankungen in Zusammenhang stehen kann. Daher ist es nicht verwunderlich, dass nach Verkürzung einer komplexen Erkrankung auf einen Laborwert, die Therapie dieses Laborwerts das Problem der Erkrankung nicht lösen kann.
- Dass der Blutzucker nicht der alleinige Faktor sein könnte, zeigt sich unter anderem daran, dass die Senkung des Blutdrucks mehr als die Zuckersenkung auch bei älteren Menschen konkrete gesundheitliche Wirkungen zeigt.
- Erschwert wird die Beseitigung dieses Denkfehlers durch die Verflechtungen zwischen der Pharmaindustrie und der Berufspolitik der Fachgesellschaften, was innovative Forschung verhindert.
- Wir brauchen den Übergang von der „evidenzbasierten“ Medizin, die statistische Werte und Prozent Risikoreduktion berechnet, hin zur „sinnorientierten“ Medizin, die auch beschreibt, mit welchem Einsatz ein Krankheitsereignis sich um wie viele Jahre verzögert. Dies bedarf der Beteiligung von Theologen, Altersforschern und Vertretern anderer Disziplinen.

12.

Aspekte des Alterns – oder: Die große Flucht?

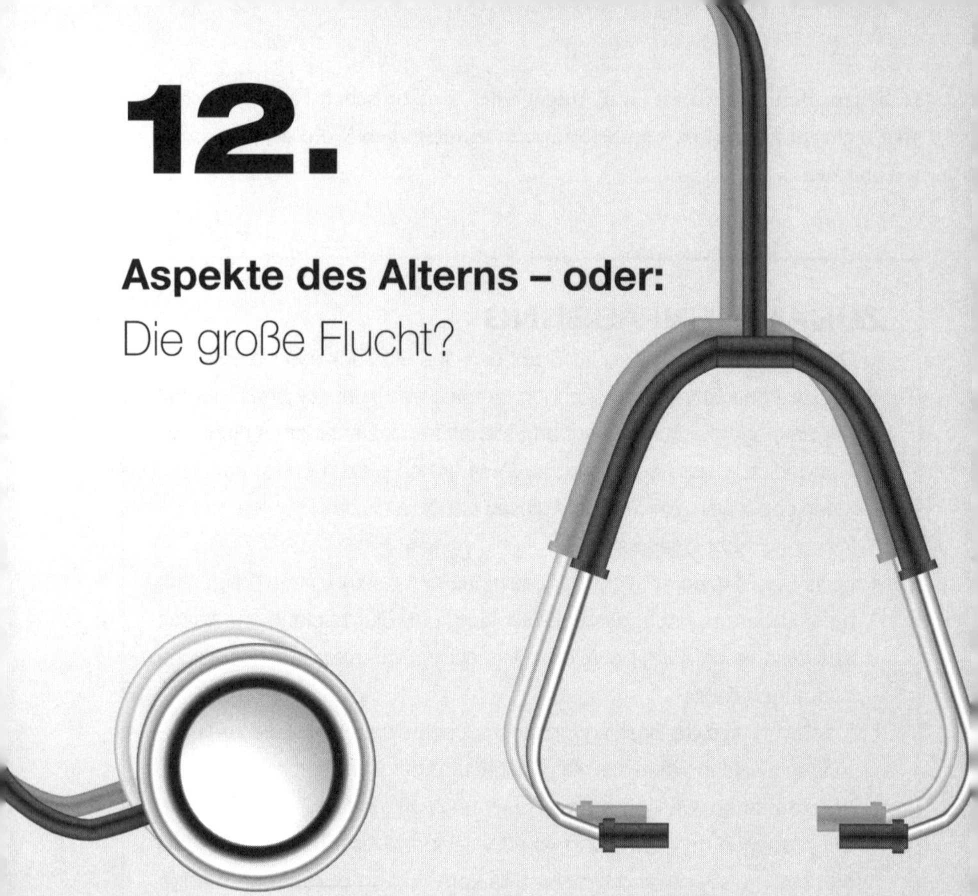

MIT ZUNEHMENDEM ALTER wird nicht nur das Risiko, einen Diabetes Typ 2 zu erleiden, größer, sondern es ergeben sich auch viele andere Änderungen des Körpers, die abzuwehren oder später auftreten zu lassen ein Versprechen der Lebensstil-Ideologie ist.

Fakt ist: Wir werden älter. Mit dem Alter aber auch gebrechlicher. Altern und Leiden, Altern und Erkranken, Alter und Kompetenzverlust sind die neuen Partner am Wegesrand der immer älter werdenden modernen Industriegesellschaft. Beim Älterwerden verändern wir uns innerlich und äußerlich. Verständlich daher der Wunsch, die Phase der Fragilität, der Gebrechlichkeit, der Sorge um die eigene Gestaltung des Lebens möglichst kurz zu halten, Menschen dieses Leiden durch Altern zu ersparen. Die größere Gelassenheit des Alterns als schön zu empfinden, Schönheit im durch das Leben geprägten Gesicht zu entdecken, ist eine große

Aufgabe. Diese Aufgabe meistern nur wenige, vor allem nur wenige der Menschen, die selber jung sind und fürchten, einmal im Alter zu verfallen. Diese Sorge vor dem eigenen Schicksal macht es verständlich, dass der Wunsch der Prävention des Leidens im Alter übermächtig wird. Deswegen finden diejenigen so viel Gehör, die den Lebensstil als eine Methode vorstellen, dies zu verhindern. Im Fitnessstudio liest man auf großen Plakaten, dass Sport Demenz verhindert. Doch eine solche Studie gibt es als Interventionsstudie natürlich nicht, man weiß nur, dass diejenigen, die dement sind, weniger Sport treiben. Was Ursache und Folge ist, sei dahingestellt. Die Würde dessen, der im Alter an einer Demenz leidet, wird mit Füßen getreten, wenn man sagt, er hätte vielleicht mit mehr Sport seine Demenz verhindern können. Dies gilt zumindest so lange, wie keine Interventionsstudie diese Kausalität belegt.

Aus der mit zunehmendem Alter entstehenden Häufung von chronischen Erkrankungen und funktionellen Einbußen darf man nicht schließen, dass das Altern sich selbstständig verbessern und erleichtern würde, und man könnte solche Einbußen und chronische Erkrankungen durch Lebensstiländerung verzögern. Altern ist mehr als nur Gebrechlich-Werden. Es gibt jedoch einige mit dem Altern assoziierte Veränderungen, die beeinflussbar sind, die erfolgreich therapiert werden können. Es gibt Veränderungen, deren Therapie in Interventionsstudien belegt ist. Man muss also keineswegs alles hinnehmen, was sich im Alter ändert. So steigt beispielsweise der Blutdruck mit zunehmendem Alter. Jetzt gibt es zwei Möglichkeiten:

Die erste wäre, dass der steigende Blutdruck mit zunehmendem Alter zu akzeptieren ist, denn es ist durchaus denkbar, dass ein höherer Blutdruck Vorteile bringt. So zum Beispiel die bessere Hirndurchblutung. Die zweite Möglichkeit wäre, eine Interventionsstudie der Blutdrucksenkung durchzuführen, da Beobachtungsstudien zeigten, dass ein höherer Blutdruck mit Herzinfarkt, Schlaganfall, Demenz und Tod korreliert.

Also wurden etliche Interventionsstudien bei älteren Menschen durchgeführt. Das Ergebnis ist eindeutig: Blutdruckeinstellung lohnt, selbst im höheren Lebensalter!

In die in Abbildung 25 gezeigte Studie wurden 1.712 Patienten aufgenommen und über ein Jahr der Blutdruck bei den über 80-Jährigen mit Ausgangs-Blutdruckwerten über 160 mm Hg entweder normal behandelt oder bewusst gut eingestellt. Die Studie wurde im Jahr 2000 begonnen. Es wurden verschiedene Medikamente getestet, die hier nicht aufgeführt sind, da es keinen Hinweis gibt, dass die Medikamente sich in ihrer Wirksamkeit unterscheiden würden. 91 Prozent der Teilnehmer stimmten noch einer Verlängerung der Studie um ein weiteres Jahr zu. Am Ende der ersten Studienphase, die doppelblind war, betrug der

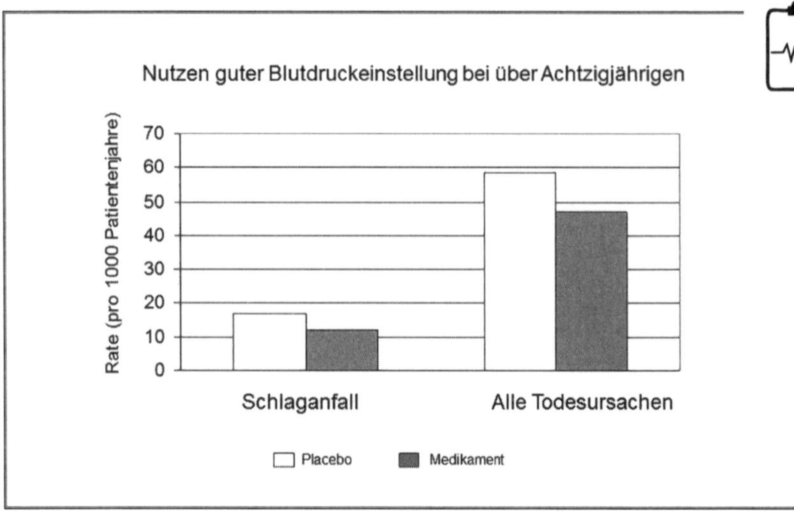

Abbildung 25: Modifiziert nach Beckett N. et al., *BMJ* 2011;344:d7541.

Blutdruck bei den Patienten, die gut eingestellt wurden, im Schnitt 145/76,6 mm Hg, hingegen betrug der Blutdruck bei denen, die nicht so straff eingestellt wurden, 159,3/80,8 mm Hg. Es handelt sich also um einen Unterschied von 14,3/4,2 mm Hg zwischen den beiden Behandlungsgruppen. Nach sechs Monaten der Verlängerung war der Unterschied im Blutdruck zwischen den beiden Behandlungsgruppen nicht mehr signifikant, da dann auch die Placebogruppe die bessere Therapie haben durfte. Die Studie zeigt sowohl beim Schlaganfall als auch bei der Gesamtmortalität, dass Patienten über 80 mit einem Blutdruck von über 160 mm Hg von einer guten Blutdruckeinstellung profitieren, dass dies schon innerhalb eines Jahres der Behandlung auftritt und eine Reduktion des Blutdrucks auf circa 150 mm Hg dafür ausreichend ist.

Der linke Teil von Abbildung 25 zeigt die Schlaganfälle, zunächst in der Kontrollgruppe – der Placebogruppe –, daneben die niedrigere Rate von Schlaganfällen bei der Gruppe, die während der ersten Studienphase gut behandelt wurde – gleiche Daten ergeben sich in der Abbildung daneben für die Gesamtmortalität.

Im Gegensatz zu den fehlenden Effekten von Sport, Diät etc. sieht man hier, dass signifikante Ergebnisse schon innerhalb von einem Jahr durch eine vernünftige Reduktion des systolischen Blutdrucks bei Menschen über 80 Jahren erzielt werden können, Daten, die mit den ökonomischen Berechnungen in Abbildung 19 gut übereinstimmen.

Diese Abbildung zeigt die Sinnhaftigkeit der Hochdrucktherapie auch bei älteren Menschen. Sie belegt, dass der mit zunehmendem Alter steigende Blutdruck nicht Zeichen einer Schutzreaktion ist, dessen „Normalisierung“ schaden könnte. Die vielen bei älteren Menschen durchgeführten Interventionsstudien belegen den Nutzen der Hochdrucktherapie, vor allem auch bei Diabetikern und Adipösen, und berechtigen daher den Arzt zum therapeutischen Eingriff. Demnach ist der erhöhte Blutdruck ein Surrogatparameter, dessen Therapie sinnvoll ist, dessen Therapie zur Reduktion klinisch und menschlich relevanter Erkrankungen führt und das Leben im Alter verbessert. Daher kann der Arzt seine Patienten zum Mitmachen motivieren. Mitmachen heißt die Medikation regelmäßig einzunehmen und durch Selbstkontrolle des Blutdrucks zum Therapieerfolg beizutragen. Es gibt gute Studien, die belegen, wie sinnvoll die Blutdruckselbstmessung ist. Dies ist ein gutes Beispiel dafür, dass nicht alles Schicksal ist, sondern dass es definierte Korridore gibt, innerhalb deren der Patient selber sein Schicksal mitgestalten kann, seine Gesundheit stabilisieren kann. Interessant aber, wie wenige Ärzte es dem Patienten abverlangen, seine selbst gemessenen Blutdruckwerte bei der Sprechstunde vorzulegen. Der Blutdruck ist also ein Surrogatparamter, dessen Einstellung kausal mit der Verbesserung der Prognose zusammenhängt. Dies gilt nicht nur in jungen Jahren, sondern selbst im hohen Alter.

Aber es gibt neben dem Blutdruck auch andere Parameter, die sich im Alter ändern, deren Therapie jedoch nicht belegbar ist. Dazu zählt zum Beispiel der Zuckergehalt im Blut, er darf nicht zu hoch sein. Dazu zählt die Muskelmasse, diese nimmt mit dem Alter ab. Aber es gibt keine Studie, die belegt, dass das Antrainieren von mehr Muskelmasse das Überleben mit hoher Lebensqualität verbessert. Die Studien, die die Fitness älterer Menschen zeigen, die Fitness derer, die viel Sport treiben, aktiv und wach am Leben teilnehmen, können nicht als Beleg herangezogen werden, dass diese Menschen so gut leben, weil sie Sport treiben. Es ist ja genauso gut denkbar, dass die gute Grundausstattung ihres Körpers der Grund für die Fitness ist. Anders sieht es bei erkrankten Menschen aus. Es gibt Interventionsstudien, die den Sinn regelmäßiger körperlicher Bewegung, beispielsweise nach Schlaganfällen, belegen.

Beim Gewicht sieht es ganz anders aus, hier fehlt der Beleg der Sinnhaftigkeit intensiver Therapie. Hier fehlen Interventionsstudien bei Senioren, die zeigen, ob bei denen, die „zu dünn“ sind (wie auch immer man dies definiert), oder denen, die „zu dick“ sind (auch hier unbekannt, wie man dies im Alter sinnvoll definieren soll), eine Intervention zur Beeinflussung des Gewichts einen gesundheitlichen Vorteil für den Menschen bringt. Es bleibt die Hoffnung, dass durch Forschung neue Therapien entdeckt werden, die Lebensqualität und Selbstbestimmtheit im hohen Lebensalter fördern. Da gerade im Alter die biochemisch und durch technische Untersuchungen bestimmbaren Parameter wie Blutzucker, LDL-Cholesterin, Harnsäure, Testosteron und Wachstumshormon in ihrer Bedeutung noch schwerer einzuschätzen sind als bei jungen Menschen, da je höher das Lebensalter, die Lebensdauer nicht mehr das alles allein bestimmende Kriterium ist, wird die naturwissenschaftlich ausgerichtete Disziplin Medizin die medikamentös oder durch Lebensstil veränderte Altersspanne nicht allein verbessern können. Der Kontakt zu anderen Fachdisziplinen wird zu einer Aufgabe der verschiedenen an der Erforschung des Alterns beteiligten Disziplinen. Keine Disziplin, schon gar nicht die akademische Medizin allein, kann hier erfolgreich sein. Denn es geht doch darum, wie Experten der Geronto-Psychosomatik herausarbeiteten, Menschen zu helfen, die im Alter Einbußen erleiden. Menschen zu helfen, das Leben sinnvoller, nicht spaßvoller, gestalten zu können. Dafür hat die naturwissenschaftliche Medizin innerhalb ihrer Fachdisziplin keine Kriterien und bedarf daher der ergänzenden Unterstützung, schon ganz am Anfang solcher Forschungsarbeiten, nämlich beim Definieren der Studienziele.

Es müssen aus diesen Erkenntnissen Entwicklungsnotwendigkeiten und Therapieansätze herausgearbeitet werden, die alten Menschen helfen. Aber nicht helfen um jeden Preis, nicht Normerzielung als höchstes Gut, sondern individuelle Erarbeitung von Zielen. Dort wo Einbußen schmerzen, muss der Schwerpunkt der Therapie liegen. Es gibt wenige Daten aus Interventionsstudien, die uns zeigen, wie man alten Menschen helfen kann. Dann helfen, wenn das Leben mühsamer wird, der Alltag nicht mehr so einfach bewältigt werden kann, wenn man einsamer wird und die Selbstbestimmtheit nachlässt. Wir müssen und wir möchten lernen, mit den dann entstehenden besonderen emotional-geistigen Anforderungen zurechtzukommen, diese Anforderungen zu bewältigen und psychisch zu verarbeiten.

Die von Hermann Hesse beschriebene höchste Stufe des Glücks, der Gelassenheit und des Ruhens kommt nicht von allein, sie zu erlangen bedarf des Beistands. Beistand, um einzelne Aufgaben im Alltag nicht nur zu meistern, sondern den sich im Alter ändernden Alltag, zu dem auch das Alleinsein gehört, lieben zu lernen. Es geht nicht um Erfüllung einer jugendlich adaptierten Leistungsnorm. Die größte Aufgabe ist es jedoch, Hilfe zu erhalten, wie die entstandene Abhängigkeit bewusst angenommen werden kann. Hier helfen Parameter wie Body Mass Index, Muskelkraft und Muskelmasse genauso wenig wie Glukosewerte. Das überschreitet das Instrumentarium der naturwissenschaftlich geprägten akademischen Medizin. Es macht sie aber keinesfalls unnötig, wie am Beispiel der Blutdruckkontrolle gezeigt. Es bedarf auch des Beitrags der Medizin, denn sie hat gute Instrumente entwickelt, ethisch vertretbare Interventionsstudien durchzuführen. Aber: In unserer Gesellschaft, wo man so gerne über Solidarität redet, fehlt die Solidarität der Experten, die das wissen, was die Medizin nicht weiß, die die Kriterien erarbeiten können, die die Medizin braucht, um gemeinsam mit anderen Disziplinen Kriterien für Studien zu entwickeln. Hat man neue Kriterien für das „Leben im Alter", dann wird man auch Forschungsziele definieren können, die über die Forschungsziele hinausgehen, die man heute immer nennt, wenn es um Projekte geht, die sich mit dem Altern beschäftigen. Man wird dann Kriterien für Forschungsprojekte entwickeln, die die Grundlagenforschung nicht mehr nur fragen, wie eine Zelle altert, und die klinische Forschung nicht mehr nur fragen, wie man mit 90 noch ausreichend körperlich fit sein kann, um seinen Alltag zu meistern. Denn bei den herkömmlich erfragten Forschungsaufgaben erforscht man ja nur, wie ein Defekt in einer Zelle auftritt, wie es dazu kommt, dass Muskelmasse abnimmt, wie es dazu kommt, dass man nicht mehr die Körperteile richtig koordiniert bewegen kann, wie es dazu kommt, dass man, gemessen an den Aufgaben einer Zeit des Internets, diese nicht mehr bewältigen kann. Einfacher und kürzer formuliert: Dadurch, dass die biologische und medizinische Forschung nur die Ziele zur Erforschung benennt, deren Erreichen sie selber messen kann, werden wichtige Ziele vergessen, erst gar nicht benannt und dann nicht bearbeitet, mit der Folge der fehlenden Entwicklung von Hilfen im Alter.

Es bedarf einer großen Flexibilität im Umgang mit Annahmen, mit Aussagen darüber, was Gesundheit im Alter ist. Es gibt große Unterschiede zwischen jüngeren und älteren Menschen, zwischen in einer Familie geborgenen und einsamen Menschen, zwischen wohlhabenden und ärmeren Menschen, zwischen Menschen, die Trost und Hoffnung aus dem Glauben an einen Gott schöpfen, und denen, die dies nicht können. So wird deutlich, wie skeptisch man gegenüber pauschalisierten Angaben sein sollte, die weismachen wollen, sie wüssten mehr als andere darüber, was im Alter gesund und richtig ist. Schaut man hinter die Aussagen der „Glücklich-im-Alter-leben-Apostel", sieht man schnell, dass es sich nur um Übertragung von Werten jüngerer Menschen auf ältere Menschen handelt. Nur die Worte drumherum werden etwas geändert.

Gerade Ärzte sollten daher offen sein für die Lücken ihres Wissens. Gerade Ärzte sollten Freude an Wissenslücken haben, denn daraus entsteht der Forschungsauftrag, aus der Hoffnung auf erfolgreiche Forschung der Wille zum Fortschritt. Aus diesem Willen und der begründeten Hoffnung auch der fordernde Anspruch an die Politik, ausreichend Gelder für hochqualitative, sinnvolle und interdisziplinäre Forschung bereitzustellen. Diese ist nötig, denn kaum einen Vorgang in uns Menschen erklärt die Biologie so schlecht wie das Altern. Viele alte Thesen haben bei Überprüfung versagt. So beispielsweise die These, dass ein Lebewesen nur so lange sinnvoll in den Erhalt seines Körpers investiert, wie es fruchtbar und vermehrungsfähig ist. Dagegen sprechen die vielen 100-jährigen Menschen, die recht fit und zufrieden in Kompetenz ihr Alter erleben können. Die Einstellung der Reproduktion mit dem Alter unterscheidet den Menschen aber von anderen Spezies, bei denen selbst im hohen Alter noch Fortpflanzung möglich ist, bei denen die Sterbewahrscheinlichkeit nicht so abrupt ansteigt, wenn ein gewisses Alter überschritten wurde, wie beim Menschen. Warum das Altern selbst bei Säugetieren so unterschiedlich verläuft, welche Vorteile die eine oder andere Art des Alterns bringen könnte, ist gänzlich unbekannt. Da es diese verschiedenen Verläufe in der Natur gibt, ist Altern mehr als nur die Zunahme von Gebrechlichkeit und der Verlust von Körperfunktionen.

Aber aus den Wissenslücken entsteht für den Arzt nicht nur ein Forschungsauftrag, es entsteht auch noch etwas anderes: die Begründung seiner Notwendigkeit. Nicht der niedrige, im Alter bei Männern normalerweise fallende Testosteronspiegel sagt dem Arzt, was für seinen Patienten gut ist, denn dann bräuchte man keinen Arzt mehr, sondern nur einen Labormediziner und einen auf den Laborwert reagierenden Apotheker. Es ist die Wissenslücke, die den Arzt notwendig macht, der mit seinem Patienten gemeinsam erarbeiten muss, wie man die nächsten Jahre für den Patienten optimal gestaltet. Jedoch ist Nicht-Wissen als Begründung dafür, dass es einen Arzt braucht, in der Öffentlichkeit sehr schwer zu vermitteln. Aber um das Nicht-Wissen zu erkennen, bedarf es großer Kenntnisse. Wäre alles messbar und klar, wäre durch Parameter wie Blutdruck und Blutzucker, Körpergewicht und Muskelmasse vorhersagbar, wie die Zukunft verläuft, dann könnte man die Sprechstunde durch einen im Internet verfügbaren Kalkulator ersetzten. Man gäbe dann ein, welche Werte gemessen wurden, und der Computer würde dann Risiken und aus diesen die richtige Therapie errechnen. Nicht uninteressant zu registrieren, dass es Labormediziner waren, die die ersten Kalkulatoren dieser Art ins Internet stellten.

Am Ende steht der Wunsch nach Fortschritt – nicht so sehr dem Fortschritt, der sich durch Messen des Körpergewichts, der Muskelmasse und des Blutzuckers ergibt, sondern vor allem dem Fortschritt in der Humanität einem anderen Menschen gegenüber. In seiner Leiblichkeit ist der Mensch berührungssensibel, berührbar, kommunikationsfähig, zugleich ausgeliefert und verwundbar. Damit ist der Mensch, in seiner Erkrankung ebenso wie angesichts der dramatischen Veränderungen des Körpers, die in einer älter werdenden Gesellschaft parallel zum Altern entstehen, hilfsbedürftig. Er benötigt Hilfe, jedoch nicht nur seitens der Medizin, auch wenn die Medizin diejenige Disziplin ist, die sich dieses Themas am intensivsten, am wahrnehmbarsten, annimmt. Auch die anderen Fächer sind hier gefordert, denn die Betrachtung der Möglichkeiten, im Alter zu helfen, nur durch die

Medizin führt zu einem Irrweg, dem Irrweg der Fitness. Aber ohne erfolgreiche Interventionsstudie dürfen diese Veränderungen nicht als Krankheiten eingestuft werden, sonst wäre ja ewige Jugend das alleinige Ziel der Betreuung älter werdender Menschen. Dann wäre die Medizin auf einem Irrweg, denn gerade der ältere Mensch zeigt uns, dass wir mehr sind als messbare Parameter im Blut und Urin, mehr sind als die zurzeit verfügbaren Informationen über den menschlichen Körper, mehr sind, als die Entschlüsselung des Genoms uns zeigen konnte. Wir sind gerade im Alter mehr als nur ein Abklatsch von schlechter Qualität einer nur scheinbar besseren Jugend. Nicht Jugend als nicht erreichbares hundertprozentiges Ziel anstreben, sondern ganz spezifische altersgemäße, ganz individuelle Ziele zu erreichen suchen – das ist die Aufgabe!

Natürlich erinnert sich der Hochbetagte an die Jugend, an seine und die anderer, die mit ihm einmal jung waren, die gemeinsam wunderbare und schreckliche Dinge erlebten. Der älter werdende Mensch ist immer auch in seiner Leiblichkeit sein eigenes „Gedächtnis". Für den Geisteswissenschaftler droht der Einmarsch der Inhumanität dann, wenn der älter werdende Mensch immer mehr sein eigenes Experiment zur Erhaltung der Jugendlichkeit wird. Altern darf nicht zum Experiment des Ewig-jung-Bleibens gemäß einem standardisierten Schema werden. Das Altern jedes Menschen muss individuell bleiben, darf nicht durch den gesellschaftlichen Konsens bestimmt sein, was das richtige Altern ist, wie fit ein 70- oder 80-Jähriger sein muss, welche Muskeln er montags und welche Muskeln er mittwochs trainieren soll, um dem standardisiertem Ideal möglichst nahe zu kommen.

Akzeptanz des Alterns in Selbstbestimmtheit und Akzeptanz der zunehmenden Abhängigkeit im Alter muss dem eigenen, ganz individuellen Gedächtnis des jeweiligen Menschen gerecht werden. Wir sehen täglich immer mehr Menschen, die über 60, über 70, über 80 sind, selbst Hundertjährige kennt heute fast jeder. Sieht man älter werdende Menschen in unserer Gesellschaft, wird das Wissen um die Begrenztheit im Alter Allgemeingut. Das Wissen um Unvollständigkeit, Unvollkommenheit und Defizite als Ursache des Lebensverlaufs wird allgegenwärtig. Es beschäftigt jeden, manche aus Angst vor der Erkenntnis des eigenen Alterns. Andere versuchen die Sorge um die Veränderungen des Alterns durch den Glauben an die Selbstbestimmtheit und an die angeblich vorhandene Möglichkeit der Ernährung und des richtigen Lebensstils zu verdrängen. Verdrängt wird nur zu gerne das Ahnen der Unwissenheit und des Ausgeliefertseins dem Alterungsprozess gegenüber. Ein Satz wie „ich möchte gar nicht so alt werden" hilft nur beim Verdrängen, nicht beim Annehmen dessen, was kommt.

Je mehr man das Altern von Menschen im eigenen Umfeld bemerkt, betrachtet und dadurch berührt wird, desto deutlicher stellt sich bei der Beobachtung des

Hochbetagten ebenso wie bei der Beobachtung und Bewusstwerdung des eigenen Alterns die Frage, was im Leben ungetan blieb. Es stellt sich durch Beobachtung die Frage nach der Ursache der Spannung zwischen tatsächlichem Lebenslauf und potenziell anderen Lebensentwürfen, die an bestimmten Stellen durchaus möglich gewesen wären. Dabei wird bewusst, wie viele Freiheiten der Lebensverlauf in sich trägt, dabei wird deutlich, wie viele Freiheiten für Änderungen des Lebensverlaufs noch vor einem liegen. Das ist die gute Nachricht, das ist Teil der Lebenskunst, das Altern annehmen zu können. Dabei wird bewusst, dass ein langes Leben mit Veränderungen einhergeht, die immer wieder an die Identität des Menschen rühren, Übergänge in neue Rollen und neue Beziehungen. Änderungen im Leben, die immer auch Abhängigkeiten, vor allem andere und neue Abhängigkeiten bedingen, denn als soziales Wesen ist der Mensch nie ausschließlich selbstbestimmt. Wir haben also, wenn wir ins Alter eintreten, schon große Erfahrung mit Änderungen, mit neuen Abhängigkeiten, wir haben erlernt, die Flexibilität im Umgang mit neuen Lebensentwürfen zu behalten. Wie man älter werdenden Menschen helfen kann, diese Flexibilität im Umgang mit neuen Lebensentwürfen, neuen Entwürfen der nächsten 24 Stunden, zu erhalten, wissen wir noch nicht. Wie man das erforscht, auch seitens der biologischen Wissenschaften, liegt noch im Dunkeln, da die Zusammenarbeit mit den Disziplinen der Medizin fehlt, die helfen könnten, solche Studienziele zu definieren. Simpel und vereinfacht ausgedrückt: Wie soll die Medizin da weiterkommen, wenn es für diese Forschungsfrage „noch nicht einmal ein genetisches Mausmodell" gibt?

Das Verständnis der Leiblichkeit in seiner zeitlichen Entwicklung als Gedächtnis hat noch eine zweite Seite, das ist neben der geisteswissenschaftlichen die naturwissenschaftliche. Sie ist in diesem Kontext bedeutend, denn es ergeben sich daraus Erkenntnisse über den Alterungsprozess und die Dinge des Lebens, die biochemisch gesehen lang anhaltende Fußabdrücke im Körper hinterlassen. Wir verstehen viel von Details, kleinen Details des Alterns, aber das Mosaik ist zu unvollständig, um seitens der Medizin klar sagen zu können, wie man richtig altert, wie man im Alter glücklich wird. Wer dies tut – leider geschieht dies immer wieder –, erkennt nicht die Limitation seines Faches. Aber es gibt schon Hinweise und auch Erkenntnisse, wie im schmalen Korridor der Selbstbestimmtheit Lebensstil zwar nicht überinterpretiert werden darf, aber durchaus nicht als unbedeutend abgestempelt werden darf. In der Biochemie gibt es eine chemische Reaktion, die man als Maillard-Reaktion bezeichnet und die durch den Lebensstil beeinflusst werden kann.

Der Chemiker Maillard entdeckte eine Reaktion, die jeder aus der Küche kennt, nämlich die sogenannte Bräunungsreaktion. Dies ist eine chemische Reaktion, bei der Zucker wie die in unserem Körper vorkommende Glukose mit Bestandteilen

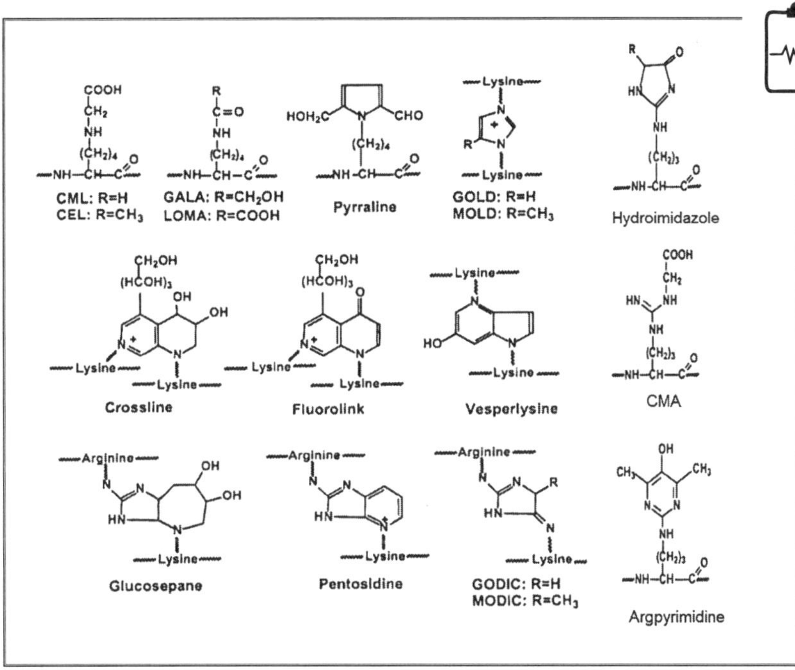

Abbildung 26: Produkte der Maillard-Reaktion.

von Eiweißen reagiert und dann chemisch definierte neue Strukturen bildet. Die verschiedenen chemischen Verbindungen, die sich ergeben können, sind hier abgebildet, um zu zeigen, wie präzise man chemisch beschreiben kann, was in unserem Körper beim Altern – beschleunigt auch beim Diabetes – vorgeht. Es sind dies die Verbindungen, die dafür sorgen, dass sich als quasi chemische Zeituhr in unserem Körper viele Prozesse in Zellen, aber auch das Zusammenspiel zwischen Zellen, ändern.

Diese Reaktion findet im Körper statt, es werden Eiweiße an bestimmten Aminosäuren, den Bausteinen der Eiweiße, modifiziert. Einige dieser Eiweiße nehmen eine bräunliche Farbe an, weswegen man an gefriergetrockneten Präparaten von Achillessehnen junge und alte Menschen unterscheiden kann. Wenn die Bausteine der Eiweiße durch diese Reaktion modifiziert werden, nennt man die entstehenden veränderten Eiweiße „fortgeschrittene Glykierungs-Endprodukte", auf Englisch „Advanced Glycated End Products", abgekürzt „AGE".

Jeder kennt diese chemische Reaktion aus der Küche: Erhitzt man Zucker mit Eiweiß, dann ergibt sich eine Masse mit bräunlicher Farbe. Kein Bier würde ohne

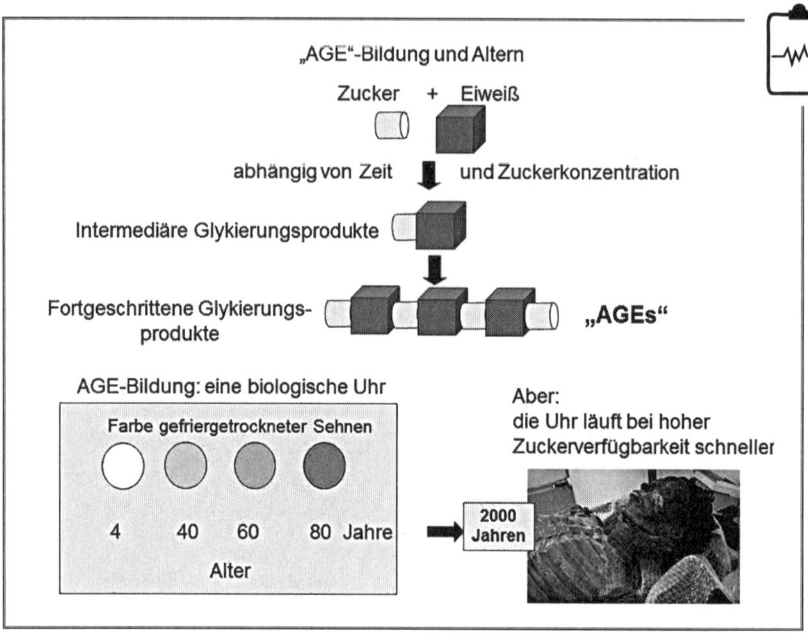

Abbildung 27: Bräunung durch Glykierung.

diese chemische Reaktion schmecken. Sie findet sich im gebackenen Brot ebenso wie in der Bratenkruste. Diese veränderten Eiweiße nehmen mit dem Alter zu, sie erklären einige der Veränderungen im Alter.

Schematisch zeigt Abbildung 27, wie ein Zucker mit einem Eiweiß ein „fortgeschrittenes Glykierungs-Endprodukt" bildet, Englisch bewusst in der Doppeldeutigkeit mit dem Begriff für Altern als „AGE" bezeichnet. Nimmt man Achillessehnen von jungen Menschen und verfolgt die Bildung der Bräunungsprodukte bis hin zu alten Menschen, wird deutlich, dass je älter, desto mehr Bräunungsprodukte in der Achillessehne abgelagert sind (Abbildung schematisch unten links). Dies erklärt auch die Bräunung von Mumien, wie im rechten unteren Teil der Abbildung gezeigt.

Die langsam immer mehr werdenden Ablagerungen von Eiweißen, die durch die oben gezeigte chemische Reaktion Farbe annehmen, korrelieren ähnlich den Ringen eines Baumes mit dem Alter. Diese chemische Reaktion spielt eine große Rolle bei der Alterung, sie ist irreversibel und findet in Geweben mit einem langsamen Umsatz, beispielsweise in Sehnen oder dem Inhalt der Augen, mit zunehmendem Alter verstärkt statt. Diese chemische Reaktion spielt eine Rolle beim grauen Star.

Die Eiweiße, die so verändert werden, ändern dann auch ihre Funktion. Sie können nicht nur ihre normale Funktion verlieren, sondern auch eine neue unerwünschte Funktion annehmen. Einige Untersuchungen deuten darauf hin, dass etliche Funktionsverluste und Funktionsveränderungen des Alterungsprozesses durch diese Proteinmodifikationen bedingt sind. Menschen mit Diabetes haben eine beschleunigte und vermehrte Akkumulation dieser modifizierten Eiweiße in den Organen, in denen dann Spätschäden auftreten. Chemisch gesehen ist Diabetes also zumindest teilweise eine beschleunigte Form des Alterns. Das ist nur ein ganz kleiner Aspekt des Phänomens Diabetes, macht aber deutlich, warum so viele Komplikationen des Diabetes, wie der Diabetes selber, mit höherem Lebensalter häufiger werden. Es macht auch deutlich, dass „Diabetes", leider bislang nur über den Zucker definiert, dennoch weitaus mehr ist als nur erhöhter Zucker.

Diese Daten deuten darauf hin, dass er eine Störung bei der Bildung und dem Abbau dieser fortgeschrittenen Glykierungs-Endprodukte ist, die nicht nur durch hohen Zucker entstehen, sondern auch durch andere Moleküle, sogenannte Metabolite, die als Zwischenprodukte beim Energiestoffwechsel entstehen. Immer wenn Fett, Zucker oder andere Kalorienträger in der Zelle verarbeitet werden, entstehen reaktive Metabolite, einer davon heißt Methylglyoxal und ist in Abbildung 28

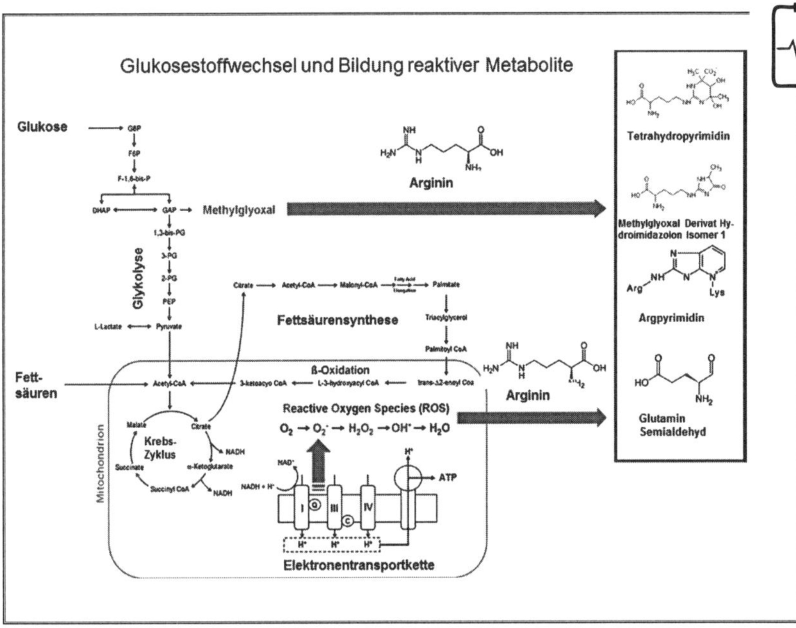

Abbildung 28: Die Glukose-Verstoffwechselung.

aufgezeichnet. Daneben entstehen im Rahmen der ganz normalen Verstoffwechselung auch reaktive Sauerstoff-Spezies, die man vereinfachend auch „Radikale" nennt. Die Entstehung von Radikalen und Substanzen wie Methylglyoxal ist also etwas ganz Normales, es passiert tagtäglich in jeder Zelle. Das Problem liegt aber darin, dass diese Metabolite reaktiv sind. Unter „reaktiv" versteht man, dass sie ganz schnell mit Aminosäuren von Eiweißen reagieren und diese Bausteine der Eiweiße dadurch strukturell verändern, sodass das Eiweiß seine normale Funktion im Körper nicht mehr wahrnehmen kann. Diese chemischen Reaktionen sind hier dargestellt:

Oben links ist die Verstoffwechselung von Glukose, also Zucker, dargestellt, die über verschiedene Zwischenprodukte in den sogenannten Krebs-Zyklus einmündet, eine Kette biochemischer Reaktionen in den Kraftwerken der Zellen, die man als Mitochondrien bezeichnet. Dort entsteht Energie, dort entstehen aber auch reaktive Sauerstoffspezies (ROS). Diese können Aminosäuren verändern, wie hier am Beispiel des Arginins dargestellt. Ebenso kann das auf einer früheren Stufe des Zuckerstoffwechsels entstehende Methylglyoxal mit Argininen interagieren und neue chemische Strukturen im Körper entstehen lassen. Die unter dem Begriff „reaktive Metabolite" zusammengefassten Radikale und Dicarbonyle (Methylglyoxal ist eines davon) sind diejenigen Metabolite, die am schnellsten Eiweiße verändern und deren Funktion so verändern können, dass dadurch Krankheiten entstehen.

Reaktive Metabolite wie Methylglyoxal und Radikale können abgebaut werden, denn jede Zelle hat verschiedene Eiweiße, die dies können. Dadurch halten sie die Menge an Radikalen und Methylglyoxal in einer für die Zelle vertretbaren Konzentration und die Zelle schützt sich dadurch vor der toxischen Wirkung zu hoher Mengen an reaktiven Metaboliten. Das Problem entsteht aus heutiger Sicht des Verständnisses der körperlichen Schäden durch Stoffwechselstörungen wie Diabetes, Adipositas, aber auch im Rahmen des normalen Alterungsprozesses, nicht dann, wenn sich reaktive Metabolite bilden, sondern erst dann, wenn zu viele gebildet werden oder der Abbau gestört ist. Das ist beispielsweise beim Typ-2-Diabetes, dem „Alterszucker", der Fall. Viele klinische Daten deuten darauf hin, dass dies ein relevanter Mechanismus der Entstehung diabetischer Folgeschäden ist.

In einer Studie wurden rote Blutzellen von Patienten mit Typ-1-Diabetes, Typ-2-Diabetes und von Patienten ohne Diabetes untersucht und die Konzentration des reaktiven Metaboliten Methylglyoxal in den Blutzellen gemessen. Dadurch dass die einen Patienten zu essen bekamen und dass die anderen entweder hungerten oder bei ihnen der Blutzucker besonders gut eingestellt wurde, konnten die Patienten bezüglich des Blutzuckers normalisiert werden, sodass der Bezug von Methylglyoxal zum Vorliegen eines Typ-1-Diabetes oder Typ-2-Diabetes im Vergleich zur

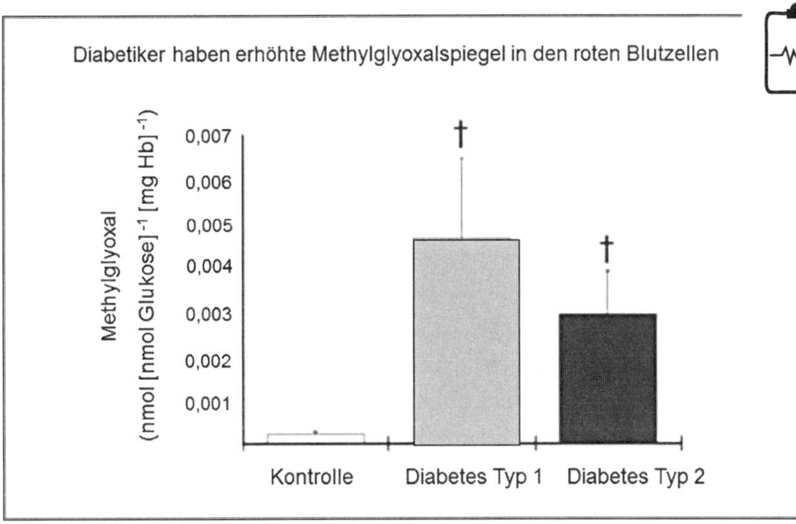

Abbildung 29: Eigene Daten aus: Fleming T., Cuny J., Nawroth G., Djuric Z., Humpert P.M., Zeier M., Bierhaus A., Nawroth P.P.: „Is diabetes an acquired disorder of reactive glucose metabolites and their intermediates?", *Diabetologia* 2012 Apr; 55 (4): 1151-5. © Springer Verlag 2012. With permission of Springer Science+Business Media.

Kontrollgruppe untersucht werden konnte. Man sieht in der Abbildung, dass die Kontrollpatienten in ihren roten Blutzellen nur sehr wenig Methylglyoxal aufweisen und bei Typ-1- und Typ-2-Diabetikern die Konzentration deutlich höher ist.

In dieser Studie wurden rote Blutzellen von Gesunden, von Typ-1- und von Typ-2-Diabetikern untersucht. Diese Patienten wurden so eingestellt, dass sie sich hinsichtlich des Blutzuckers nicht unterschieden. Dennoch waren die Unterschiede der Konzentration eines der Metabolite, der am aktivsten solche Proteinmodifikationen verursacht, des Methylglyoxals, viel größer, als dies mit Zuckermessung möglich wäre. Also kann man viel besser Diabetiker von Nicht-Diabetikern unterscheiden, wenn man nicht wie üblich Glukose im Blut misst, sondern diese Metabolite in einer Zelle. Diabetes ist also keine Veränderung des Blutes, wie zurzeit mittels Blutzucker üblicherweise festgestellt, sondern eine biochemische Veränderung innerhalb einer Zelle, die sich dann nicht nur durch den Zucker, sondern auch durch ganz andere Moleküle vom Risikofaktor „Zucker" in der Zelle zu deren Erkrankung weiterentwickelt. Dies macht Hoffnung, dass durch solche Methoden, die den Diabetes ganz neu definieren, diejenigen Patienten, die therapiert werden müssen, von denen unterschieden werden können, denen Diabetes nicht schadet, die vielleicht keine so strenge Therapie brauchen. Das wird die Zukunft zeigen.

Wenn die eingangs aufgestellte Annahme stimmt, dass man damit die Wurzel der Schäden erkennt, die den Alterungsprozess zum krankhaften Prozess machen, dann lohnt es vielleicht, in Zukunft zu untersuchen, ob diese Befunde einen Grund ergeben, den fehlenden Abbau der reaktiven Metabolite zum Ziel einer ganz neuen Therapie zu entwickeln. Aber einfach wird dies nicht, denn die reaktiven Metabolite haben auch wichtige Funktionen, so sind beispielsweise Radikale eine der ältesten Formen der Signalübertragung in einer Zelle.

Weitere Studien zeigten auch, dass Patienten mit Folgeschäden diese Metabolite nicht mehr gut abbauen können. In Mäusen können dem Diabetes ähnelnde Spätschäden an Niere, Auge und Nerven nur durch Störung der Abbauwege hervorgerufen werden. Das bedeutet nicht nur, dass man gar keine hohen Zuckerspiegel benötigt, um dem Diabetes ähnelnde Organschäden zu erhalten, das bedeutet dann logischerweise auch, dass Zuckersenkung nicht ausreichend ist, um Folgeschäden zu verhindern. Auf das Thema Lebensstil und Diät bezogen bedeuten diese Forschungsergebnisse, dass Studien, die zeigen, dass Sport oder Diät den Zuckerspiegel senken, nicht viel wert sind, denn es gibt noch ganz andere Mechanismen für die Entstehung von Spätschäden. Auf die Thematik Altern bezogen bedeutet dies, dass Vitamine und Antioxidantien ebenso wie Sport und Hungern zum Scheitern verurteilte Therapieversuche sind. Für die Zukunft kann man daraus folgern, dass es bald ganz neue therapeutische Ansätze geben wird. Voraussetzung ist aber, dass Experten und Industrie sich einig sind, dass ein Surrogatparameter wie Glukose kein therapeutisches Ziel mehr ist, und dass man sich einig wird, eines Tages Medikamente zu entwickeln, die ganz andere Wirkmechanismen haben. Nicht mehr nur Glukose, nicht mehr nur Muskelaufbau, nicht mehr nur Blutfett und Körpergewicht senken. Die Forschung macht gerade große Schritte nach vorne. Die eben aufgestellten Hypothesen werden auch durch klinische Studien bestätigt. Bei Typ-1-Diabetes erklärt die Kombination des Blutzuckerlangzeitwerts mit der Diabetes-Dauer nur 11 Prozent der Spätschäden. Aber die Ablagerung der AGE-Proteine in der Haut hat eine bessere Vorhersagekraft als diese beiden klassischen Parameter.

Ähnliches gilt auch für den Typ-2-Diabetes, wie in der folgenden Abbildung 30 gezeigt. In dieser Studie wurden sogenannte Risikokalkulatoren beruhend auf Daten aus einer der großen Interventionsstudien bei Typ-2-Diabetes eingesetzt, um zu untersuchen, ob die Hinzunahme der Autofluoreszenz der Haut, die durch die AGE-Proteine mit hervorgerufen wird, die Vorhersage des Überlebens von Patienten mit Typ-2-Diabetes verbessern kann. Abgebildet ist das Überleben: 1,0 würde bedeuten, alle würden überleben, 0,8 bedeutet, 20 Prozent sind gestorben. Die obere Linie zeigt, dass Patienten mit einem hohen Risiko nach der sogenannten UKPDS-Studie, aber einer niedrigen Autofluoreszenz in der Haut ein deutlich

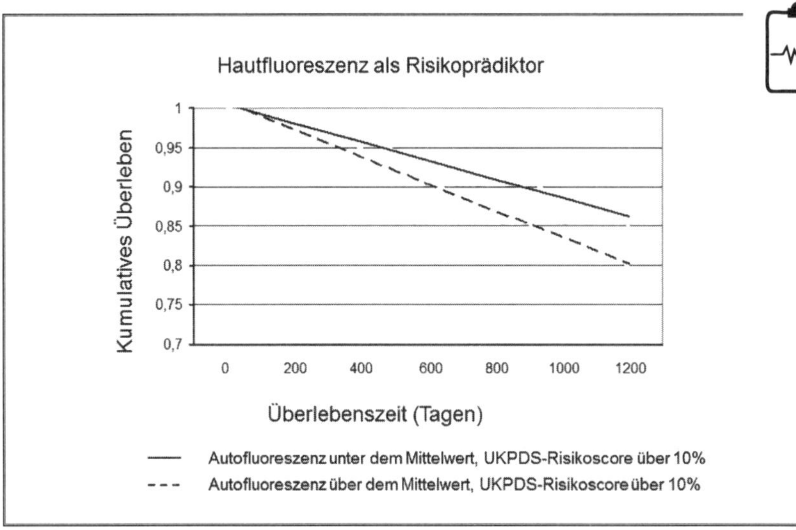

Abbildung 30: Risikokalkulatoren nach UKPS und Autofluoreszenz der Haut.
Modifiziert nach: Lutgers H.L., Gerrits E.G., Graaff R., Links T.P., Sluiter W.J., Gans R.O., Bilo H.J., Smit A.J.: „Skin autofluorescence provides additional information to the UK Prospective Diabetes Study (UKP-DS) risk score for the estimation of cardiovascular prognosis in type 2 diabetes mellitus", *Diabetologia*. 2009 May; 52 (5): 789-97. With permission of Springer Science+Business Media.

besseres Überleben nach 1.200 Tagen haben als diejenigen mit dem gleichen Risiko, aber einer vermehrten Bildung von AGE-Proteinen in der Haut. Das bedeutet, dass die Ablagerung dieser Proteine ein sehr guter Risikoprädiktor ist, aber das bedeutet auch, dass wir noch nicht wissen, ob die vermehrte Bildung oder der verminderte Schutz vor der Bildung dieser Proteine für diesen Effekt verantwortlich ist.

Hier wurde die Sterberate über die Zeit aufgezeichnet und wie man sehen kann, lassen sich die Patienten in zwei Gruppen einteilen: Diejenigen, die einen hohen Wert an AGE in der Haut haben, haben eine schlechtere Prognose als die Gruppe derer, die einen niedrigen Wert haben. Also: Nimmt man die Bildung der AGE in der Haut zu den bekannten Risikoscores diabetischer Spätschäden hinzu, gelingt eine verbesserte Vorhersage der Spätschäden. Es wird deutlich: Nicht nur die Höhe des Zuckerspiegels scheint die Entstehung von Spätschäden zu beeinflussen, sondern selbst bei gleicher Zuckereinstellung sind die Unterschiede zwischen Menschen bezüglich der AGE-Bildung relevant. Diese Unterschiede zwischen den Patienten können bis heute nicht gut erklärt werden. Ein Erklärungsmodell ist die oben erwähnte Annahme, dass die Ursache diabetischer Folgeschäden trotz guter

Zuckereinstellung in einer Störung des Schutzes vor Metaboliten liegt, die zur AGE-Bildung beitragen. Schade, dass die Industrie nur Therapien gegen angeblich schädigende Moleküle entwickelt und zu wenige Therapien, die die körpereigenen Schutzmechanismen unterstützen. Hier gilt es umzudenken.

Aber es gibt auch Lebensstil-Formen, die die Bildung und Ablagerung dieser AGE erhöhen. Das Rauchen führt zu einer vermehrten und beschleunigten Ablagerung der AGE und erklärt damit einen Teil des beschleunigten Alterungsprozesses der Raucher. Biochemisch scheinen also weder Diabetes noch die Erkrankung der Raucher sich wesentlich von den biochemischen Prozessen des normalen Alterns zu unterscheiden. Dies kann nun bedeuten, dass man diese Veränderungen noch viel zu wenig versteht und deswegen die Unterschiede zwischen Diabetes, Rauchen und normalem Altern nicht erkennt. Es kann aber auch bedeuten, dass man jetzt die gemeinsame Endstrecke verschiedener Erkrankungen erkannt hat und versuchen muss, diese in Zukunft therapeutisch anzugehen.

Neben der Bildung von AGE-Proteinen sind es epigenetische Veränderungen, die erklären, warum nach einem einmal gesetzten Schaden, zum Beispiel hohen Zuckerwerten, Alterung oder Fehlernährung, dann später immer noch trotz guter Zuckereinstellung diabetische Spätschäden auftreten. Damit ist neben der geisteswissenschaftlichen Bedeutung des Begriffes Gedächtnis in diesem Zusammenhang auch eine biochemische Form von Gedächtnis beschrieben. Das biochemische Gedächtnis zeigt, dass Lebensstil durchaus langfristige Folgen haben kann, andererseits erklärt es auch, dass es einen Korridor gibt, in dem der Mensch selber über die Gabe verfügt, durch Beeinflussung des Lebensstils dieses biochemische Gedächtnis zu beeinflussen. Gerade für Stoffwechselkranke gibt es also Lebensstil-Formen, die organische Schäden beeinflussen. Das Rauchen ist solch eine schädigende Lebensstil-Form. Hier wird wieder deutlich: Man kann sich schädigen. Doch kann man sich zu einem Zeitpunkt nutzen, zu dem man noch gesund ist, also die Balance durch den Körper selber aufrechterhalten?

Diese Frage bleibt ungelöst, denn es fehlen Interventionsstudien, die dies belegen. Gewiss gab es nach dem Krieg, nach der Hungerzeit, weniger Diabetiker als heute. Doch lieber Hunger für die ganze Bevölkerung mit all den Nebenwirkungen, die Hungern hat, oder doch lieber die Nebenwirkungen des Wohlstands in Kauf nehmen? Eine Nebenwirkung ist das Altwerden, das lange Leben, dadurch natürlich die Zunahme der Möglichkeit, krank zu werden. Die Ursachen für die Zunahme des Diabetes sind vielfältig. Neben dem zunehmenden Alter per se spielt auch die Veränderung des Lebens in einer immer mehr sitzend lebenden Gesellschaft eine große Rolle. Aber einfach nur gesunden jungen Menschen zu sagen „Treibt Sport und esst anders!“ ist nicht ausreichend, um dieses Problem in seiner

Tiefe zu verstehen. Einfach alten Menschen zu sagen, dass sie weniger essen sollen, um weniger Diabetes als eines der Kennzeichen des Alters zu bekommen, ist auch kein Weg. Nicht nur deshalb kein Weg, weil keine Studie so einen Rat untermauern könnte, sondern auch weil es Hinweise gibt, dass Diabetes mit langem Leben zu tun hat. Hiermit wird wieder das Thema angesprochen, dass man das Alter nicht als die misslungene Blaupause der Jugend ansehen darf. Diese Aussagen sollen nicht missverstanden werden, es ist nicht egal, was man isst, man kann sich durch Fehlernährung schaden und sogar langfristig wirkende Schädigungen und Veränderungen des Genoms bewirken, wie in Tierversuchen gezeigt wurde.

Werden schwangere Mäuse kurze Zeit mit einem bestimmten Futter gefüttert, erhöht sich das Risiko für Fettleibigkeit bei den Nachkommen. Das ist an sich nicht verwunderlich, spannend ist aber, dass die Nachkommen selbst dann, wenn sie immer normal ernährt werden, weiterhin diesen Phänotyp vererben, das heißt die Enkel in ihrem biologischem Phänotyp von dem Essen beeinflusst sind, das die Großmutter während einiger Tage der Schwangerschaft zu sich nahm. Da bekannt ist, dass ähnliche Prozesse auch beim Menschen stattfinden, stellt sich nun schon die Frage der Verantwortung für die eigenen Nachkommen. Wir wissen viel zu wenig über diese Phänomene beim Menschen. Aber angesichts der in Tierversuchen nachgewiesenen Veränderungen des Erbguts durch Nahrung – man erklärt dies durch epigenetische Veränderungen (darunter versteht man chemische Modifikationen der Erbsubstanz, ohne direkt den genetischen Code zu ändern) – besteht eine Verantwortung für das, was man tut und wie man lebt, nicht nur im Hinblick auf sich selber, sondern auch auf den Nachwuchs. Das ist eine große Verantwortung, die nicht nur die Person selber trifft, sondern auch die Gesellschaft, in der diese eine Person lebt und von der sie eventuell nicht angenommen, nicht geschätzt und nicht geachtet wird, sodass sie in eine problematische Situation gerät, die Folgen für die Person selber, aber möglicherweise auch für den Nachwuchs hat. Jedoch ist die Datenlage zwar gut genug, um anzunehmen, dass solche Mechanismen auch für den Menschen zutreffen, doch noch viel zu vage und zu wenig auf den Menschen übertragbar, als dass konkrete Handlungsempfehlungen außer denen gegeben werden könnten, die im letzten Kapitel des Buches dargestellt sind.

Dieses Beispiel zeigt, dass angesichts solcher epigenetischer Phänomene, die das Körpergewicht mit regulieren, einfache Aufrufe zur Diät oder gar Schuldzuweisungen falsch sind. Nicht nur bei der Maus, auch beim Menschen gibt es gute Studien, die zeigen, dass die „fetale Programmierung“, also die Erzeugung epigenetischer Veränderungen im Föten, sein späteres Leben mitbestimmen. Aus den Maus-Versuchen und den Studien am Menschen dann zu schließen „Er kann nichts dafür, das ist ein Schaden, der im Mutterleib eintrat und jetzt weitervererbt wird“, ist zu kurz gesprungen. Wir alle sind verpflichtet, nachzudenken, wie man helfen kann. Angesichts solcher Daten verbietet es sich, über Krankheitsrisiken vorhersagende Laborwertverstellungen wie Diabetes oder Übergewicht und Fettsucht als schuldhaft und selbst verursacht nachzudenken. Aber auch Krankheit allein als genetisch, epigenetisch oder gesellschaftlich bedingtes Schicksal zu akzeptieren, in die Handlungslosigkeit des mitleidlos Zuschauenden zu verfallen, ist falsch. Empathie und Mitgefühl für den Kranken bedeutet unter anderem, offen für alle möglichen Erklärungen zu sein und diese Offenheit für innovative Forschung zu nutzen. Und da bewegt sich viel, vor allem auch in Deutschland. Nur haben die Lösungsansätze, die sich jetzt am Horizont abzeichnen, recht wenig mit Veränderung des Lebensstils zu tun. Flucht aus den Einschränkungen, die das Altern mit sich bringt, ist nicht möglich. Am Horizont leuchtet aber die Chance, Erkrankungen medizinisch neu zu definieren und neue Erkrankungen zu erkennen, sich dabei von alten, zu einfachen Krankheitsmodellen zu lösen und mithilfe anderer Disziplinen auch neue Aspekte des Alterns zu erforschen. Es gilt, Altern als Prozess anzuerkennen, nicht Jugend und jugendliche Fitness, nicht jugendlich kräftige Muskulatur als den zu imitierenden Idealzustand hochzuhalten.

ZUSAMMENFASSUNG

- Altern ist kein rein medizinischer, sondern ein umfassender Prozess, der nicht nur die Naturwissenschaften, sondern in hohem Maße auch die Geisteswissenschaften angeht, aber in unserer Gesellschaft leider sehr einseitig betrachtet wird.
- Bezüglich gewisser Stoffwechselfunktionen bestehen Gemeinsamkeiten zwischen Diabetes und Alterung, und eine Störung der Bildung von Stoffwechselprodukten namens AGE ist stärker mit Diabetes-Folgeschäden korreliert als Blutzuckerwerte.
- Auch das Rauchen ruft eine Alterung im Sinne der AGE hervor, ist also im Gegensatz zu Übergewicht ein klares Beispiel für einen schädigenden Lebensstil.
- Verkompliziert wird die Frage, wie mit Lebensstil, Gesundheit und Schuld an Krankheit umgegangen werden soll, noch dadurch, dass sich der Lebensstil auch auf Nachkommen auswirken kann. Deswegen kann Schuldzuweisung nicht der richtige Weg sein, genauso wenig wie die Verkürzung des Begriffs „gesundes Altern“ auf Laborwerte und Muskelfunktion.

13.

Testosteron und Vitamin D3 für älter werdende Menschen – oder: Hormonwunder gibt es immer wieder?

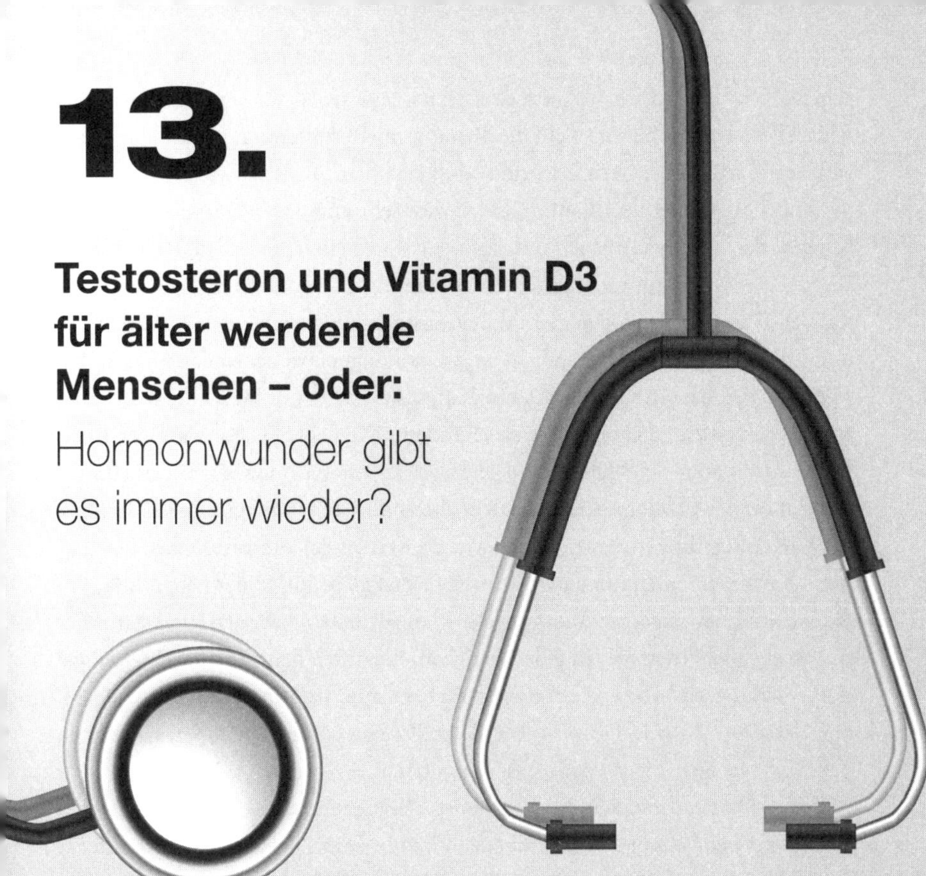

MAN LIEST ES immer wieder: Muskeln machen gesund, Muskeln erhalten gesund. Und um diesen Zustand nicht nur zu erhalten, sondern auch zu verbessern, gibt es angeblich Wundermittel, etwa Hormone, insbesondere das Testosteron und – vor allem in letzter Zeit aktuell – das Vitamin D3. Um es vorweg klarzustellen: Beide, das Testosteron und das Vitamin D3, sind ein Segen für die Patienten, die diese Therapie brauchen. Es gibt Männer, die nicht genügend Testosteron herstellen können. Diejenigen, die wirklich einen klinisch relevanten Mangel haben, profitieren vom Testosteron, denn sie bekommen ein normales Blutbild, ein normales männliches Aussehen, sind leistungsfähig, können vor Osteoporose geschützt werden und man ermöglicht ihnen durch die Hormonsubstitution ein normales Leben, sie sind zufrieden. Zufrieden nicht nur sexuell, sondern insgesamt zufrieden. Doch genau aufgepasst: Es geht um Hormonsubstitution, den Ausgleich eines echten Hormonmangels, also um den Ersatz dessen, was für ein normales Leben fehlt. Diese Aussage betrifft nicht die Therapie mit Testosteron im Sinne von „mehr ist besser", wie sie bei Gesunden zum Muskelaufbau eingesetzt wird.

Ähnliches gilt für das Vitamin D3. Es gibt sehr gute Interventionsstudien, die belegen, dass vor allem Frauen mit niedriger Knochendichte und einem erhöhten Risiko eines Knochenbruchs durch Osteoporose – das heißt mit mechanisch nicht stabilen Knochen – von einer Kombinationstherapie, bestehend aus Vitamin D3 und Calcium, profitieren. Es gibt auch Erkrankungen, bei denen das Vitamin D3 so niedrig ist, dass der Knochen „um Hilfe ruft", das kann man im Labor daran erkennen, dass zwei Laborwerte sich verändern. Die beiden Laborwerte, die einen schweren Vitamin-D3-Mangel anzeigen, sind das Parathormon, das wichtig für die Regulation des Calciums sowie des Knochenaufbaus ist, und ein Eiweiß, das bei der Kalkeinlagerung in den Knochen wichtig ist, nämlich die „alkalische Phosphatase". Solche Patienten mit einem schweren Mangel bedürfen der Diagnostik, um die Ursache des schweren Vitamin-D3-Mangels herauszufinden, und dann der entsprechenden Therapie. Es gibt Menschen, die durch den Vitamin-D3-Mangel starke Schmerzen haben, die Muskeln sind schlapp, sie können nicht aufstehen. Die Gabe von Vitamin D3 wirkt bei diesen Patienten richtig Wunder, sie können sich nach wenigen Tagen wieder fast schmerzfrei bewegen.

Also es gibt sie, die Patienten, die Kranken, bei denen durch exakte Diagnose ein Grund gegeben ist, mit Testosteron oder Vitamin D3 zu behandeln. Doch um die richtig Kranken soll es hier nicht gehen, hier sollen die Daten besprochen werden, die bei Menschen erhoben wurden, die eigentlich gesund sind, bei denen nur ein veränderter Laborwert festgestellt wurde, aber noch keine Erkrankung.

Zuerst zum Testosteron: Es gibt keinen Zweifel, man kann durch Testosteron Muskulatur aufbauen, was mit der teuersten Interventionsstudie der Welt alle vier Jahre wieder bewiesen wird, den olympischen Spielen. Doch da es hier nicht um Leistungssport geht, sondern um gesunde Menschen, die ihre Gesundheit stabilisieren und sich durch Training die angeblich gesunden Muskeln antrainieren möchten, sind die Athleten kein Vorbild. Schon gar kein Beweis, dass eine Testosterontherapie bei Gesunden der Gesundheit förderlich ist, ebenso wenig wie ein Beweis dafür, dass Muskelaufbau gesundheitsfördernd ist. Es geht hier also um Menschen, die wissen, dass im Alter das Testosteron beim Mann absinkt, Menschen, die wissen wollen, ob Ersatz des normal abfallenden Testosterons sinnvoll ist, Menschen, die wissen wollen, ob der normale Abfall des Testosterons im Alter ein Unfall der Natur ist und aufgehoben werden sollte, oder ob dieser normale Abfall eigentlich ganz sinnvoll ist. Die Idee, durch Testosteron den Alterungsprozess aufheben zu können, kam durch Beobachtungsstudien auf, die zeigten, dass ab dem dritten Lebensjahrzehnt das Testosteron absinkt und sinkende Testosteronwerte nicht nur mit fallender Muskelmasse, sinkender körperlicher Stärke, sinkender Leistungsfähigkeit, fallendem roten Blutfarbstoff, sinkender Größe der roten Blutzellen, schlechterer Qualität des Knochens, vermehrter Fettablagerung am Bauch, einem erhöhten Risiko, an Diabetes zu erkranken, und vermehrten Stürzen, sondern auch mit einem erhöhten Risiko einhergehen, eine koronare Herzkrankheit zu erleiden und einem erhöhtem Todesrisiko ausgesetzt zu sein. Über diese Befunde gibt es keinen Streit unter Wissenschaftlern, denn mehrere Beobachtungsstudien erhoben ähnliche Daten. Die vielen aufgeführten Nachteile des Testosteronabfalls für den Körper, für die Gesundheit, sollten dann doch Grund sein, dieses Hormon zu ersetzen, denn das geht leicht und ist nicht einmal so teuer.

Mehrere Studien zeigten, dass man selbst bei älteren Männern durch die Kombination von Testosteron und Training noch sehr gut Muskulatur aufbauen und die Kraft stärken kann, aber es konnte auch gezeigt werden, dass der Effekt schon sechs Monate nach Beendigung der Testosterontherapie weg war. Also: Langfristig lohnt es nicht, nachhaltig ist die Testosterontherapie beim älteren Mann nicht. Schneller Aufbau des Muskels unter Testosteron ist nicht anhaltend; wenn man zwar das Training fortsetzt, aber das Testosteron beendet, schwindet die Muskulatur wieder. Vielleicht braucht man sie einfach nicht und die Natur weiß schon, was sie tut – zumindest besser als Ärzte?

Die Idee, mit Testosteron Wunder zu verbinden, wurde durch Versuche an Schweinen bestätigt. Man zeigte an kastrierten Schweinen, dass eine leichte Verletzung der Gefäßwand zu stärkeren Frühstadien der Gefäßverkalkung führte, wenn die kastrierten Schweine kein Testosteron erhielten. Ist also die Hypothese begründet, dass das, was kastrierten Schweinen nutzt, auch älteren Männern zum Schutz gegen Herzinfarkt nutzt?

Eine im Januar 2014 in *PLoS One* publizierte Kohortenstudie untersuchte in einer Kohorte von 55.593 Männern das Risiko für einen Herzinfarkt in den ersten 90 Tagen nach Erstverschreibung von Testosteron und verglich dies mit der Rate an Herzinfarkten im Jahr davor. Bei Männern unter 65 Jahren war das Risiko für einen Herzinfarkt fast auf das Dreifache erhöht, wenn schon eine Herzerkrankung vorlag. Bei Männern über 65 wurde das Risiko mehr als verdoppelt, bei Männern über 75 mehr als verdreifacht.

Auch eine retrospektive Studie, also eine Studie, die nicht die Kriterien der erwünschten placebokontrollierten Interventionsstudie erfüllt, sondern nur eine Beobachtungsstudie ist, die nach Jahren schaut, was aus Patienten wurde, kommt zu einem ähnlichen Schluss. Bei dieser in JAMA 2013 veröffentlichten Studie an 8.709 Männern mit niedrigem Testosteron, von denen nach Herzkatheter 1.223

mit einer Testosterontherapie begannen, erlitten 23 einen Herzinfarkt, 33 einen Schlaganfall. In der mit Testosteron behandelten Gruppe lag die absolute Rate an unerwünschten Ereignissen wie Herzinfarkt und Schlaganfall bei 25,7 Prozent, in der Kontrollgruppe nur bei 19,9 Prozent. Das Risiko für nachteilige Ereignisse wurde mit 1,0 bei denen ohne Testosteron definiert, für die Testosterongruppe betrug es 1,29, war also um fast 30 Prozent erhöht.

Beide Studien zeigen nicht nur, dass je nach Studienplanung ganz andere Ergebnisse herauskommen, einmal ein mehrfach erhöhtes Risiko, einmal ein nur 30 Prozent erhöhtes Risiko – was belegt, dass dieser Studientyp viel zu schwach ist, um exakte Aussagen zu treffen. Da beide Studien in die gleiche Richtung weisen, nämlich potenzielle Gefährdung der älteren Männer durch Testosterontherapie, gibt es keine ethische Begründung mehr, eine placebokontrollierte Interventionsstudie zu planen. Eine placebokontrollierte Interventionsstudie mit dem Ziel zu zeigen, dass der Erhalt des jugendlichen Testosteronspiegels bei Männern das Altern verbessert, Krankheiten reduziert, Lebensqualität erhöht, kann man nicht durchführen, wenn die Interventionsstudien andeuten, dass nicht Nutzen, sondern Schaden das Ergebnis des Hormonersatzes wäre. Denn die Studien zeigten, dass nicht nur das Risiko des Prostatakarzinoms ansteigt, sondern möglicherweise auch das Risiko des Schlaganfalls und des Herzinfarkts. Damit ist der „Lebensstil-Therapie" mit Testosteron der Boden entzogen.

Doch es kommt noch schlimmer, denn ein Argument für die Testosterontherapie ohne schweren Testosteronmangel, sondern nur zum Ausgleich des normalen altersbedingten Testosteronabfalls, basiert auf dem Argument des Muskelaufbaus. Obwohl Beobachtungsstudien andeuten, dass die „Normalisierung" des Testosteronwerts im Alter schaden könnte, wurden perfekt geplante Interventionsstudien durchgeführt. Der Skandal: Die Ethikkommission stimmte zu, denn Stärkung der Muskelkraft war als Studienziel ausreichend! Diese Studie untersuchte nun 35 Männer, etwa 41 Jahre alt, die durch Chemotherapie einen Hodenschaden erlitten hatten und deswegen einen milden Testosteronmangel hatten. Nach zwölf Monaten der erfolgreichen Testosterontherapie, gemessen am normalen Testosteronspiegel, fand man keinen Unterschied in der Qualität der Knochen, keine Veränderung der Fettmasse, keine Veränderung der Stimmungslage oder der Sexualfunktion, jedoch eine Reduktion in der Müdigkeit und eine leichte Zunahme der Aktivität. Die Autoren schließen folgerichtig, dass bei jungen Männern mit leichtem Testosteronmangel eine Therapie keinen Sinn macht.

Eine andere, 2013 im *New England Journal of Medicine* erschienene Studie untersuchte Testosteronwirkungen an gesunden Männern zwischen dem 20. und 50. Lebensjahr. Die Männer hatten normales Testosteron, doch dann wurde ihnen ein

Medikament gegeben, das die Hormonproduktion der Hoden hemmte, sodass sie kein Testosteron mehr herstellten. Sie erhielten dann unterschiedliche Dosen an Testosteron. Die Studie zeigte, dass Mangel an männlichen Hormonen, wie schon zuvor bekannt, die Körperzusammensetzung ändert, die Muskelmasse und die Kraft reduziert, und dass bei Männern ein niedriges Östrogen vor allem auf die Fettmasse Einfluss hat. Beide, der Mangel an männlichen Hormonen und der Mangel an Östrogen, sind für die Sexualfunktion des Mannes wichtig. Spannend in dieser Studie war die Kontrollgruppe, denn diese erhielt nicht nur Testosteron, sondern zusätzlich ein Präparat, das die Umwandlung von Testosteron in Östrogen hemmt. In der gezeigten Abbildung ist die Veränderung zum Ausgang der Studie zu sehen, also die Veränderung seit Beginn der Intervention. Sie ist in Prozent dargestellt.

198 gesunde Männer zwischen 20 und 45 Jahren wurden mit einem Medikament namens Goserelinacetat behandelt, um die eigene Testosteron- und Östrogenproduktion zu hemmen, und erhielten dann 16 Wochen lang verschiedene Dosen von Testosteron; eine andere Gruppe erhielt ein Placebo, eine weitere Gruppe

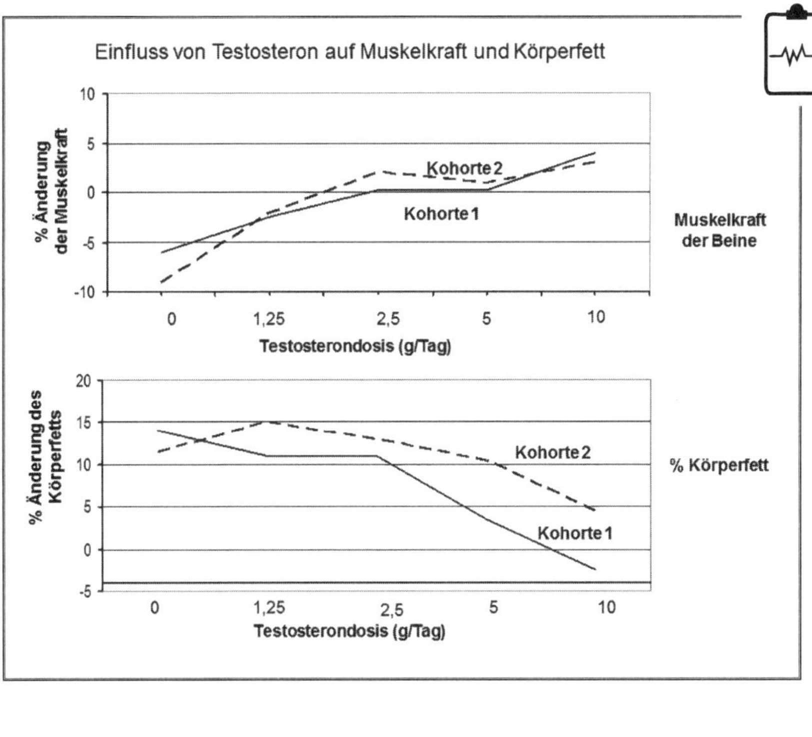

Abbildung 31: Modifiziert nach Finkelstein J. S. et al., *The New England Journal of Medicine* 369:1011-1022, 2013.

erhielt Testosteron und ein Medikament, um die Umwandlung von Testosteron in Östradiol, ein weibliches Hormon, das aus Testosteron auch bei Männern hergestellt wird, zu hemmen. Der obere Teil von Abbildung 31 zeigt die Veränderung der Muskelfunktion der Beine, die untere Abbildung zeigt die prozentuale Veränderung des Körperfetts.

In dieser Abbildung werden verglichen: die Kohorte 1, das ist die Kohorte, die Testosteron erhielt, mit der Kohorte 2, das ist die Kohorte, die Testosteron erhielt, aber dies zusammen mit dem Zusatzmedikament, um die Umwandlung von Testosteron in Östradiol zu hemmen. In der oberen Abbildung sieht man, dass mit steigender Testosterondosis sich beide Gruppen nicht signifikant bezüglich der Zunahme der Muskelmasse durch Testosterongabe unterscheiden. Aber im unteren Teil der Abbildung sieht man, dass diejenigen, die kein Östrogen bilden können, bei den hohen Testosterondosen eine Zunahme des Körperfetts haben, hingegen haben die, die Testosteron bekommen, das Testosteron aber noch in Östrogen umwandeln können, einen leichten, klinisch uninteressanten Abfall des Körperfetts.

Betrachtet man die Ergebnisse des Tests, der die Muskelkraft untersucht, so sieht man, dass die Muskelkraft in der Gruppe derer, die kein Testosteron bekamen, abnimmt. Schon ein wenig merkwürdig und leider auch nicht in der Publikation erklärt ist, dass die Kraft in der Kontrollgruppe in so wenigen Wochen um über fünf Prozent abnimmt. Das ist viel, auch für einen Mann, der selber kein Testosteron mehr synthetisiert. Ein kleiner positiver Effekt auf die Muskelkraft nach 16 Wochen in der Gruppe mit der hohen Dosis ist hingegen plausibel. Es machte keinen Unterschied, ob Testosteron zu Östrogen umgewandelt werden kann oder nicht. Aber zu beachten ist, dass die Testosterongabe sich nur geringfügig von der Kontrollgruppe unterschiedet, es zeigte sich nur ein kleiner Unterschied der Muskelkraft zwischen denen, die kein und denen, die die höchste Dosis Testosteron erhielten. Der kleine Unterschied kann ja kein Grund sein, diese Therapie deswegen zu empfehlen, ohne dass man langfristige Auswirkungen untersucht hat, wozu nicht nur das Prostatakarzinom als Risiko, sondern auch Herzinfarkt und Schlaganfall zählen. Ähnlich verhält es sich mit der Fettmasse, sie steigt in der Kontrolle um mehr als zehn Prozent, fällt ein wenig in der Gruppe, die ganz normal Testosteron verarbeiten kann, und steigt ein wenig in der Gruppe, die Testosteron nicht zu Östrogen umwandeln kann. Aber auch hier: Sind das relevante Unterschiede, die es erlauben, eine solche Therapie zu empfehlen?

Der Ausgleich des altersbedingten Testosteronabfalls macht genauso wenig Sinn bei Gesunden mit nur leicht veränderten Laborwerten, aber ohne Krankheit, wie der Versuch, bei Gesunden die Testosteronwirkung durch Gabe eines „Testosteron-Boosters“ zu vermehren. Der Testosteronabfall im Alter ist nur ein „Biomarker“

des Älterwerdens, aber keine Erkrankung. Da man jedoch so fest an Testosteron als Wunderdroge glauben möchte, wurde trotz der nicht zu erwartenden erfolgreichen und sinnvollen Wirkung des Testosteronausgleichs vom NIH in den USA gerade eine perfekt geplante Interventionsstudie durchgeführt. Man sollte sich die Ergebnisse dieser Studie anschauen, ehe man ein endgültiges Urteil fällt, denn es könnte sich ja eine Subgruppe ergeben, ein neuer Aspekt sich herausstellen, der bis jetzt nicht sichtbar war:

In eine ebenfalls im *New England Journal of Medicine* 2014 publizierte Studie wurden Männer mit niedrigem Testosteron, 65 Jahre alt und älter, eingeschlossen, die bei Ende der Studie im Mittel 74 Jahre alt waren. Sie erhielten nach dem Zufallsprinzip einer prospektiv angelegten randomisierten Interventionsstudie sechs Monate lang entweder Placebo oder Testosteron. Die Muskelstärke nahm signifikant zu, aber in der Placebogruppe traten nur fünf schwerwiegende Herz-Kreislauferkrankungen auf, hingegen 23 in der Testosterongruppe. Außerdem gab es in der Testosterongruppe mehr Hauterkrankungen und Atemwegserkrankungen.

In diese Studie wurden 65-jährige und ältere Männer eingeschlossen, die am Ende der Studie 74 Jahre alt wurden. Insgesamt nahmen 209 Männer an der Studie teil. Männer mit einem Testosteronspiegel von weniger als 50 pg/ml wurden

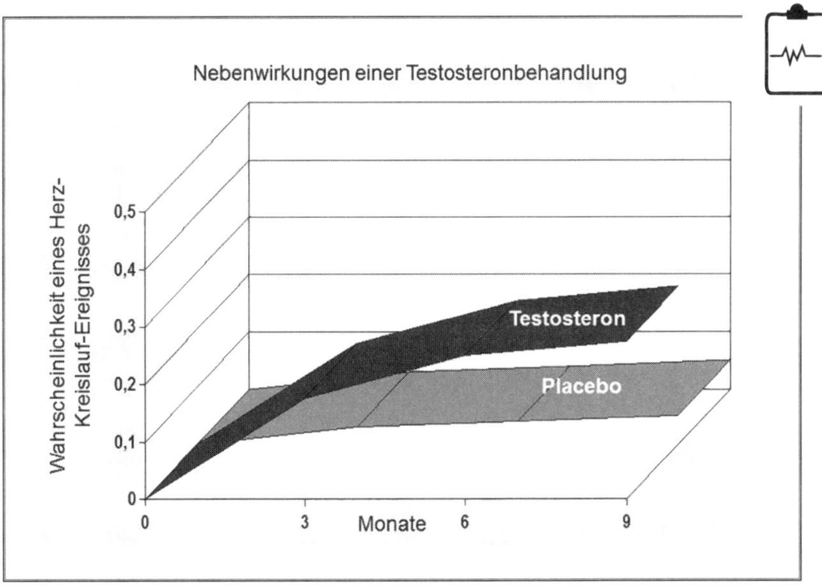

Abbildung 32: Modifiziert nach Basaria S. et al., *The New England Journal of Medicine* 363:109-122, 2010.

für sechs Monate entweder in die Placebogruppe oder in die Testosteron-Substitutionsgruppe eingeteilt. Abbildung 32 zeigt die Wahrscheinlichkeit eines kardiovaskulären Ereignisses, also Herzinfarkt oder Schlaganfall, über neun Monate. Die graue 3D-Linie stellt die Placebogruppe dar, die schwarze die Testosterongruppe. Da die Testosterongruppe während der neun Monate Therapie hochsignifikant mehr kardiovaskuläre Ereignisse erlitt, musste die Studie aus ethischen Gründen abgebrochen werden.

Diese Daten liegen aus einer sauberen Interventionsstudie vor, daher gibt es keinerlei Grund, den normalen Abfall des Testosterons im Alter als Anlass zu sehen, den Laborwert zu korrigieren. Es ist letztlich ganz einfach: Ein Laborwert ist keine Erkrankung! Eigentlich schlimm, dass man vor lauter Verblendung und Glauben an die gesundheitsfördernden „Normwerte" der Jugend an älteren Männern eine Interventionsstudie durchführte, obwohl schon die Beobachtungsstudien nahelegten, dass die Testosteron-Normalisierung eher schaden als nutzen würde!

Testen Sie daher Ihren Arzt, wenn er das Testosteron messen lässt. Messen ja, aber die große Frage ist, wie er den Wert interpretiert! Und: Schauen Sie nach, ob nur das gesamte, das heißt das aktive und das nicht aktive, Testosteron gemessen wird, was nämlich wenig aussagt, oder ob der Arzt das freie Testosteron bestimmt. Darunter versteht man den Anteil des Testosterons, der an seine Bindungsstelle einer Zelle binden kann und wirkt. Nur wenn dies erniedrigt ist und zusätzlich eine Erkrankung vorliegt, die durch Testosteronmangel entstand, nur dann sollte mit Testosteron behandelt werden. Man lernt daraus auch, dass die Fixierung auf Muskelmasse nichts mit Gesundheit zu tun hat.

Das wird auch deutlich, wenn man bei älteren Frauen und Männern den Effekt von Dehydroepiandrosterone (DHEA) und Testosteron untersucht. Für diese Studie, publiziert im *New England Journal of Medicine* 2006, wurden 87 ältere Männer mit niedrigem DHEA und niedrigem Testosteron sowie 57 ältere Frauen mit niedrigem DHEA über zwei Jahre in die Studie eingeschlossen. Die Männer erhielten entweder Placebo, DHEA oder Testosteron, die Frauen entweder DHEA oder Placebo. Die Laborwerte wurden dadurch bei beiden, den Männern und den Frauen, normalisiert. Doch nach zwei Jahren ergab sich weder bei den Männern noch bei den Frauen, egal welche Therapie man untersuchte, ein relevanter Effekt. Die Körperzusammensetzung, also das Verhältnis Fett zu Muskeln, war ebenso wenig verändert (nur bei den mit Testosteron behandelten Männern zeigte sich ein leichter Effekt auf die Muskulatur) wie die Leistungsfähigkeit, die Muskelkraft oder das Ansprechen des Körpers auf Insulin. Keine der Behandlungen verbesserte die Lebensqualität. Natürlich könnte man argumentieren, dass man mehr Patienten einschließen müsse, höher dosiert behandeln müsse, länger behandeln müsse, um einen Effekt zu erzielen. Doch das wäre unethisch, geht es doch letztendlich immer um die Frage der Anzahl an Patienten, denen ich etwas zumute, um einem zu helfen. Da die Studie keinen Effekt zeigte, fehlt die ethische Basis für eine größere Studie. Dennoch wird immer noch DHEA verkauft.

Es gibt aber gerade bei älteren Menschen eine Ausnahme, das sind Menschen, die unterernährt sind. Hierzu gibt es kleinere Studien, die zeigen, dass die Kombination einer Ernährungstherapie mit Testosteron die Häufigkeit reduziert, ins Krankenhaus aufgenommen zu werden.

Zusammenfassend zeigen die momentan verfügbaren Ergebnisse von Studien über den Nutzen der Testosterongabe bei Menschen, die nur einen leicht erniedrigten Testosteronwert im Erwachsenenalter haben, dass eine Normalisierung des Wertes keinen Vorteil bringt. Das gilt auch für die DHEA-Gabe, die in etlichen hier nicht gezeigten Studien untersucht wurde, die alle zeigten, dass DHEA-Gaben nur in einer kleinen Gruppe von Frauen, die an einer Zerstörung der Nebenniere leiden, einen leichten positiven Effekt haben. Aber für DHEA wie für Testosteron gilt: Die Normalisierung eines leicht veränderten Laborwerts ansonsten gesunder Menschen nutzt nichts, sie werden durch diese Medikamente, durch den Versuch, Jugend durch Hormone zu erhalten, eher gefährdet. Für den Leser aber auch ein schöner Test, die Kenntnisse und die Qualität der Argumentation seines Arztes zu überprüfen. Rät er zu einer Testosterongabe bei einer richtigen Erkrankung, bei der bewiesen ist, dass sie durch Testosteronmangel entsteht, dann beruht sein Rat auf soliden Daten. Rät der Arzt aber zu einer Testosterontherapie in einer Situation, in der abgesehen vom normalen altersbedingten Abfall des Testosterons keine Krankheit vorliegt, sondern nur ein leicht abnormer Laborwert, so kennt er sich nicht ausreichend aus, denn er scheint Laborwert-Veränderungen mit Erkrankungen zu verwechseln und den Unterschied zwischen Beobachtungsstudie und Interventionsstudie nicht zu kennen. Das ist augenscheinlich auch oft der Fall, wenn es um die andere hier zu besprechende Wundersubstanz geht, das Vitamin D3.

Vitamin D3, das in verschiedenen Stufen vorkommt, die dann im Körper zum aktiven 1,25-Vitamin D3 aktiviert werden, ist ein Vitamin, das essenziell für das Leben ist. Schwerer Mangel führt zu schweren Krankheiten. Doch wie steht es mit den immer mal wieder leicht erniedrigt gemessenen Werten bei gesunden Menschen? Hat das Krankheitsrelevanz, ist der erniedrigte Laborwert so aussagefähig, dass man erkennen kann, wenn das Vitamin D3 einen bestimmten Normwert unterschreitet, dann profitiert der Mensch davon, dass man ihm Vitamin D3 verschreibt?

Ganz klar ist, dass der Vitamin-D3-Spiegel im Winter niedriger ist als im Sommer, denn die Sonneneinstrahlung auf die Haut spielt eine große Rolle beim Metabolismus des Vitamin D3. Klar auch, dass Vitamin D3 jetzt viel öfter gemessen

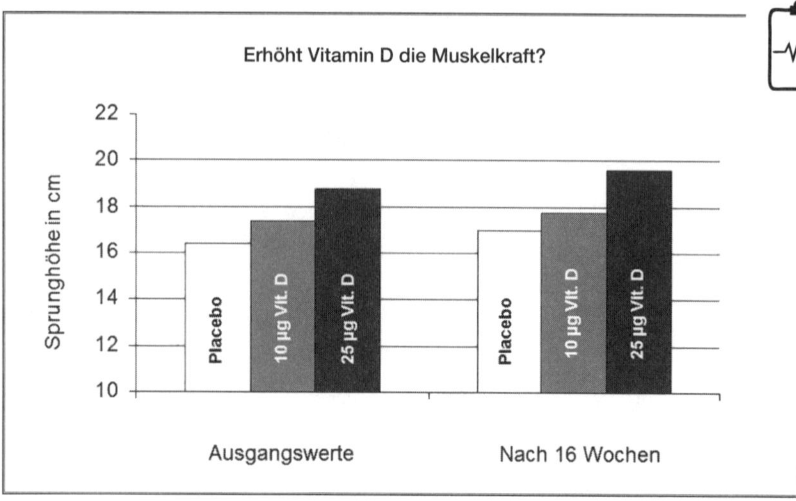

Abbildung 33: Nach Daten aus: Knutsen K.V. et al., *Journal Clinical Endocrinology and Metabolism* 99: 194-202, 2014.

wird als früher, denn jetzt wird es ja als Wunderdroge beworben, die vieles macht: angeblich das Immunsystem stärkt, Knochen aufbaut, die Muskulatur stärkt und bilden hilft.

Die Beobachtungsstudien legen nahe, dass ein niedriges Vitamin D3 nicht nur das Risiko eines Knochenbruchs durch Osteoporose erhöht, ebenso wie das Diabetesrisiko, sondern auch mit einer Schwäche der Muskulatur korreliert. Also wurde eine Interventionsstudie durchgeführt.

In der hier gezeigten Studie wurden 251 Menschen 16 Wochen lang mit 25 oder 10 Mikrogramm Vitamin D3 oder Placebo behandelt. Dann wurde gemessen, ob im Vergleich zu Placebo die Vitamin-D3-Therapie die Muskelkraft verändert. Dies wurde gemessen an der Sprunghöhe, der Griffstärke und dem Stuhl-Aufsteh-Test. Hier dargestellt ist die Sprunghöhe in cm, bei der Placebogruppe mit 16,4 cm, und den beiden Vitamin-D3-Gruppen zum Ausgang und nach 16 Wochen. Sowohl in der Placebogruppe, in der sich ein Unterschied von 0,6 cm ergibt, als auch in der mit 10 µg behandelten Gruppe, in der sich ein Unterschied von 0,3 cm ergibt, und in der mit 25 µg Vitamin D3 behandelten Gruppe, in der sich ein Unterschied von 0,8 cm ergibt, wird die Sprungkraft innerhalb von 16 Wochen besser, aber der Unterschied zwischen Placebo und Vitamin D3 ist nicht signifikant – Vitamin D3 verbessert also bei diesen Menschen zwischen dem 18. und dem 50. Lebensjahr die Muskelkraft nicht.

Obwohl die Vitamin-D3-Konzentration im Blut gut ansteigt, fand man bei allen drei Muskeltests keinen Effekt der Therapie mit Vitamin D3, der dem des Placebo überlegen gewesen wäre. Es ist also falsch zu denken, ein leicht erniedrigter Vitamin-D3-Spiegel müsse sofort behandelt werden. Es ist ebenso falsch zu glauben, dass die Beobachtungsstudien, die einen Zusammenhang zwischen niedrigem Vitamin D3 und Stürzen zeigten, klinisch relevant seien. Denn eine 2012 durchgeführte Interventionsstudie an über 70-jährigen Frauen erwies, dass die Gabe von Vitamin D3 nach neun Monaten keine Verminderung von Stürzen oder Steigerung der körperlichen Fitness bewirkte. Es macht also keinen Sinn, einfach Vitamin D3 zu messen und dann „Laborkosmetik" mit Vitamin D3 zu betreiben. Es macht aber Sinn, wenn es um Kranke geht, bei denen ein richtig schwerer Vitamin-D3-Mangel zu Schäden geführt hat, nicht um Menschen, deren einzige „Erkrankung" das Alter ist. Dabei ist wichtig, sich einmal anzuschauen, wie gut die heute verfügbaren Assay-Methoden überhaupt Vitamin D3 im Blut messen können.

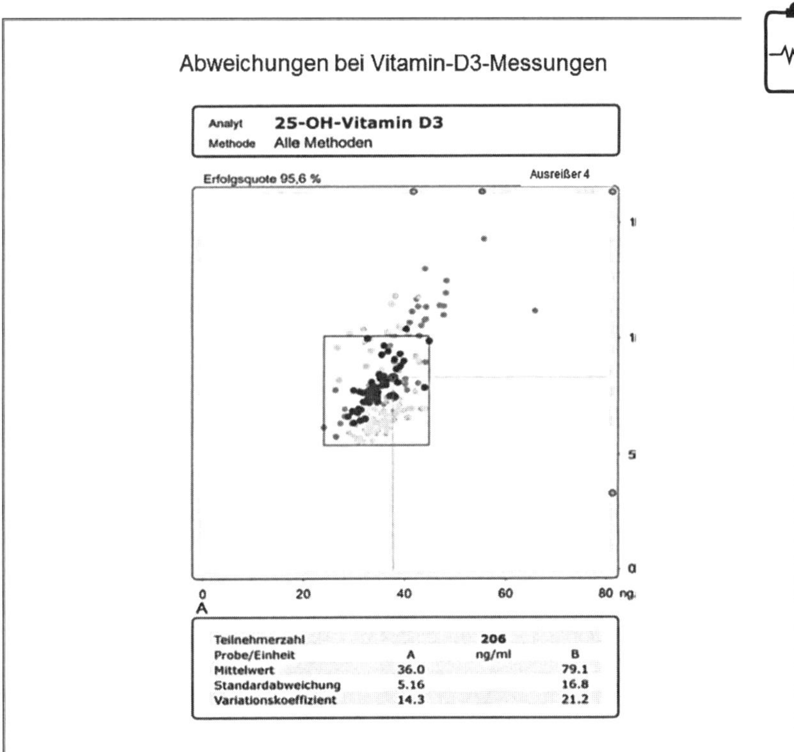

Abbildung 34: Abweichungen bei Vitamin-D3-Messungen.

In Abbildung 34 sieht man, dass die übliche Bestimmungsmethode für Vitamin D3 variierende Werte erzeugt, wenn man die gleiche Probe von mehreren Laboren messen lässt. Bei einem Mittelwert von 36 ng/ml in der Gruppe A ergibt sich eine Standardabweichung von 5,6 ng/ml, das sind mehr als zehn Prozent; bei einem Mittelwert von 79,1 ng/ml in der Gruppe B ergibt sich eine Standardabweichung von 16,8 ng/ml, das sind circa 20 Prozent. Wenn man (hier nicht gezeigt) dieselbe Probe mit Tests verschiedener Diagnostikfirmen misst, ergeben sich ebenfalls erhebliche Unterschiede. Die unterschiedliche Farbabstufung lässt erkennen, wie sehr sich die Bestimmungsmethoden voneinander unterscheiden. Das ist nicht schlimm, denn diese Unterschiede haben keine klinische Relevanz.

Die Abbildung zeigt eindeutig: Die verfügbaren in der klinischen Routine eingesetzten Bestimmungsmethoden für das 25-Vitamin D3 sind nicht so gut, wie man denkt, sie reichen nicht aus, um einen um 15 Prozent unter der Norm liegenden Wert als klinisch relevant einzustufen und als zu therapierende Erkrankung anzusehen. Diese Aussagen treffen nicht auf Menschen zu, die Störungen des Knochenstoffwechsels haben, Menschen, die krank sind; aber die Hoffnung, dass Vitamin D3 als Wunderdroge für alles nützlich ist, konnte bisher nicht erfüllt werden. Es sind jetzt Studien auf dem Weg, die in einigen Jahren mehr aussagen können als die jetzt verfügbaren Daten. Aber bis diese Studien erschienen sind, ist eine Vitamin-D3-Therapie nur wegen eines etwas niedrigen Vitamin-D3-Spiegels ohne weitere Erkrankung nicht indiziert. Aber man kann daraus etwas lernen:

Laborwerte erklären Erkrankungen, sie sind Marker, sie sind Indikatoren, aber eine nur am Laborwert ausgerichtete Therapie ohne richtige Erkrankung nutzt wenig oder gar nichts. Vielleicht weil die „number needed to treat“ so hoch ist, vielleicht auch weil die nur durch einen veränderten Wert gestellte Diagnose falsch ist. Lernen kann man daraus ebenfalls etwas über das Wesen der Medizin: Sie ist die wissenschaftliche Disziplin, die geeignet ist, Krankheiten zu definieren, deren Entstehung zu verstehen, dann basierend darauf Krankheiten zu therapieren, aber nicht Gesunde gesünder zu machen. Zuletzt lernt man am Beispiel Testosteron auch, dass zwar ein Leben ohne Muskulatur nicht möglich ist, dass ohne Bewegungsmöglichkeit, ohne die Fähigkeit, Dinge festzuhalten oder aus dem Stuhl aufzustehen, ein Leben nur eingeschränkt möglich ist. Aber man lernt auch, dass das Erzeugen von Muskulatur durch Vitamin D3 nicht funktioniert, durch Testosteron zwar schon, aber wegen der vielen anderen Effekte, die das Hormon hat, die Nebenwirkungen überwiegen. Die Mär von der „gesunden Muskulatur“, die Mär vom Irrtum der Evolution, die das Altern nicht gut regelte, weswegen wir die Hormone, die sich im Alter verändern, auf dem Stand der Jugend halten müssen, ist ausgeträumt. Aber Muskulatur, notwendig zum Bewegen, zum Spielen, ist Teil der

Lebensfreude. Lebensfreude bedeutet nicht die Menge an Muskeln, sondern die Freude am Bewegen zu genießen. Lebensfreude bedeutet auch zu danken, dafür dass man sich mittels gesunder, normaler Muskulatur bewegen kann, dafür dass man durch Bewegung Freude am eigenen Leben ausdrücken kann.

ZUSAMMENFASSUNG

- Es ist falsch zu glauben, dass wenn im Alter ein Hormon abfällt, man dies ersetzen müsse, um den jugendlichen Laborwert als „Normwert" wiederherzustellen.
- Die Gabe von Testosteron oder Vitamin D3 ist nur dann sinnvoll und hilfreich, wenn durch Mangel eine Erkrankung entstanden ist.
- Die Normalisierung oder Erhöhung des Testosteron- oder Vitamin-D3-Spiegels bei Gesunden hat keine signifikante positive Wirkung und kann sich sogar negativ auswirken.

14.

Diät für Gesunde – oder:

Essverhalten als Konsequenz der gesellschaftlichen Einbindung

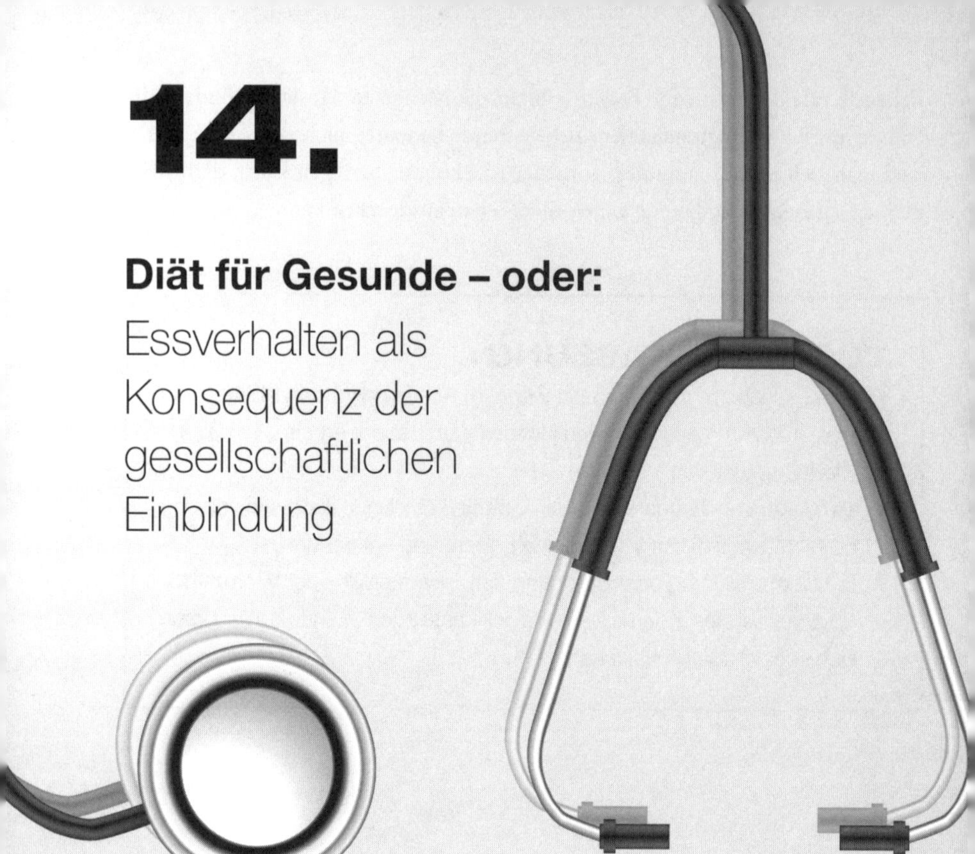

LEBENSFREUDE UND LEBENSLUST müssen sich nicht notwendigerweise widersprechen. Sie tun dies erst im Übermaß. Die Lebenskunst ist das Finden der richtigen Balance. Übermaß in der Selbstkasteiung ist genauso schädlich wie Übermaß in der Nahrungszufuhr. Die Kunst besteht darin, nicht jeden Wunsch sofort und vollständig zu befriedigen. Denn es kann nicht daran gezweifelt werden, dass ein Übermaß an Kalorienzufuhr die entscheidende Ursache der Fettsucht ist.

Abbildung 35 versucht in humorvoller Weise aufzuzeigen, wie lange die Evolution brauchte, um den heutigen Menschen entstehen zu lassen, dass hingegen eine kulturelle Revolution wie die freie Verfügbarkeit von Kalorien in nur 50 Jahren den Menschen deutlich verändert hat. Die Abbildung will dadurch aufzeigen, dass es keine natürlichen, in der Evolution herangebildeten und ständig verbesserten Schutzmechanismen gibt, die einen Menschen vor zu hoher Kalorienzufuhr schützen.

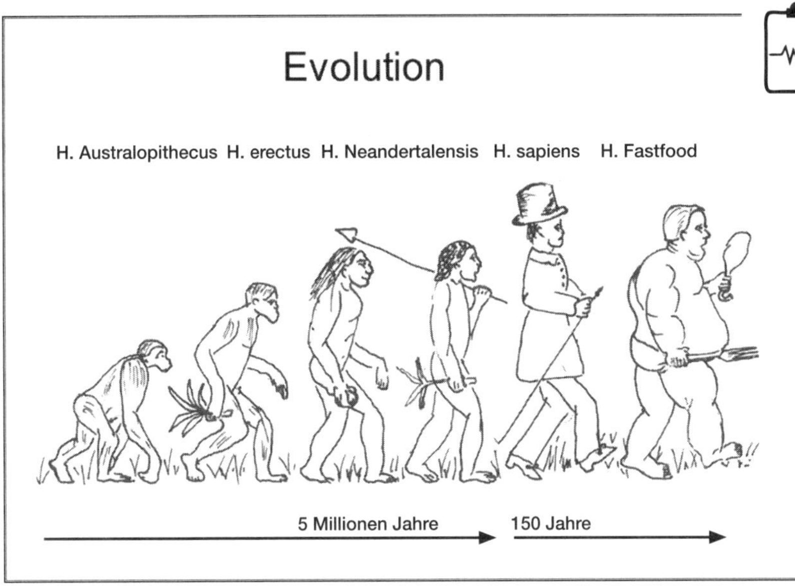

Abbildung 35: Die Entwicklung der Menschheit
Zeichnung M. Nawroth.

Es gibt keine evolutionär ausgebildeten Mechanismen, die helfen zu spüren, dass man zu viel isst. Da das Sättigungsgefühl zu spät eintritt, durch Gerüche und Freude am Essen überspielt werden kann, und da es insgesamt kein sensibler Sensor für die Kalorienbalance ist, fehlt das Warnsystem, das nötig wäre, um aus sich heraus die hohe Kalorienzufuhr zu bremsen. Es gibt wirksame Warnsysteme für Hunger, aber keine guten Warnsysteme für Überernährung.

Die Ohnmacht gegenüber der Leichtigkeit, hochkalorische Getränke zuzuführen und dadurch exzessiv Gewicht zuzunehmen, ist etwas überzeichnet in Abbildung 35 dargestellt. Alle Zivilisationsgesellschaften weltweit zeigen, dass ein vorhandenes Angebot an Nahrung auch wirklich genutzt wird. Es ist schwer, sich zu beherrschen, denn der Appetit ist komplex reguliert, da nicht nur der „Hunger" eine Rolle spielt, sondern auch der Geruchssinn Hunger induzieren kann, ebenso der Anblick köstlichen Essens. Dazu kommt dann noch, dass Nahrung sich bei Trauer und Stress positiv auf die Psyche auswirkt, und nicht zuletzt auch Aspekte der Gewohnheit – wer denkt nicht an salzige Nüsse, ein Glas Wein oder Bier oder ein Eis, wenn er sich gemütlich zum Fernseher begibt?

Wir haben einen hoch sensiblen Sensor für Hunger, der uns sehr gut bemerkbar, eindeutig und spürbar sagt: „Iss!" Doch wir haben einen leider viel zu spät aktivierten und zu schwach aktiv werdenden Sensor, der uns anzeigt: „Du hast genug Kalorien zugeführt. Du solltest nicht mehr essen!" Dafür gab es in der Evolution keinen Grund, denn Nahrungsüberfluss gelang erst durch Besiegung der Natur, mit der Folge von Schäden für Tiere und Pflanzen, durch Verdrängung, durch Wegnahme ihres Lebensraums, der zur Produktion von Nahrungsmitteln herhalten musste. Dies hatte aber den Vorteil, zum ersten Mal in der Menschheitsgeschichte nicht hungern zu müssen – zumindest in einigen Ländern der Welt. So erklärt sich die Ohnmacht, mit der man weltweit in Friedenszeiten dem Phänomen Fettsucht ausgeliefert zu sein scheint. Es konnte, da es dafür erst in den letzten 100 Jahren einen Grund gab – denn erst seit dieser Zeit steht ausreichend Essen zur Verfügung –, nicht über die brutale Auslese der Evolution gelernt werden, mit dem Übermaß umzugehen. In Abbildung 35 ist dies symbolisiert durch die kurze Periode der Verfügbarkeit von Fast Food, von zu viel und zu kalorienreichem, aber auch zu gut schmeckendem, zu appetitlich riechendem, zu ansprechend aussehendem Essen.

Es gab mehrere Initiativen, zuckerreiche Getränke zu verbieten. Dies wird immer wieder von Politikern und Fachverbänden diskutiert. Doch wie sinnvoll ist eine so einfach gesagte und scheinbar so klare Maßnahme? Was sind ihre potenziellen Nebenwirkungen und was bedeutet Zwang für unseren Umgang mit den Mitbürgern? Reicht es zu sagen: „Der kostet mich mal mein Steuergeld, weil er zu viele Kalorien zu sich nimmt"? Und kann daraus abgeleitet werden, dass Zwangsmaßnahmen wirtschaftlich und gesundheitspolitisch erfolgreich sein werden, jedoch auch gleichzeitig mit einem christlichen Menschenbild vereinbar sind? Man hat dies in Interventionsstudien getestet. Es wurde untersucht, ob Gewichtszunahme durch zuckerfreie Getränke vermieden werden kann. Eigentlich, so neigt man zu denken, ist das Ergebnis klar. Wenn kalorienreiche Getränke einfach nicht mehr zugeführt werden, wird sich schon eine drastische Gewichtsreduktion ergeben. Aber es zeigt sich, dass es so einfach nicht ist, und deswegen sollen die wichtigsten Daten jetzt dargestellt werden.

Zuckerhaltige Getränke sind Kalorienträger, und es ist bekannt, dass Übergewicht mit dem vermehrten Konsum zuckerhaltiger Getränke assoziiert ist. Möglicherweise führen diese zuckerhaltigen Getränke nicht zu einer ausreichenden Sättigung, sodass die Zufuhr anderer Kalorien nicht reduziert wird. Da es bisher keine Daten gab, die zeigten, dass der Ersatz zuckerhaltiger, hochkalorischer Getränke durch nicht kalorientragende Getränke das Gewicht reduziert, wurde eine 1½-jährige Studie durchgeführt, an der 641 normalgewichtige Kinder im Alter zwischen fast fünf Jahren und fast zwölf Jahren teilnahmen. Die Teilnehmer wurden verteilt auf zwei Gruppen – die einen erhielten 250 ml zuckerfreies, künstlich gesüßtes Getränk, die anderen ein ähnlich schmeckendes zuckerhaltiges Getränk,

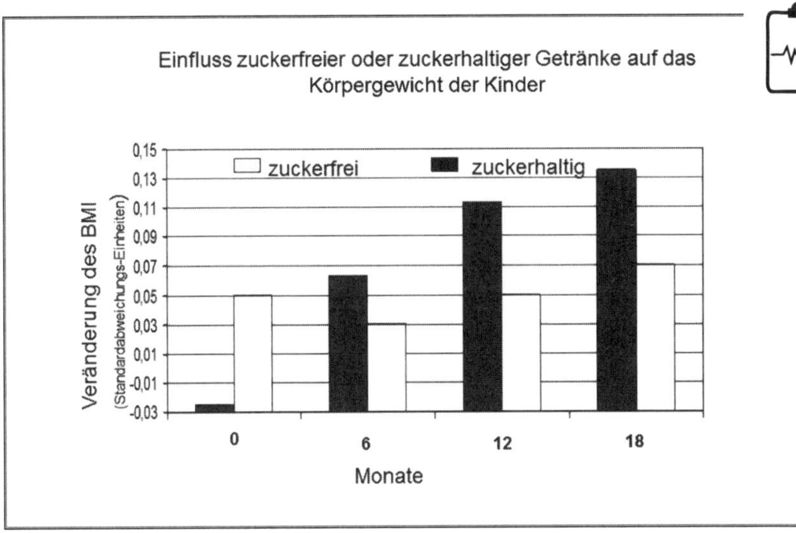

Abbildung 36: Modifiziert nach De Ruyter J. C. et al., *The New England Journal of Medicine* 367:1397-1406, 2012.

das 104 kcal enthielt. Die Getränke wurden an den Schulen verteilt. Nach 18 Monaten hatten 26 Prozent der Kinder aufgehört, diese Getränke einzunehmen, die andere Gruppe, also 74 Prozent, war weiterhin bis zum Studienende bereit, genau die Getränke zu trinken, die für sie vorgesehen waren. In Abbildung 36 ist der Gewichtsverlauf als Funktion der Zeit dargestellt.

Bei den Kindern, die die zuckerhaltigen Getränke zu sich nahmen (schwarze Säulen), ist eine kontinuierliche Gewichtszunahme zu erkennen. Das Gewicht ist ausgedrückt als Body Mass Index, das Gewicht in kg/Körpergröße^2, adjustiert auf das jeweilige Kindesalter.

Die wachsenden Kinder nahmen in der „zuckerfreien" Gruppe (weiße Säulen) 6,35 kg zu, eine Gewichtszunahme, die auch angesichts des Wachstums zu erwarten ist. Hingegen nahmen die Kinder der „zuckerhaltigen" Gruppe 7,37 kg zu. Ebenso hat die Fettmasse in der zuckerfreien Gruppe signifikant geringer zugenommen als in der zuckerhaltigen Gruppe. Statistisch gesehen waren die Effekte signifikant.

Die Frage ist aber, ob die beobachteten Effekte tatsächlich klinisch relevant sind, letztlich geht es zwischen den Gruppen ja nur um einen Unterschied von 1 kg nach 18 Monaten. Es muss auch bedacht werden, dass selbst unter Studienbedingungen nach 1½ Jahren ein Viertel der Teilnehmer ausgeschieden war, sodass man bedenken muss, dass nicht nur der Unterschied zwischen den Gruppen zwar statistisch hoch signifikant, aber biologisch nur gering ist, sondern auch, dass es eher unwahrscheinlich ist, dass eine solche Maßnahme ohne Zwang länger durchgehalten werden kann.

Wenn über 18 Monate 477 Kinder entweder in eine Gruppe eingeteilt waren, die zuckerhaltige Getränke zu sich nehmen konnte, oder in die Interventionsgruppe, der solche Getränke versagt blieben, ergab sich ein statistisch hochsignifikanter Effekt bezüglich der Gewichtszunahme. Die Rechnung ist richtig, kein Zweifel. Aber ist der Effekt relevant? Betrachtet man das Ausmaß des Effekts der Intervention in Kilogramm, wird er deutlich geringer, er wird irrelevant. Übrig bleibt nur: Man kann durch Umerziehung oder Zwang unter Studienbedingungen das Gewicht beeinflussen. Doch auch in dieser Studie wurden die übergewichtigen Kinder nicht normgewichtig. So erfolgreich war man also nicht, weswegen jetzt argumentiert wird: Man hätte die Studie länger durchführen müssen und hätte ganz sicher einen viel größeren Effekt erzielt, hätte man noch täglich eine Stunde Sport erzwungen, zusätzlich zu einer von der Studienleitung festgesetzten Zufuhr an fester Nahrung. Neudeutsch formuliert: Multifactorial approach – Ansatz auf vielen Ebenen. Aber bei aller Fixierung auf das Gewicht gehen einige wichtige Aspekte ganz verloren, Aspekte, die auch bei anderen Studien, die weiter oben vorgestellt wurden, auftauchten:

Es geht zum einen um die Freiheit der eigenen Lebensgestaltung, die man Menschen, vor allem auch Kindern, nicht mehr zutraut. Es geht zum anderen um die „number needed to treat“ und vor allem um die Zeit, während deren man behandeln muss. Es geht aber auch um die Frage der Wertigkeit eines Surrogatparameters, denn bedeuten einige Kilogramm weniger Gewicht wirklich auch mehr Lebensqualität, mehr Gesundheit, weniger Krankheit, ein besseres Leben?

Bedenkt man dann noch, dass dies zwar eine Interventionsstudie ist, die das Gewicht untersuchte, das ja nur ein Surrogatparameter ist, dann wird deutlich: Man kann aus der Studie nicht lernen, ob, wenn die Intervention noch länger fortgeführt worden wäre, dieser Gewichtseffekt so bliebe. Und man kann auch nicht lernen, ob überhaupt die Gesundheit positiv beeinflusst werden kann. Was wären die langfristigen Nebenwirkungen, wenn Kinder und Jugendliche mit dem Zwang aufwüchsen, auf Dinge verzichten zu müssen, von denen sie wissen, dass sie eigentlich verfügbar wären? Daher stellt sich die Frage, ob solch eine Intervention gerechtfertigt und human ist. Hier spielt in die Bewertung der Umsetzung solcher Studienergebnisse in gesundheitspolitisches Handeln nicht nur die Frage der ethischen Rechtfertigung von Zwang hinein, die bei solchen Getränken anders zu werten ist als beispielsweise beim Gebrauch von Rauschgift, sondern auch die Frage der Selbstverantwortlichkeit. Selbstverantwortlichkeit unter mehreren Gesichtspunkten:

1. Selbstverantwortung sich selbst gegenüber.
2. Verantwortung auch der Solidargemeinschaft gegenüber.
3. Selbstverantwortung sich selbst gegenüber im Blick auf die Folgen für den eigenen Nachwuchs.
4. Selbstverantwortung auch angesichts bekannter genetischer und epigenetischer (aber dennoch ohne Änderung des genetischen Codes vererbbarer) Eigenschaften des eigenen Genoms, die selbstverantwortliches Handeln sehr erschweren können.

Wie wichtig die genetischen Determinanten sind, wurde ebenfalls in einer sehr gut geplanten Studie untersucht. Eine Studie, die zum Nachdenken anregen kann, denn es geht einmal mehr um die Selbstbestimmtheit, ohne in enttäuschte Nichtverantwortung sich selbst gegenüber zu verfallen, in lethargisches Sich-gehen-Lassen:

Da der Anstieg der Fettleibigkeit in den westlichen Industrienationen von der Zunahme der Aufnahme von zuckerreichen Getränken begleitet wurde, stellt sich die Frage, ob die Neigung zur Zufuhr solcher Getränke mit einer genetischen Neigung zur Adipositas verknüpft ist. Es wurden 6.934 Frauen und 4.423 Männer

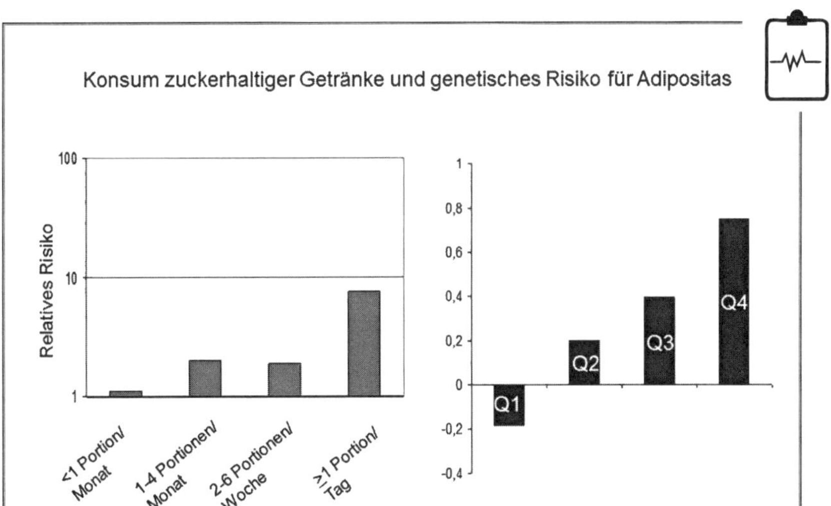

Abbildung 37: Modifiziert nach Qi Q. et al., *The New England Journal of Medicine* 367:1387-1396, 2012.

untersucht und die Ergebnisse in einer zweiten Kohorte von 21.740 Frauen überprüft. Es wurden 32 Gen-Orte analysiert, von denen man weiß, dass sie einen Bezug zum Körpergewicht und zur Neigung zu Adipositas haben. In beiden untersuchten Kohorten war die genetische Assoziierung des Body Mass Index bei Teilnehmern mit einer höheren Zufuhr gesüßter Getränke höher als bei denen, die weniger gesüßte Getränke zu sich nahmen.

Die linke Seite von Abbildung 37 zeigt, dass das relative Risiko, Übergewicht zu entwickeln, mit der Anzahl der gesüßten Getränke von 1 auf circa 7 ansteigt. Das Risiko, Übergewicht zu entwickeln, ist nur gering erhöht, wenn man weniger als ein gesüßtes Getränk pro Monat zu sich nimmt. Das Risiko steigt am stärksten an, wenn man mehr als ein gesüßtes Getränk pro Tag zu sich nimmt. Trotz des starken Anstiegs des Risikos ist hier natürlich wichtig zu beachten, dass die Irrtumswahrscheinlichkeit (hier nicht gezeigt) sehr hoch ist.

Die rechte Seite der Abbildung teilt die Patienten in vier Quartile: Das unterste Quartil enthält die Teilnehmer mit einem niedrigen genetischen Risiko und das höchste Quartil die Teilnehmer der Studie mit dem höchsten genetischen Risiko für Adipositas. Errechnet wurde die Differenz im Body Mass Index, die mit der Zufuhr von einem zuckergesüßten Getränk pro Tag verbunden war, gemessen am jeweiligen Quartil der genetischen Prädisposition für Adipositas. Man sieht, dass die Teilnehmer mit der stärksten genetischen Prädisposition für Adipositas pro zuckerhaltigem Getränk mehr zunehmen als die mit der niedrigsten. Die Studie klärt allerdings nicht, ob die stärkere Gewichtszunahme ausschließlich durch das eine zuckerhaltige Getränk zu erklären ist, oder ob die, die eine stärkere genetische Neigung haben, noch zusätzlich in anderer Form Kalorien zu sich nehmen oder sich weniger bewegen oder aber ob einfach bei ihnen der natürliche Grundumsatz und die Aufnahme der Kalorien anders sind als bei den anderen.

Das relative Risiko, eine Fettsucht zu entwickeln, wurde in Beziehung zur Anzahl der pro Monat getrunkenen gesüßten Getränke gesetzt. Wie zu erwarten, zeigte diese Studie eine hochsignifikante Assoziation der Anzahl der gesüßten Getränke pro Monat mit dem Risiko der Entwicklung von Fettsucht. Dies scheint nur auf den ersten Blick die These der Selbstverantwortung zu stützen. Man ist doch selbst verantwortlich dafür, ob man gesüßte oder nicht gesüßte Getränke trinkt? Ob man dann zu viele Kalorien zu sich nimmt und dick wird, oder nicht. Nur auf den ersten Blick selbst verantwortlich, denn wenn genetische Marker, die das Adipositasrisiko vorhersagen, untersucht wurden, ergab sich, dass eine bestimmte genetische Prädisposition bei gleich häufiger Zufuhr eines gesüßten Getränks (!) zu einer stärkeren Gewichtszunahme führte. Da Gene nicht selbst verantwortet sind, ergibt sich auf den zweiten Blick eine ausgewogenere Aussage:

Man kann doch nicht ausschließlich selbstverantwortlich entscheiden, wie viele Kalorien man zu sich nimmt und welche Gewichtszunahme dies bedeutet. Es gibt für die Gewichtszunahme durch gesüßte Getränke eine genetische Prädisposition. Gewiss – insbesondere für Christen in einer postmodernen Gesellschaft verpflichtet, die Freiheiten der Schöpfung zu nutzen – ergibt sich daraus keinesfalls als einzige Konsequenz, die eigene Verantwortung zu negieren. Man sollte nicht sagen, man sei keinesfalls selber verantwortlich, da die genetische Prädisposition alles bestimme. Das stimmt nicht, denn auch eine genetische Prädisposition kann durch Disziplin durchbrochen werden. Doch nicht jedem gelingt dies. Aber Verständnis für diejenigen, deren Disziplin nicht ausreicht, um sich trotz solcher genetischen Anlagen schlank zu halten, kann helfen zu akzeptieren, dass Zwang und Bestrafung nicht weiterhelfen. Keine einzige Intervention hat bewiesen, dass man lange Zeit, trotz entsprechender genetischer Prädisposition, durch Aufklärung, Anreiz zum Sport, Unterricht über gesunde Ernährung oder sonstige Formen der positiven Motivation Menschen helfen konnte. Der richtige Ansatz ist deswegen, einerseits die Aufklärung nicht zu lassen, denn es gibt Menschen, die diese Informationen nutzen können, aber andererseits zusätzlich durch Mitgefühl und Annahme der Leiden und Schwierigkeiten von Mitmenschen andere Lösungswege als den Zwang bei der Ernährung zu suchen.

Es gilt, die Lebensbedingungen von Menschen zu verbessern, nicht am Menschen zu schrauben wie an einer Maschine. Ein Motor kann getunt werden. Aber ein Mensch kann und soll in seiner reduzierten Gesundheit, wenn sie das Ergebnis von Fehlentwicklungen der Gesellschaft ist, nicht Ziel von Reparaturversuchen sein. Stattdessen sollten die Bedingungen, unter denen er lebt und leidet, das Ziel der Bemühungen sein. Nicht den Kranken stigmatisieren, sondern mit dem Finger auf die gesellschaftlichen Bedingungen zeigen. Kritisch kann man hinterfragen, ob nicht hinter den Vorstellungen, durch Verbote das Problem der Fettsucht zu kontrollieren, die Abwehr von Ohnmacht durch eine nicht realistische Allmachtsfantasie steht. Oder wollen wir nur verdrängen, dass die positiven Seiten des Lebens im Wohlstand mit zunehmendem Älterwerden auch Kehrseiten des Erfolgs haben, Seiten der Münze, auf denen nicht Erfolg, sondern Leid steht? Seien es Allmachtsfantasien des technisch so mächtigen und fähigen Menschen, sei es Verdrängung. In beiden Fällen bietet sich das Verdrängen als Lösungsweg an.

Eine solche Allmachtsfantasie wird schnell durch die Realität auf den Boden der Tatsachen geholt. Verbote führen zur Umleitung der Gelüste auf andere Kalorienträger, machen das Verbotene interessant und „kultfähig". Ohne dass bewiesen wurde, dass solche Verbote nicht mehr schaden als nutzen, dass sich nicht am Ende mehr Gesunde durch verbotene, dadurch interessant gewordene falsche Ernährung krank essen, als man Gefährdete schützt, sind Verbote unethisch. Ohne Nachweis der Wirkung, nicht mit einem Surrogatparameter wie Gewicht, Fett oder Zucker, sondern mit richtigen Endpunkten wie Lebensqualität, Krebs, Herzinfarkt, Schlaganfall oder Pflegefälligkeit, die zu untersuchen durchaus möglich ist, kann eine solche Empfehlung nicht ausgesprochen werden. Eine Mahnung, dass falsche Ernährung Schäden verursachen kann, sollte jedoch ausgesprochen werden, dafür ist die Datenlage ausreichend. Doch daraus eine Lebensstil-Ideologie zu entwickeln, mit den Kehrseiten der Verurteilung derer, die mit dem Wohlstand der ausreichenden Nahrungsverfügbarkeit nicht zurechtkommen, ist abzulehnen. Wenn dann daraus der nächste Schluss gezogen wird, dass der richtig sich Ernährende die Berechtigung habe, den, der es nicht kann, zu seinem Glück zu zwingen, dann erkennt man, warum es Zeit ist, die Fehlentwicklungen und Gefahren der Lebensstil-Ideologie öffentlich anzuprangern.

Die Bedeutung der Überernährung in der westlichen Industriegesellschaft ist nicht vergleichbar mit Luthers Empfehlung „Ihr sollt nicht zu Weinschläuchen werden" oder den vielen Erwähnungen des Alkoholkonsums in der Bibel. In der Bibel wird das Thema Alkohol an mehreren Stellen erwähnt, da beispielsweise im gelobten Land zwar Trauben verfügbar waren, aber in den trockenen Sommermonaten kein frisches Wasser. Also nutzte man Wein zum Verdünnen des schalen Wassers. Schon Kinder tranken diese Variante des „Spezi". So ist ganz natürlich erklärt, warum im Alten Testament an so vielen Stellen vor dem Übermaß des Alkoholkonsums gewarnt wird. Aber die maßlose, das Gleichgewicht der antiken Diätetik verlassende Zufuhr hochkalorischer Nahrungsmittel lässt sich so nicht einordnen und schon gar nicht lösen.

Die Vorstellung, das Essverhalten anderer durch Zwang zu kontrollieren, geht ja von der Allmachtsfantasie desjenigen aus, der zu wissen meint, was für andere richtig ist, und dies meint für alle umsetzen zu müssen. Diese Vorstellung ist typisch für die zwar immer kritisierte, aber von Nichtmedizinern überraschend konsistent gelebte Überzeugung der Medizin als einer Wissenschaft der Machbarkeit. Mediziner hören und akzeptieren dies nur zu gerne. Machbarkeit, nicht nur bei einer definierten Erkrankung, sondern Machbarkeit auch in Hinsicht auf den Erhalt der vorhandenen, noch nicht gestörten Gesundheit. Auch wenn die Medizin gerade dies nicht leisten kann, sondern von den Anfängen des Hippokrates bis heute der Behandlung Kranker verpflichtet ist, wird dies immer wieder erwartet. Erhofft auch von Medizinern selber, die die Begrenzung ihrer Wirkmacht auf Krankheiten nicht akzeptieren wollen. Denn Begrenzung tut weh. Man möchte doch helfen, nicht nur den Kranken! Man möchte doch kompetenten Rat geben, und zwar allen, nicht nur den Kranken.

Verständlich daher, dass immer wieder die Schwerpunktverlagerung der Wissenschaft Medizin von allen Menschen weg, hin nur auf die kranken Menschen, in der Wissenschaft sogar weg vom Menschen als Ganzem, hin auf die Erklärung der Wurzeln der Krankheit, kritisiert wird. Man sieht, wie die medizinische Betrachtung der Krankheit in der Forschung diese von der kranken Person abkoppelt, in der medizinischen Anwendung die Krankheit abtrennt von der Fürsorge für jeden und damit abtrennt von einem von der Medizin selber gepflegten Beziehungskontext. Aber dies ist der Irrweg der modernen Medizin, die es nicht ertragen kann, andere zu enttäuschen, wenn sie sich nur auf das fokussiert, was sie kann, nämlich Krankheit erforschen und dann Kranke immer besser behandeln. Dieses Phänomen lässt sich am Beispiel der falschen Ernährung deutlich machen. Falsche Ernährung, die subjektiv für den, der es macht, zumindest im Moment des Hungers, die Lösung seines Problems darstellt, also gefühlt richtig ist, aber im zweiten Schritt dann dem Gesunden schadet. Anders formuliert: Fehlernährung und Adipositas sind für den Betroffenen die Lösung seines Problems, dessen Folge, nämlich die Folgekrankheiten der Adipositas, er um der Vermeidung des Grundproblems willen billigend in Kauf nimmt. Das Verständnis der Adipositas hat sich in den letzten Jahren gewandelt. Wir verstehen die Überernährung jetzt viel humaner, nur scheint dies in der öffentlichen Diskussion noch nicht angekommen zu sein. Schon Feuerbach wusste dies.

Der Philosoph Feuerbach prägte den Satz: „Der Mensch ist, was er isst." In der modernen Zeit hat dieser Satz noch eine andere Bedeutung, als Feuerbach es sich selbst darstellte, denn die moderne Forschung konnte zeigen, dass die Aufnahme von Fettsäuren über den Magen-Darm-Trakt Signale an das Bewusstsein abgibt, die etwas mit dem Erleben der Umwelt zu tun haben, zum Beispiel mit Traurigkeit, und dass es Hormone gibt, die eine durch Stress modifizierte Änderung des Essverhaltens erklären können.

Dies ist nur ein Satz von Feuerbach, der ursprünglich nicht ganz so gemeint war, wie er im Folgenden angesichts neuer wissenschaftlicher Daten verstanden werden soll: Das Essverhalten ist sehr komplex geregelt. Es ist keineswegs zu bestrafende oder zu sanktionierende Ungezogenheit, wenn ein Kind oder ein Erwachsener zu viel und zu einseitig isst, mithin sich zu viele Kalorien zuführt. Mit dem Satz, dass der Mensch ist, was er isst, hatte Feuerbach dennoch mehr recht, als er es ahnte. Denn der Satz stimmt nicht so, wie Rumohr, der Koch, dessen Zitate eingangs vorgestellt wurden, es sich ausdachte. Nicht nur, weil Übergewicht mit Armut assoziiert ist, mit Bindungslosigkeit und anderen sozialen Faktoren zusammenhängt, sondern auch weil Umweltreize das Essverhalten beeinflussen.

Werden Mäuse unter Stress gesetzt, essen sie unter experimentellen Bedingungen, die es ihnen erlauben, frei zu wählen, bevorzugt fetthaltiges Essen. Damit stellt sich die Frage, ob scheinbar falsche Ernährung gar nicht so falsch ist, wenn die „falsche" Ernährung als Antwort auf den Grundstressor verstanden wird, denn die durch psychosozialen Stress veränderte Ernährungsgewohnheit ist auch im Tierreich eine Form der Problemlösung. Sie ist eine Form der Problemlösung, die durch die Folgen der Verringerung des Grundstressors, beispielsweise durch zu fettreiche Ernährung, am Ende durch die entstehende Sekundärkrankheit Adipositas dem Menschen doch schadet.

In einer Studie bekamen gesunde Probanden einen Magenschlauch, und über diesen Magenschlauch wurde entweder eine neutrale oder eine fetthaltige Flüssigkeit gegeben. Die Probanden sahen dann einen traurigen Film an und konnten ihre Stimmung wiedergeben. Werte, die nach oben gehen, bedeuten, die Stimmung wird besser; Werte, die nach unten gehen, bedeuten, die traurige Stimmung nimmt zu. Die Daten zeigen, dass die Gruppe, die den traurigen Film sieht, aber eine fetthaltige Flüssigkeit zugeführt bekommt, deutlich weniger traurig wird als die Gruppe, die die Kontrollflüssigkeit erhält. Das heißt, bei gleicher Magenfüllung ist es nicht die Füllung des Magens, sondern der Inhalt der Magenfüllung, und hier insbesondere Fett, was hilft, traurige Eindrücke möglichst positiv verarbeiten zu können.

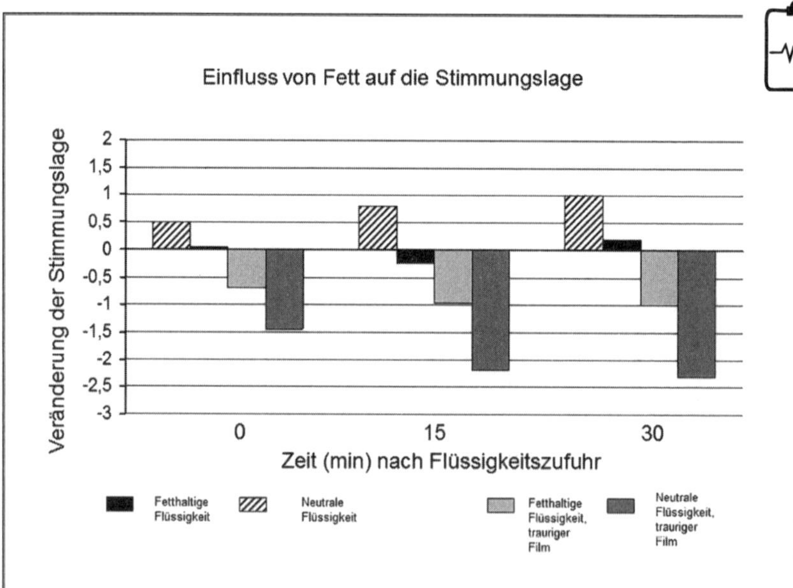

Abbildung 38: Modifiziert nach Van Oudenhove L. et al.: „Fatty acid-induced gut-brain signaling attenuates neural and behavioral effects of sad emotion in humans", *J Clin Invest* 2011; 121 (8): 3094–3099. © American Society for Clinical Investigation; permission conveyed through Copyright Clearance Center, Inc.

Zu dieser Hypothese gibt es Studien, die sie bei Menschen belegen. Bei Versuchspersonen konnte gezeigt werden, dass fetthaltiges Essen die Reaktion auf ein trauriges Ereignis abmildert. Fettsäuren vermitteln Signale vom Darm in die Regionen des Gehirns, die über Emotionen entscheiden. Einige der Moleküle und Rezeptoren sind nun bekannt, der Prozess wird immer besser verstanden. Verstanden wird auch, dass bei Überernährung in einer für die Kontrolle des Essverhaltens wichtigen Hirnregion biochemische Reaktionen ausgelöst werden, die einer Entzündung ähneln. Diese Entzündungsreaktionen verändern die Struktur dieser Region nachhaltig, das Appetitzentrum funktioniert nicht mehr. Deswegen ist das langfristige Abnehmen so schwer, deswegen nehmen so viele nach einer Diät trotzdem wieder zu. So wird versucht zu erklären, warum Menschen, die sich länger falsch ernährten, dann ein gestörtes Sättigungsgefühl als Folge der Fehlernährung bekommen und deswegen einem kurzen einfachen Abnehmprogramm durch Diät und Sport langfristig nicht zugänglich sind.

Die Erkenntnis dieses Regelkreises zwischen Reaktion auf Umweltreize und Stressabwehr sowie Essverhalten und zurück zur Stressabwehr führt zu einem viel humaneren Verständnis der Fehl- und Überernährung als dem Irrglauben, dass Überernährung eigene Schuld sei und folgerichtig Zwang und Verbote die Lösungswege seien. Dieses in den letzten Jahren durch viele Forschergruppen gewonnene Verständnis der Fettleibigkeit sieht den Menschen im Mittelpunkt seines psychosozialen Umfelds.

Nach Viktor von Weizsäcker, dem Begründer der anthropologischen Medizin, sieht der Arzt durch die biochemisch oder molekular fassbare Pathologie zwar die Krankheit, aber „nicht die Not der Krankheit und nicht was dem Kranken not-tut. [...] Es bleibt in der Pathologie völlig unverständlich, warum es eine Not wird. ..." (von Weizsäcker: „Stücke einer medizinischen Anthropologie").

Diese Betrachtung hat auch durch epidemiologische Studien Unterstützung erfahren. Noch spannender: Dieses Verständnis der Fehlernährung als zum Teil durch von außen beeinflussbare Einflüsse bedingt, zum Teil durch nicht beeinflussbare Größen determiniert, hat Daten aus einer Beobachtungsstudie, die zunächst vorgestellt wird, und einer Interventionsstudie auf seiner argumentativen Seite. Deswegen sollen diese beiden Studien, die miteinander übereinstimmen, genauer beschrieben werden.

In der ersten Studie wurden Risikofaktoren für Herzinfarkt an Patienten aus 52 Ländern auf allen Kontinenten untersucht. Es wurden 14.820 Kontrollpersonen ohne Herzinfarkt und 15.152 Menschen mit akutem Herzinfarkt in die Studie aufgenommen. Es wurden Rauchen, Hochdruck oder Diabetes, das Hüft-Taillen-Verhältnis, die Ernährung, körperliche Bewegung, Alkoholkonsum, Parameter des

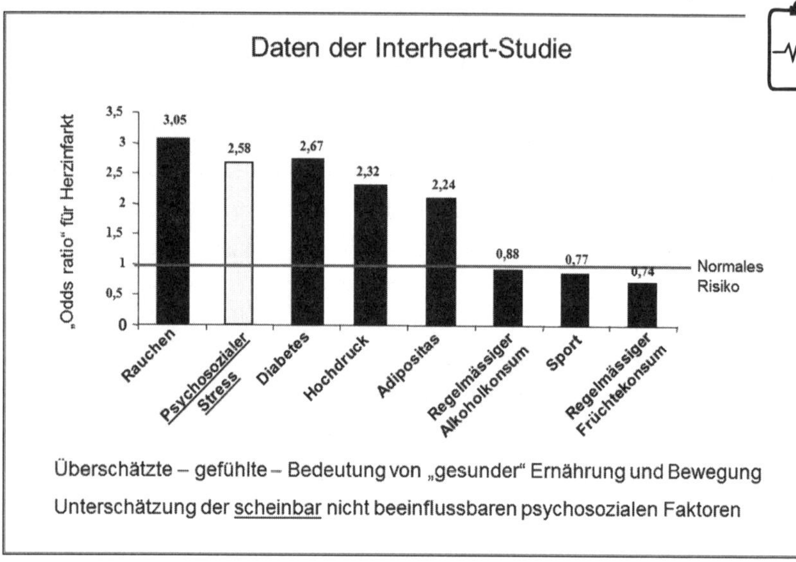

Abbildung 39: Modifiziert nach Yusuf S. et al., *The Lancet* 364: 937-952, 2004.

Fettstoffwechsels und psychosoziale Faktoren in die Studie aufgenommen. Die Beobachtungsstudie errechnete dann das Risiko und die Irrtumswahrscheinlichkeit des entsprechenden Risikofaktors für den Herzinfarkt.

In Abbildung 39 ist das Risiko für einen Herzinfarkt dargestellt. Das normale Risiko liegt bei 1, ein halbiertes Risiko liegt also bei 0,5 und ein verdoppeltes Risiko bei 2. Dies ist für die jeweiligen verschiedenen untersuchten Parameter dargestellt. Man sieht, dass der regelmäßige Konsum von Obst, also bewusste Ernährung, das Risiko geringfügig senkt, ebenso wie Sport, aber noch geringfügiger ist der viel besprochene Effekt von Alkohol. Geringfügig ist auch der Effekt des Übergewichts, denn er beträgt nur zwölf Prozent. Aber Risikofaktoren wie Hochdruck, Diabetes, psychosozialer Stress und Rauchen sind mit einem deutlich stärkeren Risikoanstieg vergesellschaftet. Man erkennt daher schon, dass die Faktoren, die das Thema des Buches ausmachen – Übergewicht, Sport und bewusste gesunde Ernährung – nur marginale Effektstärke erreichen, man erkennt aber auch, dass psychosoziale Faktoren sehr wesentlich sind.

Betrachtet man die Effektstärke von Adipositas, angeblich gesundem regulärem Alkoholkonsum, regelmäßiger körperlicher Betätigung oder „gesunder“ Ernährung bei gesunden Probanden, dann ist die Effektstärke, erkennbar an der Abweichung von der roten Linie, gering. Sie ist so gering wie aus der eingangs zitierten Sportstudie zu erwarten. Dort betrug die Effektstärke ja nur wenige Lebensmonate. Aber neunfach stärker als von Sport, angeblich gesundem Essen oder Gewicht ist der Effekt von psychosozialem Stress auf das Risiko kardiovaskulärer Erkrankungen. Fazit: Es muss mehr geben als nur im Labor messbare Parameter und physikalische Parameter wie das Gewicht. Wenn psychosozialer Stress so wichtig ist, stellt sich zunächst die Frage: Wie kann psychosozialer Stress auf das Gefäßsystem wirken, was ist der Mechanismus, mit dem Vorgänge des Gehirns so auf Gefäße übertragen werden, dass Folgeschäden wie Herzinfarkt oder Schlaganfall entstehen?

Dazu muss man wissen, dass ein wesentlicher Schritt in der Entstehung der Gefäßverkalkung die Aktivierung von zirkulierenden Blutzellen ist, die dann die Gefäßwand verändern. Es konnte in Studien an gesunden Menschen gezeigt werden, dass bei psychosozialem Stress Hormone ausgeschüttet werden, die an Zellen binden und deren genetisches Programm verändern können.

In der zweiten Studie wurden freiwillige Männer und Frauen einem psychologischen Stresstest unterzogen, in dem der Proband zunächst frei sprechen musste und dann gebeten wurde, vor Publikum 15 Minuten im Kopf zu rechnen, wobei er durch das Publikum so gestört wurde, dass er unter Stress geriet.

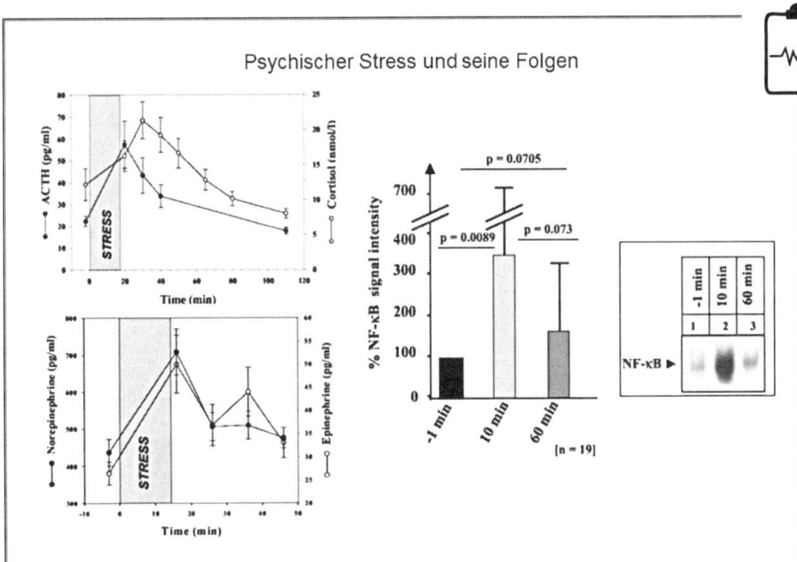

Abbildung 40: Eigene Daten aus: Bierhaus A. et al.: „A mechanism converting psychosocial stress into mononuclear cell activation", *Proc Natl Acad Sci USA*. 2003 Feb 18; 100 (4): 1920-5. Copyright (2003) National Academy of Sciences, U.S.A.

Auf der linken Seite von Abbildung 40 sind die Ergebnisse der Messung der Stresshormone gezeigt, ein Hypophysenhormon namens ACTH, das das Stresshormon Cortisol reguliert (a). Es wurde auch der Anstieg des Stresshormons Noradrenalin gemessen, als Beweis, dass die Probanden tatsächlich unter Stress kamen.

Dann wurde den Probanden Blut abgenommen und die weißen Blutzellen wurden untersucht (b). Aus den sogenannten mononukleären Zellen, das sind weiße Blutzellen, wurden die Zellkerne isoliert und im Zellkern wurde untersucht, ob einer der Transkriptionsfaktoren – das sind Eiweiße, die im Zellkern die Expression von Genen regeln – verändert wurde. Ein Transkriptionsfaktor mit dem Namen „Nuclear Factor kappa B“ wurde untersucht, weil er der Faktor ist, der in entscheidender Weise bei Entzündungsprozessen aktiviert wird, die auch bei Arteriosklerose eine Rolle spielen. Die Abbildung zeigt unter b, dass das NFkB vor dem Stress nicht aktiviert ist, zehn Minuten nach dem Stress sehr stark induziert ist und damit die Regulation von Genen aktiviert, die bei Entzündungsmechanismen und Arteriosklerose eine Rolle spielen. Doch schon 60 Minuten nach dem psychischen Stress kann die Zelle sich selbstregulativ wieder erholen.

Im Zellkern wird ein Eiweiß aktiv, das viele Gene reguliert, die bei der Entzündung, aber auch der Gefäßverkalkung eine Rolle spielen. Wie die äußeren Signale im Inneren einer Zelle weitergeleitet werden, ist jetzt bekannt. Psychologische Fak-

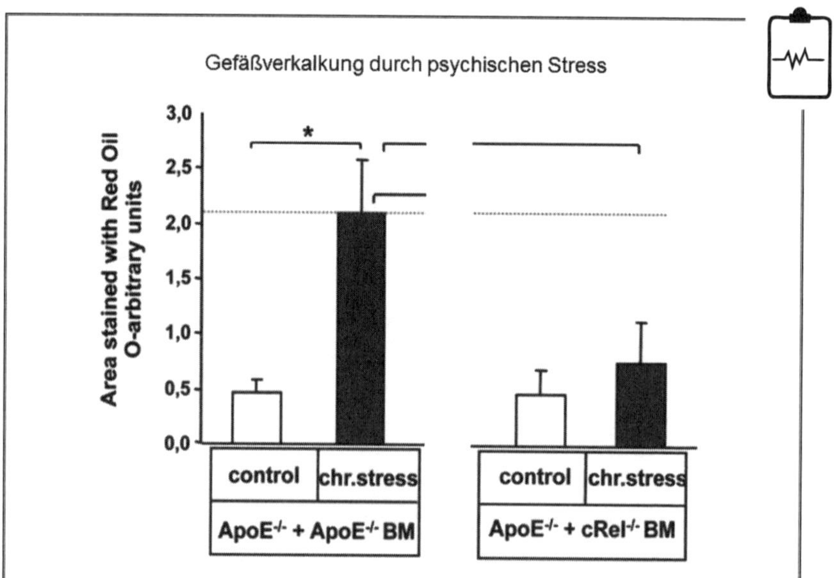

Abbildung 41: Eigene Daten, publiziert in Djuric Z. et al., *Molecular Medicine* 18:1375-1386, 2012.

toren können also in der Auswirkung auf bestimmte Zellen des Körpers präzise nachgewiesen und in ihrer Auswirkung verstanden werden. Psychischer Stress ist keine lächerliche Erfindung von Spinnern, nein, psychischer Stress ist real, hat Folgen. Man kann also nicht nur in Fragebögen psychischen Stress von Menschen erfassen, man kann nicht nur Hormone messen, die bei psychischem Stress ausgeschüttet werden, sondern man kann auch verstehen, wie die Zellen durch diese Hormone verändert werden. Zellen, die im Blut zirkulieren, dann durch Stresshormone aktiviert an die Gefäßwand binden und dort Arteriosklerose verursachen. Am Tier konnte gezeigt werden, dass diese Reaktionen für die Entstehung der Gefäßveränderung tatsächlich relevant sind.

In dieser Studie wurden Mäuse einem wiederholten psychischen Stress ausgesetzt. Verwendet wurden Mäuse, bei denen ein Gen verändert war, das die Neigung zur Arteriosklerose durch eine Veränderung des Fettstoffwechsels erhöht. Durch eine spezifische Färbung (Ölrot) kann man Arteriosklerose in einem Gefäß darstellen; die Diagramme in Abbildung 41 zeigen die Intensität der Ölrotbereiche im Gefäß. Die schwarze Säule des linken Diagramms zeigt, dass chronischer Stress die Neigung zur Arteriosklerose im Vergleich zur Kontrolle (weiße Säule) deutlich erhöht. Im rechten Diagramm sieht man eine Maus, die durch Knochenmarktransplantation Zellen erhielt, die eine Untereinheit des Transkriptionsfaktors NFkB (siehe Abb. 41) nicht mehr besitzen. So kann man zeigen, dass, wenn diese eine Untereinheit des durch psychischen Stress aktivierten Transkriptionsfaktors fehlt, sich keine Gefäßverkalkung mehr bildet, die Gefäßwand des Tieres also vor dem Effekt von psychischem Stress geschützt ist. Dies beweist, dass die Aktivierung des Transkriptionsfaktors NFkB durch psychischen Stress, wie auch in der Abbildung zuvor beim Menschen nachgewiesen, bei Mäusen für die Entstehung der durch psychischen Stress induzierten Arteriosklerose verantwortlich ist.

Wird die Aktivierung eines Eiweißes namens c-rel gehemmt, das im Zellkern die Expression verschiedener Gene reguliert, dann führt diese Hemmung dazu, dass unter psychosozialem Stress weniger Gefäßveränderungen auftreten. Psychosozialer Stress ist also nicht einfach unangenehm, er hat Folgen.

Viel hat sich geändert, auch für somatisch orientierte Mediziner ist das Thema der Psyche als Mediator von Erkrankungen greifbar, messbar und verstanden. Also muss man untersuchen, ob die vielen Daten, die uns den Zusammenhang zwischen Psyche, sozialem Umfeld, Essen und Folgeerkrankungen der Überernährung erklären, nicht genutzt werden können, um in einer Interventionsstudie zu untersuchen, was die Bedeutung des sozialen Umfelds für die Risikofaktoren Diabetes, Gewicht und Hochdruck ist. Konsequent angewendet wurden diese Erkenntnisse in einer amerikanischen Interventionsstudie.

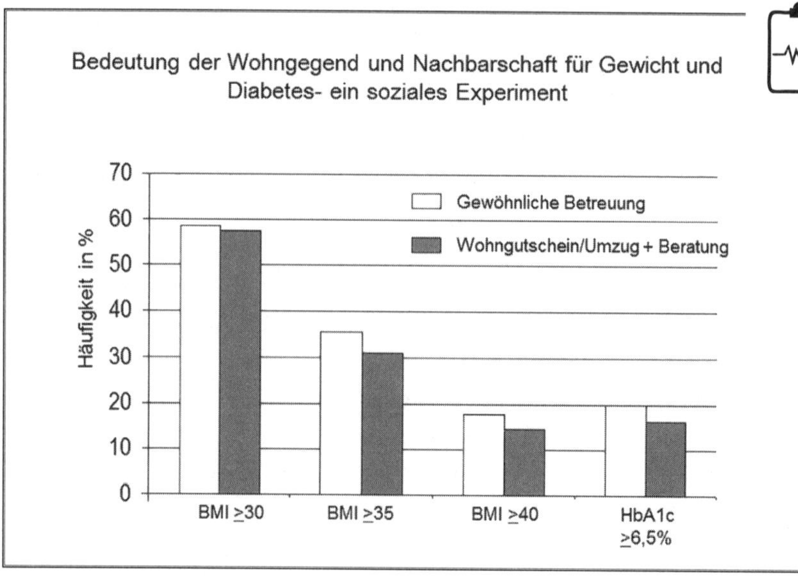

Abbildung 42: Modifiziert nach Ludwig J. et al., *New England Journal of Medicine* 365:1509-1519, 2011.

Die Leiter der Studie stellten sich die Frage, inwieweit die nachbarschaftliche Umgebung direkt einen Einfluss auf die Entstehung von Übergewicht und Diabetes hat. Diese Studie hat deswegen nicht die klassischen Interventionsmaßnahmen ergriffen, wie zum Beispiel Sport oder Diät, sondern hat es sich zum Ziel gesetzt zu untersuchen, inwieweit eine Veränderung des sozialen Umfelds die Gewichtszunahme und das Auftreten des Diabetes beeinflusst. 4.498 Frauen mit Kindern, die in Stadtteilen mit hoher Armut lebten, wurden von 1994 bis 1998 in drei Gruppen eingeteilt: 1.788 Frauen bekamen einen Gutschein, um in eine Gegend mit einer deutlich niedrigeren Armutsrate zu ziehen, und erhielten Ratschläge, die das Einleben in die neue soziale Umgebung erleichtern sollten.

1.312 Frauen erhielten die klassische Unterstützung der Sozialbehörden ohne spezielle Ratschläge bezüglich des Verlassens der Gegend mit hoher Armut, und 1.198 Frauen bildeten die Kontrollgruppe. Zwischen 2008 und 2010 wurden Daten zur Gesundheit einschließlich Größe, Gewicht und des glykierten Hämoglobins, des HbA1c-Moleküls als Marker für den Diabetes, untersucht.

Die Prävalenz eines Body Mass Index von 35 oder höher, eines BMI von 40 oder höher und die Prävalenz eines HbA1c-Spiegels von 6,5 (normal ist 6,0) waren niedriger in der Gruppe, die die Möglichkeit erhielt, in eine Gegend mit niedrigerer

Armutsrate umzuziehen. Hingegen waren die Unterschiede in der Gruppe, die die Kontrolle ausmachten oder die die üblichen Gutscheine von den Sozialämtern erhielten, nicht signifikant.

In dieser Interventionsstudie wurde kein Medikament getestet, sondern nur die Änderung des sozialen Umfelds bezüglich seiner Auswirkungen auf Gewicht und Entstehung eines Diabetes. Hochsignifikant konnte belegt werden, dass allein das Wohnen in einer besseren Gegend, ohne Ernährungsberatung, effektiv war. Es zeigte sich, dass auch ohne mehr Geld für wertvollere Ernährung zur Verfügung zu haben, allein der Umzug in eine bessere Nachbarschaft zu einer Verminderung der Fettleibigkeit und des Diabetes führte. Ist es nicht ein toller Ausblick, angesichts der verspannten Lebensstil-Diskussion, wenn man zeigen kann, dass es einfach reicht, einem anderen Menschen etwas Gutes zu tun, um seine Gesundheit positiv zu beeinflussen? Welch tolle Aussichten!

An dieser ganz humanen, menschlichen Form der Intervention müssen sich alle Interventionsformen messen, sei es durch Ernährungs- und Lebensstil-Beratung oder durch Zwang. Da Armut, psychosozialer Stress und gestörte Familienbeziehungen wesentliche Auslöser der Fehlernährung sind, ist nicht das Verbot bestimmter Lebensmittel, deren Besteuerung, die Bestrafung durch höhere Krankenkassenbeiträge, die soziale Diskriminierung oder das Unterdrucksetzen durch ein schlechtes Gewissen der Lösungsweg. Die soziale Hilfe ist der Lösungsweg.

Es gibt einen Lösungsweg:

Tu dem Nächsten etwas Gutes, kümmere dich um die psychosoziale Betreuung!

Akzeptiere den Mitmenschen mit seinem selbst gewählten Lebenskonzept, für das du vielleicht selbst mitverantwortlich bist!

Dem Argument der Kosten einer Verbesserung der Lebensbedingungen aller und dem Argument der leichteren Machbarkeit einer medikamentösen „Therapie" oder Lebensstil-Intervention als fast kostenloser Therapie, da sich der Patient ja um sich selbst kümmern muss, steht der fehlende Beweis der Wirksamkeit gegenüber. Es ist nur eine Behauptung, aber wie vielen Menschen könnte man sozial helfen, wenn man das Geld, das für falsche Lebensstil-Therapien ausgegeben wird, sinnvoll für soziale Prävention einsetzen würde? Das Nachdenken, warum jemand einen für sich schädlichen Lebensstil wählt, sollte an erster Stelle stehen, auch wenn es schwierig ist, weil es jeden in die Verantwortung nimmt. Niemand kann dann sagen „Er ist selber schuld", denn die Antwort lautet dann, wenn man erst nachdenkt, warum es jemandem schlecht geht: „Du selber bist auch verantwortlich!" Mit dem Finger auf einen anderen zu zeigen und besserwisserisch zu sagen „Der isst ungesund und zu viel" ist dann nicht mehr der Lösungsweg, auch wenn zugestanden werden muss, dass die amerikanische psychosoziale Interventionsstudie bisher keine Daten zu harten Endpunkten wie Herzinfarkt, Schlaganfall, Tod und Lebensqualität vorlegen konnte.

Der Direktor des Instituts für Theorie, Geschichte und Ethik Chinesischer Lebenswissenschaften in Berlin, P.U. Unschuld, formulierte es so:

> „Das kulturelle Konstrukt, das wir Medizin nennen, bedeutet die bewusste Grenzziehung zwischen der ursprünglichen Vorstellung des Ausgeliefertseins einerseits und einer neuen Weltanschauung, die jedem einzelnen Menschen mit dem Versprechen gegenübertrat, die Befolgung von Gesetz und Moral durch Gesundheit und langes Leben zu belohnen."

Die Befreiung von Religion als der Instanz, die früher Krankheit Sinn stiftend als göttliches Urteil erklärte, führt über die Hypothese, dass es ein Recht auf Gesundheit gebe, zur Entschuldigung der Gesellschaft angesichts der Zivilisationserkrankungen. Man entschuldigt sich, stiehlt sich aus der Verantwortung, da die Gesellschaft sich in diejenigen teilt, die den richtigen Lebensstil wählen, und die anderen, die durch ihren falschen Lebensstil die Erkrankung und das Leid selbstverschuldet erleiden und daher selber das Schicksal verantworten müssen. Eine Fehlentwicklung, wie die amerikanische Studie der psychosozialen Intervention belegt. Man zahlt lieber für Sportprogramme, als zu fragen, warum jemand sich krank isst.

Es gibt viele Gründe für diese Fehlentwicklung, nicht nur die Verwechslung von Hypothesen generierender Beobachtungsstudie mit Interventionsstudie oder die Übertragung der selbst erlebten Lösungswege auf andere Menschen, die unter ganz anderen Umständen leben. Der Denkfehler entsteht auch dadurch, dass naturwissenschaftliches Denken voraussetzt, dass allem Geschehen in der Natur Gesetzmäßigkeiten zugrunde liegen, die unabhängig von Raum, Zeit oder Person allgemeingültig sind. Aber gerade im komplexen sozialen Kontext des menschlichen Lebens wird dieser Satz ungültig, denn jeder Einzelne hat im Rahmen seiner Reaktionsfähigkeit auf die Umwelt ganz individuelle Formen der Reaktion. Diese Komplexität, die Unvergleichbarkeit zweier Menschen, lassen diejenigen außer Acht, die Zwang durch Steuern für kalorienreiche Getränke oder Verbote von großen Getränken mit mehr als einem halben Liter als Mittel zur Bekämpfung der Fehlernährung empfehlen. Die akademische Medizin kann einem Menschen zwar sagen, was er tun oder lassen muss, um sein Körpergewicht zu normalisieren. Doch was bedeutet das schon? Die akademische Medizin kann die Wahrscheinlichkeit im Rahmen eines großen Kollektivs angeben, mit der jemand gesund bleibt oder krank wird. Doch was bedeutet das schon für den Einzelnen? Die akademische Medizin kann und darf keinesfalls als Wasserscheide einem Einzelnen gegenüber wirken und seine Zukunft erklären oder dafür herhalten, einen anderen Menschen zu einer bestimmten Lebensführung zu zwingen. Das wird deutlich, wenn man die „number needed to treat" in die Bewertung wissenschaftlicher Daten einbezieht.

Gut gemeint war es auf den ersten Blick, jedem das Recht auf Gesundheit zuzusprechen. Nur entwickelte sich aus dem „Recht auf Gesundheit" die Lehre vom „rechten Weg dorthin", mit der Folge, dass die Sorge um Gesundheit zunehmend in den Bereich der Selbstverantwortung verschoben wurde. Selbstverantwortung statt Mitgefühl, statt Mitleid, Selbstverantwortung statt Mitverantwortung. Mitverantwortung würde bedeuten, sich in der Pflicht sehen, anderen zu helfen, anstatt sich mit guten Ratschlägen aus der Verantwortung zu ziehen.

U. Körtner, Theologe in Wien, setzte sich kritisch mit der WHO-Definition des Rechtes auf Gesundheit auseinander, auch wenn die WHO darunter nicht nur den Zustand des vollständigen körperlichen, geistigen und sogar sozialen Wohlbefindens versteht. Er schrieb:

> „Die Definition der WHO bestärkt eine Anspruchshaltung, der zufolge Gesundheit [...] nicht etwa Gnade oder Glück, sondern ein Recht ist. Die religiöse Sehnsucht nach Heil schlägt um in die Forderung nach dem Recht auf Glück, auf Leidfreiheit. [...] Insofern die WHO Gesundheit nicht als Fähigkeit, sondern als Zustand begreift, wird die Leidensmöglichkeit und Leidensfähigkeit des Menschen völlig ausgeblendet. Leiden [...] kann (dann) jedoch nicht als zum Glück komplementäre Dimension gesunden Lebens angenommen werden."

Diese Kritik an der Gesundheits-Definition der WHO als „Zustand vollständigen körperlichen, geistigen und sozialen Wohlbefindens" kritisiert eine eindimensionale Vorstellung von Gesundheit. Eindimensional, da Gesundheit nur als Zustand begriffen wird. Eindimensional ist auch, wie die Debatte über gesundes Essen für körperlich nicht Kranke geführt wird, denn sie übersieht die Eingebundenheit eines Menschen, auch mit seinem Essverhalten, in seine Umwelt, sein soziales Zusammenleben. Der Schöpfergott lässt Krankheit zu, die Schöpfung lässt auch die Freiheit zu, zu erforschen und zu erlernen, wie man Krankheiten heilen kann. Einen besonderen Weg der Heilung zeigt uns gerade heute, wo man schwer an die Wunderheilungen des Neuen Testaments glauben kann, das Christentum: Jesus heilt durch Zuwendung, was weit mehr ist als Belehrung und Diät. Was man aus den Berichten lernen und sich überlegen kann, ist, ob nicht eine ernst zu nehmende

Alternative zur Ermahnung, den richtigen Lebensstil zu beginnen, die zwischenmenschliche Zuwendung als Heilmethode wäre. Zuwendung heißt dann nicht ermahnen, sondern Hinterfragen der Umstände, die dazu führen, dass jemand sich schaden muss, weil er anders das Leben unter uns nicht aushalten kann.

Vor diesem Hintergrund verwundert es nicht, dass es bisher keine Belege dafür gibt und auch nicht geben wird, dass eine Belehrung und Diätberatung oder Ernährungskunde und Lebensstil-Unterricht in der Schule in der Lage sein werden, vielen Menschen zu helfen. Es ist fast schon peinlich, wie ohne solide Daten Lerninhalte wie gesundes Essen im Unterrichtsplan Platz finden. Platz sollte im Unterricht die Diskussion um Massentierhaltung, bedingt durch unnötig ungezügelten Fleischkonsum, haben. Aber das hat weniger mit Gesundheit als mit dem Umgang mit Tieren zu tun. Die Kinder, die sich aus sozialen Gründen krank essen, werden das falsche Ernähren wegen einer Unterrichtsstunde über angeblich gesundes Essen nicht lassen. Da das Allein-Essen ein nachgewiesenermaßen äußerst wichtiger Risikoprädiktor für Übergewicht bei Kindern ist, wird eine Stunde Unterricht über „gesundes Essen“, eine Stunde Gehirnwäsche, wie gut Gemüse schmeckt, das Kind, das allein zu Hause sitzt, nicht davon abhalten, zuerst eine Pizza und danach Chips, gefolgt von Eis, zu essen. Dies wurde sogar in Interventionsstudien gezeigt.

Man darf aber Studien nicht nur anhand der Ergebnisse derer bewerten, die an der Studie teilnahmen. Gerade wenn es um Themen wie Fehlernährung und zu geringe Bewegung geht – Themen, die so viele Menschen betreffen –, muss man auch in den Studien das Kleingedruckte lesen. Dort steht im Methodenteil dann, wie viele Menschen angesprochen werden, ob sie an so einer Studie teilnehmen möchten. Man kann auch nachlesen, wie viele der angesprochenen Menschen für die Studie infrage kamen, und am Ende, wie viele derer, die in Frage kamen, auch bereit waren, tatsächlich an der Studie teilzunehmen. Fakt ist: Es werden viel mehr Menschen angesprochen als am Ende teilnehmen, aus einem guten Grund: Übergewicht oder fehlender Sport tun nicht weh. Daher ist verständlich, warum selbst in den Studien, in denen gezeigt wurde, dass Diabetesprävention durch Lebensstil-Änderung möglich ist, die Anzahl derer, die wegen der Teilnahme an einer Studie angesprochen wurden, viel größer war als die Zahl derer, die erfolgreich teilnahmen und keinen Diabetes erlitten. Also: Es ist nachgewiesen, dass die meisten, die sich falsch ernähren, gar nicht anders können oder wollen. Demnach kann man nicht durch Ratschläge über gesundes Essen helfen. Abgesehen davon, dass bis heute die Belege dafür fehlen, dass eine Lebensstil-Intervention die Lebensqualität verbessert und Endpunkte wie Schlaganfall, Herzinfarkt, Amputationen reduziert. Wenn man Zwang und Strafe als Therapieform ablehnt, dann muss man tiefer hinterfragen, warum die Menschen eine Lebensform wählen, die offensichtlich nicht nur Vorteile bietet.

Zusammenfassend:

Es war eine große Kulturleistung des Volkes Israel, Erkrankungen als behandelbar und Schicksal, aber nicht ausschließlich zu erduldende Strafe Gottes zu verstehen.

Es war eine große Kulturleistung, Erkrankung durch Wissenschaft zumindest teilweise behandelbar zu machen.

Es war eine große Illusion, Gutes dadurch zu bewirken, dass man Gesundheit als einen Zustand beschrieb (und nicht mehr), als einen Zustand des vollkommenen Wohlbefindens, auf den es ein Recht gebe. Eine Illusion, die zwar gut gemeint, aber durch Ausblenden des Rechtes auf Leid und damit Mitleid zu einer mitleidslosen Zuschreibung der Selbstverantwortung für die eigene Gesundheit führte. Das war gewiss von den Vätern der WHO-Gesundheitsdefinition so nicht beabsichtigt.

Gesundheit und Krankheit sind beide mehr als nur als ein Zustand. Krankheit ist mehr als nur der Verlust eines Anrechts, nämlich eine Veränderung, die schmerzhaft erlebt und bedrückt selber zur Kenntnis genommen wird. Sprachlich erfasste diese Veränderung, dieses Hereinbrechen der Krankheit über einen, ein Dichter, der die subjektive Empfindung von Krankheit wohl erlebt hat und deswegen wunderschön ausdrücken konnte. Der Dichter heißt Andreas Gryphius (1616-1664) und formulierte:

> „Tränen in schwerer Krankheit
>
> Ich bin nicht, der ich war.
> Ich werde von mir selbst
> In mir nicht mehr gefunden."

Man muss es mehr als einmal lesen, es auf sich wirken lassen, wenn Gryphius sagt: Ich werde von mir selbst *in mir* nicht mehr gefunden. Aus diesem Krankheitsgefühl kann man nicht durch Zwang, Diät oder Ernährungsberatung erlöst werden. Aber durch Annahme, Gemeinschaft und „Berührung". Das wird deutlich, wenn Jesus Aussätzige (Mk 1,41), Menschen mit Fieber (Mk 1,31) oder in Todesnähe (Mk 5,39) berührt. Berührung als Zeichen der Anteilnahme nimmt der Krankheit einen Teil der Macht. Jesus wendet sich gerade dorthin, wo die Menschen sich abwenden. Für den Christen ist Teil seiner Hoffnung der Glaube, dass Krankheit und Tod nicht von Gott trennen, sondern dass Gott in Krankheit und Not zu uns kommt. Dieses Berühren, als Ausdruck des Berührt-Seins, ist Bild gebender Teil der Heilungen, nicht nur durch Jesus und seine Jünger, sondern genauso durch viele andere heilige Menschen. Dass es um das augenscheinliche Berührt-Sein, den Kranken annehmen, geht, erkennt man daran, dass auch in anderen Religionen Heilungen durch Berühren beschrieben sind. In vielen Berichten über Heilungen ist die Berührung als Zeichen des Berührt-Seins wichtig. Es geht um Gemeinsamkeit im Leid als Weg zur Besserung. Soziale Isolation hingegen macht krank.

Gemeinsamkeit durch Mitleid, Mitempfinden, entsteht nur, wenn man akzeptiert, dass man selber nicht unschuldig, sondern mitverantwortlich für das Leid anderer ist. Eine Gesellschaft, die das akzeptiert und gemeinsam lebt, ist stark. Natürlich kann nicht jeder seine Arbeit ruhen lassen, wenn ein Nachbar krank wird. Aber in einer komplexen, industriell hoch entwickelten Gesellschaft gibt es Krankenkassen und soziale Institutionen, die helfen können. Man muss nur dafür sorgen, dass das Geld richtig eingesetzt wird. Hierzu gibt es eine Erkenntnis aus epidemiologischen Studien, die einen Hinweis geben, dass nicht das, *was* man isst und trinkt, sondern vielmehr *wie* man isst und trinkt, wichtig ist. Nicht die Inhaltsstoffe, sondern das Miteinander beim Essen könnte über Gesundheit entscheiden. Das ist die Botschaft eines Phänomens, das in der Wissenschaft den Namen „french paradox" trägt. „French paradox" heißt nichts anderes als: Eigentlich dürfte es so nicht sein, es müsste ganz anders sein, aber anstatt zu überlegen, ob unsere Vorstellungen von gesundem Lebensstil richtig sind, ändern wir lieber nicht unsere Meinung, sondern nennen das Ergebnis lieber „paradox".

Die Epidemiologie beschreibt das „french paradox", ohne es erklären zu können. Darunter versteht man, dass es Regionen in Frankreich gibt, wo viel gegessen und getrunken wird, die Menschen mehr wiegen, keineswegs die empfohlenen Stunden Sport pro Woche treiben oder gar die „gesunde Ernährung" so beherzigen, wie das gewünscht wäre. Aber das Paradoxe: Anstatt wie erwartet sehr früh zu sterben, gibt es weniger Herzinfarkte, die Menschen leben lange. Aus einem tieferen Verständnis von Krankheit heraus, aus einem Verstehen und Akzeptieren von Krankheit unterhalb der Oberfläche der im Labor messbaren Parameter heraus, kann man fragen, ob die Gemeinsamkeit des Mahles nicht der Faktor sein kann, der ebenso wie Sport schützende Effekte haben könnte. Man kann fragen, ob nicht im Rahmen der Gemeinsamkeit beim Essen das dabei stattfindende Gespräch, die Annahme des Nächsten in der Tischgemeinschaft, die Gesundheit fördern kann.

Es gibt kaum Daten, die diese Hypothese belegen, aber auch kaum solche, die sie widerlegen können. Das „french paradox" bleibt unerklärt. Wissenschaftlich peinlich sind dann Erklärungsversuche, die auf Vitamine oder andere Inhaltsstoffe in Tomaten, Rotwein oder in der sonstigen Nahrung hinweisen. Würde dies stimmen, müssten ja zusätzliche Vitamine lebensverlängernd sein. Das sind sie aber nachweislich nicht. Genauso peinlich sind die Kommentare von Experten, die meinen darstellen zu müssen, dass im Rotwein Substanzen mit bestimmten Wirkungen enthalten sind, seien es Effekte wie Radikalfangen oder Aktivatoren von Stoffwechselwegen, die in primitiven Tieren Langlebigkeit induzieren. Zum einen fehlen Daten, dass dies im Menschen relevant ist, zum anderen fehlen immer Berechnungen, die überprüfen, ob der Gehalt an einem Wirkstoff im Wein ausreichend ist, um ohne konstantes Betrunkensein im Menschen eine biologisch aktive Wirkstoffmenge zu erzielen. Diese naturwissenschaftlichen Erklärungsversuche greifen zu kurz, sie sind nicht weiterführend, sie sind eventuell einfach falsch.

Aber es gibt Daten, die einen Zusammenhang zwischen Familienstruktur und Gewichtsentwicklung belegen. Das Ohne-Gesellschaft-Essen, das Allein-Essen, ist der wichtigste Prädiktor des Übergewichts bei Kindern. So kann nicht ausgeschlossen werden, dass das gemeinsame Mahl, sei es Zeichen einer intakten sozialen Struktur oder Ursache der intakten Struktur, tatsächlich einen Einfluss auf die Gesundheit nimmt. Die Annahme lautet:

Wohlbefinden in einem Umfeld, in dem einer auf den anderen achtet, einem wirklich sozialen Umfeld, ist eine wichtige Ursache von Gesundheit! Das ist ein humaner Ansatz. Nicht die alleinige Selbstverantwortung, nicht das einem strafenden Gott Ausgeliefert-Sein, sondern die gemeinsame Verantwortung ist des Rätsels Lösung. Die gemeinsame Verantwortung für den Mitmenschen, das ist der Aspekt des Themas Lebensstil, der richtig ist. Wie schön wäre es, würden Politiker es zunächst einmal selber vorleben, dann aber auch mit ihren Mitteln versuchen umzusetzen, dass Gemeinsamkeit, die in der Familie entsteht und positiv erlebt wird, eingeübt wird. Gemeinsamkeit führt zur Geborgenheit, zur inneren Ruhe.

Innere Ruhe, ein Aspekt des Erlebens und Umgehen-Könnens mit der Umwelt, dem eigenen Umfeld, ist schwer zu erlernen. Aber Meditation ist eine Technik der Eigenkontrolle der Gedanken, die zur inneren Ruhe führt. Es ist bekannt, dass das Gefühlsleben körpereigene Reaktionen kontrolliert, die beispielsweise chemische Reaktionen auslösen, die einer Entzündung ähneln. Aber eine Interventionsstudie, in der der Effekt der Meditation untersucht wurde, zeigt noch mehr. Sie belegt, dass bei Menschen mit Bluthochdruck die Dicke der Gefäßwand, ein Parameter, der mit dem Schlaganfallrisiko korreliert, durch Meditation verbessert werden kann – und das klappt mit einer niedrigen „number needed to treat“.

In diese Studie wurden aus Afrika stammende Amerikaner, die eine besonders hohe Erkrankungsrate an kardiovaskulären Erkrankungen haben, aufgenommen. Es handelt sich um eine randomisierte kontrollierte Interventionsstudie, die Stressreduktion durch Transzendentale Meditation als Intervention erprobt. Als Endpunkt wurde die Dicke des Halsgefäßes (Intima Media) bei Menschen mit Hochdruck, die älter als 20 Jahre waren, während einer 6-9-monatigen Periode untersucht. 138 Freiwillige wurden eingeschlossen, aber nur 60 beendeten die Studie.

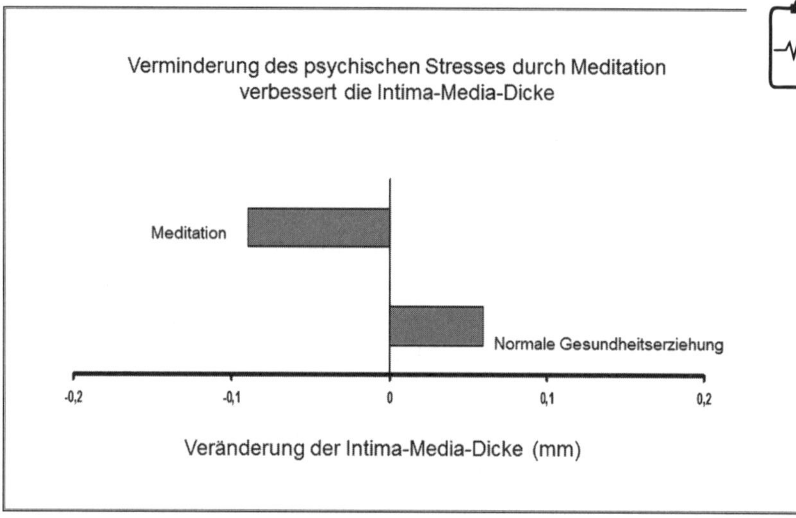

Abbildung 43: Abbildung spiegelt Ergebnisse aus: Castillo-Richmond A. et al., *Stroke* 31: 568-73, 2000.

Die Patienten wurden entweder in die Gruppe der Transzendentalen Meditation oder in die Gruppe eingeteilt, die eine allgemeine Gesundheitsempfehlung erhielt.

Dargestellt in Abbildung 43 ist die Änderung der Intima-Media-Dicke, eines im Ultraschall messbaren Parameters der Frühstadien der Arterioskleroseentstehung im Halsgefäß. Nimmt die Intima-Media-Dicke zu, steigt das Risiko für eine Gefäßverkalkung. Während in der Gruppe der Transzendentalen Meditation die Dicke der Gefäßwand geringer wurde, nahm sie in der Gruppe derer, die nur eine allgemeine Gesundheitserziehung erhielten, zu. Der Effekt war statistisch signifikant. Die Stärke der Studie ist, dass sie eine randomisiert kontrollierte Studie ist, die tatsächlich beiden Patientengruppen die gleiche Aufmerksamkeit widmete und nur zwei verschiedene Methoden der Gesundheitsbeeinflussung miteinander verglich; die Schwäche der Studie ist aber, dass nur ein indirekter Parameter der Veränderung des Gefäßes, nämlich die sogenannte Intima-Media-Dicke, und nicht ein „harter Endpunkt" wie Herzinfarkt, Schlaganfall oder Tod untersucht wurde.

Einschränkend muss erwähnt werden, dass dies nur bei denen klappt, die auch meditieren können, und nicht jedem liegt es. Deswegen wird diese Studie nicht als Lösungsweg für alle vorgestellt, sondern als Beleg für die Vermutung, dass die Befindlichkeit, das Wohlbefinden, die innere Balance ein wichtiger, therapeutisch nutzbarer, aber auch die Gesundheit beeinflussender Faktor ist. Es war Ziel darzustellen, dass es zwar mit dem Essen assoziierte Phänomene, aber nicht durch die Inhaltsstoffe des Essens assoziierte Effekte auf die Gesundheit gibt. Es war Ziel darzustellen, dass wir gegenwärtig die Bedeutung der Inhaltsstoffe des Essens völlig überschätzen. Das Umfeld, das Miteinander, ist wichtiger.

Beweisbar ist: Es ist eben nicht der Inhalt, sondern es ist die hohe Energiedichte und damit das geringere Sättigungsgefühl, die dazu führen, dass immer mehr gegessen wird als nötig, weil der Hunger anhält.

Nicht beweisbar ist: Bewusste Geschmacksausrichtung und Appetit fördernde Geruchsbildung, gezielt eingesetzt vom Hersteller, könnten neben der geringen Ballaststoffmenge Ursache für fehlende Appetitzügelung sein. Es gibt beispielsweise den Rezeptor CD36, der in einer Zelle eine wichtige Rolle im Immunsystem inne hat, aber in der Nase die appetitanregende angenehme Wirkung frisch gebratenen Fettes vermittelt. Es ist also durchaus möglich, durch bewusste Steuerung der Gerüche und durch bewusste Stimulation bestimmter Geschmacksrichtungen Appetit auf mehr, am Ende dann zu viel, zu fördern. Dazu kommen dann noch andere Möglichkeiten, das Sättigungsgefühl zu überspielen. Das sind unter anderem optische Reize und vor allem das „Knacken". Was knackt und dennoch leicht zu beißen ist, wird immer mehr gegessen, als wenn das gleiche Produkt nicht knackig ist, keine Kaugeräusche macht. Wer dies nicht glaubt, möge doch einmal eine Tüte Chips über Wasserdampf feucht werden lassen und dann an sich selber ausprobieren, ob man bei gleich bleibendem Geschmack – wobei aber das laute Knacken verloren ist – genauso viel davon essen möchte.

Nicht beweisbar ist auch, dass die Fast-Food-„Kultur", das schnelle Essen zwischendurch und vor allem das „Allein-Essen" eine befriedigende Sättigung nicht so fördern wie das Essen in Gemeinschaft. Nicht beweisbar ist, dass das Entschleunigen aus einem angespannten Berufsalltag nicht funktioniert, wenn man allein ist und allein isst. Nicht beweisbar ist, dass das Entschleunigen, das Finden der inneren Ruhe und des inneren Gleichgewichts allein nicht so eintritt, als wenn in Gemeinschaft gegessen wird. Diese Aussagen sind nicht beweisbar, da sie nicht durch Interventionsstudien untersucht wurden. Aber es spricht doch einiges dafür, da gezeigt werden konnte, dass das Essen allein vor einem Fernseher das Risiko der Fettleibigkeit erhöht. Das Sättigungsgefühl ist viel komplexer reguliert, als man es sich auf den ersten Blick vorstellt. Sättigung wird nicht nur von der Art oder Menge der aufgenommenen Nährstoffe beeinflusst, sondern auch durch die Geschwindigkeit der Nahrungsaufnahme, die psychische Verfassung sowie das Umfeld, in dem gegessen wird. Wie an anderer Stelle des Buches schon erwähnt, wird in der Öffentlichkeit die Bedeutung der Inhaltsstoffe der Nahrung überschätzt. Naturwissenschaftler können ja methodenbedingt gar nicht anders, als auf die Inhaltsstoffe hinzuweisen, die sie messen können. So wird das soziale Miteinander unterschätzt, geradezu vergessen. Das Essverhalten hängt auch von Faktoren wie Schlaflosigkeit oder Müdigkeit ab. Nahrungsaufnahme und das Sättigungsgefühl werden auch von äußeren Reizen wie Traurigkeit und Stress gesteuert. Es ist das immer wiederkehrende Thema des Buches: Naturwissenschaftliche Betrachtung des Phänomens Nahrung und Essverhalten allein reicht nicht aus.

Allein schon die Überlegung, welche ganz unterschiedlichen Faktoren einen ausreichenden und wohltuenden Schlaf beeinflussen, wie zum Beispiel die berufliche Belastung, das „Multitasking" im Alltag, Ärger, aber auch Fernsehkonsum, zeigen, dass leider in der Debatte über den richtigen Lebensstil die reine chemische Analyse der Inhaltstoffe der Nahrungsmittel nicht viel nutzt, die Debatte am Menschen vorbeigeht und somit den Kern des Problems Zivilisation nicht trifft. Eine einfache Schulung, was angeblich gesunde oder falsche Nahrungsmittel für Gesunde sind, ohne Beeinflussung der psychosozialen Situation einer Person, wird die Zunahme der Zivilisationskrankheiten nicht verhindern. Die dafür ausgegebenen Gelder sind nicht sinnvoll eingesetzt, das sich darin widerspiegelnde Menschenbild ist falsch. Ein gestörtes Essverhalten, verstanden als Abwehrreaktion angesichts einer schwierigen persönlichen Situation, kann nur durch Verbesserung der Lebensbedingungen, die die persönliche Situation verbessert, beseitigt werden. Ein gestörtes Essverhalten kann aber nicht durch Diäten, Ermahnungen und Erzeugen eines schlechten Gewissens abgestellt werden.

Die Versuche, durch Erzeugen von Gewissensbissen Verhalten zu ändern, werden scheitern. Das maßlose Fleisch-Essen wird durch den Anblick des Elends von Tieren nicht gestoppt, genauso wenig wie belastende Formen der Tierhaltung nicht durch das Etikett „Bio" verhindert werden. Das Stigmatisieren von Fleisch als krank machend, was es ja tatsächlich im Exzess genossen auch ist, wird nicht helfen, Konsumverhalten zu ändern, da das Konsumverhalten andere Wurzeln hat. Das Ausrechnen von Kalorien-, Fett- oder Vitamingehalt wird ebenso wenig das Essverhalten beeinflussen wie Schulung und Ernährungsunterricht. Denn Essverhalten ist Ergebnis und Folge eines viel komplexeren Geschehens, eines Geschehens, in dem wir alle Teil der Aktion sind, Teil der Gesellschaft, die zwar langes Leben ermöglicht, aber nicht allen ein in der Gemeinschaft der Familie und Freunde geborgenes Leben ermöglicht. Wir verdrängen allzu gerne die wachsende Problematik im Kern der Gesellschaft, der Familie. Wir lenken vom Problem der nur zu oft nicht funktionierenden Familienstruktur ab. Ablenkungsstrategien vom Kern des Problems, nämlich dem sozialen Miteinander, zuerst erlernt in der Gemeinschaft der Familie, sind der unentschuldbare Umgang mit der Natur und Tieren, ebenso der Begriff „Bio", Gewicht, Lebensstil, Sport und Muskeln. Da diese

Ablenkungsstrategien eben nur ablenken, wird ihr wirkliches Anliegen, etwa der sorgsame Umgang mit der Natur und verantwortungsvoller Umgang mit Tieren, nicht erreicht. Da sie Ablenkungsstrategien sind, wird das Grundproblem, dass Menschen unglücklich sind, nicht gelöst. Daher ist es auch nicht erstaunlich, dass sich der Verbraucher beispielsweise beim Umgang mit Tieren in der Nahrungsmittelkette trotz vielfältiger Informationen viel zu oft für Billigprodukte entscheidet.

Eine weitere Ablenkungsstrategie vom zentralen Problem, der fehlenden Gemeinsamkeit, der sozialen Vereinsamung, ist die Vermittlung des Glaubens an die „Selbstbestimmtheit" der Gesundheit. Es ist eine Ablenkungsstrategie, da Sorge für den anderen ersetzt wird durch Mitleidslosigkeit, durch „Unterricht über den gesunden Lebensstil". Die größte Verdrängungsleistung ist aber der Glaube, Fehlentwicklungen mit Gesundheitsfolgen dadurch ausgleichen zu können, dass wir unsere Nahrung durch Substanzen ergänzen, die zusätzliche Abwehr, Kraft und Gesundheit schenken. Diesem Aberglauben ist das nächste Kapitel gewidmet.

ZUSAMMENFASSUNG

- Überernährung kann zu Übergewicht führen, aber auch die genetische Disposition spielt dabei eine Rolle.
- Essverbote können auch nachteilige Wirkungen haben.
- Es ist nicht nachgewiesen, dass Essverbote nicht mehr schaden als nutzen. Der Glaube, Menschen durch Diätvorschriften gesund machen zu können, ist eine Allmachtsfantasie.
- Psychosoziale Faktoren wie Stress oder das nachbarschaftliche Umfeld sind viel wirksamer als Übergewicht, Sport und bewusste gesunde Ernährung. Niemand isst sich bewusst krank, aber das Essverhalten kann sich der als krank empfundenen psychosozialen Stellung anpassen.
- Zuwendung, Mitgefühl und Gemeinsamkeit sind gesünder als Verbote, Vorschriften und ein schlechtes Gewissen. Gemeinsamkeit statt isolierende Selbstbestimmtheit ist der Lösungsweg.

15.

Vitamine als Schenker der Zukunft – oder: Wie viel Angst haben wir?

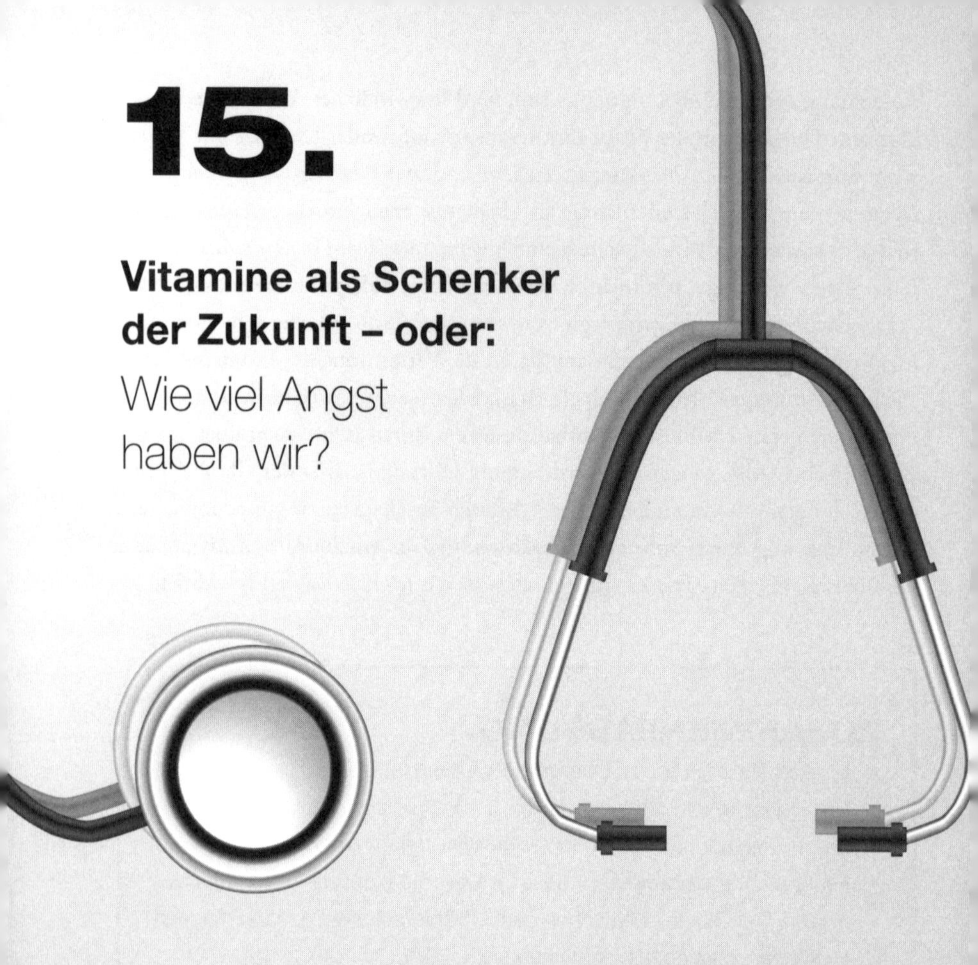

DIESES KAPITEL HAT zum Ziel, durch Information über die wirkliche Studienlage folgende Aussage zu begründen:

Verwerflich, wenn auch wohlgemeint, ist der Versuch, durch „gute“, wenn auch unnütze Ratschläge denjenigen eine zukünftige Erkrankung zu ersparen, die potenziell gefährdet sind. Noch verwerflicher ist der nicht durch Fakten belegbare Ansatz, durch teure, käufliche „gesunde Ernährungsergänzung“ – darunter ist vitaminreiche, fettreduzierte, mit Spurenelementen oder Faserstoffen angereicherte Kost zu verstehen – Gesunden ein Stück Zukunft schenken zu wollen. Verwerflich insbesondere dann, wenn diejenigen, die dies tun, es besser wissen oder nachlesen können, wie die wissenschaftlich begründbare Studienlage ist.

Diejenigen, die mit falschen Versprechungen ihr Geld verdienen, nutzen die Sorge um die Gesundheit sehr geschickt aus. Ein kürzlich erschienenes Buch mit dem Titel „Die 100 gesündesten Lebensmittel“ wirbt mit folgendem Text, der eigentlich alles aussagt und der die Sorgen der potenziellen Käufer und die Gedankenwelt der Verkäufer offen zutage treten lässt:

> „Dieses wunderschön illustrierte Buch stellt die 100 besten Lebensmittel zum Schutz vor Krankheiten und für mehr Vitalität vor. Es zeigt, wie man deren Heilwirkung optimal für Gesundheit und Wohlbefinden nutzen kann. Die moderne wissenschaftliche Forschung bestätigt, was die traditionelle Heillehre bereits wusste und anwandte: Diese köstlichen Nahrungsmittel sind der beste Gesundheitsschutz.“

Alles ist enthalten, der Hinweis auf die traditionelle Heillehre, die vergessen war, wegen des Alters ihrer Erkenntnisse natürlich aber richtig ist, denn was lange währt, muss gut sein. Selbstverständlich muss der Verweis auf die Wissenschaft auch für den Verkauf herhalten. Es spielt keine Rolle, dass es entsprechende wissenschaftliche Daten nicht gibt. Gerade bei diesem Verweis auf die Wissenschaft wird die Gedankenlosigkeit der Wissenschaftler und der Medien deutlich, die Beobachtungsstudie und Korrelation mit echter, in Interventionsstudien nachgewiesener Wirkung auf eine Erkrankung verwechseln. Wissenschaftler und Medien öffnen damit solchen dümmlichen, nur auf Verkauf ausgerichteten Anzeigen Tür und Tor. Dass die Werbung damit endet, dass diese 100 Nahrungsmittel der beste Gesundheitsschutz seien, entspricht genau der Erwartung derer, die dieses Buch kaufen. Es ist eine Erwartung, die auch dadurch geweckt wird, dass auf dem Einband vitaminhaltige Nahrungsmittel abgebildet sind, etwa Trauben, Tomaten und Paprika. Ausgenutzt wird durch diese Werbung der Glaube, man könne durch vitaminreiche Kost die Gesundheit stärken. Die Werbung wäre jedoch nutzlos, würde in dem Buch beschrieben, was wirklich wahr ist. Wahr ist nämlich, dass die im Buch genannten Nahrungsmittel es schwerer machen, sich krank zu essen, als Zucker und fettes Fleisch. Ironie des Schicksals: Die Werbung für dieses Buch erschien am gleichen Tag, an dem eine Supermarktkette die Fleisch- und Butterpreise senkte! Natürlich war die Empörung groß, dass angeblich ungesunde Nahrungsmittel billiger wurden, niemand empörte sich jedoch über die Werbung für ein Buch, das offensichtlich falsche Dinge verspricht.

Es gibt viel, was gegen die Wahrheit solcher Werbungen spricht. Dagegen sprechen nicht nur Untersuchungen, die zeigen, dass die Effektstärke des „gesunden“ Lebensstils zu gering ist, um in Interventionsstudien nachgewiesen zu werden. Gegen den Wahrheitsgehalt solcher Buchwerbungen sprechen auch rationale Überlegungen:

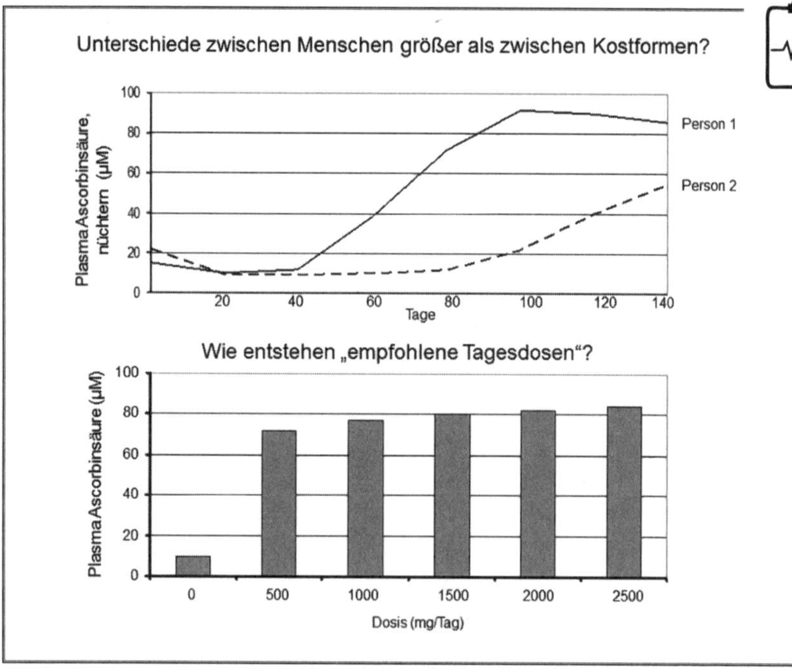

Abbildung 44: Modifiziert nach Levine M. et al.: „Vitamin C pharmacokinetics in healthy volunteers: evidence for a recommended dietary allowance", *Proc Natl Acad Sci USA*. 1996 Apr 16; 93 (8): 3704-9. Copyright (1996) National Academy of Sciences, U.S.A.

So sind die Unterschiede zwischen mediterraner, deutscher oder Fast-Food-Küche geringer als die Unterschiede im Metabolismus beispielsweise von Vitamin C, Folsäure, Lipiden oder Zucker zwischen einzelnen Menschen. Also: Die Bedeutung der Inhaltsstoffe unterschiedlicher Kostformen ist gering, da die Unterschiede zwischen uns Menschen so groß sind. Auch hier spielt in der öffentlichen Wahrnehmung des Themas Ernährung, ebenso wie in der Wahrnehmung innerhalb der Ärzteschaft, ein schon anfangs erwähnter Denkfehler eine Rolle: die Überinterpretation eines Mittelwerts.

In der hier dargestellten Untersuchung wurde bei gesunden Probanden zum Zeitpunkt 0 der Vitamin-C-Plasmaspiegel gemessen, wobei es spannend ist, in der oberen Grafik von Abbildung 44 zu erkennen, wie stark der basale Vitamin-C-Spiegel schon zum Zeitpunkt 0 zwischen den Probanden schwankt. Je nach täglicher Vitamin-C-Zufuhr steigt der Vitamin-C-Spiegel sehr unterschiedlich an.

Im unteren Teil der Abbildung sind Daten dargestellt, die dadurch gewonnen wurden, dass die Probanden im Laufe der Zeit steigende Vitamin-C-Dosen erhielten.

Da aber bei dieser niedrigen Dosis nicht bei allen Probanden eine Sättigung des Vitamin-C-Plasmaspiegels erreicht wurde, testeten die Autoren, wie viel Vitamin C man benötigt, damit jeder in der Plateauphase liegt, also in dem Bereich, wo eine weitere Steigerung nicht möglich ist. Wenn auch durch größere Vitamin-C-Zufuhr der Plasmaspiegel nicht steigt, heißt das nicht, dass die maximal aufnehmbare Menge der Gesundheit dienlich ist. Also war nicht Gesundheit das Thema der Autoren, sondern es war Ziel der Autoren, die Dosis an Vitamin C als empfohlene Tagesdosis zu definieren, bei der jeder in den Sättigungsbereich kommt. Da bei den niedrigeren Vitamin-C-Dosen keine lineare Korrelation zwischen Bioverfügbarkeit und Vitamin-C-Aufnahme besteht, kam die Autorengruppe am Ende aufgrund dieser Daten zu dem Schluss, dass die empfohlene tägliche Dosis von Vitamin C auf 200 mg erhöht werden sollte. Das bedeutet, der Anlass für die Festlegung auf 200 mg war nicht die Frage, ob eine Erkrankung auftritt oder ob eine Erkrankung verhindert werden kann, sondern allein die Frage, wie man einen Plasmaspiegel erreicht, der saturiert ist, und wie man ein messbares Plateau erzielt, dass also bei einer höheren Dosis keine weitere Steigerung erzielbar ist. Ein weiteres Beispiel für eine völlig fremde, unmedizinisch denkende Ernährungsempfehlung.

Interessant an dieser Studie ist nicht der Mittelwert des Vitamin-C-Spiegels, sondern es sind die Abweichungen vom Mittelwert. Die Abweichungen im oberen Teil der Abbildung zeigen, wie groß die Unterschiede zwischen einzelnen Menschen sind. Wenn aber diese Abweichungen so groß sind, wie ist dann eine gültige Aussage für den Einzelnen möglich? Da diese nicht möglich ist, gingen Ernährungsmediziner einen anderen Weg:

Sie definierten diejenige Menge als empfohlene Tagesdosis an Vitamin C, die sicherstellt, dass niemand, der diese Menge zu sich nimmt, einen Vitamin-C-Spiegel unterhalb des Mittelwerts hat. Das erreicht man dadurch, dass man die empfohlene Tagesdosis als die Dosis definiert, bei der fast jeder dicht am Sättigungsbereich liegt. Das bedeutet aber: Für diejenigen, die dann einen sehr hohen Vitamin-C-Spiegel haben, stellt sich die Frage, was mit den Daten ist, die zeigen, dass Vitamine auch schaden könnten. Und gibt es überhaupt Daten, die belegen, dass dieser angeblich notwendige Vitamin-C-Spiegel gesundheitsförderlich ist? Nein, diese Daten gibt es nicht. Aber es wurde untersucht. Es wurden viele Interventionsstudien durchgeführt, um zu untersuchen, ob man durch Gabe von Vitaminen Gesunden zusätzliche Gesundheit schenken kann. Kurz zusammengefasst das Ergebnis: Egal, welches Vitamin oder welches Spurenelement – es gibt keine Interventionsstudie, die einen Effekt bei Gesunden fand. Alles sinnlos, nur bei ganz wenigen Erkrankungen fand man einen schützenden Effekt. Aber die sind so selten und betreffen so wenige Patienten, dass sie hier nicht weiter besprochen werden.

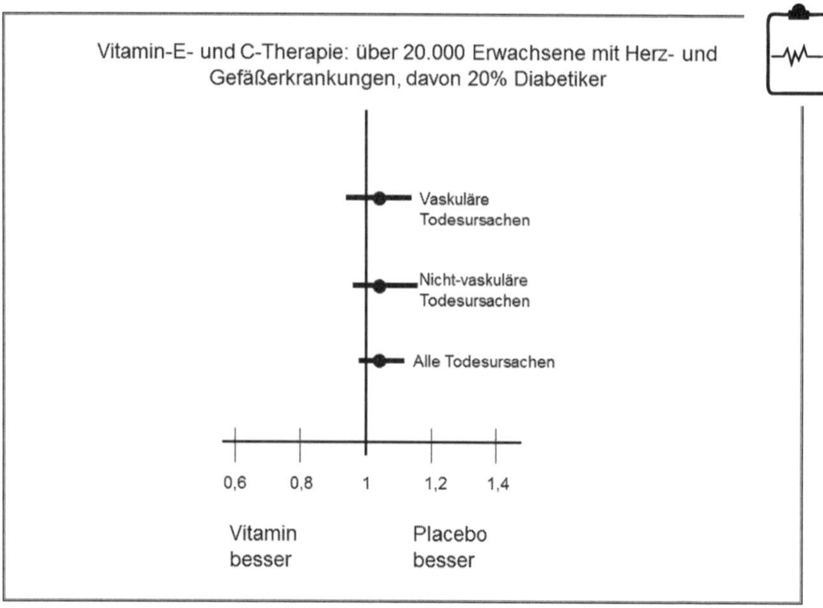

Abbildung 45: Modifiziert nach Heart Protection Study Collaborative Group, *The Lancet* 360:23-33; 2002.

Da Beobachtungsstudien nahelegten, dass die vermehrte Aufnahme von antioxidanten Vitaminen die Häufigkeit des Auftretens von Gefäßerkrankungen, Krebs und anderen Erkrankungen beeinflussen könnte, wurden 20.536 englische Erwachsene zwischen dem 40. und 80. Lebensjahr, die schon eine koronare Herzerkrankung oder eine periphere arterielle Erkrankung oder Diabetes hatten, dazu eingeteilt, entweder eine Mischung verschiedener Antioxidantien zu sich zu nehmen (600 mg Vitamin E, 250 mg Vitamin C und 20 mg Betakarotin) oder Placebo zu erhalten. 83 Prozent der Teilnehmer dieser Studie blieben ihrem Studienprotokoll, sei es Vitamine oder Placebo, über fünf Jahre treu. Es wurde überprüft, ob die Vitaminzufuhr tatsächlich die Plasmakonzentration von Vitamin E verdoppelte, von Vitamin C um ein Drittel und von Betakarotin um das Vierfache erhöhte. Die Studie zeigte, dass bei den Menschen mit einem hohen Risiko eines kardiovaskulären Endpunkts die Vitaminzufuhr zwar die Vitaminspiegel erhöhte, aber keine signifikante Reduktion der 5-Jahres-Mortaliät oder des Auftretens von kardiovaskulären Erkrankungen, Krebs oder anderen Endpunkten bewirkte.

Abbildung 45 zeigt mit 1,0 den Vergleich der beiden Gruppen an. Wenn der Punkt bei 1,0 liegt, heißt das, beide Gruppen sind gleich, wenn er links von der

1,0-Linie liegt, heißt das, die Vitamine sind besser, weil sie ein Risiko senken. Wenn er rechts von der Linie liegt, heißt das, die Placebogruppe hätte Vorteile – das impliziert, die Vitamingruppe hätte sogar Nachteile. Man sieht, dass es keine signifikanten Ausschläge gab, aber egal was man untersuchte, ist die Tendenz mit allen untersuchten Endpunkten die, dass die mit Placebo therapierten Patienten tendenziell besser dran waren als die in der Vitamin-E-Gruppe.

Da Vitamingabe immer eine Therapie ist, weil sie eine Intervention ist, kann nicht einfach aus einem Mittelwert geschlossen werden, dass eine bestimmte Zufuhr am Tag für alle gleichermaßen vorteilhaft wäre. Es gelingt eben nicht, Gesunde durch Ernährung gesünder zu machen. Es ist ein Irrweg, aus einem möglichen Effekt, der auch noch gering ist, durch Hochrechnung auf ein großes Kollektiv den ausgeträumten Traum von der kollektiv verordneten Volksgesundheit wieder neu zu beleben. Von einer anderen Seite betrachtet kann man fragen: Wieso sind diese Bemühungen denn nötig, wenn wir permanent älter werden? Weniger Leiden im Alter ist nicht durch Veränderung der Ernährung von Gesunden in der Jugend möglich, es ist jedoch möglich durch Veränderung der Ernährung bei Stoffwechselkranken. Der Denkfehler ist der Umkehrschluss. Das, was die einen krank macht, muss nicht umgekehrt angewandt Gesunde gesünder machen. Das, was Kranken hilft, muss nicht unbedingt – wenn im Überschuss den Gesunden gegeben – den Gesunden nutzen, ihnen mehr und noch länger Gesundheit verschaffen. Also: Der Rückschluss auf die Gesunden ist der Denkfehler. Dies ist genauso falsch wie der Rückschluss von einer Beobachtungsstudie auf eine Intervention.

Hierzu ein Beispiel, das diese Aussage schön belegt. Es ist bekannt, dass bei Infekten der Vitamin-C-Spiegel sinkt. Der Rückschluss wäre also: Halten wir den Vitamin-C-Spiegel hoch, sollten Infekte ausbleiben oder schneller abheilen. Doch was zeigt die Studie?

In dieser Studie wurden Patienten mit Nierenversagen untersucht. Die Patienten wurden in drei Gruppen eingeteilt: Gruppe A mit einem niedrigen Vitamin-C-Spiegel, Gruppe B mit einem mittleren und Gruppe C mit einem etwas höheren Vitamin-C-Spiegel. Es wurde dann geschaut, ob diese drei Gruppen auch mit der Konzentration des CRP in Zusammenhang zu bringen sind. Das C-Reaktive Protein (CRP) ist ein Marker einer Entzündung. Es konnte tatsächlich gezeigt werden, dass in der Gruppe A mit der niedrigsten Vitamin C-Konzentration das CRP deutlich höher war als in den Gruppen B und C. Daraus ergibt sich als Konsequenz, dass es eine statistisch nachweisbare Korrelation zwischen Vitamin C im Plasma und Markern der Entzündung bei diesen Patienten gibt. Die Schlussfolgerung der Autoren war, dass Vitamin-C-Mangel deswegen eine wichtige Rolle für den erhöhten Entzündungsstatus bei diesen Patienten spielen könnte.

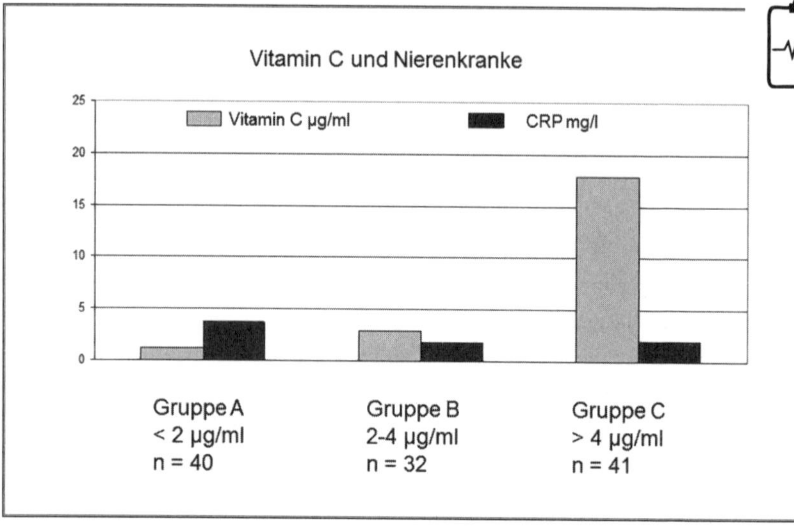

Abbildung 46: Daten aus Zhang K. et al., *BMC Nephrology* 2011, 12:18. doi: 10.1186/1471-2369-12-18. © 2011 Zhang et al.; licensee BioMed Central Ltd.

Wenn also, wie in Abbildung 46 gezeigt, niedrige Vitamin-C-Plasmaspiegel mit einem erhöhten inflammatorischen Reiz, gemessen am CRP (und anderen Parametern), korrelieren, dann spricht doch alles dafür, dass die Gabe von Vitamin C in einer Interventionsstudie diese Parameter verbessern müsste, oder? Abbildung 47 zeigt die Überprüfung der Beobachtungsstudie durch eine Interventionsstudie. Die Interventionsstudie beweist aber, dass entgegen der Beobachtungsstudie trotz deutlicher Erhöhung des Vitamin-C-Spiegels kein Effekt auf diesen Marker nachweisbar war.

In dieser Studie wurden 33 Patienten mit terminaler Niereninsuffizienz, von denen wir aus der Studie, die in Abb. 46 gezeigt wird, wissen, dass diejenigen mit niedrigem Vitamin-C-Spiegel erhöhte Entzündungsmarker aufweisen, in einer prospektiven Interventionsstudie zwei Monate lang mit 250 mg Vitamin C dreimal pro Woche behandelt. Es wurden verschiedene Marker für oxidativen Stress und Entzündungen untersucht.

Der Marker für Entzündung, das CRP, veränderte sich ebenso wenig signifikant wie ein Marker für oxidativen Stress, sogenannte Carbonyle, aber der Plasmaspiegel von Vitamin C stieg von 24,2 auf 65,6 an. Daher zeigt die Studie, dass eine Erhöhung des Vitamin C entgegen allen Thesen bei diesen Patienten nicht zu einer Veränderung des oxidativen Stresses und der Entzündungsparameter führt.

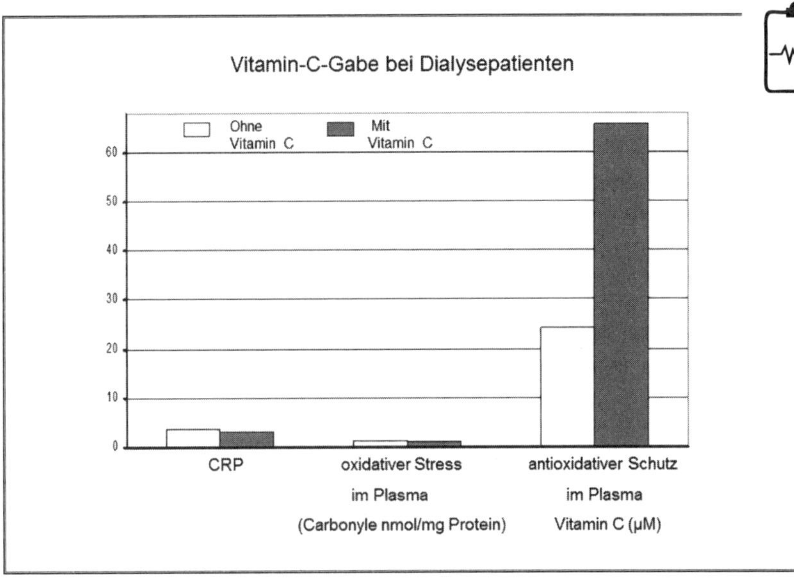

Abbildung 47: Daten aus Fumeron C., Nguyen-Khoa T., Saltiel C., Kebede M., Buisson C., Drüeke T.B., Lacour B., Massy Z.A.: „Effects of oral vitamin C supplementation on oxidative stress and inflammation status in haemodialysis patients", *Nephrol Dial Transplant.* 2005 Sep;20(9):1874-9. With permission of Oxford University Press, and approval of the corresponding author.

Also korreliert zwar der niedrige Vitamin-C-Spiegel mit der gesteigerten Entzündung, aber er ist nicht Ursache, sondern eher Folge. Ähnliches gilt auch für die alte Mär, dass Vitamin-C-Gaben helfen würden, virale oder bakterielle Infekte zum Abheilen zu bringen:

Bei Patienten mit Nierenfunktionsstörung ist während eines Infekts ein niedriger Vitamin-C-Spiegel nachweisbar. Die Interventionshypothese wäre dann: Wenn Vitamin C bei Entzündung unter den allgemein akzeptierten (aber eben nicht durch Intervention bewiesenen) Normwert sinkt, müsste eigentlich die Gabe von Vitamin C Infekte bei diesen Patienten schneller zur Abheilung bringen, den klinischen Verlauf verbessern. Aber die Studie zeigt: Dies ist ebenso wenig der Fall wie bei einer anderen Intervention, die trotz eindeutiger Forschungsdaten oft auch heute noch – auch von Ärzten – empfohlen wird: die Senkung des Risikos einer kardiovaskulären Erkrankung durch Vitamintherapie zur „Normalisierung" des Homozysteins.

Es gibt nur ganz wenige Gruppen von Patienten, die von einer Vitamintherapie profitieren, so zum Beispiel Endstadien einer bestimmten Unterform der Makuladegeneration. Doch warum werden viel mehr Patienten mit Makuladegeneration

Vitamine verordnet als denen, denen es nutzt? Warum treiben Apotheken und andere Gesundheitsgeschäfte in ihren Schaufenstern immer wieder eine andere Marketingstrategie? Dahinter steht der Glaube, aus unserem Bauch eine wandelnde Apotheke machen zu können.

Aus der Nahrungsaufnahme als Freude und Mittel zum Überleben wurde, nachdem chemisch definiert wurde, welche Inhaltstoffe darin enthalten sind, Geschmack und Freude am Essen verdrängt. Durch das Wissen um chemische Definierbarkeit änderte sich der Zugang zur Nahrung, man kam schrittweise zu der Erkenntnis, dass den chemisch definierten Inhaltsstoffen eine einzelne Wirkung zugeschrieben werden könnte. Damit wurde unterteilt in „böse“ und „gut“, also in die Gesundheit Gesunder fördernde und in langfristig schädigende Wirkstoffe. Die zugeschriebenen Eigenschaften der Wirkstoffe wurden dann zum Aushängeschild der Bewertung von Nahrungsmitteln. Die Freude am guten Essen wurde verteufelt – wie oft hört man nach einem guten Essen in netter Runde: Gestern habe ich „gesündigt“? Ein Rückfall in längst vergangen geglaubte Zeiten.

Der Bauch eine moderne Apotheke? Der Gang in die Apotheke als moderne Variante des nur allzu menschlichen Bedürfnisses, sich Zukunft kaufen zu können? Alles nichts anderes als eine moderne Form des Ablasshandels! Nur so ist der große Umsatz dieser Präparate ohne Wirkung zu erklären, auch angesichts so vieler Untersuchungen, die die Wirkungslosigkeit eindeutig belegen. Doch Wirkungslosigkeit ist kein stichhaltiges Gegenargument gegen die Suche nach Zukunft, nach ihrer käuflichen Kontrolle. Wirkungslosigkeit ist kein gutes Argument gegen die Zukunftsangst, die dann groß ist, wenn man allein steht, selbst verantwortlich ist und die schützende Kraft der familiären und sozialen Geborgenheit verloren hat. Erinnern wir uns an das „french paradox“ – das langsame, genussvolle und gemeinsame Essen. Nicht das Essen, das gemeinsame Leben und Erleben ist der entscheidende Faktor. Antioxidantien sind ein gutes Beispiel des verdrehten Denkens, das zu Fehlschlüssen führt, aber auch zu einem großen darauf aufbauendem Geschäft. Nachdem klar wurde, dass reaktive Sauerstoffspezies („Radikale“) bei Erkrankungen vermehrt auftreten und sie zum Teil auch erklären können, wurde geschlossen, dass die Gabe von Radikalfängern, also Antioxidantien, Krankheiten verhindern oder schneller heilen können müsse. Auch die in Abbildung 41 gezeigte Studie beweist zwar eindeutig, dass durch radikale Sauerstoffspezies aktivierte Transkriptionsfaktoren im Zellkern Signale auslösen, die zur Arteriosklerose beitragen. Aber auch diese Studie zeigt, dass dies zwar für den durch Radikale aktivierten Transkriptionsfaktor NFkappaB und seine Untereinheit Crel zutrifft, jedoch nicht für andere Untereinheiten des Radikal-getriebenen Transkriptionsfaktors NFkB. Es gibt zum Beispiel eine Untereinheit von NFkB, die durch Radikale aktiviert wird, namens

T50, die beides kann: Entzündungsreaktionen auslösen, aber sie kann auch, wenn sie sich an andere Partner im Zellkern bindet, Entzündungsreaktionen stoppen. Gibt man also Antioxidantien, verändert man dadurch beides, die Radikal-getriggerte Signalwirkung, die die Zellaktivierung fördert, ebenso wie die Radikal-getriggerte Signalaktivierung, die die Entzündungsreaktion hemmt. Schon deswegen ist es mehr als unwahrscheinlich, dass eine unspezifische Antioxidantien-Therapie einen klinischen Nutzen bringen könnte. Aber aufgrund von Beobachtungsstudien wurde die Hypothese aufgestellt, dass Radikale zu Erkrankungen führen.

Diese Hypothese war so gut begründet, dass die dann durchgeführten klinischen Studien ethisch begründet und gefordert waren, auch wenn übersehen wurde, dass Radikale Erkrankungen nur innerhalb von Zellen regulieren, während Radikale fangende Medikamente wie Vitamin C zunächst nur im Blut vorhanden sind. Es wurde auch vergessen, dass Radikale an eine Zelle auch Signale übermitteln, der Zelle zeigen, wie sie reagieren soll.

Die Zahlen in Abbildung 48 beziehen sich auf eine Studie, in der Menschen mit zumindest einem Risikofaktor für kardiovaskuläre Erkrankungen 300 mg Vitamin E erhielten, da es ja etliche Beobachtungsstudien gab, die nahelegten, dass hohe Vitamin-E-Zufuhr vor Herzinfarkt schützt. Die Probanden wurden dann über

Antioxidantien für alle mit einem erhöhten Herz-Kreislauf-Risiko?

	Vitamin E NNT	 NNH
Alle Herz-Kreislauf-Erkrankungen	250	
Alle Todesfälle		**500**
Alle Herzinfarkte	1000	
Alle Schlaganfälle		**500**
Krebs		**333**
Blutung		**1000**
Andere Ereignisse		**1000**
Gesamt		**167**

NNT: number needed to treat = Nutzen

NNH: number needed to harm = Schaden (fett gedruckt)

Abbildung 48: Modifiziert nach Violi F. et al., *The Lancet* 357:1704-1705, 2001.

vier Jahre beobachtet. In dieser Studie wurde jedoch kein Schutz vor kardiovaskulären Erkrankungen durch Vitamin E gefunden. Die Autoren dieser Studie nahmen nun diese Daten von 4.495 Menschen und berechneten die „number needed to treat" beziehungsweise die „number needed to harm".

Die fett gedruckten Zahlen sind „numbers needed to harm", also wie viele Menschen man behandeln muss, um einem Menschen zu schaden, und beim Vitamin E ist die Zahl 500 fett gedruckt, das bedeutet, dass man dem Patienten durch eine Vitamin-E-Gabe eher schadet, als dass man ihm nutzt.

Doch nicht nur wie oben für Vitamin C und Infekte gezeigt, sondern auch in mehreren Interventionsstudien mit Radikalfängern zur Verhinderung von kardiovaskulären Erkrankungen blieb der Erfolg aus. Es wurden sogar Nebenwirkungen beschrieben. So begründet die Hypothese war, dass man mit Radikalfängern Herzinfarkt, Schlaganfall oder Krebs behandeln oder vermeiden kann, so falsch war sie auch, sie ist widerlegt. Inzwischen ist bekannt, dass Radikale eben nicht nur schädigen, sondern auch nutzen. Radikale starten die Reaktionen in einer Zelle, die unter anderem Entzündungsreaktionen beenden, sie triggern die Reaktionen einer Zelle, die Schutz für die Zelle vermitteln. Daher führt die Hemmung von Radikalen nicht zu einem therapeutischen Erfolg, vor allem nicht bei Gesunden, denn wir brauchen Radikale. Doch die Kombination von Gutgläubigkeit, Werbung und mangelnder Konfliktbereitschaft derer, die es wissen und erklären könnten, führt dazu, dass diese Präparate weiterhin verkauft und konsumiert werden. Mal sind es direkte Radikalfänger, dann wieder Selen, eine Substanz, die auch mit Radikalbildung interferiert, aber bei der es auch Zweifel gibt, ob sie nicht das Risiko für Diabetes und Prostatakarzinom erhöht. Der Wunsch, ein Stückchen Zukunft aus der Natur zu kaufen, ist größer als die Vernunft. Der Glaube an die Macht der Apotheke im Bauch ist so groß wie die Freude, mit Präparaten, die Gesundheit versprechen, ein Geschäft zu machen. Noch unverständlicher als das Thema Vitamine und Radikalfänger ist das Thema „Gesundheit durch Fischöl". Es gibt dazu so viele Studien, dass es einfach jeden Glauben an Apotheker verlieren lässt, wenn man sieht, dass Fischöl immer noch verkauft wird.

In einer Studie, dargestellt in Abbildung 49, wurden 12.536 Patienten mit hohem Risiko für kardiovaskuläre Erkrankungen und mit gestörter Glukosetoleranz, erhöhtem Nüchternblutzucker oder Diabetes entweder 900 mg Omega-3-Fettsäuren („Fischöl") oder Placebo gegeben. Der primäre Endpunkt nach 6,2 Jahren war Tod durch kardiovaskuläre Erkrankung. Die Abbildungen zeigen in A den Tod durch kardiovaskuläre Erkrankungen, in B das Auftreten von Myokardinfarkt, Schlaganfall oder kardiovaskulären Todesfällen, in C die Todesfälle aus irgendeinem Grund und in D die Todesfälle durch Herzrhythmusstörungen.

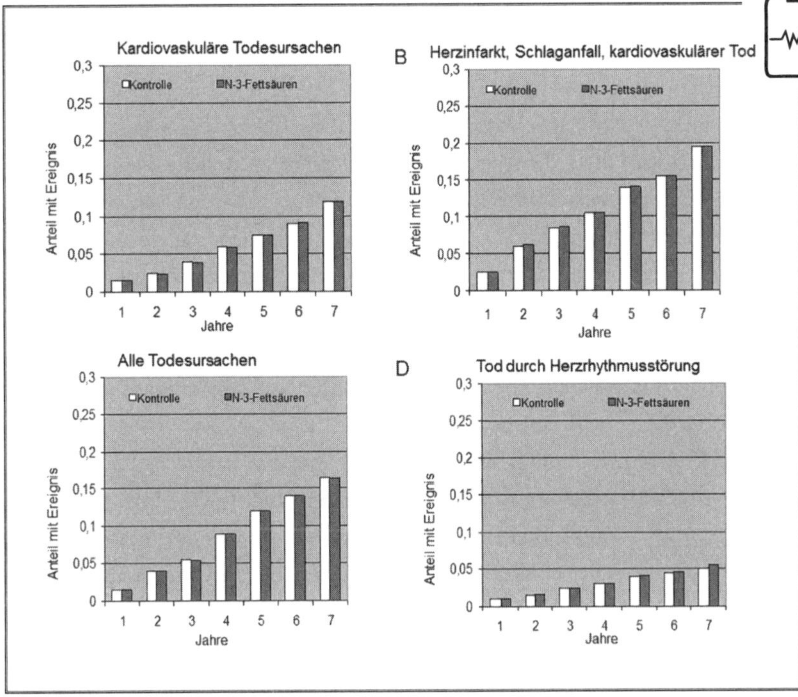

Abbildung 49: Omega-3-Fettsäuren und Tod durch kardiovaskuläre Erkrankungen bei Patienten mit gestörtem Glukosestoffwechsel. Modifiziert nach Bosch J. et al.: *The New England Journal of Medicine* 367: 309-318, 2012.

Man kann keinen signifikanten Unterschied zwischen den weißen und den grauen Säulen erkennen, das heißt, Omega-3-Fettsäure (Fischöl) hat keinen Effekt auf kardiovaskuläre Ereignisse oder Tod. Es gibt viele Studien – hier wurde nur die eine Studie an Hochrisikopatienten gezeigt –, die alle das gleiche Ergebnis haben. Dies, obwohl die Triglyceride gesenkt wurden – das ist der Teil der Fette, der durch Fischöl reduziert wurde. Der Effekt auf die Triglyceride war hochsignifikant, aber obwohl dieser Effekt nachweisbar war, hatte er keine klinische Relevanz.

Viele Studien belegen, dass bestimmte Fette, die in Fisch vorhanden sind, Entzündungsreaktionen, wie sie bei Arteriosklerose auftreten, reduzieren können. Viele Studien belegen, dass die Triglyceride dadurch gesenkt werden können. Daher besteht kein Zweifel: Fischöl hat eine biochemisch nachweisbare Wirkung. Doch es gibt einen Unterschied zwischen biochemisch nachweisbarer Wirkung und Nutzen in Hinsicht auf Erkrankungen. Denn eindeutig steht fest, dass Fischöl weder bei einem Hochrisiko-Kollektiv wie Diabetikern, in Abbildung 52 gezeigt, noch bei gesunden Menschen in Bezug auf die Reduktion des Risikos, eine Erkrankung zu erleiden, etwas nutzt. Nicht eine Studie zeigte dies, etliche Studien belegen sogar, dass es keinen Platz für Fischöl in der Therapie gibt, mit Ausnahme ganz seltener Patienten, die so hohe Triglyceride haben, dass sie dadurch das Risiko einer Bauchspeicheldrüsenentzündung besitzen. Diese Patienten bedürfen dann der Fischöltherapie, wenn alle anderen Medikamente allein mit der Diät nicht ausreichen, um die Werte so einzustellen, dass keine Bauchspeicheldrüsenentzündung auftritt. Doch würden nur diese Patienten mit Fischöl oder mit Omega-3-Fettsäuren behandelt, würde der Umsatz um mehr als 99 Prozent sinken! Aber Wirkungslosigkeit bezüglich kardiovaskulärer Erkrankungen heißt nicht Freiheit von Nebenwirkungen.

Schon 1996 wurde in der Zeitschrift *Diabetologia* veröffentlicht, dass bei diabetischen Ratten die Augenschädigung durch Füttern von Omega-3-Fettsäuren beschleunigt wird. Man führte diesen Tierversuch durch, weil zuvor gezeigt worden war, dass Störungen der Funktion der Blutplättchen, die die Gerinnung beeinflussen, die reduzierte Verformbarkeit von Blutzellen und die Anheftung von Entzündungszellen an Gefäße bei der Entstehung diabetischer Gefäßschäden von Bedeutung sind. Es wurde zudem gezeigt, dass Fischöl die diabetesbedingten Störungen abmildern kann. Also sollte doch die Gabe von Fischöl bei diabetischen Ratten die Entwicklung der Augenschäden, gemessen an den Gefäßen, in denen Zellen abgestorben waren, verringern. Doch das Ergebnis war überraschend: Die kleinsten Gefäße ohne Zellen, in denen das Blut nicht mehr fließen kann, nahmen um 75 Prozent zu. Daher die kritische Frage an alle, die Fischöl verkaufen: Haben Sie Ihre Kunden vor dieser potenziellen Nebenwirkung gewarnt? Oder ziehen Sie sich aus der Verantwortung, indem Sie sagen, das seien doch nur Rattenversuche, die Versuche an Menschen stünden noch aus? Gegen das letzte Argument sei angemerkt, dass keine Ethikkommission nach solch eindeutigen Tierversuchen die Testung von Fischöl bei diabetischen Menschen erlauben würde. Aber es darf verkauft werden!

Doch wie erklärt es sich, dass Vitamine, Selen und Fischöl weiterhin verkauft werden? Es sind die Fehlschlüsse, die so verlockend sind, dass man die wissenschaftliche Evidenz verneint, verleugnet, ignoriert. Viel zu viele falsche Rückschlüsse, falsche Umkehrschlüsse, beeinflussen die öffentliche Wahrnehmung des Themas „gesundes Essen". Beispielsweise steht fest, dass falsch angebautes Gemüse Giftstoffe enthalten kann. Der Kehrschluss, so gutgläubig und sympathisch er sein mag, wäre nun: Biologisch angebautes Gemüse ist gesünder, da es weniger Giftstoffe und mehr Vitamine enthält. Das wurde untersucht und die Daten sind hier zusammengefasst:

Nahrungsmittelinhaltsstoff	P-Wert
Vitamin C	0,48
Beta-Carotin	0,83
Vitamin E	1,00
Kalium	1,00
Kalzium	0,68
Phosphor	**<0,001**
Magnesium	0,66
Eisen	1,00
Protein	1,00
Ballaststoffe	0,97
Flavonoide	1,00
Phenole	**0,007**

Abbildung 50: Unterschiede von Inhaltsstoffen in „Bio-“ und konventionellen Nahrungsmitteln. Daten aus Smith-Spangler C., Brandeau M.L., Hunter G.E., Bavinger J.C., Pearson M., Eschbach, P.J. et al.: „Are organic foods safer or healthier than conventional alternatives?: A systematic review“, *Ann Intern Med.* 2012; 157: 348-366. Copyright © 1997, American College of Physicians. With permission of ACP.

17 Untersuchungen an Menschen und 223 Untersuchungen von Nahrungsmittelinhaltsstoffen, aber auch Giftstoffen, in Nahrungsmitteln wurden in einer sogenannten Metaanalyse miteinander verglichen, das heißt, die Daten der einzelnen Studien wurden herausgezogen und nebeneinander gestellt. In der Tabelle sind die verschiedenen Nahrungsinhaltsstoffe untereinander dargestellt, und es wurde untersucht, ob es einen Vorteil von „Bio“ im Vergleich zu konventionell hergestellten Nahrungsmitteln gibt. In der Spalte neben dem Nahrungsbestandteil kann man den p-Wert ablesen – nur ein p-Wert, der kleiner ist als 0,05, ist signifikant. Statistisch signifikant ist also der Unterschied beim Phosphorgehalt und bei einigen Phenolen. Aber bei den meisten Bestandteilen ergab sich weder ein statistisch signifikanter Unterschied noch in irgendeiner Weise ein Unterschied, der gesundheitliche Relevanz haben könnte. Untersucht wurden auf diese Weise verschiedene Nahrungsmittel wie Bananen, Beeren, Brokkoli, Kohlsorten, Möhren, Sellerie, Auberginen, Salat, Orangen, Pflaumen, Kartoffeln, Zwiebeln, Erdbeeren, Getreide, Olivenöl und andere.

Eine größere Zusammenfassung der vergleichenden Analyse von Inhaltstoffen von Nahrungsmitteln aus biologischem und konventionellem Anbau belegte, dass es bezüglich der Inhaltsstoffe keine signifikanten, die Gesundheit potenziell fördernden oder schädigenden Unterschiede gibt. Unbeschadet davon sind Überlegungen zur nachhaltigen Nutzung der natürlichen Ressourcen und dem humanen Umgang mit Tieren.

Aber es gibt auch Untersuchungen, die die Krebs erzeugende Aktivität von Rückständen von Spritzmitteln mit den endogenen, von Pflanzen selber hergestellten Abwehrstoffen gegen Parasiten, Viren und Pilze vergleichen. Diese Studien ergaben, dass die zum Eigenschutz ohne Spritzmittel nötige Synthese von Abwehrstoffen auch toxische Effekte bedingt. Denn die gebildeten Abwehrstoffe sind natürlich auch im Menschen biologisch aktiv und Pflanzen können Substanzen herstellen, die ihnen im Kampf mit Schädlingen nutzen, beim Säugetier aber Krebs erzeugend sind. Ein weiterer Hinweis, dass die Idee rühmlich, aber falsch ist, aus der Natur oder durch verbesserte „Natürlichkeit" über die Nahrung die Gesundheit von Gesunden zu fördern. Die Fakten sprechen gegen einen die Gesundheit fördernden Effekt dieser ethisch, aber nicht gesundheitlich zu begründenden Anbauformen. Schade nur, dass in der öffentlichen Wahrnehmung der ethische Aspekt zu kurz kommt und der faktisch nicht nachweisbare Effekt auf die angebliche Förderung der Gesundheit so im Vordergrund steht.

„Bio" ist also nicht mit gesund machender Ernährung gleichzusetzen. Aber ist das so schlimm? Es muss ja nicht alles „gesund machen"! Es reicht doch, wenn es eine Anbauform ist, die sich der Nachhaltigkeit verpflichtet. Nur sollte die Nachhaltigkeit dann sauber überprüft werden. Wenn man im Herbst über Felder läuft, auf denen „Bio-Gemüse" angebaut wird und auf einem halben Quadratkilometer nur Lauch steht, fragt man sich schon, ob das natürlich ist. Läuft man weiter, schließt sich an die Lauchmonokultur, ohne Busch und Baum, eine 300 mal 500 Meter große Fläche mit Zwiebeln an. Auf diesem Feld gibt es kaum mehr Insekten, Hasen, Rebhühner oder Vögel zu sehen. Deswegen sollte man nachdenken, ob wir uns mit dem Begriff „Bio" genau wie mit der Vorstellung von „gesundheitsfördernd" nur Alibis gegeben haben, die uns helfen, den Blick von der Zerstörung an Flora und Fauna, der Zerstörung der Lebensgrundlagen vieler Tiere, abzuwenden. Gutes Gewissen statt genauem Hinschauen und Überlegen, wie man, vielleicht ein wenig teurer, aber nachhaltiger, Gemüse anbauen kann.

Die heutigen Anbaumethoden von Gemüse sind keineswegs ursprünglich, sie fördern weder die natürlichen Lebensverhältnisse für Insekten und kleinere Tiere noch für viele Pflanzen. Die Gesellschaft lässt sich beruhigen, dass „Bio-Anbau" die Umwelt weniger schädige als unsachgemäßer Gemüseanbau. Aber weniger schädigen heißt ja nicht gut für ein Biotop sein. Daher sollte man auch über Verschwendung des angebauten Gemüses nachdenken. Das gilt nicht nur für die großen Mengen an Gemüse, die im Supermarkt entsorgt werden, wenn sie nicht rechtzeitig verkauft wurden. Das gilt auch für die riesigen Reste an Gemüse, die im Winter auf den Feldern verbleiben und nie geerntet werden, weil für die totale, immerwährende Verfügbarkeit aller Sorten von frischem Gemüse, die der Kunde erwartet, mehr angebaut werden muss, als verkauft werden kann. Bei allem Bemühen ist Gemüseanbau keineswegs unproblematisch. Und wer über Anbau- und Ernteverfahren nachdenkt, sie sich genauer anschaut, weiß auch, dass es keineswegs unbedeutend und harmlos ist, wie heute Gemüse in großen Mengen erzeugt wird.

Gemüse als Nahrungsmittel ist positiv belegt, am häufigsten durch den Begriff „vitaminreich". Da der industrielle Anbau fragwürdige Aspekte erzeugt, stellen sich Fragen, die noch nicht befriedigend beantwortet werden können, auch wenn alle Gemüsesorten aus vielen Gründen sehr wertvolle Nahrungsmittel sind. Aus Sicht der Gesundheitserhaltung lässt sich unspektakulär, aber richtig formulieren:

Es ist eindeutig schwerer, sich durch Gemüse als durch fettes Fleisch krank zu essen. Selbst wenn man sich einseitig ernährt, ist Gemüse weniger gefährlich als Fleisch. Das gilt auch für Obst. Dies stimmt auch angesichts der Belastungen der Umwelt und der Qual der Tiere, die die Erzeugung von fleischhaltigen Nahrungsmitteln mit sich bringen muss, wenn man so viel Fleisch so billig konsumieren möchte, wie es zurzeit der Fall ist. Gelegentliche Kritik an der Tierhaltung ist eher eine Beruhigung des Gewissens als eine nachhaltige Änderung des Konsumverhaltens. Eigentlich wären Missstände in der Tierhaltung einfach zu lösen, viel einfacher als die Probleme beim Gemüseanbau, denn man müsste nur bereit sein, zweimal in der Woche kein Fleisch zu essen und dann, wenn man Fleisch isst, dies etwas bescheidener zu tun. Dies hätte zur Folge, dass weniger Tiere gehalten werden müssten, die Tiere könnten sich mehr Platz teilen. Wenn dann der Konsument bereit wäre, für die geringere Menge Fleisch genauso viel zu bezahlen wie jetzt für die größere Menge, dann wäre genügend Geld vorhanden, um es den Bauern zu erlauben, die Tiere besser zu halten. Da aber das Essverhalten so komplex reguliert ist, werden Ermahnungen hieran nichts ändern.

In diese Diskussion spielt auch die Frage hinein, ob denn eine vegetarische Ernährung gesünder sei. Gemüse und Obst enthalten ja Vitamine, wenig Fett, viel Ballaststoffe. Hingegen genügen pro Volumen viel geringere Mengen an Fleisch, um sich krank zu essen. Doch nicht die Frage, welches Nahrungsmittel es schneller ermöglicht, sich krank zu essen, ist das Thema, sondern die Frage, ob eine Ernährungsform gesünder ist als eine andere. Man muss also eine Person, die sich vegetarisch ernährt, dabei verschiedene Nahrungsmittel zu sich nimmt, um Einseitigkeit in der Ernährung auszuschließen, und die das Körpergewicht konstant hält, mit einer Person vergleichen, die zwar Fleisch isst, aber in vernünftigem Maße. Also es soll hier nicht jemand, der täglich dreimal eine fette, hochkalorische Mahlzeit zu sich nimmt, mit jemandem verglichen werden, der sich vegetarisch und bescheiden ernährt. Die Frage ist, wie oben dargestellt, nicht der Nachweis, wie man sich leichter krank essen kann, sondern ob man bei gleicher Lebensform, gleicher Lebensweise, gleichem sozialen Status, Daten finden kann, die belegen, dass der Vegetarier länger lebt, weniger krank wird und glücklicher ist. Hierzu erschienen kürzlich zwei interessante Publikationen.

Da es keine Interventionsstudien mit Endpunkten wie Herzinfarkt, Schlaganfall oder Krebs gibt, die vegetarische Ernährung und fleischhaltige Mischkost vergleichen, muss man auf Beobachtungsstudien zurückgreifen. Beide kürzlich veröffentlichte Studien wurden von der gleichen Arbeitsgruppe durchgeführt, beide griffen auf eine Befragung der Bevölkerung zurück. Es handelt sich um die Befragung von 15.474 Österreichern aus dem Jahr 2006/2007. Die eine Auswertung, die in der *Wiener klinischen Wochenschrift* im Dezember 2013 publiziert wurde, ergibt, dass die Vegetarier sich selber als gesünder einschätzen als diejenigen, die Fleisch essen. Das scheint auf den ersten Blick die gängige Meinung zu unterstützen, Fleisch sei ungesund.

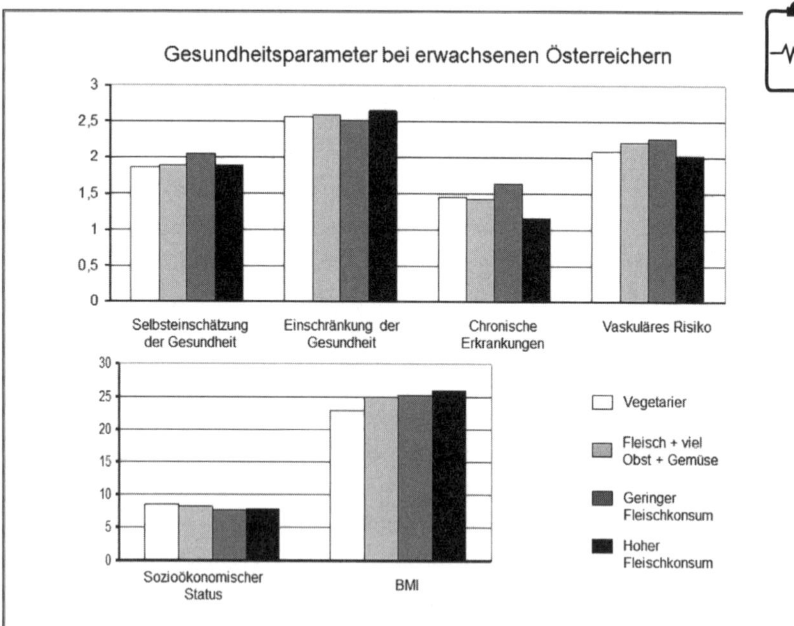

Abbildung 51: Daten aus Burkert N.T., Freidl W., Großschädel F., Muckenhuber J., Stronegger W.J., Rásky E.: „Nutrition and health: different forms of diet and their relationship with various health parameters among Austrian adults", *Wien Klin Wochenschr.* 2014 Feb; 126 (3-4): 113-8. © Springer-Verlag Wien 2013. With permission of Springer Science+Business Media.

Da Beobachtungsstudien einen positiven Gesundheitseffekt und eine niedrigere Todesrate für Menschen beschrieben, die viel Früchte und Gemüse zu sich nehmen, wurden in dieser österreichischen Studie an 15.474 Menschen der Lebensstil, die Gesundheit und die Lebensqualität erfragt. Diese Ergebnisse wurden zu den verschiedenen Formen der Diät, die die Menschen zu sich nahmen, in Bezug gesetzt.

Man erkennt, dass die Selbstkontrolle des Gesundheitsverhaltens bei Vegetariern besser ist, denn sie rauchen deutlich weniger und trinken weniger Alkohol. Das macht die Vergleichbarkeit der Gruppen schwierig. Abbildung 51 zeigt auch, dass die Selbsteinschätzung der Gesundheit bei den Vegetariern (1,86) nicht signifikant besser ist als bei denen, die Fleisch, aber auch viel Gemüse und Obst essen (1,89).

Die Selbsteinschätzung der Gesundheit ist deutlich besser bei denen, die wenig Fleisch essen, aber die, die sehr viel Fleisch essen, und die, die Vegetarier sind, unterscheiden sich hierin nicht. Es ist wichtig, sich die statistische Standardabweichung (hier nicht gezeigt) anzusehen, die in der Originaltabelle angegeben ist: Sie beträgt in etwa die Hälfte des beobachteten Effekts, was bedeutet, dass es erhebliche Unterschiede innerhalb jeder Gruppe gab.

Vergleicht man die Einschränkung der Gesundheit, gibt es keine signifikanten Unterschiede. Interessant ist, dass sich bei chronischen Erkrankungen die Vegetarier kränker fühlen (1,45) als die Fleischesser (1,16). Hingegen sind beim Gefäßrisiko keine Unterschiede nachweisbar.

Es ist wichtig für die Interpretation der Zahlen, dass bei der Selbsteinschätzung der Gesundheit und bei den chronischen Erkrankungen eine höhere Zahl schlechtere Ergebnisse bedeutet, hingegen bei der Einschätzung der Gesundheitsbeeinträchtigungen eine höhere Zahl ein besseres Ergebnis bedeutet.

Der untere Teil der Abbildung zeigt den sozioökonomischen Status und den Body Mass Index in den Gruppen. Beim sozioökonomischen Status bedeutet eine höhere Zahl einen höheren sozioökonomischen Status, er ist bei Vegetariern höher als bei denen, die sehr viel Fleisch essen, und der Body Mass Index ist bei den Vegetariern niedriger als bei denen, die Fleisch essen. Die Schlussfolgerung ist also, dass vegetarische Ernährung auf den ersten Blick Vorteile hat, genaues Hinsehen zeigt aber, wenn man Vegetarier mit denen vergleicht, die sehr viel Fleisch essen, dass viele der angeblichen Vorteile schon nicht mehr nachweisbar sind.

Die Schlussfolgerung der Autoren dieser Studie lautet dann auf den ersten Blick folgerichtig: „Unsere Ergebnisse zeigen, dass eine vegetarische Ernährung mit einem besseren Gesundheitsverhalten, einem niedrigeren Body Mass Index und einem höheren sozioökonomischen Status einhergeht. Personen, die moderat Fleisch essen, haben eine schlechtere subjektive Gesundheit, leiden mehr an chronischen

Krankheiten, haben ein höheres vaskuläres Risiko und eine niedrigere Lebensqualität. Zusammenfassend zeigen unsere Ergebnisse, dass der Konsum einer Ernährung mit viel Obst und Gemüse mit einer verbesserten Gesundheit und einem besseren Gesundheitsverhalten einhergeht. Daher sind Gesundheitsförderprogramme, die das Gesundheitsrisiko, das mit Fleischkonsum einhergeht, [reduzieren], notwendig." Interessant: Verschwiegen werden die besseren Daten derer, die viel Fleisch essen!

So weit die Autoren. Doch stimmt dies? Der Anfang stimmt, in der Studie kommt heraus, dass Unterschiede festgestellt werden. Doch gerade in Beobachtungsstudien, vor allem solchen, die nur auf Befragungen beruhen, kann vieles herauskommen, was keinesfalls einer Interventionsstudie standhalten würde. Das erkennt man, wenn man sich die in der Tabelle dargestellten tatsächlichen Unterschiede anschaut: Es ist doch einfach Unfug, dem Leser vermitteln zu wollen, dass der Unterschied zwischen dem Body Mass Index von 22,9 bei Vegetariern und 25,9 bei denen, die viel Fleisch essen, für die Gesundheit relevant wäre! Und peinlich wird es für die Autoren, aber auch für die Gutachter der Zeitschrift, wenn aus solch einer methodisch nur eingeschränkt auswertbaren Studie mit einem zwar statistisch signifikanten Gewichtsunterschied, der aber klinisch irrelevant ist, am Ende geschlossen werden darf, dass Programme nötig seien, um das Essverhalten zu ändern. Wie schon so oft in diesem Buch gezeigt: Es gibt keine Hemmungen, anderen Menschen Zwang zuzumuten. Höflich formuliert nennt man das dann „Schulung" und „Gesundheitsprogramme", nicht „Gehirnwäsche" oder „Zwangserziehung". Der Begriff „Gesundheitsförderprogramm" ist nichts anderes als eine beruhigende Formulierung für die selbstgerechte Anmaßung, anderen Vorschriften für ihren Lebensstil zu machen!

Dabei zeigt die Studie doch auch, dass der sozioökonomische Status eine Rolle spielt. Besser gebildet und wohlhabender wird man nicht durch vegetarische Kost. Aber diejenigen, denen es wirtschaftlich und sozial gut geht, leisten sich scheinbar öfter vegetarische Kost. Also muss man in die Daten etwas differenzierter hineingehen und etwas differenzierter darüber nachdenken.

Vielleicht haben die gleichen Autoren deswegen aus ihrer Befragung noch eine zweite Publikation erstellt. Zuerst wurden in dieser Studie, in die die gleichen Probanden einbezogen wurden wie in die oben dargestellte, die 15.474 befragten Probanden aufeinander angeglichen. Die Autoren hatten gemerkt, dass in der ersten Publikation die Patienten nicht exakt vergleichbar waren, sodass die berechneten Unterschiede nicht durch die Ernährung, sondern durch die Unterschiede zwischen den Patienten erklärbar sein könnten. Man erstellte also aus dem großen Kollektiv eine Subgruppe, in der die Probanden bezüglich Alter, Geschlecht und

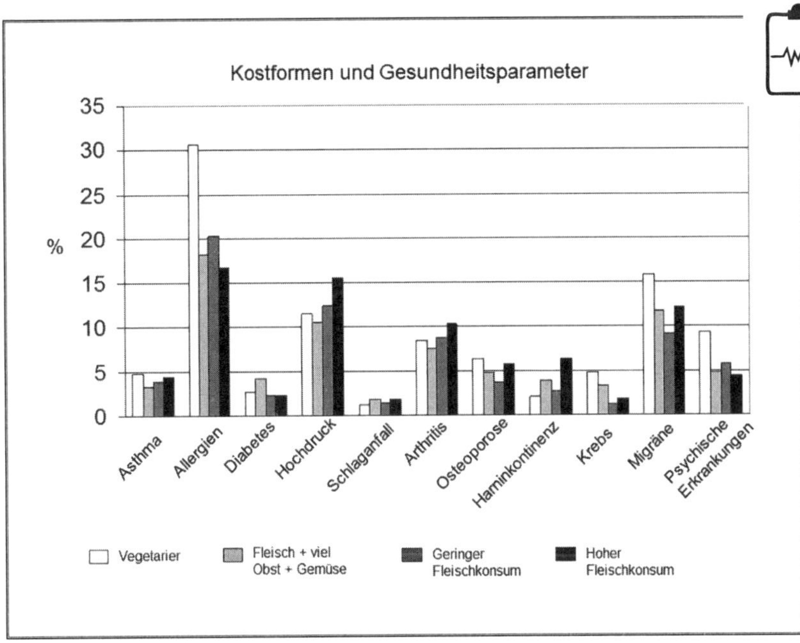

Abbildung 52: Daten aus Burkert N. T. et al., *PLOS ONE* e88278, 2014) 118, 2014.

sozioökonomischem Status vergleichbar waren. Dies waren dann noch 1.320 Probanden, bei denen der Gesundheitsstatus, Erkrankungen, das Risiko einer Gefäßerkrankung, medikamentöse Therapien, Impfungen und ärztliche Check-up-Untersuchungen betrachtet wurden. Wie nach der oben zitierten ersten Studie erwartet, ergab diese im *PLOS ONE* im Februar 2014 publizierte Studie, dass die Vegetarier etwas weniger wiegen und seltener Alkohol trinken. Aber wie steht es mit der Gesundheit?

Die gleichen Daten, die in Abbildung 51 gezeigt wurden, wurden hier anders aufbereitet. Die Menschen wurden bezüglich Unterschieden wie Alter, Geschlecht und sozioökonomischer Status einander angeglichen, was in der vorherigen Studie nicht der Fall war. So erklärt sich der Unterschied zwischen der Analyse der ganzen Gruppe und der Analyse der Subgruppe, in der die Probanden vergleichbar waren:

Nach Angleichung zeigen die Analysen, dass die vegetarische Diät mit einer schlechteren Gesundheit vergesellschaftet ist, insbesondere mit einer höheren Häufigkeit von Krebs, Allergien und psychischen Erkrankungen, einem vermehrten Bedürfnis, das Gesundheitssystem in Anspruch zu nehmen, und mit einer niedrigeren Lebensqualität.

In Abbildung 52 sind verschiedenste Erkrankungen aufgeführt, und die Prozentzahl der Probanden, die eine Krankheit hatten, wurde zwischen den Vegetariern und den anderen Ernährungsgruppen verglichen. Signifikant sind die Unterschiede bei Allergien. Vegetarier geben diese Diagnose viel häufiger an als diejenigen, die Fleisch essen. Signifikant sind auch die Unterschiede zwischen Vegetariern und denen, die viel Fleisch essen, bezüglich der Harninkontinenz – hier scheinen die Vegetarier besser abzuschneiden, aber bei den Vegetariern haben 4,8 Prozent der untersuchten Probanden Krebs, hingegen nur 1,8 Prozent derjenigen, die viel Fleisch essen. 9,4 Prozent der Vegetarier haben eine Angststörung oder Depression, hingegen nur 4,5 Prozent derjenigen, die Fleisch essen.

Die Daten lassen nicht die Schlussfolgerung zu, dass zum Beispiel der Vegetarier mehr Krebs und mehr psychiatrische Erkrankungen hat, weil er vegetarisch lebt, genauso wenig wie sie die Schlussfolgerung zulassen, dass man aufgrund des gesellschaftlichen Drucks meint, vegetarisch leben zu müssen, wenn man Krebs oder eine Angststörung hat. Nur eine Interventionsstudie würde es erlauben, diese beiden Hypothesen zu untersuchen.

Wichtig ist aber, aus dem Vergleich der Abbildungen 51 und 52 zu erkennen, wie sehr die öffentliche Debatte über Ernährung durch Untersuchungen verwirrt wird, in denen nicht vergleichbare Kollektive miteinander verglichen werden – was zu eindeutigen Fehlschlüssen führt, zum Beispiel dass in Abbildung 51 suggeriert wird, dass Vegetarier gesünder sein könnten, hingegen aus Abbildung 52 hervorgeht, dass einschließlich psychiatrischer Erkrankungen Vegetarier keinen Vorteil haben. Man könnte vermuten, dass das Essverhalten auch Ausdruck der Selbsteinschätzung der Gesundheit oder der Stabilität der Gesundheit ist – wieder ein Beleg dafür, wie sehr Essverhalten und psychosozialer Kontext im Zusammenhang zu sehen sind.

Die Ergebnisse verblüffen nur den, der zum einen die Schwächen der Interpretation solcher Studien nicht kennt, und der außerdem die Studien nicht kennt, die belegen, dass Vitamintherapie – denn die Vitamine sind es ja, die bei Vegetariern angeblich die Gesundheit fördern – bei Gesunden nichts nutzt. Die Ergebnisse dieser Studie lassen erkennen, dass die Vegetarier, obwohl sie ein klein wenig schlanker sind, sich kränker fühlen, über mehr chronische Erkrankungen berichten und deutlich häufiger an Allergien, an Diabetes, grauem Star, Schwindel, Angststörungen und Depression, Herzinfarkt und Krebs leiden, um nur einige der Unterschiede zu nennen. Wurde die Lebensqualität ausgewertet, ergab sich beim Thema körperliche Gesundheit ein signifikanter Unterschied zu Ungunsten der Vegetarier. Hingegen zeigten sich bei den Fragen nach sozialen Beziehungen und dem Wohlfühlen im Umfeld, wenn auch nur kleine, so doch statistisch gerade noch signifikante Unterschiede zugunsten der Fleischesser. Sind wir also wieder beim Thema des „french paradox" angelangt, der Gemeinsamkeit beim Mahl, bei der Lebensqualität durch Lebensfreude?

Fazit: Es gibt keine Belege, dass bei gleicher Ausgangslage, bei vergleichbaren Gruppen, vergleichbarem Lebensstil, vegetarische Kost für die Gesundheit förderlicher wäre. Genauso wenig gibt es Belege, dass vegetarisch leben krank macht. Ebenso gilt, dass es keinerlei Hinweise gibt, dass, wenn man wirklich auf Vergleichbarkeit der Kollektive achtet, das Fleischessen in vernünftigem Maß krank oder gesund macht. Die Schlussfolgerung ist einfach: Es ist nicht so wichtig, was wir essen. Die exakte Zusammensetzung des Essens ist keineswegs so bedeutsam, wie immer gesagt wird. Man sollte sich nur ausgewogen, vielseitig und mit keiner Speise im Übermaß ernähren. Am Ende bleibt bei der hitzigen Debatte um die richtige Ernährungsweise nur der wissenschaftlich nüchterne Schluss: Es ist und bleibt egal, was man isst, es muss nur ausgewogen und vielseitig sein und darf keine Giftstoffe enthalten. Somit gibt es, basierend auf den Beobachtungsstudien, keinen Grund und keine Berechtigung, eine Interventionsstudie aufzulegen.

Anders formuliert: Muss denn immer alles kompetitiv, wettkampfmäßig, beurteilt werden, und muss es immer einen Gewinner und einen Verlierer geben? Oder ist es nicht möglich, dass verschiedene Lebensstile einfach gleichwertig nebeneinander und miteinander existieren und gelebt werden können, ohne dass der eine dem anderen überlegen sein muss?

Am Ende der Betrachtung der fehlenden Unterschiede zwischen vegetarischer und ausgeglichener nicht vegetarischer Ernährung bleibt eine Vermutung: Auch wenn es nicht so wichtig ist, was man isst, so könnte es wichtig sein, wie man isst, ob allein oder in Gemeinschaft.

Ein Fazit, das nur den überrascht, der meint, nur weil man sich mit einem höheren Volumen an Fleisch als Obst oder Gemüse durch Fehl- und Überernährung schaden kann, dann automatisch der Kehrsatz gilt, dass Fleischessen Krankheiten herbeizaubere, hingegen Obst und Gemüse die Gesundheit langfristig stabilisieren würden. Eine beruhigende Nachricht für diejenigen, die einfach ganz „normal" und ausgeglichen, in Bescheidenheit, ohne Übermaß, aber durchaus auch mit Genuss, ihr Leben führen. Beunruhigend sind diese Fakten aber für den, der darüber nachdenkt, wie es dazu kommen kann, dass so viele Menschen mit eingebildeten oder tatsächlichen Erkrankungen dazu verleitet werden, eine bestimmte Kostform zu wählen, die ursprünglich nicht ihre eigene war – und das ohne Effekt auf den Parameter, der ein wichtiger Grund der Umstellung auf vegetarische Ernährung ist, nämlich die Gesundheit. Das passt gar nicht zur selbstbestimmten, freien Wahl des Lebensstils, die eigentlich Konsens in unserer Gesellschaft sein sollte!

Ehrlichkeit beim Thema Ernährung, was die Wirkungen von Vitaminen, Gemüse, Obst oder Fleisch angeht, ermöglicht die Forschung und wissenschaftlich korrekte Betrachtung und Interpretation von Forschungsergebnissen. Der Stand heute: Die Beobachtungsstudien lassen nur die Hypothese zu, dass man sich leichter durch Fleisch als durch Gemüse krank isst, aber nicht, dass man durch vegetarische Kost etwas Positives für die Gesundheit täte. Somit gibt es noch nicht einmal eine ethische Begründung für eine Interventionsstudie, in der vergleichbare Probanden, randomisiert, also dem Zufallsprinzip nach, in die Vegetarier- oder die Fleischesser-Gruppe eingeteilt werden, um dann nach 20 Jahren zu prüfen, wer länger und besser lebt. Auch wenn eine solche Interventionsstudie wünschenswert wäre, um das Thema ein für alle Mal zu beenden, ergeben die vorhandenen Beobachtungsstudien dafür keine ethisch nachvollziehbare Begründung!

Genauso wichtig wie eine versachlichte Diskussion der für die Gesundheit optimalen Ernährung wären auch Analysen des Einflusses verschiedener Anbauarten auf Pflanzen und Tiere sowie der Tierhaltung auf die Umwelt und die Tiere selber. Die Gesamtbetrachtung der Auswirkungen vegetarischer oder fleischhaltiger Ernährung auf die eigene Gesundheit und die Umwelt sowie die betroffenen Tiere und Pflanzen sollte die normale ausgewogene vegetarische mit der ausgewogenen nicht vegetarischen Lebensform vergleichen. Man darf die Bewertung der indirekten Schäden durch Konsumverhalten nicht auf Basis der Daten der extremen Esser bewerten, also aus der Auswirkung auf Tier und Umwelt sowie auf das Schicksal derer, die viel, zu viel und sinnlos viel Fleisch essen.

Das Thema der Ernährungsform sollte basierend auf Hochrechnungen dahingehend betrachtet und bewertet werden, was vegetarische oder nicht vegetarische, aber in jedem Fall vernünftige, ausgeglichene Ernährung für die Gesundheit und die Umwelt sowie die Tiere bedeutet. Um objektiv zu sein, müsste dies basierend auf den Daten derjenigen betrachtet werden, die bescheiden leben, nur jeden zweiten Tag etwas Fleisch essen, Gemüse nicht wegschmeißen und mit sich und dem was sie essen, bewusst umgehen. Dann würde sich auch in der Gesamtschau die Brisanz des Themas auflösen, es bliebe nur übrig, dass um Tierprodukte zu verzehren, Tiere gehalten und getötet werden müssen, aber auch, dass um viel Gemüse und Obst zu produzieren, sehr viele Tiere leiden müssen und ihren Lebensraum verlieren. Vielleicht lohnt es, einmal darüber nachzudenken, dass nicht die Ernährungsweise das Problem darstellt, sondern die Anzahl der Menschen, die nicht hungern wollen und ausgeglichen ernährt werden müssen. Professor Welker hat in seinem Buch „Gottes Offenbarung" (Neukirchener Theologie) herausgearbeitet, dass unser Leben unabdingbar auf Kosten von anderem Leben lebt. Hier bilden weder strenge Vegetarier oder Veganer noch diejenigen, die nur bescheiden Fleisch essen, eine Ausnahme.

Eine Ausnahme bilden auch nicht diejenigen, die zwar Fleisch essen, aber industrielle Tierhaltung ablehnen und deswegen durch Jagd sich wenig, aber hochwertiges, natürlich heranwachsendes Fleisch besorgen. Alle müssen unendlich viel Leben zerstören, um sich zu erhalten und zu vermehren. Welker erklärt dann, dass das Paulus-Wort, dass die „fleischliche Existenz unter die Sünde verkauft ist" (Römer 7,14), unter diesem Licht eine ihrer Tiefendimensionen erhält, eine Dimension, über die es sich nachzudenken lohnt. Unsere Existenz hat einen räuberischen Selbsterhaltungsdrang, geht auf Kosten anderer Leben. Weder eine bewusste Ernährung noch das Siegel „Bio" lösen dieses Problem, denn die Erhaltung unserer Art auf Kosten anderer ist Teil unserer Existenz. Man kann Auswüchse nur mildern, das Grundproblem des Lebens auf Kosten anderer jedoch nicht beseitigen. Aber dieses Grundproblem des Lebens auf Kosten von Tieren und Pflanzen, auf Kosten der Zerstörung von Lebensraum von vielen Tieren durch großflächigen Gemüseanbau, ist nicht nur Teil des Menschseins, sondern die Tragik dahinter ist die Tatsache, dass das Leben auf Kosten anderer am Ende vergeblich ist, denn jeder wird einmal sterben.

Aber solch eine nüchterne Betrachtungsweise wird in nächster Zeit keine größere Rolle spielen, denn ideologisch liegen die Lager derer, die für, und derer, die gegen eine bestimmte Ernährungsform argumentieren, zu weit auseinander. Deutlich machen lässt sich dies am Beispiel der „China-Study", einer großen nicht in guten wissenschaftlichen Zeitschriften publizierten Beobachtungsstudie. In dieser Studie wurde das Essverhalten mit Erkrankungen korreliert. Die Studie, durchgeführt von einem überzeugten Veganer, der selber als Wissenschaftler durchaus weiß, wie man in seriösen Zeitschriften publiziert, kommt „natürlich" zu dem Schluss, dass vegane Ernährung gesünder sei, und der Veganer publizierte dies im Internet. Man kann aber bei genauem Hinsehen auch erkennen, dass eine Gruppe in einer bestimmten Gegend Chinas, die besonders viel Fleisch isst, weniger an Krebs erkrankte. Das sieht man nur, wenn man sich die Mühe macht, die Zahlen und Daten im Detail anzusehen. Denn diese Daten lassen die Autoren der Studie in ihrer Auswertung einfach unter den Tisch fallen. Es geht also nicht um Information oder gar um ergebnisoffene Forschung, es geht um Ideologie. Ideologie bei der Beurteilung wissenschaftlicher Sachverhalte ist nichts anderes als der Ausdruck des Willens, um jeden Preis unbedingt recht zu behalten. Das mag für Redezeit und Auftritte in Talkshows reichen, denn da geht es um Unterhaltung, nicht um Information.

Neben der Ideologie spielt ja auch immer das Geschäftemachen eine große Rolle, auch bei dem Thema Ernährung, vor allem wenn es um Vitamine geht. Der Markt ist riesig! Man schaue nur in die Auslagen der Apotheken und in die Werbungen, die einem am Abend im Fernsehen nahegebracht werden. Gerade kurz vor den Nachrichten boomt das Geschäft mit Werbespots, die fast alle Dinge versprechen, die sie nach Stand der Forschung nicht halten können. Sie versprechen Freiheit und Linderung von Venenbeschwerden, die Traumfigur, die dann natürlich sofort vom Finden des idealen, weil körperlich schönen Partners gefolgt wird. Die Werbespots empfehlen die ideale Vitamin-Kombination, natürlich – nachdem die Ärzte selber von individualisierter Medizin reden – speziell gemischt für Männer und Frauen. Gerade Letzteres ist ein Hohn auf die vorliegenden Daten, denn wir wissen, dass die Unterschiede in Resorption, Wirkung und Verstoffwechselung von Vitaminen zwischen einzelnen Menschen so riesig sind, dass die kleinen Unterschiede, die dann angeblich speziell für Männer oder Frauen gut sein sollen, keinerlei gesundheitsrelevante Rolle spielen können. Diese Werbung ist eine Verhöhnung des gesunden Menschenverstands, eine Folge der falsch verstandenen, auf Beobachtungsstudien und daraus abgeleiteten Schlussfolgerungen fußenden Medizin und Gesundheitstheorie. Eine Fehlentwicklung, an der Ärzte und Wissenschaftler verschiedener Disziplinen Anteil hatten und haben. Mediziner, die hier schweigen, machen sich mitschuldig am unseriösen Verkauf.

Angesichts der Daten zur Vitamintherapie und der Daten zur vegetarischen im Vergleich zur ausgeglichenen gemischten Ernährung, die einfach zeigen, dass es egal ist, was man isst, solange man bescheiden bleibt, kann man fragen, warum das Thema noch so hitzig diskutiert wird. Man kann sich fragen, warum überhaupt noch Geschäfte Vitamine anbieten. Diejenigen, die Vitamine zum Verkauf anbieten, aber auch diejenigen, die Nahrungsergänzungsstoffe in ihren Apotheken, Gesundheitsgeschäften oder Naturkostläden verkaufen oder mit dem Vitamingehalt eines Nahrungsmittels werben, müssen sich fragen lassen:

1. Wie könnt ihr das mit einem ethischen Geschäftsgebaren vereinbaren?
2. Zeigt nicht die Tatsache, dass immer wieder neue Inhaltsstoffe der Nahrung angepriesen werden, selbstverständlich alle paar Jahre andere, dass an diesem Geschäftsmodell etwas faul ist?

Wie erklären sich diejenigen, die Vitamine und Antioxidantien in ihren Geschäften und Apotheken anbieten, dass die Art, in der solche nichts nutzenden Präparate und Wirkstoffgruppen beworben werden, sich immer wieder ein wenig ändert? Wenn die erste Kampagne vorbei ist, die zeigt, wie ein Radikal gefangen wird, dann kommt die nächste Werbung, die uns klarmachen will, dass der Radikalfänger „antientzündlich" wirkt und so Gelenkschmerzen, Erkältung und Müdigkeit verhindert. Wenn dann die aus dem einen ethnischen Bereich der Ernährung herausgenommene Substanz, sei es Fischöl, Knoblauch, Curry oder Ähnliches, marketingtechnisch ausgelutscht ist, wird als Ersatz sofort ein ganz ähnliches Wirkprinzip aus einem anderen ethnischen Bereich angepriesen und natürlich ohne seriöse Daten verkauft. Lernt man nicht aus den eigenen Fehlern? Geht es nur um das Geschäftemachen, oder gibt es ein tiefer liegendes Bedürfnis, warum man sinnlos Geld ausgeben möchte?

Hätte Stalin nicht auf die angebliche Langlebigkeit seiner Heimatregion hingewiesen, wer hätte sich dann noch für Knoblauch interessiert? Erst später fand man, dass tatsächlich im Knoblauch Substanzen enthalten sind, die potenziell positive Effekte auf gestresste Zellen haben könnten. Doch ist die aufgenommene Konzentration, selbst wenn man eine ganze Knoblauchzwiebel am Tag isst, groß genug, um eine Wirkung zu entfalten? Natürlich nicht. Wenn mit Knoblauchextrakten so viel Umsatz gemacht wird, warum fragt dann niemand nach seriösen Studiendaten? Warum stört es nicht, dass die Meldung, der Fischkonsum von Eskimos sei mit einer niedrigeren Rate an Herzinfarkten assoziiert, darum ergänzt werden muss, dass Eskimos an einer höheren Anzahl von Hirnblutungen leiden und kürzer leben? Warum machen dies all diejenigen mit, die Medizin oder Pharmazie studiert haben und es eigentlich besser wissen könnten? Doch nicht etwa nur, weil sie es in ihren Geschäften verkaufen? Wo ist dann die kritische Selbstkontrolle?

Nur mit dem Finger auf den Druck des Marktes und die Geldgier des jeweils anderen zu zeigen ist allerdings zu kurz gesprungen. Man muss nachdenken, was die Wurzel ist, warum Menschen dermaßen nach solchen Heilsversprechen lechzen, dass sie die negativen Studienergebnisse negieren. Warum bedürfen Menschen rigider Angaben, was ihnen angeblich gut tut und was nicht, warum lassen sie sich fast schon lustvoll quälen und glauben, sie äßen ungesund und würden sich schaden, wenn sie im Rahmen eines Festes mal etwas mehr essen? Um dies zu ergründen, sind Juden, Christen und Moslems, deren Menschenbild die gleiche theologische Wurzel hat, ebenso wie Ethiker, Philosophen und Juristen aufgefordert, differenziert über die zugrunde liegenden Mechanismen nachzudenken. Dies anstelle eines vereinfachten Zeigens mit dem Finger und einer zu einfachen Begründung, dass alles mit Geld zusammenhänge. Es ist wichtig, sich zu überlegen, warum Menschen sich so verhalten, um durch Verständnis dieser Reaktionsweisen den Weg zu einem vernünftigeren Handeln aufzuzeigen. Wege zum vernünftigen Leben zu finden ist die Voraussetzung dafür, dass das unseriöse Geschäftemachen beendet werden kann. Wege zur Gelassenheit angesichts der Gesundheit und des Alterns zu finden ist wichtig, um die selbstquälerischen Zweifel zu beenden. Selbstquälende Zweifel, ob man denn etwas verpasst, versäumt habe, Zweifel, die die Werbung nutzt, um daraus ein Geschäft zu machen. Nicht das Geschäft ist das Problem, sondern das unseriöse Versprechen, das auch noch Geld fordert.

ZUSAMMENFASSUNG

- Die Gabe von Vitaminen oder Omega-3-Fettsäuren nutzt nicht mehr als die Gabe von Placebo und kann sogar Nebenwirkungen haben.
- „Bio" ist nicht gesünder für den Menschen, bei ernsthafter Umsetzung aber für Natur und Umwelt.
- Dass bestimmte Substanzen, Vegetarismus oder sonstige Ernährungsweisen gesund machen sollen, ist ideologisch oder ökonomisch begründet, aber nicht wissenschaftlich nachweisbar, die existierenden Studien rechtfertigen nicht einmal Interventionsstudien.
- Leben findet unausweichlich auf Kosten anderen Lebens statt, Schuldzuweisungen und Zwang (auch wenn er als „Gesundheitsempfehlung" oder „Ernährungsberatung" verbrämt ist) im Zusammenhang mit Ernährung dienen ideologischen oder wirtschaftlichen Zwecken.

16.

Therapie mit nicht wirksamen Substanzen – oder:

Wie viel Placebo brauchen wir?

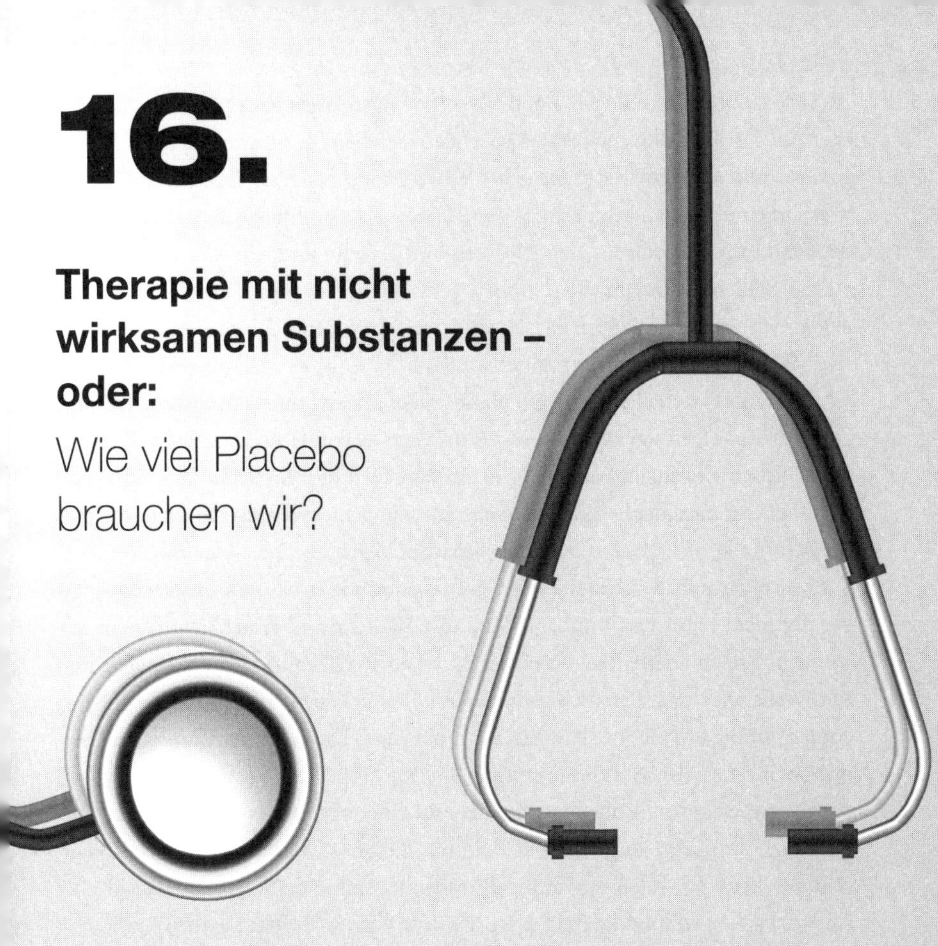

EINE ERKLÄRUNG DAFÜR, dass man unwirksame Diäten an sich selbst durchführt und unwirksame Substanzen in den Apotheken und Supermärkten kauft, ist die Schwierigkeit, die Abhängigkeit des eigenen Schicksals von Gottes Willen – oder für Nicht-Gläubige vom Zufall – zu akzeptieren. Es ist schwer, den doch viel kleiner als gewünscht sich darstellenden Korridor der Selbstbestimmtheit zu akzeptieren. Dies führt nicht nur dazu, dass nicht wirksame Substanzen verkauft werden, sondern auch dazu, dass diese nicht wirksamen Substanzen angeblich positive Effekte hervorrufen. Das scheint nur auf den ersten Blick ein Widerspruch zu sein, denn dahinter steckt der Placebo-Effekt. Ein Placebo ist eine Tablette, die wie ein richtiges Medikament aussieht, aber keinen Wirkstoff enthält. Schluckt man nun solch ein Placebo beispielsweise bei Grippe und bemerkt nach drei Tagen, dass die Grippe besser wird, liegt der Schluss nahe: Die Tablette hat etwas genutzt.

Da viele Grippeerkrankungen innerhalb von wenigen Tagen besser werden, kann dies aber Zufall sein. Deswegen werden in seriösen Studien Medikamente gegen Placebo getestet, und nur wenn die untersuchte Wirksubstanz besser als die Placebo-Tablette wirkt, ist eine Wirksamkeit nachgewiesen. Da der Placebo-Effekt sehr stark ist, boomt der Markt für Substanzen, die nicht besser als Placebo sind, vor allem dann, wenn eine angebliche Wirksamkeit glaubhaft gemacht werden kann. Der Begriff „Antioxidantien" ist positiv belegt; enthält also eine Tablette eine Substanz mit antioxidativer Wirkung, kann sie vermarktet werden. Dabei ist es egal, ob sie besser oder schlechter als Placebo ist, es ist egal, ob sie sauber in einer Interventionsstudie Studie gegen Placebo getestet oder nie seriös untersucht wurde und weder Wirkungen noch Nebenwirkungen bekannt sind. Es lässt sich leichter verkaufen, dass man durch Einnahme einer bestimmten Substanz sein Schicksal beeinflussen und Gutes für sich tun könne, als dass man beispielsweise gegen Grippe nichts tun könne.

Es ist nicht nur die Geldgier der Geschäftemacher, es ist auch die eigene Angst vor der nicht selbst bestimmbaren Zukunft, die so viele Menschen zu einem unsinnigen Konsumverhalten, zu einem nicht nachvollziehbaren Essverhalten und Kaufverhalten treibt. Letztlich geht es beim Thema Lebensstil und Ernährung nur vordergründig um die Inhaltsstoffe der Ernährung. Der Kern der Brisanz des Themas ist die Frage der Selbstbestimmtheit, der Kontrolle über das Hier und Jetzt und vor allem die Kontrolle über das Morgen und Übermorgen. Es geht um etwas ganz einfaches: die nackte Angst vor der Zukunft, die Angst vor kommender Krankheit und vor Leid. Im Johannes-Evangelium findet sich eine Stelle, die darauf eine Antwort geben will, und diese Antwort wurde wichtig für das Denken Luthers:

> **Johannes 15,1, 5:**
> „Ich bin der wahre Weinstock,
> und mein Vater ist der Winzer.
> Ich bin der Weinstock, ihr die Reben.
> Wer in mir bleibt und in wem ich bleibe,
> der bringt reiche Frucht;
> denn getrennt von mir könnt ihr nichts vollbringen."

Ganz entscheidend ist der letzte Satzteil, „getrennt von mir könnt ihr nichts vollbringen". In Luthers Schrift über den unfreien Willen ist diese Stelle aus dem Johannes-Evangelium ein wesentliches Argument für die Anerkennung der Abhängigkeit des Menschen in seinem ganz persönlichen Schicksal vom Willen Gottes. Schicksal, nicht Selbstbestimmtheit, Annahme dessen, was kommt, anstelle des Versuchs, durch einen bestimmten Lebensstil das Schicksal durch vitaminreiche oder fleischlose Ernährung zu den eigenen Gunsten zu beeinflussen. Luther hätte zugestimmt, wenn man ihm gesagt hätte, dass man sich krank essen kann, aber nicht durch eine besondere Ernährung sich ein Stück Zukunft kaufen kann.

Im Gleichnis des verdorrenden Weinstocks, ebenso wie im Vergleich mit der Ernte, die der Landmann einfährt, die aber Gott gegeben hat, führt Luther dann aus, dass der Mensch unter der Gnade Gottes mit diesem sein tägliches Werk tuend zusammenarbeitet. Es ist schwer, Luthers „der Mensch kann nichts ohne die Gnade Gottes" zu akzeptieren. Je mehr man Langlebigkeit erfahren darf, je länger man beobachten kann, dass einige Menschen lange, scheinbar sorgenfrei von Krankheiten, ihr Leben gestalten dürfen, desto mehr wächst in der immer stärker sich durch vergleichendes Beobachten definierenden Gesellschaft beim Einzelnen der Wunsch, genauso etwas zu seinem möglichst sorgenfreien Alt-Werden beizutragen wie zum sorgenfreien Erwachsenwerden seiner Kinder. Der Gedanke, solche Hilfsmittel aus der Natur, der Nahrung oder allgemeiner formuliert dem Lebensstil zu nutzen, liegt nahe. Aber er ist falsch.

Luther wäre wahrscheinlich nicht verwundert, würde man ihm mitteilen, dass mit zunehmender Sorge um den eigenen Körper, zunehmender Anbetung der Jugend und der Gesundheit in den neuen Tempeln der Apotheken, der Gesundheitsgeschäfte und der Fitnessstudios auch die Zahl der Angststörungen steigt. So führen die Sorge um sich selber und der Druck, es richtig zu machen, damit man der Gesellschaft nicht durch Krankheit zur Last fällt und sein eigenes Leben durch Leid belastet, zu einer Angst des Versagens. Die Gesundheitsideologie macht krank, denn sie schürt eine Angst, die auf den eingebildeten und eingeredeten Möglichkeiten des freien Willens, der Selbstbestimmtheit der Gesundheit, basiert und von ihnen gefördert wird. Der Glaube daran, dass man der Schmied seiner eigenen Zukunft sei, macht spätestens dann Angst, wenn die Krankheit wirklich kommt. Denn dann hätte man ja versagt, etwas falsch gemacht. Alle drei abrahamischen Religionen argumentieren in diesem Kontext ähnlich und verweisen auf die Gnade Gottes. Luther argumentiert hierzu über das Johannes-Evangelium:

> **Johannes 1,5,10,11:**
> „Und das Licht leuchtet in der Finsternis,
> und die Finsternis hat es nicht erfasst.
> Es war in der Welt,
> und die Welt ist durch ihn geworden,
> aber die Welt erkannte ihn nicht.
> Er kam in sein Eigentum,
> aber die Seinen nahmen ihn nicht auf."

Luther argumentiert, dass Dinge eben nicht in unserer Macht stünden, sondern Gabe des Heiligen Geistes seien. Das Licht leuchtet, aber die Finsternis wird durch das Licht nicht erfasst. Die Finsternis bleibt, bleibt stehen neben dem Dunkel. Wäre die Erlangung des freien Willens in die Hand des Menschen gegeben, würde nach Luther „alles ungewiss und zweifelhaft, während gerade und alleine der unfreie Wille ihm (dem Menschen) die Gewissheit des Heiles gäbe". Das Johannes-Wort „die Welt erkannte ihn nicht" bekommt so einen tieferen, aber auch tröstlichen Sinn. Der Mensch benötigt nicht die Erkenntnis Gottes, er muss ihn noch nicht einmal erkennen und aufnehmen, es reicht, wenn er sich der Gnade Gottes öffnet, da der Wille des Menschen unfrei ist und er die Welt nur unvollkommen versteht. Das ist das theologische Kontrastprogramm zum Verkauf von Vitaminen mit dem hohlen Versprechen, sich durch Vitamine, sogenannte gesunde Ernährung und Sport Zukunft zu sichern.

Sicherlich fällt es jedem modernen Menschen schwer zu akzeptieren, dass gerade und allein – welchen Autoritätsanspruch Luther da formuliert! – der unfreie Wille die Gewissheit des Heils gibt. Doch der Versuch ist human, durch das bewusste Vertrauen auf Gnade und Hoffnung, die Gott gibt, der Angst etwas entgegenzusetzen, die Angst so aufzulösen. Angst angesichts der Unsicherheit der nicht beeinflussbaren Zukunft, die dennoch teilweise gestaltbar bleibt. Hoffnung und Trost spenden mehr Mut als Selbstbestimmtheit. Ein Einkauf von Gesundheitsmittelchen spendet keine Hoffnung, sondern nur kurzfristige Erleichterung durch Verdrängen der Endlichkeit, denn von den Gesundheitsversprechen wissen wir, dass sie trügen, dass sie das Versprochene nicht halten werden und nicht halten können. Die Reflexion über die oben zitierten Johannes-Worte fällt schwer. Zunächst unterliegt man der Versuchung, sie nur in ihrer mystischen Dimension zu sehen. Doch nimmt man sie ganz konkret, so wie Luther, werden sie fast schon eine Zumutung. Selbst Luther geht es so, er bekennt ganz offen:

> „Hier liegt die höchste Stufe des Glaubens vor: zu glauben, dass er gnädig ist, der so wenige rettet und so viele verdammt, zu glauben, dass er gerecht ist, der durch seinen eigenen Willen uns notwendig verdammenswert macht."

Schwer ist nicht nur dieser Satz, sondern auch der folgende zu akzeptieren:

> „Wenn nämlich nicht wir, sondern Gott die Seligkeit in uns wirkt, so ist nichts heilsam, was wir vor seinem Wirken tun, ob wir wollen oder nicht."

Der Begriff „heilsam“ betrifft nicht nur das Heil der Seele im theologischen Sinn, sondern lässt sich auch auf die körperliche Gesundheit anwenden. Luther formuliert einen Angriff gegen den Versuch, die erkannte Ohnmacht angesichts des nur sehr bedingt beeinflussbaren Schicksals der Gesundheitsentwicklung in einem potenziell langen und sorgenfreien Leben durch eine überkompensierende Allmachtsfantasie der selbstständigen Prävention abzuwehren. Die Allmacht der Selbstbestimmung der eigenen Gesundheit, durch Schutz vor Erkrankung mittels Sport oder bestimmter Diäten, ist nicht durch Studien innerhalb der akademischen Medizin beweisbar. Die akademische Medizin kann sich jedoch durchaus bei Luther einordnen und ihm zustimmen, da sie in ihrem Selbstverständnis ja selber Teil der Möglichkeiten ist, die von Gott geschaffen wurden, um in Verantwortung vor dem Mitmenschen einzelne Aspekte von Erkrankungen erfolgreich zu therapieren. Aber sie kann nur Krankheiten therapieren, nicht Zukunft sichern, sie kann Schicksal nicht abwenden, aber mildern. Die Begrenzung der akademischen Medizin ist ihre Stärke, wenn die Mediziner die Ehrlichkeit besitzen, ohne Allmachtsansprüche in Bescheidenheit diese Grenzen selber zu ziehen.

Die medizinische Wissenschaft zeigt durch ihre Interventionsstudien, anders als so manche Ärzte, die leider die Studien nicht sorgsam lesen, die Grenzen der Selbstgestaltung im Sinne des „gesünder als gesund machen“ auf. Die publizierten Interventionsstudien zeigen die Grenzen der Krankheitsvorsorge durch bestimmte Nahrungsmittel oder Sport. Doch wenn die akademische Medizin jetzt die Grenzen dieses Gesundheitskonzepts aufzeigt, steht sie nicht im Widerspruch zu den Aussagen Luthers, geschrieben zu einer Zeit, als die großen therapeutischen Möglichkeiten der modernen Medizin noch nicht existierten. Große Möglichkeiten der akademischen Medizin bestehen bei Krankheiten heute durchaus, da ist ein enormer Fortschritt durch Wissenschaft und Technik nachweisbar. Die Erkenntnisse, wie man sich durch falschen Lebensstil krank essen und „krank leben“ kann, stehen ebenfalls auf festem wissenschaftlichen Boden, auch wenn wir in letzter Zeit gelernt haben, dass dieses Sich-selber-Krankheiten-Zufügen entscheidend durch sozioökonomische Faktoren – und dazu gehört das menschliche Miteinander – gesteuert ist. Jedoch gelingt es nicht, die Behauptungen und sogenannten guten Ratschläge zur Prävention von zukünftigen Erkrankungen durch Ernährung, und sei sie noch so vitaminreich, oder durch Sport auf eine durch wissenschaftliche Studien fundierte Basis zu stellen. Und dieses ehrliche Aufzeigen von Grenzen passt gut zu Luthers „so ist nichts heilsam, was wir vor seinem Wirken tun“.

Die Beurteilung der Beziehung zwischen dem Menschen, seiner Zukunftssorge und seinen Hoffnungen an die Medizin kreist immer wieder um das gleiche Thema: Das Bedürfnis, Krankheit zu erklären, um sie zu vermeiden – was meist eine unerfüllbare Hoffnung ist. Das Bedürfnis, Krankheit zu erklären, bedeutet aber auch den unbedingten Wunsch, Krankheit zu lindern, möglichst sogar zu heilen, sodass man keine Sorge, Angst, Unsicherheit über die eigene Zukunft mehr haben muss. Die moderne Medizin folgt sehr einfach strukturierten Gedanken, um diesen Bedürfnissen gerecht zu werden:

Zuerst der Nachweis des Pathomechanismus auf molekularer Ebene, also verstehen, wie eine Zelle in ihrer Funktion gestört wird. Versteht man, wie sich eine Zelle durch einen Stimulus verändert, so lernt man, wie man diese Störung beheben kann. Erst danach erfolgt die Testung einer spezifischen Intervention, um den gestörten Vorgang in einer Zelle wieder zu normalisieren. Und erst danach erfolgt zumeist zunächst ein Tierversuch, ehe die Übertragung auf den Menschen erfolgt. Das aber ist nur der erste Schritt.

Der zweite Schritt ist dann die Übertragung dieser Erkenntnisse aus einem Therapieversuch auf den Menschen dadurch, dass eine prospektiv randomisierte Interventionsstudie geplant wird. Erst wenn sich dabei nicht nur der untersuchte Laborparameter normalisiert, sondern die Erkrankung verschwindet oder abgemildert wird, erst dann ist eine Therapie etabliert. Erst dann ist nicht nur die Wirksamkeit der Therapie belegt und neuer Standard der Wissenschaft, der in Leitlinien angewandt wird, sondern auch die pathophysiologische Erklärung als solche akzeptiert. Nicht Korrelation, sondern Kausalitätsnachweis durch Intervention heißt die Richtschnur der modernen Medizin. Deswegen sind Versprechungen der Gesundheit durch Vitamine überprüft worden, ebenso wie Versprechungen, durch Fischöl Herzinfarkte zu reduzieren. Therapien, die nicht überprüfbar sind oder bei Überprüfung versagen, können konsequenterweise nicht empfohlen oder durchgeführt werden. Medikamente oder Lebensstil-Empfehlungen, die der Überprüfung nicht standhalten, können nicht therapeutisch umgesetzt werden. Moderne Medizin steht daher weder im Widerspruch zu Luthers unfreiem Willen noch zur Theologie. Die so leicht gescholtene „Schulmedizin" steht nicht im Konflikt mit biblischen Berichten.

In der Apostelgeschichte 28,2 und 8 wird die Erkrankung des Vaters des Publius, des „ersten" Gutsbesitzers auf Malta, basierend auf dem damaligen Verständnis der Ursache einer fieberhaften Erkrankung erklärt:

Es regnete und wurde kalt, der Vater erkrankte an Fieber und Ruhr. Ein ganz einfacher pragmatischer Zusammenhang wird dargestellt. Im Neuen Testament ist die „rationale Medizin" vergleichbar der heute mit negativer Konnotation bezeichneten „Schulmedizin". Im Neuen Testament gibt es erstaunlich viele Stellen, an denen die Rationalität der Medizin und des Krankheitsverständnisses akzeptiert und in den Glauben integriert ist. Die akademische Medizin der damaligen Zeit ist so sehr integrativer und wichtiger Bestandteil des Denkens, dass Lukas in Lukas 9,37-43 Markus widerspricht. Denn die Beschreibung der Epilepsie in Markus 9,14-23 entsprach nicht der damals geltenden Lehrmeinung über die Ausdrucksform der Epilepsie. Lukas widerspricht einem anderen Evangelisten, um dann in seiner Erzählung die Heilung des Erkrankten durch Jesus auf der Plattform einer damals wissenschaftskonformen Krankheitsbeschreibung wiederzugeben. Die Akzeptanz der rationalen Medizin ist als Leistung des Neuen Testaments zu begreifen, mit Auswirkungen auf die Kultur- und Medizingeschichte. Dies steht in krassem Widerspruch zur heutigen Mode, immer mehr nicht beweisbare Heilsformen anzupreisen und damit Geld zu verdienen, seien es Vitamine, Spurenelemente, Nahrungsergänzungsstoffe, bestimmte Steine oder Armreifen, die man tragen sollte – der Fantasie und der Geschäftstüchtigkeit sind hier keine Grenzen gesetzt.

Die Rationalität der Krankheitsbeschreibung in der Bibel bedeutet auch, mit Unverständnis auf Versuche zu reagieren, Therapeutika anzubieten, deren Wirksamkeit nicht belegt ist und auf der Plattform des modernen Verständnisses einer Erkrankung nicht erklärt werden kann. Dass es dennoch Fortschritte in der Medizin gibt, erklärt sich dadurch, dass die moderne „akademische Medizin" eben nicht starr und rigide an Dogmen festhält, sondern sich immer wieder wandelt, sich auf der Basis innovativer Daten weiterentwickelt. Damit besteht keinerlei Widerspruch zu der Heilung des Vaters von Publius durch Paulus, der dies durch Handauflegen und Gottes Hilfe kann. Mit Gottes Hilfe heilen ist fremd, fast schon anstößig, weil es nicht zu dem therapeutischen Arsenal der modernen Medizin gehört. Doch es gibt mehrere Aspekte, die diese Anstößigkeit auflösen:

Zum einen ist die Entwicklung der modernen Medizin Teil der Möglichkeiten, die die Schöpfung bietet. Zum anderen ist es nie sicher, ob eine Therapie bei einem Patienten die gewünschte Wirkung zeigt. Der Arzt kann nur sein „Werkzeug", sein Können, sowie seine ihm gegebenen Möglichkeiten einsetzen. Aber wie alle Studien zeigen: Die Therapie, selbst die des besten Arztes, wirkt nicht immer bei jedem Patienten. Ärzte können nicht entscheiden, bestimmen oder gar vorhersagen, ob die nach dem Krankheitsverständnis richtige, ideale Therapie bei dem einen Patienten, der um Hilfe sucht, nun wirkt oder nicht wirkt.

Der moderne akademisch ausgebildete Arzt kann deswegen akzeptieren, dass es Menschen gibt oder gegeben hat, die durch Gottes Hilfe und Handauflegen heilen oder heilten. Er kann dies akzeptieren oder auch nicht. Er kann den Berichten glauben oder auch nicht. Aber selber kann der akademisch ausgebildete Arzt es nicht. Für die Urchristen war die Heilung durch Heilige, vor allem durch Jesus, nichts anderes als eine andere Heilmethode als die Methoden, die von der damaligen rationalen Medizin angewendet wurden. Justin, einer der Kirchenväter, aufgrund seiner Bildung sicherlich auch der damaligen jüdisch-arabisch geprägten Schulmedizin kundig, formulierte dies so:

> „Wenn wir sagen, (Christus) habe Lahme und Gichtbrüchige und
> von Geburt Kranke gesund gemacht und Tote auferweckt,
> so möge das ähnlich und gleich gehalten werden dem,
> was als Taten des Asklepios erzählt wird."
>
> *Justin, Apol I,22,6*

Daher gibt es auch heute keinen Methodenstreit zwischen Glauben an die biblisch dargestellten Heilungen, die eben Heiligen vorbehalten sind, und den Methoden der modernen, akademischen, von placebokontrollierten Interventionsstudien geprägten Medizin. Für den Vertreter der modernen akademischen Medizin ist die Heilung durch Handauflegen, durch Gott, keine Frage der Wissenschaft, sie ist eine Frage des Glaubens an die Berichte der Bibel. Sie ist in der Auswirkung, wie Justin schreibt, ähnlich und gleich, im Grunde aber doch verschieden.

Spannend ist es aber, genau hinzuschauen, was im Neuen Testament aus den medizinischen Heilungsberichten im Detail herauszulesen ist. Das Bemühen, vor allem bei Lukas erkennbar, zielt auf eine rational fassbare, vor dem Hintergrund der antiken rationalen Medizin nachvollziehbare Darstellung von Krankheitsbildern. Dies ist ganz im Sinne der modernen wissenschaftlichen Vorgehensweise, die ja nicht nur eine exakte Beschreibung des Krankheitsbilds nach den jeweils zurzeit gültigen Vorstellungen verlangt, sondern für die Wirksamkeit einer Therapie im Rahmen einer Studie auch eine Kontrollgruppe fordert.

So steht im Neuen Testament an etlichen Stellen, dass der Glaube des Erkrankten bei der Heilung geholfen hat. Genauso liest man, dass Heilung durch Heilige nur durch Gottes Kraft möglich ist. Das ist die Gedankenstruktur der modernen medizinischen Wissenschaft, denn diese fordert in Interventionsstudien eine Kontrollgruppe. Eine Therapie ist nur dann als wirksam anerkannt, wenn die mit Placebo behandelten Patienten schlechter abschneiden als die mit dem richtigen Medikament behandelten Patienten. Aus moderner Perspektive heißt dies, dass es bei etlichen biblischen Heilungsberichten durchaus die geforderten Kontrollgruppen gibt:

Die eine Kontrollgruppe auf der Ebene der Therapeuten sind diejenigen, die versuchen, im Namen Gottes zu heilen, aber entweder nicht durch seinen Geist beseelt sind oder an einen anderen Gott glauben.

Die andere Kontrollgruppe auf der Ebene der zu Therapierenden sind diejenigen, die nicht glauben, denn nur wer glaubt, kann auch geheilt werden.

Das sind Versuche, anhand des methodischen Arsenals der damaligen Zeit zu vermitteln, dass manche Dinge richtig zusammenkommen müssen, um Heilung von Krankheit durch Gottes Hilfe zu ermöglichen. Dies ist sicherlich weit entfernt vom methodischen Arsenal der Neuzeit, wo mit ausgeklügelter Statistik nachgewiesen wird, dass eine neue Heilmethode besser ist als der Placebo-Effekt. Aber es zeigt die Tiefe und Eindringlichkeit, mit der versucht wird herauszustellen, dass es eben kein Zufall, kein Placebo-Effekt ist, was den medizinischen Wundern in der Bibel zugrunde liegt. Diese bewusste Trennung zwischen Zufall beziehungsweise Placebo-Effekt einerseits und echter heiliger Wirksamkeit andererseits, die präzise an zwei Wirkvoraussetzungen gekoppelt ist, nämlich die Heiligkeit sowie Gottesnähe des Heilenden und den Glauben des Geheilten, ist wichtig für die Betonung der Wirksamkeit, für die Erzielung einer echten Heilung.

Die in manchen Asklepios-Heiligtümern noch bis in das 3. und 4. Jahrhundert nachweisbare räumliche Nähe und die friedliche Zusammenarbeit des heidnischen Heilgottes zu Heiligtümern des christlichen Gottes hat demnach eine Erklärung: Es ging schon damals, wie auch heute, nicht um einen Kampf zweier Methoden. Sie konnten gemeinsam friedlich nebeneinander existieren. Die Methoden waren verschieden, beide Therapieansätze völlig unterschiedlich, doch das Ziel, Krankheit zu mildern oder zu beseitigen, war identisch. Dies spiegelt sich auch in der Darstellung der Methodik des Heilens wider. Es geht um echte Heilung, die Placebotherapie findet im Neuen Testament kein Korrelat. Es gibt keinen Hinweis, dass die Therapie mit einem nicht nachweisbar wirksamen Medikament oder einer nicht wirksamen Therapiemethode christlichen Ursprungs wäre. Es lässt sich im Gegenteil genau herauslesen, dass eine Vorstellung des Wirkmechanismus, auch wenn sie mit modernen molekularen Methoden und einem modernen Verständnis von Erkrankungsursachen nicht greifbar ist, zur Methodik der Heilung gehört. In der Bibel gibt es eine klare Vorstellung vom Mechanismus der Heilung, einem Mechanismus, den wir nicht naturwissenschaftlich untersuchen und überprüfen können. Aber einem Mechanismus, der an klare Voraussetzungen geknüpft ist und der sich der Kontrolle stellt. Die Heilungsberichte der Bibel, so man sie glaubt, stellten sich der höchsten Erfolgskontrolle, die es gibt: Der sichtbaren Heilung einer zuvor sichtbaren Erkrankung.

Bezogen auf das Thema „Vitamine, Spurenelemente und Nahrungsergänzungsmittel" für Gesunde, wo weder eine konkrete, nachprüfbare Vorstellung einer potenziellen Wirksamkeit und schon gar nicht Daten zur Wirkung vorliegen, heißt dies, dass diese Substanzen nicht eingesetzt werden können und sollten, nicht verkauft werden sollten, und schon gar nicht von Ärzten, um selber Geld daran zu verdienen. Es gibt etliche Studien, die zeigen, dass diese Substanzen nicht nur keine Wirksamkeit bei Gesunden besitzen, sondern sie potenziell auch schädigen könnten. Eigentlich sollte dieses Geschäftsmodell, bis auf die ganz wenigen echten Indikationen für Vitamintherapie – und dies auch nur bei seltenen Erkrankungen –, beendet sein. Der Umsatz mit diesen Präparaten könnte ein Indiz für die Ehrlichkeit der Beratung in Apotheken sein, ein Indiz für Selbstkontrolle und den Primat, nur Wirksubstanzen zu verkaufen, bei denen eine heilende Wirkung nachweisbar ist. Und in diesem Kontext ist klar: Heilung kann niemals als Normalisierung eines Laborwerts oder des Körpergewichts verstanden werden.

Eine heilende Wirkung ist nicht nur bei verschiedenen Substanzen nachweisbar, seien sie aus der Natur oder chemisch hergestellt. Eine heilende Wirkung ist auch durch das Gespräch, die menschliche Annahme, durch Mitgefühl und Mitleid nachweisbar. Eine heilende Wirkung ist aber auch nachweisbar, wenn ein Placebo gegeben wird. Unter Placebo versteht man eine Darreichungsform, zum Beispiel eine Tablette, die genauso aussieht und schmeckt wie die Tablette, in der eine Wirksubstanz enthalten ist. Diese nennt man Verum, also die wahre, die zu testende Arznei. In allen placebokontrollierten Studien zeigt sich, dass auch eine Placebo-Therapie, also die Gabe eines Medikamentes ohne Wirkstoff, die Gesundheit verändernde Effekte hat. Placebo hat sowohl Nebenwirkungen – man nennt dies Nocebo-Effekt – als auch erwünschte Wirkungen. Damit stellt sich die Frage, ob nicht wirkende, nicht sonderlich schädigende Substanzen beworben und verkauft werden dürfen, nach dem Motto: Ist ja nichts drin, nur ein Placebo-Effekt, und wenn es dem jeweiligen Menschen guttut, dann soll er es doch kaufen dürfen.

Ist dann der Verkauf von Placebo-Präparaten – und seien es nicht wirksame Vitamine oder Spurenelemente – ethisch vertretbar? Ist also die Ausrede akzeptabel, Vitamine würden zumindest bewirken, dass man sich einbildet, sie seien gut, daher hätten sie sicher einen Placebo-Effekt und alles sei doch gar nicht so schlimm? Oder ist es aus christlicher Sicht verwerflich, einen Hilfesuchenden, der keine medikamentöse Therapie benötigt, im Glauben zu lassen, er brauche doch ein Medikament, um so die innere Kraft zur Selbstheilung zu finden? Oder noch prägnanter: Ist es verwerflich, einem Patienten, für den es durchaus eine wirksame Therapie gäbe, durch einen Placebo-Effekt die Gabe einer Wirksubstanz vorzugaukeln? In beiden Fällen: Der gute Glaube des Patienten wird missbraucht, und dies ohne Not. Denn anstatt ein Placebo-Medikament zu geben, könnte man ja ein persönliches Gespräch führen, Mitgefühl zeigen und so dem Patienten helfen, seine Kräfte zu bündeln, um aus sich heraus seinen Zustand zu verbessern. Man könnte dem Patienten helfen, sich selber zu finden, anstatt ihn vom Medizinsystem abhängig zu machen.

Für das christlich geprägte Menschenbild ist die spirituelle Kraft eines Gebets und für nicht Gläubige sind andere Methoden der Selbstfindung der richtige Weg, um aus Krisen herauszufinden. Das gilt für körperliche und seelische Beeinträchtigungen, die keine Krankheit des Körpers als Ursache haben, genauso wie für Störungen des Wohlbefindens, die durch eine Erkrankung hervorgerufen werden. Noch schärfer formuliert: Völlig unethisch ist es, denen ein Placebo anzubieten, die nur aus Sorge um die Zukunft gerne etwas „Gutes" für sich tun möchten, wenn man weiß, dass dieses „Gute" gar nichts tut. Das hat nichts mit Glauben an ein Medikament und gar nichts mit religiösem Glauben zu tun. Spiritualität als Weg zur Verbesserung des Befindens wird verstanden als die Aktivität, aus der die Kraft erwächst, schwierige Situationen zu bewältigen, mit Einschränkungen der Gesundheit zurechtzukommen, eigene Kräfte der Reparatur und des Heilens im Körper zu wecken.

Der fälschlich durch Gabe eines Placebos oder eines wirkungslosen Vitamins erzeugte Glaube an die Notwendigkeit einer medikamentösen Therapie kann zur Abhängigkeit führen. Daher muss sich derjenige, der diese Dinge verkauft, fragen lassen, ob er sie auch verkaufen würde, wenn er nicht daran verdienen würde. Placebo-Therapie verhindert die Erkenntnis, dass man sich selber aus sich heraus auch helfen könnte. Daher widerspricht die Therapie mit Placebo für denjenigen, der den Mitmenschen im Kontext der abrahamischen Religionen sieht, dem Menschenbild. Durch die oben ausgeführte sehr enge Bezugnahme des Urchristentums auf die damalige rationale Medizin wichen religiöse Krankheitsdeutungen medizinischen Studien. Studien als Basis der Therapie zu akzeptieren heißt auch Mut zur Änderung, denn eine Studie mag belegen, dass die bisher angewandte Therapie schlecht war. Immer neue, bessere Studien führen zum Erkenntnisgewinn, das heißt dann auch folgerichtig zum Abstand von Dogmen in der Medizin, denn der Erkenntnisstand ist und bleibt immer vorläufig. Vielleicht ist es der humanste Aspekt der modernen akademischen Medizin, dass sie bereit ist, sich durch Studien zu wandeln und fortzuentwickeln. Sie ist bereit, Irrtümer einzugestehen, sich zu ändern, neue Verfahren, neue Ansätze der Therapie zu etablieren. Solch ein Wandel ist gerade jetzt angesichts der Gesundheitsdebatte um den Lebensstil wieder vonnöten. Die Medizin und ihre Vertreter müssen wieder lernen, Therapie als einen Eingriff an und bei einem Individuum zu begreifen, als einen Eingriff, der diesem einen Menschen mit möglichst hoher Chance nutzen soll. Damit fallen Empfehlungen, die beim Einzelnen nur einen minimalen bis nicht nachweisbaren Effekt haben, aus dem Arsenal der medizinischen Therapie heraus. Den Einzelnen in seinem Leid zu sehen und ihm helfen zu wollen ist die Aufgabe. Ihm so zu helfen, dass er merkt, dass es ihm gut tut, und das setzt eine vernünftige „number needed to treat" auf der Basis einer Interventionsstudie voraus. Den Menschen in seinem Leid anzunehmen war schon immer ein Schwerpunkt der Arbeit der Kirchen.

Nicht umsonst hat die Urkirche viele Ärzte hervorgebracht, die in einem Erkrankten nicht seine selbst verschuldete Plage durch kultisch begründete Unreinheit – heute würde man sagen „falschen Lebensstil" – oder gar Sünde sahen, sondern in sich aufnahmen, wie der erkrankte Mensch durch seine Erkrankung leidet. Ihn sehen, ihn ganz persönlich annehmen und ihm als Einzelperson helfen wollen ist das Ziel, die Aufgabe und der Weg der Medizin innerhalb einer humanen Gesellschaft.

Annahme tut dem Erkrankten, der leidet, nicht nur gut, sie tut auch Gutes. Sie erleichtert das Leiden, für das es oft keine Ursache und Erklärung gibt, für das die „Warum-Frage" unbeantwortet bleibt. Für den Erkrankten kommt sie immer, diese zermürbende Frage: Warum ich? Der Arzt kann diese Frage genauso wenig beantworten wie der Epidemiologe. Der Epidemiologe kennt ja auch nur die statistische Korrelation einer Erkrankung mit einem bestimmten Lebensstil, einem bestimmten Körpergewicht, einer bestimmten Diät. Aber da auch der Epidemiologe immer Hunderte, wenn nicht gar Tausende von Menschen für seine Daten benötigt, ist er nicht in der Lage, eine Aussage den Einzelnen betreffend zu tätigen. Wir alle müssen anerkennen, dass es ein Geheimnis bleibt, warum jemand erkrankt. Anerkennung des Geheimnisses einer Erkrankung ist daher ein Angriff auf den Versuch, anderen zu erklären, dass sie durch ihren falschen Lebensstil erkrankt sind. Niemand kann auf der Basis einer „Lebensstil-Verfehlung" eine Erkrankung komplett erklären. Niemand kann dann dem Kranken die Schuld zuschreiben, dass er durch seinen Lebensstil krank wurde. Diejenigen, die dies gerne tun, entlarven sich meist dadurch, dass sie als Ratgeber nicht nur mit Sport, bestimmten Ernährungsweisen und Diäten, sondern auch mit Vitaminen, Spurenelementen und anderen Nahrungsergänzungsmitteln versuchen, Erkrankte zu therapieren und Gesunden angeblich die Gesundheit zu erhalten oder gar zu verbessern. Der Versuch, dem Geheimnis der Frage, warum der eine krank wird, der andere nicht, über Beobachtung des Lebensstils den Stachel zu ziehen, trägt in sich nicht nur die Überschätzung der Erkenntnismöglichkeit der medizinischen Wissenschaft, sondern auch immer die Gefahr der Schuldzuschreibung. Nur Teilerkenntnisse sind der medizinischen Forschung möglich, die dann zuerst in Interventionsstudien getestet werden müssen, ehe sie umgesetzt werden können.

Ein schönes Beispiel ist das Rauchen, denn es gibt keinen Zweifel mehr, dass Rauchen das Krebs- und das Gefäßrisiko erhöht. Rauchen ist aber auch ein Lebensstil-Faktor, der das Risiko gewisser Erkrankungen reduziert, etwa der Vogelzüchterlunge. Manche Studien deuten auch an, dass eventuell die Alzheimer'sche Krankheit seltener bei Rauchern auftritt oder das Risiko einer entzündlichen Darmerkrankung bei Rauchern geringer ist. Am Beispiel des Rauchens kann man zwei Dinge klarstellen:

1. Nur einen Aspekt zu beleuchten, zum Beispiel den Schutz vor der Erkrankung Vogelzüchterlunge, führt in die Irre. Man muss einen möglichst umfassenden Überblick über den Bezug eines Lebensstil-Faktors zu verschiedenen Erkrankungen, einschließlich des Endpunkts Tod, gewinnen. Erst dann kann man urteilen.
2. So eindrücklich und eindeutig die Datenlage beim Lebensstil-Faktor Rauchen auch sein mag, jeder kennt einen Menschen, der rauchte und dennoch uralt wurde – und sei es ein ehemaliger Bundeskanzler. Also kann man nur über das Risiko für das Auftreten einer Erkrankung sprechen, nie über Gewissheit oder gar Schuld.

Die Anerkennung der möglichen Schädigung der Gesundheit durch bestimmte Lebensstil-Formen ist belegt und Bestandteil der akademischen Medizin. Dadurch, dass krank machende Verhaltensweisen bekannt und wissenschaftlich eindeutig nachgewiesen sind, ist die Vermeidung solcher Lebensformen Teil des präventiven Arsenals der Medizin. Erfolgreich ist dies nur bedingt, denn wenn die Wahl eines riskanten Lebensstils Ursachen hat, die der Patient nicht selber verantworten kann und die nicht seiner Kontrolle unterliegen, dann kann der Rat, den Lebensstil zu ändern, nicht nur erfolglos sein, er kann sogar potenziell schaden. Hier erlebt der Arzt das Dilemma der fehlenden einfachen Entscheidung, denn auch wenn er beispielsweise einem depressiven Menschen, der seine Arbeit verloren hat, gerne raten würde, weniger zu essen und mehr Sport zu treiben, weiß er nicht, ob das diesem Menschen mehr nutzt oder mehr schadet. Hier hat die Wissenschaft Medizin ihre Grenzen der Erkenntnis.

Eindeutig ist aber die Sachlage bei Gesunden. Hier gibt es keinerlei Erkenntnisse, die die Hoffnung schüren, Gesunden zu mehr Gesundheit verhelfen zu können. Wer dies verspricht, betrügt. Jedoch betrügt man dann nicht, wenn man statt über Gesundheit über Wohlbefinden spricht. Sport tut denen, die es mögen, einfach gut, man fühlt sich wohler, leistungsstärker, kann dunkle Gedanken und belastendes Nachdenken abbauen. Aber das ist nicht körperliche Gesundheit. Diese beiden Begriffe, auch wenn sie zusammenhängen, müssen streng getrennt werden, um nicht falsche Versprechungen zu machen oder im Vorgriff auf die Zukunft dem Übermut und Hochmut zu verfallen, zukünftige Entwicklungen vorhersagen zu können. Die Gesundheitsdebatte verführt dazu, dem Hochmut zu verfallen zu behaupten, Kontrolle über die Zukunft als etwas doch Bestimmbarem im menschlichen Leben zu haben und somit letztlich Schicksalsgott spielen zu können. Die Erkenntnis der Wissenschaft taugt jedoch nicht dazu, das Schicksal zu kennen, sich über den Mitmenschen zu erheben, weil man sein Schicksal vorausahnend kennt.

Die Ethik der Wissenschaftlichkeit verträgt es von seltenen Ausnahmen abgesehen auch nicht, mit Placebo zu therapieren und sich dadurch ein gutes Gewissen zu verschaffen, dass man Vitamine und Spurenelemente als Placebo-Ersatz verkauft, mit dem Hintergedanken, sie würden ja schon nicht schaden und Placebo würde ja auch nutzen.

ZUSAMMENFASSUNG

- Hoffnung und Trost spenden mehr Mut als Selbstbestimmtheit; der Kauf von Mitteln, die angeblich gesund machen, verdrängt lediglich die Angst vor der ungewissen Zukunft.
- Es besteht kein Widerspruch zwischen biblischen Heilungsberichten und der akademischen Medizin. Rationale und glaubensbedingte Heilung existierten schon immer nebeneinander.
- Placebos – darunter fallen auch die nicht wirksamen angeblich gesund machenden Substanzen und Lebensstil-Faktoren – sind gewissermaßen ein Betrug, der die Offenlegung der Selbstheilungskräfte blockiert.
- Mitgefühl wäre besser als die in der Lebensstil-Intervention implizierte Schuldzuschreibung. Nicht die Schuld, sondern das Leid sollte im Mittelpunkt stehen.
- Das heißt nicht, dass Sport, bestimmte Ernährungsformen und sonstige Lebensstil-Faktoren sinnlos wären, denn sie können durchaus das Wohlbefinden steigern. Man darf bloß nicht Gesundheit mit Wohlbefinden verwechseln und muss mehr als nur einen Faktor betrachten.

17.

Mediterrane Kost – oder: Die Wunderlösung vom Mittelmeer?

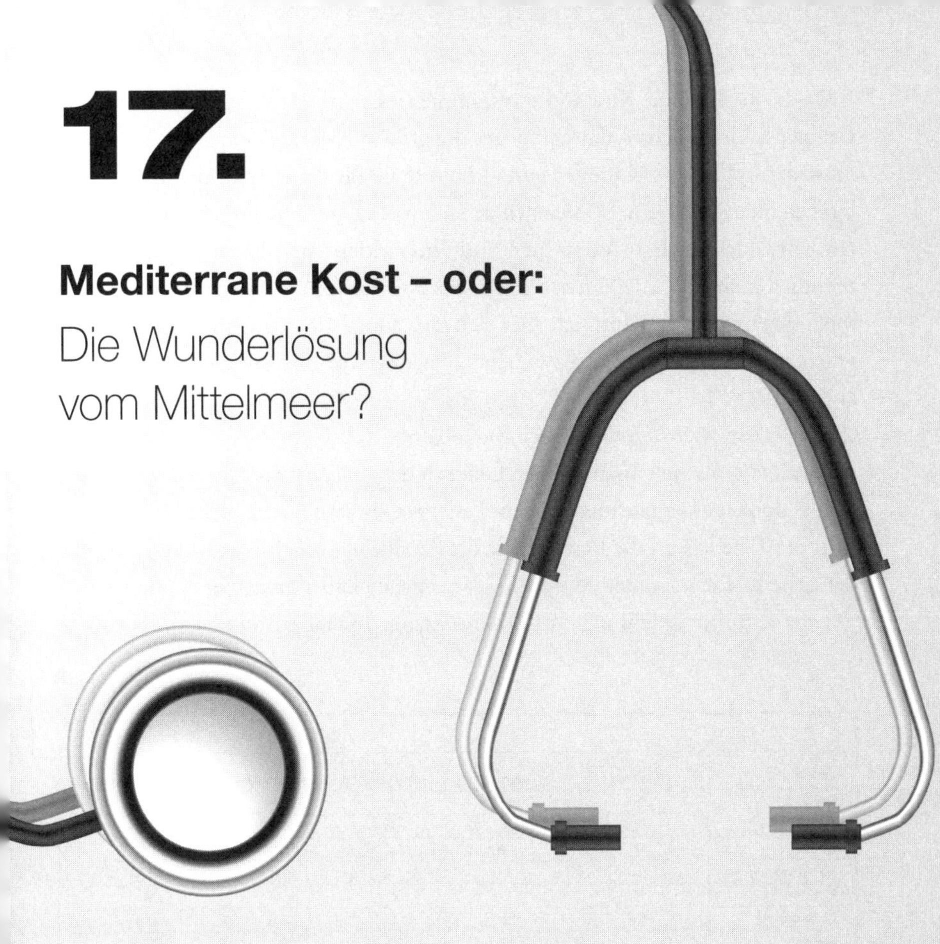

ES WIRD VIEL über mediterrane Kost geschrieben, reich an Olivenöl, Nüssen, Gemüse, Obst, frischem Fisch und Meeresfrüchten. Wem läuft da nicht das Wasser im Mund zusammen? Aber das gilt ja nur für den Genuss. Der Lebensstil-Ideologie des gesunden Essens geht es um mehr, es geht um Verbesserung der Gesundheit und Therapie von Erkrankungen durch die richtige Kostform. Dann kommt diese Wunderkost ja auch aus dem Raum, in dem historisch wichtige Fortschritte der Medizin erreicht wurden. Das gilt nicht nur für die arabische und die griechische Medizin, es gilt auch für die Ethik der Medizin, für die Lehre vom Ethos des Arzt-Seins, entwickelt auf der Insel Kos. Da mediterrane Kost gut wissenschaftlich untersucht wurde, stellt sich hier die Frage: Haben die Wissenschaftler so gearbeitet, dass Hippokrates von Kos seine Freude daran hätte?

Da die mediterrane Kost anders zusammengesetzt ist als unsere Kost, vor allem weniger kaloriendicht – das heißt, um die gleiche Kalorienmenge aufzunehmen, muss das Volumen viel größer sein –, könnte sie für die Prävention von Erkrankungen interessant sein. Da sie reich an Gemüse, Öl mit interessanten Eigenschaften, aber auch reich an Vitaminen und arm an tierischen Fetten ist, könnte sie eventuell nicht nur Zivilisationskrankheiten verhindern, sondern sie womöglich sogar therapieren. Es lohnt sich aber, sich erst einmal die Inhaltsstoffe genau anzusehen, um dann abschätzen zu können, ob mediterrane Kost wirklich so signifikant anders ist.

Sehr schön lässt sich dies durch die folgende Tabelle belegen, die die Inhaltsstoffe einer typischen mediterranen Diät mit denjenigen einer klassisch deutschen Küche und einer Ernährung aus dem Fast-Food-Restaurant vergleicht:

In der Tabelle sind die Bestandteile der Ernährung durch Fast Food, klassische deutsche Küche oder mediterrane Küche nebeneinander aufgetragen und werden mit der Zufuhrempfehlung von Ernährungsgesellschaften verglichen. Für diese

Inhaltsstoffe	Fast Food	Deutsch	Mediterran	Cholesterin-Orgie	Zufuhrempfehlung
kcal	2925	2871	2901	2960	2500
Fett g	157	139	121	211	80
Eiweiß g	135	134	133	170	95 g
Kohlenhydrate g	243	271	320	97	350 g
Ballaststoffe g	17	35	40	34	30
Cholesterin mg	736	704	313	586	< 300 mg
Purine mg	188	262	283	365	< 300 mg
Ges. FS g	58	59	32	78	< 27 g
EUFS g	56	51	56	94	> 27 g
MUFS g	33	17	17	24	< 8 g
Docosahexaensäure	382	391	759	16	
Arachidonsäure	494	301	174	786	
Saccharose	32	20	13		
Magnesium	230	452	546	530	
Folsäure ug	96	209	329	313	400
Calcium mg	979	1020	1183	1551	1000
Vitamin A mg	1,3	1,8	2,4	5,6	1
Vitamin D ug	5,6	15	5,8	0,6	5
Vitamin E mg	24	16,3	26,7	15	15
Vitamin K ug	591	718	772	1,9	70
Pyridoxin (B6) mg	1,5	3,3	3,6	4,7	1,5
Thiamin (b1) mg	1,5	2,6	2	5,2	1,2
Vitamin C mg	68	242	380	660	100
Glucose g	17,7	12,2	23,4	7	

Abbildung 53: Analyse der Inhaltsstoffe verschiedener Kostformen. Eigene Daten, veröffentlicht in Parcina M. et al., *Nutr Res Pract.* 2015 Apr; 9 (2): 165-73; mit freundlicher Genehmigung des Verlags.

Tabelle wurden verschiedene Speisen aus den drei Bereichen für eine Woche so zusammengestellt, dass sich eine Person von morgens bis abends ernähren könnte. Bei etwa gleich hoher Kalorienzahl pro Tag, nämlich circa 2.900 kcal, wurden die Inhaltsstoffe verglichen. In der Fast-Food-Küche zeigte sich ein etwas höherer Fettgehalt und sie enthielt im Vergleich zur Empfehlung der Ernährungsgesellschaften weniger Ballaststoffe und mehr Cholesterin. Ebenso enthielt sie mehr gesättigte Fettsäuren und mehrfach ungesättigte Fettsäuren, etwas weniger Folsäure und etwas weniger Vitamin C. Ein Glas Orangensaft pro Woche hätte aber ausgereicht, diese etwas geringere Vitamin-C-Zufuhr auszugleichen.

Ein tabellarischer Vergleich der Inhaltsstoffe einer vielseitig gestalteten, typische Gerichte umfassenden Fast-Food-Ernährung mit einem „typisch deutschen" und einer angeblich so gesunden mediterranen Ernährung ergibt, dass die Unterschiede keineswegs so groß sind wie erwartet. Doch warum soll dann, wenn die Inhaltsstoffe so ähnlich sind, die eine Kostform krank machen, die andere hingegen Krankheiten verhindern oder sogar heilen? Vor allem wenn bekannt ist, wie groß die Unterschiede zwischen einzelnen Menschen beim Metabolismus von Fetten, Vitaminen und anderen Nahrungsbestandteilen sind?

Etliche Beobachtungsstudien zeigen, dass Menschen, die mediterran essen, tatsächlich gesünder sind. Was ist da dran? Ist das genauso wenig korrekt wie die Aussage über vegetarische Ernährung?

Da diese Kostform so viel besprochen wurde, wurde eine Interventionsstudie aufgelegt, die den Namen „Prevención con Dieta Mediterránea" oder abgekürzt „Predimed-Studie" trägt. An dieser Studie nahmen fast 7.500 Männer und Frauen zwischen dem 55. und dem 80. Lebensjahr teil. Dabei handelte es sich um Menschen, die ein erhöhtes Risiko hatten, an Herz- und Kreislauferkrankungen zu erkranken, weil sie entweder einen Typ-2 Diabetes hatten oder Risikofaktoren wie Rauchen, Hochdruck, hohe Cholesterinwerte, Übergewicht, Fettsucht oder eine Familiengeschichte mit frühem Auftreten von Herzinfarkt, Schlaganfall oder „Raucherbein" aufwiesen. Diese Interventionsstudie nahm die Herausforderung an zu untersuchen, ob bei Patienten mit erhöhtem Risiko die Häufigkeit von schweren Erkrankungen durch eine mediterrane Diät reduziert werden kann. Also: Mediterrane Kost als Therapie? Die Teilnehmer wurden in drei Studienarme mit folgenden Diät-Anweisungen eingeteilt:

Arm 1: Mediterrane Diät, angereichert mit Nativem Olivenöl Extra
Arm 2: Mediterrane Diät, angereichert mit Nüssen
Arm 3: Kontroll-Kost mit dem Hinweis, alle Arten von Fett zu reduzieren

Positiv: Endlich einmal eine Interventionsstudie! Und da sie so viel in der allgemeinen Presse besprochen wurde, da die Studienergebnisse den Stellenwert der mediterranen Kost so sehr beeinflussten, sollen die Daten hier vorgestellt und interpretiert werden. Die Predimed-Studie und ihre Folgen, das heißt ihre Rezeption in der Öffentlichkeit, sowie die Empfehlungen, die jetzt von Ärzten, aber genauso von öffentlichen und privaten Medien den Patienten gegeben werden, sind ein gutes Beispiel für die Schwierigkeit des Themas Diät und Gesundheit. Da viele verschiedene Publikationen aufgrund dieser Studie vorliegen und sie die Meilensteinstudie der Therapie durch Ernährung ist, gibt es gute Gründe, sich die Fakten und Ergebnisse einmal genau anzusehen und daraus eigene Schlüsse zu ziehen.

Man weiß ja, dass sich nicht jeder Mensch an die Regeln hält, die ein Arzt ihm gibt. Daher lohnt es zunächst, sich anzusehen, wovon es abhing, wie streng sich die Teilnehmer an die Diätregeln der Studie hielten. Denn auch wenn Diätregeln über mehrere Tage erklärt werden, heißt das ja noch lange nicht, dass man sie länger einhält. Das Ergebnis:

Ehemalige Raucher, also Menschen, die sich schon einmal erfolgreich von einem schädigenden Lebensstil losgesagt haben, Menschen, die mehr als andere in der Studie Sport trieben, und Menschen mit höherer Bildung – ein Faktor, von dem bekannt ist, wie sehr er hilft, ungesunden Lebensstil zu vermeiden – hielten sich strenger an die eingeschlagene Diät. Publiziert wurde dies von den Predimed-Studienleitern in einer Zeitschrift namens *PLOS ONE* im April 2013. Es kam heraus, dass sich Studienteilnehmer mit geringerem Bildungsniveau, mit größerem Bauchumfang, die weniger körperlich aktiv waren, die allein lebten, geschieden waren oder rauchten, nicht an die im Rahmen der Studie aufgestellten Ernährungsregeln halten konnten. All dies sind jedoch Faktoren, von denen man ja schon lange weiß, dass sie das Risiko erhöhen, an einer Herz-Kreislauferkrankung oder an Krebs zu erkranken. Die Ergebnisse waren hochsignifikant. Man weiß, dass Studienteilnehmer die Regeln immer besser einhalten, als es später im „Feldversuch" der Fall ist, also wenn Ärzte ihren Patienten etwas empfehlen, dies aber nicht durch eine Studie überwacht wird. Die Autoren schließen daher – wie von Lebensstil-Begeisterten nicht anders zu erwarten –, dass gerade bei diesen Risikogruppen eine bessere Schulung, eine intensivere Gesundheitserziehung nötig wäre. Sie schlossen also nicht, dass es vielleicht gute Gründe gibt, warum diese Risikogruppen sich schwerer von schädigender Nahrung fernhalten können, und wollen dies auch nicht erforschen, sondern fordern – wie immer und überall –, dass man Menschen, die aufgrund sozialer Benachteiligung ein ungesünderes Essverhalten an den Tag legen, intensiver beeinflussen sollte. Nicht Verständnis, sondern Belehrung ist ihre Schlussfolgerung. Wichtig ist es, sich an die von den Predimed-Autoren herausgefundenen Subgruppen wie Raucher, Menschen mit niedrigerer Bildung etc. zu erinnern, wenn etwas weiter unten die Daten der Interventionsstudie vorgestellt werden. Denn wären die Autoren sorgsam mit ihren Daten umgegangen, hätten sie diese nach Subgruppen ausgewertet.

Sie waren ja auch von der mediterranen Ernährungsform überzeugt, da sie zeigen konnten, dass die nicht enzymatische antioxidative Kapazität des Plasmas der Probanden schon nach einem Jahr ansteigt – also die Komponente, die unter anderem von der Harnsäure abhängig ist, die durch den Gemüseanteil in der mediterranen Diät erhöht ist. Schon diese eine Publikation zeigt, wie sehr die Autoren nicht die Daten aus Interventionsstudien anerkennen, die zeigen, dass Antioxidantien nichts nutzen, sondern meinen, aus partiell richtigen Daten aus Zellversuchen auf ihre Patienten schließen zu können.

Doch nicht nur die bessere Abwehr von Radikalen scheint den Nutzen der mediterranen Diät auszumachen, es gibt, wie in der Zeitschrift *BMC Medicine* im Jahr 2013 publiziert, auch „erfreuliche" Erkenntnisse: Wer 5 bis 15 Gramm Alkohol pro Tag trinkt, reduziert sein Risiko, an einer Depression zu erkranken!

In dieser Studie (Abb. 55) wurden 5.505 Männer und Frauen mit einem hohen Risiko kardiovaskulärer Erkrankungen bis zu sieben Jahre lang untersucht. Die eine Gruppe erhielt mediterrane Diät mit Olivenöl, die andere Gruppe mediterrane

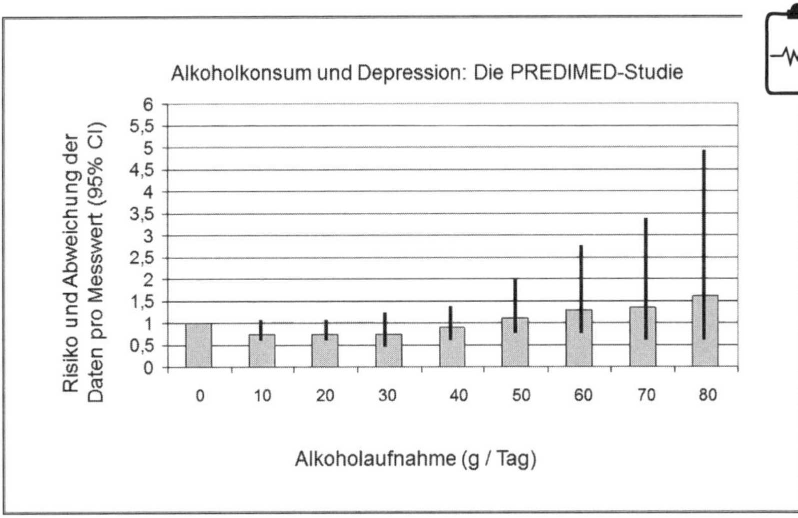

Abbildung 54: Modifiziert nach Gea A. et al., *BMC Medicine* 2013, 11:192 doi:10.1186/1741-7015-11-192. © 2013 Gea et al.; licensee BioMed Central Ltd.

Diät mit Nüssen und die dritte Gruppe war die Kontrollgruppe. Die Frage war, ob es einen Bezug der täglichen Alkoholzufuhr zur Depression gibt.

Die Säulen in Abbildung 54 zeigen die Beziehung zwischen der Alkoholzufuhr, gemessen in g/Tag, und dem Risiko, eine Depression zu erleiden. Die Autoren fanden, dass das Risiko der Depression im Bereich von 5 bis 15 g Alkohol pro Tag sank und ab 40 g/Tag begann, höher zu werden als bei denen, die keinen Alkohol trinken.

Entscheidend für Sie als Leser sind aber die mit schwarzen Strichen gekennzeichneten Abweichungen, das sogenannte Konfidenzintervall, also das Intervall, in dem die Aussage richtig, aber auch falsch sein kann. Man sieht sofort, dass es extrem breit ist – damit wird deutlich, dass die Studie bestenfalls ein statistisches Ergebnis anzeigen kann, aber keineswegs ein klinisch relevantes Ergebnis. Wichtig ist es auch für zu wissen, dass es noch andere Variablen gibt, die die Wirkung von Alkohol auf das Auftreten einer Depression beeinflussen. Dazu zählen nicht nur das Geschlecht sowie genetische und soziale Faktoren, sondern es ist auch so, dass sich diejenigen, die mehr Alkohol trinken, weniger körperlich bewegen.

Dies zu betrachten lohnt sich, denn diese Studiendaten sind ein gutes Beispiel für viel Überflüssiges, nicht stichhaltig Belegbares, das über den Alkohol geschrieben wird. Die Säulen, die den Anteil der Depressionen anzeigen, liegen zwischen 10 und 40 Gramm pro Tag unterhalb des normalen, als 1 gesetzten Risikos, bis zu einer Alkoholdosis von 40 Gramm pro Tag! Erst dann steigt das Risiko an. Eine gewaltige Menge an Alkohol pro Tag, die erlaubt sein soll, um Depressionen zu entfliehen? Für Sie als Leser ist es aber wichtig, die 95-prozentigen Konfidenzintervalle zu betrachten, das sind die schwarzen Striche. Die Konfidenzintervalle geben an, in welchem Irrtumsbereich, mit welcher Streubreite, die Ergebnisse auch richtig sein könnten. Diese liegen im oberen Konfidenzintervall nie unterhalb des normalen Risikos. Das bedeutet, dass es also gut möglich ist, dass Alkohol schon in geringen Mengen zu Depressionen führt. Fazit: Alles ist denkbar. Die Studie ist ohne Aussagewert, was ihre Fragestellung betrifft. Dies aus mehreren Gründen:

Zum einen, weil der Effekt so gering ist, zum anderen weil aus einer geplanten Interventionsstudie, die die mediterrane Kost untersucht, nur ein Subaspekt herausgegriffen wurde, der in der Intervention gar nicht untersucht wurde, nämlich der Alkohol. Da Alkohol jedoch nicht die untersuchte Intervention war, ist die Aussagekraft der Daten zum Alkohol nur wie für eine Beobachtungsstudie einzuschätzen, nämlich als gering. Aber das große Problem, wenn von einer Thematik begeisterte Lebensstil-Forscher ihr Lieblingsgebiet bearbeiten, ist die Auswahl dessen, was man zeigt. In der wichtigsten Abbildung dieser Publikation wurde eine bestimmte Art der Statistik eingesetzt. Man nennt diese Berechnungsform „restricted cubic spline analysis". Kompliziert? Ja und nein, aber warum ist solch eine komplexe Rechenmethode nötig? Der Verdacht besteht, dass sie nötig ist, weil man mit einfachen Berechnungen keine signifikanten Daten erzielt. Deswegen lohnt es, sich die in den Resultaten nicht so prominent gezeigten, nur im „Kleingedruckten" dargestellten Daten anzusehen. Dort findet man dann, dass das Ergebnis etwas anders aussieht, wenn man nicht nur einmal bei Beginn der Studie, sondern jährlich den Alkoholkonsum erfragt. Das Risiko, eine Depression zu erleiden, ist bei denen, die in die Gruppe derer gehören, die keinen Alkohol trinken, als 1,0 festgelegt. Das Risiko beträgt bei denen, die sehr wenig Alkohol trinken, nur 0,73, bei denen, die mittelmäßig trinken, 0,69, und bei denen, die viel trinken, ebenfalls 0,69. Also eine 31-prozentige Reduktion des Depressionsrisikos. Aber nur auf den ersten Blick, denn diese Daten zeigen keinen signifikanten Unterschied zwischen den Gruppen auf! Nur auf den ersten Blick scheinen 31 Prozent Unterschied relevant. Dass 31 Prozent weder relevant noch signifikant sind, erklärt sich daraus, dass die Schwankungsbreite so groß ist. Also ist alles nur Farce, Benutzung des Hilfsmittels Statistik, nur um etwas zunächst zwar korrekt zu errechnen, es dann aber falsch zu interpretieren. Wenn der oben geschilderte Effekt nur bei komplizierter Berechnung nachweisbar ist, bleibt die Berechnung an sich mathematisch zwar korrekt, aber die daraus gewonnene Schlussfolgerung ist falsch. Die richtige Schlussfolgerung wäre: Es spielt keine Rolle ob im „normalen" Rahmen etwas mehr oder weniger getrunken wird, die Daten geben die erwünschte Schlussfolgerung nicht her.

Man lernt daraus: Schaue nie nur auf die eine prominente Abbildung in einer Publikation, sondern auch auf das Kleingedruckte. Außerdem Vorsicht, wenn ein kompliziertes mathematisches Modell angewandt werden muss, um einen angeblich deutlichen Effekt zu errechnen. In vielen Fällen bedeutet dies nicht wissenschaftliche Sauberkeit, sondern den krampfhaften Versuch, das Ergebnis einer misslungenen Arbeit schönzurechnen. Warum kommt dies immer wieder vor und warum fällt es beim Begutachtungsprozess solcher wissenschaftlichen Arbeiten nicht auf? Es muss kritisch hinterfragt werden, was es bedeutet, wenn die Experten eines Fachgebiets einander gegenseitig begutachten. Hätte jemand begutachtet, der dieser Forschungsrichtung kritisch gegenübersteht, hätte er vielleicht nach der „number needed to treat" gefragt und die statistische Spielerei hinterfragt. Um es ganz deutlich auszudrücken: Die Zeitschrift *BMC Medicine* benutzt in ihrem Namen eine Abkürzung: BMC steht für „BioMed Central Ltd." – ein Schelm, wer Böses dabei denkt. Aber keiner schaute kritisch nach, auch nicht bei den Medien, die eigentlich eine große Verantwortung als kritisches Korrektiv der Wissenschaft haben – der sie jedoch nicht ausreichend nachkommen. Und dies nicht nur, weil im Fernsehen und in Zeitungen statistisch geschulte Reporter und Ärzte tätig sind, die im Studium hätten lernen können, wie man solche Arbeiten liest und versteht, sondern auch, weil es gar nicht so schwer ist, Wissenschaftler aus anderen Fachbereichen zu finden, die sich solche Publikationen einmal kritisch anschauen würden, ehe sie von den Medien für die Allgemeinheit verbreitet werden. Die Presse war voll von Berichten, wie viel Alkohol zu trinken „günstig“ sei. In Bezug auf Depressionen eine Fehlmeldung.

Es soll hier keine weitere Publikation der gleichen Studiengruppe im Detail beschrieben werden, die ganz anders als die oben gezeigte Veröffentlichung keinen Effekt der mediterranen Diät auf Depressionen erbrachte. Es soll aber wertend besprochen werden, warum die gleiche Arbeitsgruppe sich widersprechende Daten veröffentlicht, vor allem wenn die eine Studie die andere hätte ergänzen können. Die andere Auswertung der gleichen Predimed-Studie ergab nur einen marginalen Effekt der mediterranen Diät auf die Erkrankung an Depression, dieser war aber nur bei Typ-2-Diabetikern nachweisbar. Diese Daten wurden ebenfalls 2013 publiziert. Das bedeutet, dass allen alle Daten bekannt waren, sowohl denen, die die erst hier beschriebene Studie mit dem Bezug zwischen Alkohol und Depression publizierten, als auch denen, die die zweite Studie, zu dem Effekt der Intervention durch mediterrane Kost auf Depressionen, auswerteten. Für Sie als Leser dieses Buches ist es interessant zu erfahren, dass die Autoren, obwohl sie aus der Alkohol-Studie wussten, dass Diabetes ein Einflussfaktor auf den Effekt der mediterranen Diät auf die Depression ist, in der oben gezeigten Alkohol-Studie (Abbildung 54) zwar Alter, Rauchen, Sport, Energiezufuhr pro Tag, Body Mass Index, Familienstatus, Ausbildung und anderes in der Auswertung berücksichtigten, nicht aber den Diabetes. Das lässt an bewusstes Weglassen eines Faktors denken, der die ganze tolle Alkoholstory kaputt gemacht hätte. Das ist bewusste Irreführung der Öffentlichkeit. Das ist wissenschaftliches Fehlverhalten.

Die Predimed-Studie war sehr komplex angelegt. Man untersuchte viele verschiedene Aspekte, so auch den Blutdruck, da hoher Blutdruck ja mit einem hohen Herzinfarkt- und Schlaganfallrisiko einhergeht. In *BMC Medicine* wurde 2013 publiziert, dass die Teilnehmer beider Arme mit mediterraner Kost einen niedrigeren Blutdruck hatten als die Teilnehmer in der Kontrollgruppe mit nur allgemeiner Diätanweisung (Abb. 55). Der Blutdruck wird in Millimeter Quecksilbersäule gemessen, abgekürzt als mmHg. Der Ausgangsblutdruck lag in der Gruppe mit mediterraner Diät und Olivenöl bei 148/83 mm Hg, in der mit Nüssen bei 149/83 mmHg und in der Kontrollgruppe bei 149/82 mmHg. Also waren die drei Gruppen am Anfang der Studie vergleichbar. Nach 3,8 Jahren wurde die Abnahme des systolischen und des diastolischen Blutdrucks in den beiden Gruppen mit mediterraner Kost im Vergleich zur Kontrollgruppe gemessen.

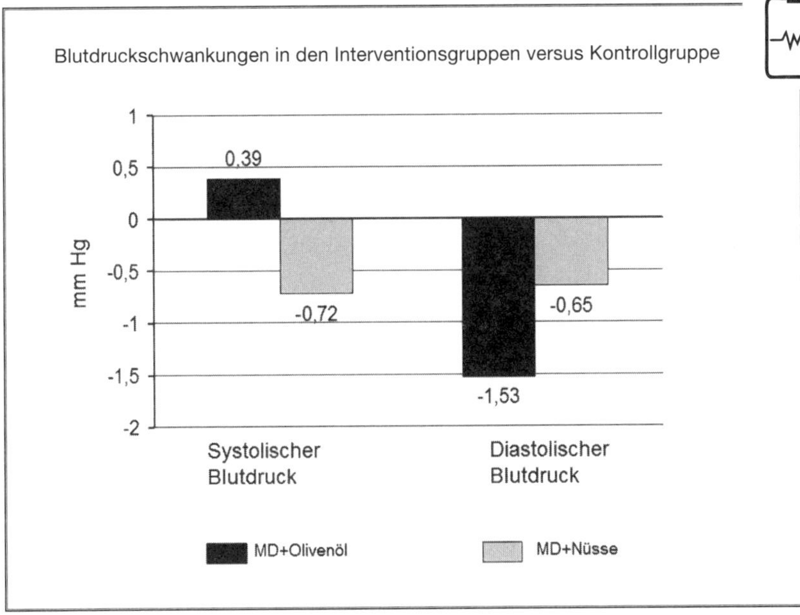

Abbildung 55: Modifiziert nach Toledo E. et al., *BMC Medicine* 2013, 11:207 doi:10.1186/1741-7015-11-207. © 2013 Toledo et al.; licensee BioMed Central Ltd.

In dieser Unterstudie der Predimed-Studie wurde der Blutdruck untersucht. Es wurden die Gruppen mit mediterraner Diät und Olivenöl mit der Kontrollgruppe verglichen. Für den links dargestellten systolischen und für den rechts dargestellten diastolischen Blutdruck wurde dann die Differenz der mediterranen Diät gegen die Kontrollgruppe ausgerechnet; es kommt heraus, dass der Blutdruck nach 3,8 Jahren in der Gruppe mit mediterraner Diät und Olivenöl um 0,39 mmHg höher lag als in der Kontrollgruppe, der diastolische Wert um 1,53 mmHg niedriger. Bei der mediterranen Diät mit Nüssen fiel der systolische Blutdruck (das ist bei der Blutdruckmessung der höhere Wert, also wenn jemand einen Blutdruck von 120 zu 80 mmHg hat, die Zahl 120) um 0,72 mmHg und der diastolische Blutdruck (das ist dann der Wert 80 mmHg) um 0,56 mmHg im Vergleich zur Kontrollgruppe ab.

Man erkennt in Abbildung 55, dass bei einem systolischen Ausgangsblutdruck von 148 mmHg der Blutdruck in der Gruppe der mediterranen Diät mit Olivenöl um 0,39 mm Hg höher lag als in der Kontrollgruppe. Das bedeutet weder eine zunehmende Schlaganfallgefährdung – dafür ist der Anstieg viel zu gering – noch kann man daraus einen Schutz ableiten. In der Gruppe der mediterranen Diät mit Nüssen lag der Blutdruck um 0,72 mmHg niedriger als in der Kontrolle. Auch dies bedeutet nichts, der Unterschied ist zu gering. Jeder, der seinen eigenen Blutdruck misst, weiß, wie groß die Messungenauigkeit ist. Außerdem gab es keine Unterschiede in der Häufigkeit, mit der die Teilnehmer einer der drei Gruppen es schafften, den Zielblutdruck unter 140 mm Hg zu erreichen. Der gesunde Menschenverstand urteilt dann folgendermaßen: Es gibt keinen relevanten Effekt der Diät auf den Blutdruck. Die Autoren schreiben aber: „Beide, die traditionelle und die Niedrigfett-Diät haben einen positiven Einfluss auf den Blutdruck und könnten Teil der Ratschläge an die Patienten sein."

Könnten die Autoren doch recht haben? Worauf beruht ihre Aussage? Der diastolische Blutdruck war in beiden Gruppen unter mediterraner Diät niedriger. Das stimmt, man sieht es auch in Abbildung 55, die Gruppe mit mediterraner Diät und Olivenöl liegt um 1,53 mmHg niedriger als die Kontrollgruppe, die Gruppe mit mediterraner Diät und Nüssen liegt nur um 0,65 mmHg niedriger. Jetzt kommt die Gretchenfrage an die Forscher: Die Daten sind ja richtig erhoben, aber ist das ein Unterschied, der klinisch relevant ist und dem Patienten einen Nutzen bringen könnte? Leider gehen die Autoren mit keinem Wort darauf ein, sondern denken nur, dass diese Diät nützlich sein könnte. Das ist umso schwerer zu verstehen, als die Autoren in der Diskussion ihrer Publikation selber erwähnen, dass man bei den 80 Prozent der Patienten mit Bluthochdruck keine Informationen über die eingenommenen Blutdrucksenker hat. Das heißt, man untersucht den Blutdruck, angeblich in Abhängigkeit von mediterraner Kost mit Olivenöl oder Nüssen, und hat keine Ahnung, wer wann welche Blutdrucksenker eingenommen hat? Ist es nicht denkbar, dass die gemessenen, gerade mal minimal nachweisbaren Unterschiede gar nicht durch die Diät, sondern durch die verschriebenen Blutdrucksenker zu erklären sind? Peinlich für die Autoren. Also wieder: Es lohnt sich, in das „Kleingedruckte" zu schauen. Peinlich, dass der Gutachter diese Limitationen der Aussage nicht erkannte und es den Autoren erlaubte, ihre aus Datenmangel unrichtigen Schlussfolgerungen der Öffentlichkeit zu präsentieren. Und die Öffentlichkeit griff das gerne auf, die renommiertesten deutschen Zeitschriften berichteten über die Predimed-Studie!

Die unter Ernährungswissenschaftlern hochgelobte Predimed-Studie hat auch fast schon komische Publikationen hervorgebracht. Eine ebenfalls 2013 in *Nutrition, Metabolism and Cardiovascular Diseases* erschienene Studie berichtete über den Einfluss von Gazpacho, einer kalten, wunderbar schmeckenden Gemüsesuppe, auf den Blutdruck in der Gruppe der Probanden mit hohem kardiovaskulären Risiko. Was kam dabei heraus? Diejenigen die viel von dieser Suppe aßen, hatten einen um 2,6 mmHg niedrigeren Blutdruck, die mit moderatem Genuss dieser Suppe einen um 1,9 mmHg niedrigeren Blutdruck als diejenigen, die diese Suppe nicht aßen.

Die Schlussfolgerung der Autoren war, dass die Inhaltsstoffe der Gemüse, die man für die Suppe benutzt, dafür verantwortlich sein könnten. Gazpacho ist reich an bioaktiven Komponenten wie Carotinoiden, insbesondere Betakarotin, an Vitamin C und Polyphenolen. Also: Der Glaube an die Apotheke im Bauch, die Zufuhr von Wirkstoffen aus der Nahrung als Grund für Blutdrucksenkung und bessere Gesundheit!

Zuerst die ethische Komponente dieser Publikation: Warum wird in der oben zitierten Studie über den Blutdruck, die ihre Daten aus der gleichen Probanden-Kohorte bezieht wie die andere, nicht untersucht, ob Gazpacho-Konsum die entscheidende Variable ist und nicht vielleicht der Konsum von Nüssen oder Olivenöl? Oder der Alkoholkonsum? Oder die Bildung? Oder das Rauchen? Leider wurde dies – ähnlich wie schon beim Thema Depression, wo der Diabetes nicht beachtet wurde – nicht gemacht. Das ist unseriöses wissenschaftliches Arbeiten, denn kennt man eine Variable, muss man sie einsetzen, um seine Daten daraufhin abzugleichen.

Aber abgesehen davon, dass das Konsortium der Predimed-Studie nicht wissenschaftlich einwandfrei arbeitet, ist der gemessene Effekt nur mäßig groß. Zudem ist die Gazpacho-Suppe nicht Teil der Intervention, denn es wurde der Effekt einer mediterranen Kost mit Olivenöl oder Nüssen mit der Kontrollgruppe verglichen. Also ist das Gazpacho-Ergebnis nur das Ergebnis einer Beobachtung und schon daher ist es sehr unwahrscheinlich, dass Gazpacho für den geringen beobachteten Effekt mit großem Konfidenzintervall verantwortlich ist. Um nicht nur anzuklagen, sondern auch zu lächeln: Jeder weiß, wie viel Mühe es bereitet, eine solche Suppe auf den Tisch zu bringen. Ist es nicht denkbar, dass diejenigen mehr Gazpacho essen, die viele Freunde haben, mit denen sie gemeinsam kochen und ein Glas Wein trinken? Dann wären wir ja wieder bei den sozialen Faktoren! Dann wären wir beim Thema Mensch und nicht beim Thema chemische Verbindungen, die Polyphenole genannt werden, in der Tomate vorkommen und als natürliche sanfte Wunderheilmittel gelten! Doch wie so oft beim Thema Ernährung: Daten aus einer Interventionsstudie fehlen. Leider fehlte den Autoren vor lauter Glaube an ihre mediterrane Diät der Humor sowie die nötige Selbstironie für eine Auswertung, die ein humaneres Verständnis von Gesundheit reflektieren würde als das nur auf Inhaltsstoffe einer Suppe ausgerichtete Verständnis vom Menschen.

Der Höhepunkt – auch publikatorisch – der Predimed-Studie war eine Veröffentlichung in der renommiertesten medizinischen Zeitschrift, dem *New England Journal of Medicine* (Abb. 56). Alle berichteten davon, die Ärzte-Zeitschriften genauso wie Zeitschriften und Zeitungen für die Allgemeinheit, weil sie die neuen Ergebnisse ihren Lesern nahebringen wollen. Der *Spiegel* berichtete, und alle, die ihren Lesern helfen wollen, ihr Leben gut zu meistern. Daher soll diese Veröffentlichung genauer dargestellt und angeschaut werden. Diese Veröffentlichung berichtete vom primären Ziel der Predimed-Studie, nämlich bei denjenigen der 7.447 eingeschlossenen Probanden, die nach einer mediterranen Diät lebten, richtige Erkrankungen zu verhindern. Also erfüllt diese Studie genau das, was im vorliegenden Buch immer wieder gefordert wird. Und die Zusammenfassung liest sich vielversprechend: „Nach nur 4,8 Jahren der Beobachtung wurde die Studie basierend auf einer Zwischenauswertung gestoppt, da der Erfolg der Diät so groß war, dass es ethisch nicht vertretbar wäre, die Kontrollgruppe weiterzuführen."

Ganz am Anfang der Beschreibung der Studienergebnisse soll daher die zentrale Abbildung der Studie vorgestellt werden:

In der Studie an 7.447 Menschen zwischen 55 und 80 Jahren wurden zwei mediterrane Kostformen, die eine mit Olivenöl, die andere mit Nüssen, im Vergleich zur sonst üblichen Ernährung untersucht. Nach statistischer Analyse wurde die Studie nach 4,8 Jahren abgebrochen.

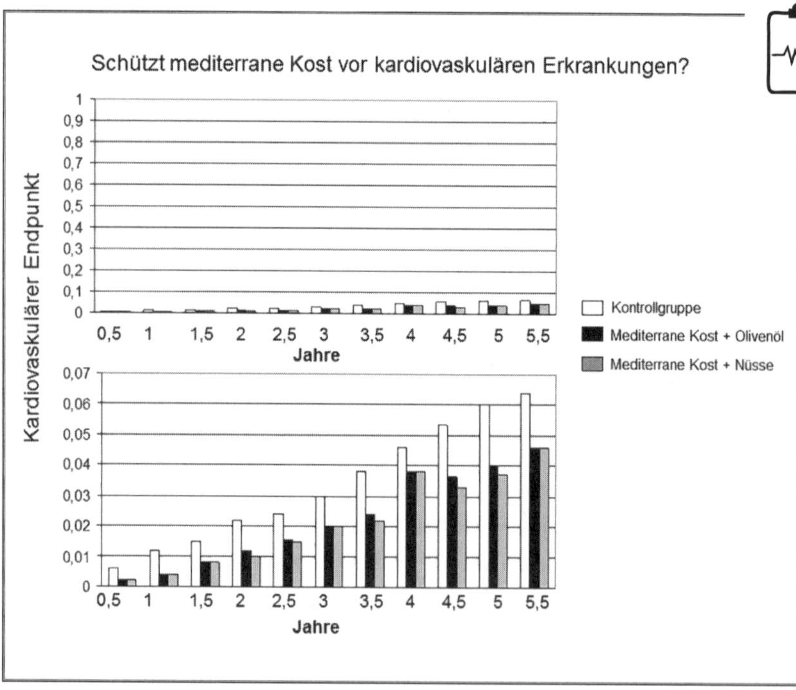

Abbildung 56: Modifiziert nach Estruch R. et al., *The New England Journal of Medicine* 368:1279-1290, 2013.

Abbildung 56 zeigt über den Zeitraum der Studiendauer das Auftreten des Endpunkts einer kardiovaskulären Erkrankung, dazu zählen Herzinfarkt, Schlaganfall und Tod durch eine kardiovaskuläre Erkrankung.

Der obere Teil der Abbildung zeigt anhand einer Skala zwischen 0 und 1 das Auftreten der Endpunkte: Hätte keiner einen Endpunkt erlebt, wäre die Linie unten bei 0 geblieben, hätten alle den Endpunkt erlebt, wäre die Linie bis auf 1,0 angestiegen. Man sieht daraus, dass nur sehr wenige Studienteilnehmer tatsächlich in dieser Zeit diesen Endpunkt erlitten, womit schon bewiesen ist, dass auch bei einem Hochrisikokollektiv in der durchschnittlichen Beobachtungsdauer von 4,8 Jahren das Ereignis nur sehr selten auftritt. Um dann dem Leser eindrückliche Zahlen zu präsentieren, wurde im unteren Teil der Abbildung das Auftreten des Endpunkts zwischen 0,0 und 0,06 stark vergrößert aufgetragen, damit die winzigen Unterschiede deutlicher erkennbar sind. Man sieht, dass die Kontrollgruppe bezüglich der kardiovaskulären Ereignisse einen deutlichen Nachteil gegenüber der Gruppe der mediterranen Diät mit Nüssen oder der mit Olivenöl hatte, wobei

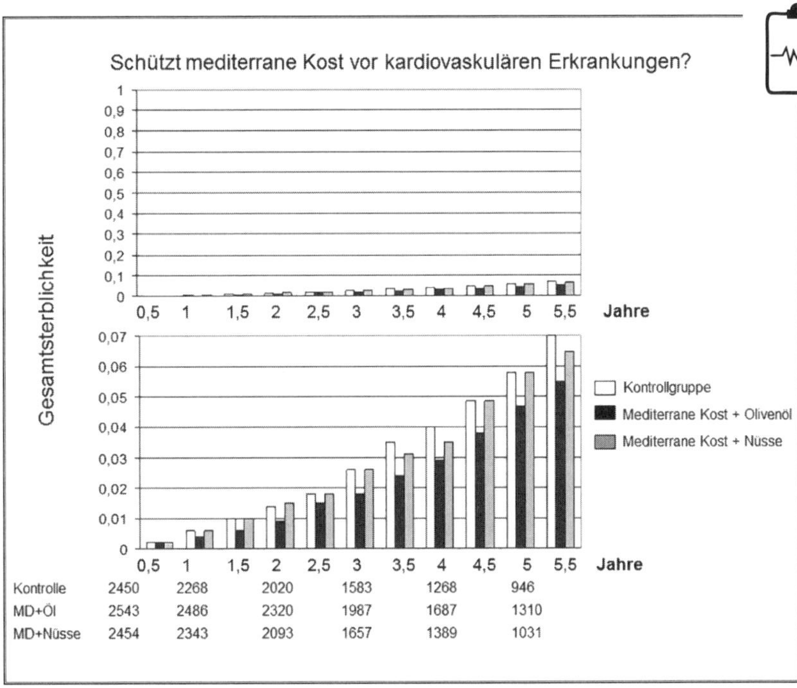

Abbildung 57: Modifiziert nach Estruch R. et al., *The New England Journal of Medicine* 368:1279-1290, 2013.

sich die beiden Letzteren bezüglich der kardiovaskulären Endpunkte nicht unterscheiden.

Abbildung 57 zeigt den Verlauf bezüglich der Gesamttodesfälle über den Studienzeitraum.

Hinsichtlich der Mortalität ist es so, dass nur die mediterrane Diät mit Olivenöl einen – scheinbaren, siehe Grafik in Abbildung 57 – Erfolg hatte, denn die mediterrane Diät mit Nüssen verlief ähnlich wie die Kontrolldiät. Leider versäumten die Autoren es, in der Abbildung deutlich zu machen, dass dies nicht die Zahlen sind, die alle Patienten darstellen, sondern nur errechnete Zahlen sind – die Ereignisse wurden auf 1.000 Patientenjahre hochgerechnet! Deswegen werden in der gleich folgenden Abbildung 58 die echten Basiszahlen gezeigt.

Über den Beobachtungszeitraum nahm die Zahl der Probanden ab, sie schieden durch Todesfälle oder aus anderen Gründen aus oder beendeten ihre freiwillige Teilnahme. Daraus lässt sich ableiten, dass am Ende nur noch wenige Probanden ausgewertet werden konnten. Aber man sieht, bezogen auf den kombinierten Endpunkt Herzinfarkt, Schlaganfall und Tod durch Herz- und Kreislauferkrankungen – im oberen Teil von Abbildung 57 dargestellt –, dass die mediterrane Diät mit Olivenöl und mit Nüssen schon ab dem ersten Jahr einen großen Unterschied bewirkte. Das muss ja ein wahres Wundermittel sein, das so schnell wirkt! Hat sich hier der Wissenschaftler, der die Publikation schrieb, von seiner Begeisterung mitreißen lassen und nicht gleich erkannt, dass eine andere Variable als die Kostform für diesen superschnell einsetzenden Effekt verantwortlich sein muss?

Abbildung 57 zeigt den Endpunkt Tod, egal wodurch eingetreten. Schon nach einigen Jahren sieht man einen Unterschied, aber nur für die mediterrane Diät mit Öl, nicht mit Nüssen. Kann das sein? Kann es plausibel sein, dass mediterrane Diät, wenn sie ohne Nüsse gegessen wird, Leben rettet, und wenn sie mit Nüssen gegessen wird, nichts mehr nutzt? Nein, das ist eher ein Grund, tiefer in die Details der Studie zu blicken. Doch da für die Autoren im Vorfeld schon feststand, dass mediterrane Diät „gesund" ist, wurde das nicht gemacht. Ein Versagen der Selbstkontrolle der Wissenschaft.

Alle waren begeistert, die Ärzte und die Presse, denn jetzt konnte den Menschen berichtet werden, was für sie gut ist. Das verkauft sich gut und macht auch den Journalisten Spaß zu schreiben. Begeistert waren Ärzte, die nicht genau hinschauten, denn jetzt konnten sie ihren Patienten „sanfte Medizin" verschreiben, und Ärzte, die Lebensstil und Ernährungsmedizin auf ihre Fahnen schreiben, denn jetzt können sie stolz auf ihre berufliche Ausrichtung sein. Doch auch hier lohnt der genaue Blick. Die Euphorie der öffentlichen Wahrnehmung passt überhaupt nicht zu der Art, wie diese Abbildungen gemacht sind. Die große Grafik zeigt die Skala jeweils bis 1, erfasst also alle Probanden. Das ist keine „number needed to treat" aus dieser Interventionsstudie, zeigt aber dem Leser schon optisch, dass auf die Gesamtheit der Teilnehmer bezogen der Effekt der mediterranen Kost kaum sichtbar, also marginal, ist. Daher in der eingeschobenen Abbildung die Skala von 0,00 bis 0,06 oben und von 0,00 bis 0,07 unten, die kleine Effekte besser sichtbar macht. Wissenschaftlich falsch ist es nicht, einen kleinen Effekt, der nur einen kleinen Bruchteil der Teilnehmer betrifft, optisch deutlich darzustellen, und unethisch auch nicht. Aber es sollte Anlass sein, einmal in das „Kleingedruckte" dieser Publikation zu schauen.

Da fällt zum einen auf, dass nur Probanden von der mediterranen Diät profitieren, die Bluthochdruck haben, und dass bei Probanden ohne Fettstoffwechselstörung, ohne Fettleibigkeit und nach Herzinfarkt der Effekt der Diät, wenn überhaupt, dann nur marginal oder gar nicht vorhanden war. Das macht stutzig, vor allem im Kontext der so schnell beobachteten Wirkung in den Abbildungen 56 und 57. Deswegen sollte man sich nicht die berechneten Ergebnisse anschauen, sondern die Originaldaten:

Die Daten, die hier gezeigt werden, sind die Daten, die der Abbildung 58 zugrunde liegen, aber anders als in Abbildung 57, wo nicht die absoluten Zahlen

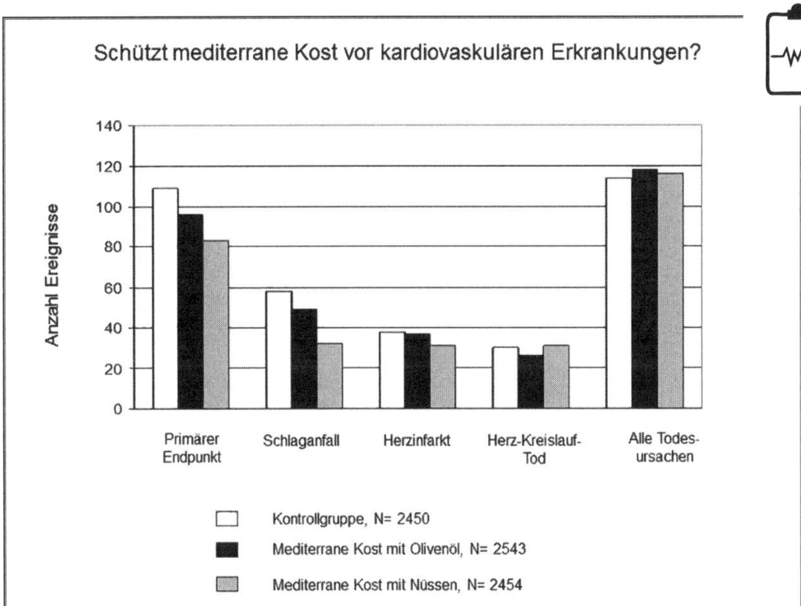

Abbildung 58: Modifiziert nach Estruch R. et al., *The New England Journal of Medicine* 368:1279-1290, 2013.

dargestellt wurden, also nicht das, was mit jedem Patienten präzise geschehen ist, sondern nur die Hochrechnung auf 1.000 Personenjahre, sind hier die tatsächlichen Zahlen dargestellt. Man sieht zum Beispiel, dass von den 2.543 Patienten mit mediterraner Diät und Olivenöl 96 einen Endpunkt erlitten, von den 2.454 mit Nüssen 83 und von den 2.450 Probanden mit Kontrolldiät 109. Man erkennt also, dass es nur einen minimalen Unterschied zugunsten der mediterranen Diät gibt. Ähnliches gilt für den Schlaganfall, den Herzinfarkt und den Tod durch kardiovaskuläre Ereignisse.

Hingegen ist die Gesamtzahl der Todesfälle, egal wodurch, in der Gruppe mit mediterraner Kost etwas höher als in der Kontrollgruppe.

Diese Unterschiede sind nicht relevant und nicht signifikant, denn sie betreffen ja nur einen winzigen Teil der Studienteilnehmer. Und das zeigt die statistische Analyse:

Rechnet man nicht wie in Abbildung 57 die Ereignisse auf 1.000 Patientenjahre hoch, sondern nimmt man die Ereignisse, so wie sie tatsächlich stattfanden (Abb. 58), gibt es keinerlei signifikanten Unterschiede, das heißt, die Predimed-Studie ist gescheitert und das positive Ergebnis, das publiziert wurde, war nur durch einen statistischen Trick möglich.

Ähnliches kann man beim Thema Schlaganfall ablesen, hier beträgt der Unterschied zwischen der Olivenölgruppe und der Kontrollgruppe nur neun Fälle, beim Herzinfarkt nur einen Fall, beim Tod durch kardiovaskuläre Erkrankungen nur vier. Beim Tod insgesamt gibt es sogar in der Olivenölgruppe vier Todesfälle mehr als in der Kontrollgruppe. Keiner dieser Unterschiede ist in irgendeiner Weise signifikant.

Also wäre die ehrliche Darstellung der Studienergebnisse folgende: Es gibt einen statistisch nicht signifikanten Trend zugunsten der mediterranen Kost bei den Studienzielen Schlaganfall und Herzinfarkt sowie einen ebenfalls nicht signifikanten Trend zuungunsten der mediterranen Kost beim Endpunkt Tod jedweder Ursache.

Woher kommt nun der Unterschied der Ergebnisse – einmal hochsignifikante Daten, wie in der Abbildung von den Autoren vorgegaukelt, einmal nicht signifikante Daten, wenn man sich wie in der Tabelle die einzelnen Patienten anschaut?

Der Grund ist schnell geklärt, denn er hat etwas mit dem Thema des Buches zu tun, nämlich mit der Negierung des Einzelnen, dessen Nutzen und Schaden durch die Diät man in der Tabelle sehen kann, zugunsten der Multiplikation eines marginalen Effekts mit einer großen Zahl. Denn die Daten aus der Abbildung sind nicht die Daten zu einzelnen Menschen, sie stellen keine Fälle dar, sondern sind das Ergebnis einer statistischen Berechnung.

Statt Einzelfälle anzugeben, die eben keinen signifikanten Effekt ergeben, wird der nicht signifikante Minimaleffekt, der aus der Tabelle ablesbar ist, auf 1.000

Patientenjahre hochgerechnet. Also wird ein minimaler Effekt durch geschickte Berechnung gespreizt, groß gerechnet. Nur so ergibt sich der zwar statistisch korrekt berechnete Erfolgswert aus der Abbildung, aber klinisch, als Rat für den einzelnen Menschen, ist es nicht signifikant – ist es fehlerhaft – zu behaupten, dass mediterrane Diät einem Hochrisiko-Patienten etwas nutzen würde. Man kann den Autoren wissenschaftliches Fehlverhalten unterstellen, denn auch wenn sie korrekt rechneten, haben sie fehlerhafte Schlussfolgerungen gezogen und die Welt in die Irre geführt.

Damit ist die Predimed-Studie und mit ihr die mediterrane Diät, zumindest in der einzigen Interventionsstudie mit richtigen klinischen Endpunkten, gescheitert. Sie ist bei Menschen mit erhöhtem Krankheitsrisiko nicht erfolgreich. Gescheitert ist auch die Ehrlichkeit in der Darstellung medizinischer Forschungsergebnisse. Beschädigt ist die Disziplin der Ernährungswissenschaften, denn die einzige große Interventionsstudie ist nicht nur gescheitert, sondern es wurde auch mit Tricks versucht, nachträglich noch einen Erfolg herbeizurechnen. Das Thema des Buches und der Grund, weshalb es so wichtig ist, sich mit Studien präzise auseinanderzusetzen: Es kann doch nicht sein, dass mediterrane Diät empfohlen wird, wenn der Effekt nur errechenbar, aber nicht wirklich vorhanden ist. Die Autoren sind durch ihre Interpretation und Rechenkünste entlarvt. Unbeschadet dessen: Mediterrane Kost kann hervorragend schmecken, nicht nur Gazpacho! Diesen Genuss sollte man sich nicht nehmen lassen. Doch sollte man sich auch nicht durch trickreich dargestellte Forschung beeinflussen lassen.

Aber wo liegt die Wurzel dieses Wissenschaftsskandals? Zum einen darin, dass Autoren ihre Hypothese lieber bestätigen als widerlegen, zum anderen darin, dass Zeitschriften, vor allem so renommierte wie das *New England Journal of Medicine*, lieber positive als negative Nachrichten veröffentlichen. Aber es liegt auch an den Gutachtern. Leider wird nicht veröffentlicht – und dafür gibt es auch gute Gründe –, wer die Gutachter waren. Aber hier liegt der Verdacht nahe, dass es Wissenschaftler sind, die ebenfalls auf dem Feld der Gesundheitsverbesserung durch Diät arbeiten. Wenn Gläubige den eigenen Glauben begutachten, kann nichts anderes akzeptiert werden als das, woran man glaubt. Es ist wichtig, diese Schwäche der Wissenschaft zu kennen.

ZUSAMMENFASSUNG

- Die Autoren einer umfangreichen Interventionsstudie zur Wirkung von mediterraner Kost kamen durch Tricks bei der Auswertung zu dem höchst öffentlichkeitswirksamen Ergebnis, mediterrane Kost wirke sich positiv auf die Gesundheit aus.
- Sie erzielten diese Ergebnisse aber nur, weil sie – womöglich bewusst – nur bestimmte Daten betrachteten, Daten hochrechneten und ähnliche Tricks anwandten.
- Ohne solche Kniffe lässt sich aus den unmittelbaren Ergebnissen keine „gesund machende" Wirkung mediterraner Kost ableiten. In der Studie sind sogar in einer Tabelle die Zahlen gezeigt, aus denen man erkennen kann, dass mediterrane Kost nichts nutzte. Diese Zahlentrickserei erklärt, warum in der Öffentlichkeit der Eindruck entsteht, es gebe einen Expertenstreit, aber es gibt nur eine falsche, ideologische Interpretation der Daten.

18.

Fehlverstandene Wissenschaft – oder: Der Bezug des Gesundheitswahns zum Menschenbild

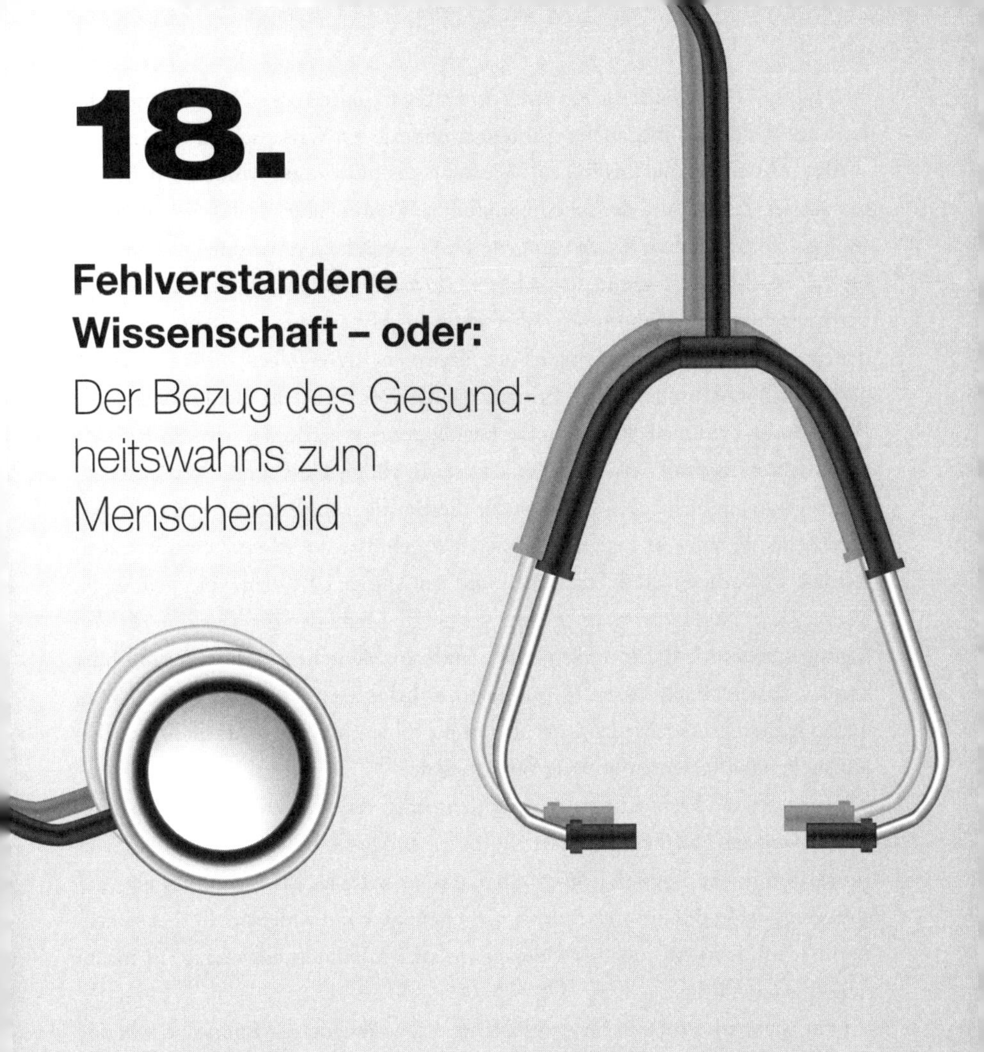

JETZT WERDEN DIE Dimension, der Sinn und der Grund, dieses Buch zu schreiben, deutlich: Das Recht auf Selbstbestimmung im Korridor dessen, was die Fremdbestimmtheit offen lässt, wird dem Mitmenschen dadurch genommen, dass fehlverstandene Wissenschaft zu wissen glaubt, was für Menschen das richtige Leben, das richtige Essen ist. Die Freiheit, sich zu entwickeln, seinen Lebensstil den individuell erlebten Gegebenheiten anzupassen, wird auf dem Altar der neuen Religion namens Lebensstil geopfert. Über den Lebensstil und was er für den Einzelnen bedeutet, muss man scheinbar nicht mehr nachdenken, der richtige Lebensstil, beispielsweise mediterrane Kost essen, kann ja angeblich nur nutzen – Schaden ist ausgeschlossen. Egal ob man Belege für die Wirksamkeit der Empfehlung hat oder nicht. Glauben reicht, die Ideologie nötigt einen geradezu, dafür zu sorgen, dass dieses Wohl alle Menschen erreicht. Dagegen sollte man sich jedoch im Interesse der Patienten, aber auch im Interesse der exakten Wissenschaft, wehren.

Also müssen wir alle uns fragen: Wie kann das Individuum vor der Übermacht der großen Zahlen und der scheinbar großen Wirkung einer kollektiven Betrachtung geschützt werden? Wenn man, wie die Wissenschaft, erst einmal nur betrachtet und beschreibt, ist es nicht so schlimm. Denn durch Betrachten und Beschreiben entstehen neue Hypothesen. Aber wenn aus Hypothesen Empfehlungen werden, ja daraus sogar therapeutische Ratschläge eines Arztes folgen, die auf angeblich gesicherter wissenschaftlicher Erkenntnis basieren, entsteht ein Problem. Das Problem der Predimed-Studie für die Bevölkerung ist nicht, dass sie künstlich ein erwünschtes Ergebnis herbeirechnet, das ist nur ein Problem für die Wissenschaft, denn das ist unseriös. Das Problem für die Bevölkerung entsteht dadurch, dass diese scheinbaren, nur herbeigerechneten Ergebnisse auf Menschen übertragen werden. Hypothesen sind Annahmen und Annahmen darf man, vor allem dann, wenn es kein Notfall ist, wenn andere, gesicherte Methoden der Therapie zur Verfügung stehen, nie dafür nutzen, einen anderen Menschen – sei er gesund oder krank – basierend auf diesen Hypothesen zu therapieren. Hält man sich nicht an diese Grundregel der Medizin, entsteht ein Problem für alle – für den Arzt, den Rat suchenden Patienten und die Wissenschaft.

Es entsteht ein Problem für den Arzt, denn er ist verpflichtet, einen Rat zu erteilen, der wissenschaftlich gesichert ist, der in entsprechenden Studien überprüft wurde und in den Studien bewiesen hat, dass er wirksam ist. Wenn nun der Arzt etwas empfiehlt, das diesen Kriterien nicht genügt, dann widerspricht dies seinem Berufsethos, ja mehr noch, es widerspricht seinem Handlungsauftrag. Er macht sich unglaubwürdig.

Es entsteht ein Problem für den Patienten. Der Patient, der Rat sucht, will den richtigen Rat, er fragt ja, was er tun kann, also fragt er nach Wissen, das auf einer Interventionsstudie basiert. Ohne dass der Patient es merkt, wird ihm seitens der Ärzte, der Ernährungswissenschaftler, der Journalisten und der Apotheker aber etwas als Information angeboten, das entweder nur aus Beobachtungsstudien stammt oder, wie im Falle der Predimed-Studie der mediterranen Kost, sogar falsch herbeigerechnet ist. Der Ratsuchende fragt nach Daten aus Interventionsstudien, auch wenn er sich dessen nicht bewusst ist, denn an ihm und auf sein Leben angewandt bedeutet der Rat eine Intervention. Bekommt er nun als Gesunder den Rat, einen bestimmten Lebensstil zu wählen, der ihm gar nicht liegt, dann erhält er einen Rat, der ihm womöglich zum Nachteil gereichen könnte. Liest er dann dieses Buch, schaut er sich die wirklich vorhandenen Daten aus den Interventionsstudien an und akzeptiert den Unterschied zwischen Beobachtungsstudie und

Interventionsstudie, dann zweifelt er an seinem Arzt. Dies kann mehrere Nachteile für den Ratsuchenden haben: Zum einen wird er vielleicht später einmal, wenn der Arzt eine sinnvolle Intervention empfiehlt, die gesichert ist, denken, er gebe ihm sowieso keine guten Ratschläge, und sich zu seinem Nachteil auch nicht an den guten, richtigen Rat halten. Zum anderen wird er möglicherweise, wenn er nicht wie empfohlen fünfmal pro Woche Sport treibt, Schuldgefühle empfinden, Lebensqualität verlieren und in dem Gefühl, es sowieso nicht zu packen, nicht nur die fünfmal Sport pro Woche nicht durchhalten, sondern gar keinen Sport treiben. Die übertriebene Empfehlung kann dazu führen, dass der schmale Grat zwischen Sich-nicht-Schädigen und Sich-Schädigen, die Grenze zur Schädigung und zum nachweislich falschen Lebensstil, überschritten wird. Es gibt nicht das „besonders Gesunde für Gesunde", es gibt nur den Mittelweg und den schädigenden Lebensweg.

Es entsteht auch ein Problem für die falsch verstandene Wissenschaft selber. Überinterpretation von Daten kann dazu führen, dass man der ganzen Disziplin, dem Ansatz der Wissenschaft, nicht mehr traut, nur weil einige wenige sie missbrauchen. Hier sind zurzeit die Epidemiologie, die beschreibend Zusammenhänge zwischen Erkrankungen und Lebensstilformen untersucht, und die Ernährungswissenschaften gefährdet. Aber: Wir brauchen diese wissenschaftlichen Disziplinen, die Epidemiologie, um Zusammenhänge erahnen zu können, die dann in Versuchen an Zellkulturen, in Tierversuchen und zuletzt in Interventionsstudien am Menschen überprüft werden. Wir brauchen die Ernährungswissenschaften, denn sie sind wichtiger Teil des Fächerkanons, der uns hilft, die Rolle und Bedeutung der Ernährung für Gesundheit und Krankheit zu verstehen. Vor allem dann, wenn es um Ernährung als Teil der Therapie von Erkrankungen geht. Die so wichtige Einschränkung der Medizin, zu akzeptieren, dass sie zum einen nur das machen soll, was nachgewiesen und überprüfbar ist, und zum anderen zu akzeptieren, dass Medizin primär auf Krankheiten und nicht auf Gesundheit ausgerichtet ist, bildet die Basis ihrer Glaubwürdigkeit. Wenn die Medizin Daten hat, die zeigen, dass der Zustand der Gesundheit durch Therapie verbessert und besser erhalten werden kann, ist dies in Ordnung. Aber zu meinen, auch Gesundheit verbessern zu können, ohne dafür Daten zu haben, ist unseriös. Wenn dann die Studienleiter – wie die der Predimed-Studie über mediterrane Ernährung – die Ergebnisse schönrechnen und letztlich mit Rechenspielen das Scheitern ihrer Studie verbergen, dann macht sich die Medizin unglaubwürdig. Das ist das Grundübel, das dann auch die Ernährungswissenschaften mit ihrem Schwerpunkt Lebensstil und gesunde Ernährung unglaubwürdig macht, solange adäquate Studien fehlen. Es würde ja reichen zu erforschen, was wie und warum krank macht. In diesem Arbeitsfeld gibt es noch genug offene Fragen!

Also sind alle betroffen, die sich auf der Basis wissenschaftlicher Erkenntnis mit dem Thema Lebensstil und Gesundheit, aber auch Lebensstil und Krankheit, beschäftigen. Letztlich sollten sich alle Betroffenen die gleichen schon zuvor gestellten Fragen stellen:

Darf ich dem Einzelnen in seine ureigenste Intimsphäre hineinpfuschen, wenn der Eingriff bei ihm nur mit geringer Wahrscheinlichkeit wirkt und wenn die Wirkung in diesem unwahrscheinlichen Fall nur gering ist? Ist dies ethisch vertretbar, nur weil durch die Hochrechung auf 80 Millionen Mitbürger eine für die Gesellschaft große Effektstärke errechnet wird? Wollen wir akzeptieren, dass der ideologische Glaube an eine nicht durch Daten belegte Intervention nur aufgrund eines gesellschaftlichen Konsenses als übermächtiger Sieger über die Chance der individuellen Lebensgestaltung dasteht? Alle müssen etwas machen, nur weil viele es vertreten, die dafür keinerlei Daten haben? Ist es wirklich so, dass es egal ist, ob ich etwas vertrete, das nicht bewiesen ist – etwa mediterrane Kost –, dass dies dann als Empfehlung in Ordnung geht, nur weil ich keine Daten vorliegen habe, dass es schadet, mediterran zu essen?

Es ist keineswegs egal. Denn Folge der schön gerechneten Daten zur mediterranen Kost, Folge der nicht in die Praxis umgesetzten Ergebnisse der „Look-Ahead-Studie“, die zeigte, dass Lebensstil-Intervention Diabetikern nichts nutzt, sind nicht nur Ratschläge ohne Basis, ohne Daten, ohne Begründung, also Pseudowissen und Pseudoratschläge, sondern auch Leichtfertigkeit im Umgang mit denen, die gutgläubig den Experten folgen und deswegen denken, ihre Aussagen hätten eine wissenschaftliche Basis. Folge der überschätzten Rolle des Lebensstils ist die Fehlallokation der Mittel, die für die Gesundheit bereitgestellt werden. Wie viel Geld wird für Ernährungsberatung, Vitamine und Sportkurse ausgegeben, ohne dass ein Beleg für den langfristigen Nutzen bei Übergewicht bekannt ist? Es geht also nicht nur um die Unterjochung des Individuums unter den Rausch der Hochrechnung. Es geht auch darum, dass durch Fehlallokation von Geld das Geld dort fehlt, wo es sinnvoll eingesetzt werden könnte – man denke nur an die erfolgreiche Studie der sozialen Intervention.

Der Glaube an den Lebensstil, anstelle und als Ersatz des Schöpfer-Gottes, bewirkt eine Stärkung der Egozentrik, das Gefühl, selber und nur sich allein gegenüber verantwortlich zu sein. Der Lebensstil-Glaube bewirkt dadurch den Aberglauben an die selbst gestaltete Zukunft, die eigene Kontrolle über das Schicksal. Ein Glaube, der enttäuscht werden wird und außerdem schaden kann, weil er zu Frustration führt. Ist das der Grund, warum Vegetarier vermehrt an Angststörungen leiden?

Das ist die Dimension des Themas Lebensstil, die jeden für seine Mitbürger engagierten Menschen berühren muss, denn es geht um Freiheit und Selbstbestimmtheit, um Nächstenliebe und Mitgefühl, aber auch um Ehrlichkeit und Betrug in der Forschung. Das ist die Dimension, die diejenigen betrifft, denen das Zusammenleben mit anderen im Kontext von Fürsorge und Verantwortung für den Mitmenschen etwas wert ist. Das ist die Dimension, die an den Grundfesten einer demokratischen, wegen der unantastbaren Würde des Einzelnen auf Zusammenhalt beruhenden Gesellschaft rüttelt. Die Tiefe der besprochenen Problematik eröffnet sich, wenn man sich anschaut, was im Ägypten des Altertums im Vergleich zum Staat Israel an schriftlichen Überlieferungen der Aussagen über Gott zu lesen ist. Wie äußert Gott sich über sich selber? Gibt es einen Fortschritt der Theologie, der dadurch zu mehr Humanität führt, dass sich die Selbstdefinition Gottes vom altägyptischen zum israelitischen Gott weiterentwickelte?

ZUSAMMENFASSUNG

- Fehlverstandene Wissenschaft, wie im vorigen Kapitel bloßgestellt, schwingt sich zu einer Lebensstil-Religion auf, die den Einzelnen zugunsten des Kollektivs in den Hintergrund drängt, obwohl sie auf der Illusion der selbstbestimmten Gesundheit basiert. Nach außen operiert sie mit der Illusion der Sorge um das Individuum, aber das Gegenteil ist der Fall.
- Daraus entstehen zahlreiche Probleme für die Wissenschaft, den Arzt, den Patienten und die Gesellschaft.

19.

Vom Gottesbild zum Menschenbild – oder:

Warum es sich lohnt, sich mit Theologie zu befassen

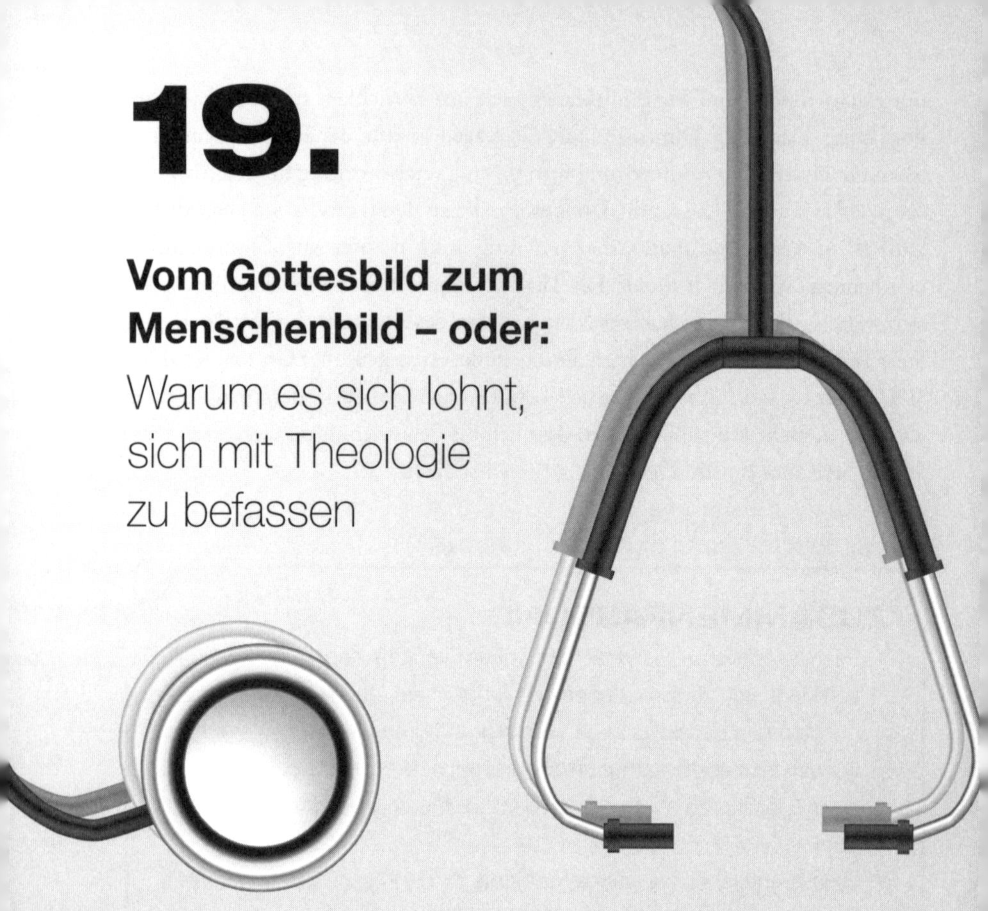

IN ÄGYPTEN GIBT es Stelen, aus denen man ablesen kann, wie man sich damals Gott vorstellte, zu einer Zeit, als der Pharao nach seiner Ernennung noch göttlich wurde, zu einer Zeit größter Unterschiede der Würde und des Wertes der Menschen. Unterschiede, die akzeptiert wurden oder akzeptiert werden mussten. Vieles an Naturereignissen war nicht verstanden, wurde gefürchtet und bewundert. In Ägypten lautete die Selbstdefinition Gottes:

Ich bin, was da ist.

Die auf einer Säule gefundene Selbstdefinition „Ich bin, was da ist" hilft beim Ein- und Unterordnen des Menschen in Bezug zu seinem Gott, der sich als das Seiende, die Natur, definiert. Diese Definition Gottes erlaubt zu erkennen, warum der Nil durch Überschwemmungen Land fruchtbar macht, Gott uns Gutes tut. Es erlaubt den Verantwortlichen zu erkennen, wenn die Fruchtbarkeit des Landes ausbleibt oder eine Frau kein Kind bekommt. Eine Gottesdefinition, die kosmologisch orientiert ist, den Menschen durch Unterordnung einordnet, ihm die unvorstellbar großartigen Mächte der Natur in ihrer Größe nahebringt, ihn sie ebenso fürchten lehrt wie den göttlichen Pharao. Verständlich, warum Pharao und Gott ähnlich herrschen und Herrschaft begründen. Eine Gottesdefinition, die natürlich nicht nur die Fruchtbarkeit des Landes in eine gesellschaftlich akzeptierte Ordnung bringt. Es ist eine Gottesdefinition, die auch Krankheit mit einschließt. Denn Krankheit ist im Leben wiederkehrend, von Gott kommend, wie alles. Und da Gott das ist, was da ist, mag selbst Krankheit einen verborgenen Sinn und eine Ursache haben. Krankheit kann Folge von Gottesferne sein, also einer Schuld, oder in einem Menschen angelegt, so wie vieles in der Natur angelegt ist. Wenn Krankheit im Menschen angelegt ist, dann ist sie vielleicht nicht Schuld, doch Gottes Wille; dann ist der, dem Gott eine Krankheit in die Wiege legte, eben aus irgendeinem Grund damit belastet, gestraft, und am Ende der Gedankenkette sind dann doch nicht alle Menschen gleich. Das passte damals in die staatliche Ordnung. Aber uns Heutigen stellt sich die Frage von einer anderen Seite: Wie human ist diese Sicht und wo bleibt da Raum für Gnade und Mitleid?

Die Menschheitsgeschichte zeigt, dass wir uns kulturell weiterentwickeln, auch im Gottesverständnis, als Reflexion über uns selber. Der Gott Israels definierte sich einige Jahrhunderte später schon ganz anders:

Ich bin, der ich bin.
Gott hat Dich bei Deinem Namen gerufen.

Anders als der ägyptische Gott, der sich als das offenbarte, was da ist, als Natur, *deus sive natura*, ist der alttestamentliche Gott nicht erkennbar. Er bleibt geheimnisvoll, denn wenn er uns nur sagt, dass er das ist, was er ist, teilt er uns auch gleichzeitig mit, dass er unbegreiflich ist. Unbegreiflich in seinem Wirken, seiner Güte. Güte – die nötig ist, wenn es um das Schicksal und um Schutz vor Krankheit geht! Aber Gott ist keineswegs abstrakt, kein Gott der Philosophen. Gerade weil er Geheimnis ist und sich nicht vollständig offenbart, nimmt er uns an, als Kinder, wie es bildhaft formuliert wird. Gerade weil er uns gegenüber ein Geheimnis bleibt, ruft er uns bei unserem Namen, er spricht jeden Einzelnen an. Nicht die Ein- und Unterordnung gegenüber der Natur ist Grundlage humanen Denkens, sondern die Akzeptanz der Natur in Anbetracht des Schicksals des Einzelnen. Er wird bei seinem Namen gerufen. Aus diesen Gedanken erwächst die Gottberufenheit jedes

Einzelnen, egal wie schlecht es ihm geht, wie gut es ihm geht, egal wie arm, egal wie reich, egal wie niedrig die soziale Stellung oder wie mächtig er ist. Daraus erwächst in allen abrahamischen Religionen der Auftrag und aus Mitgefühl die Pflicht, die bestmögliche Therapie für jeden zu finden und anzubieten. Das muss nicht immer ein Medikament oder eine neue Technik sein, das kann durchaus auch eine soziale Intervention, ein Zuhören, ein Annehmen des anderen sein, wie weiter oben für die soziale Intervention und ihren großartigen Effekt auf Gewichtsentwicklung und Blutdruck gezeigt.

Der alttestamentliche Gott verlangt nicht die völlige Unterwerfung unter das Schicksal, der Mensch ist mehr als ein unbeachtetes Staubkorn angesichts der Allmacht der unendlich großen Energie des Weltalls. Gott als Geheimnis nimmt sich jedes Einzelnen an. Nicht das Kollektiv, nicht die große Zahl, nicht der statistische Mittelwert begründet die Würde des Einzelnen. Das ist das Gegenteil der Berechnungen zu Sport und Lebensdauer und der daraus gezogenen Schlussfolgerungen! Es ergibt sich daraus aber die Verpflichtung zum Helfen, denn man muss wissen, was man tut. Heute bedeutet dies: Ohne Interventionsstudie keine Therapie! Wo die Interventionsstudie noch fehlt, muss sie schleunigst nachgeholt werden. Kein Medikament, keine Lebensstil-Empfehlung darf ohne Interventionsstudie angewandt werden, es sei denn in der Studie selber, denn da wurde der Patient ja mündig darüber aufgeklärt, dass es sich um eine Studie handelt.

Denn nicht die Kleinheit angesichts der Natur, die es erlaubt, mit anderen zu tun, was dem sozial Höhergestellten gefällt, sondern die Größe jedes Menschen angesichts der Liebe Gottes für jeden Einzelnen ist die Botschaft dieser alttestamentarischen Gottesbeschreibung. Die Größe eines jeden unabhängig vom Lebensstil, das ist die Errungenschaft.

Wer so geschätzt bei seinem Namen persönlich angesprochen und individuell angenommen wird, darf der als Gesunder überredet werden, Sport zu treiben, wenn er es eigentlich nicht will – mit der Begründung, er würde dadurch Krankheiten verhindern, auch wenn es keine entsprechenden Daten gibt? Darf ihm eine Diät auferlegt werden, ohne Studien, die Auskunft über Wirkung und Nebenwirkung geben können? Darf man ihm mediterrane Kost empfehlen, wenn die Studiendaten dies nicht hergeben, nur weil man sich die Studiendaten schöngerechnet hat? Darf man ihm Vitamine und Fischöl verkaufen, nur weil Inhaltsstoffe in hohen Konzentrationen nachgewiesene Effekte haben, aber klinische Studien am Menschen die Nutzlosigkeit der Therapie beweisen? Hier greift der Ruf des modernen Gesundheitsgottes wirksam in unsere Gesellschaft ein. Der Ruf des Gottes, der keiner Studien bedarf, um die Richtigkeit seines konkreten Ratgebens zu überprüfen. Der Gott, der so angenehm ist, denn man kann sich so wohlfühlen in seiner Nähe, als sein Vertreter, denn man weiß ja, was richtig ist. Man weiß, was für den Nächsten gut ist. Man wird ein kleines bisschen Gott gleich, denn man hat ja seinen Erkenntnisstand. Erleuchtet von der Gesundheitsreligion, erhöht durch das Wissen um das, was für andere gut ist, wird man selber ein kleines bisschen Pharao. So spricht dann der Gesundheitsgott zu uns:

> *Ich weiß, was für Dich gut ist, denn ich habe die Wissenschaft als Erkenntnisquelle. Ich stehe aber so hoch über der Wissenschaft, dass ich nicht auf ihre Spielregeln angewiesen bin, die sie selber begrenzen, ich kann sie als Argument nutzen, auch wenn sie meine Aussagen nicht bestätigt.*

Wie angenehm, so einen Gott zu haben, der nicht sagt „Ich bin, der ich bin, und ewig bleibe ich geheim und ungreifbar", sondern „Ich gebe Dir das Wissen, um das richtige Leben, um Deine Zukunft zu sichern. Keine Sorge vor der Zukunft, denn durch rechtes Tun und Leben ist sie Dir sicher, sorgenfrei und frei von Leid. Ich, der Gesundheitsgott, nehme Dir Deine Angst vor der Ungewissheit der Zukunft."

Daher nimmt sich derjenige, der den modernen Gesundheitsgott anbetet, das Recht, sogar ohne Daten anderen zu sagen, wie sie leben sollen. Religionskritiker werden nun anmerken, dass auch andere Götter dies erlauben und bewirken, denn etliche Religionen geben klare Anweisungen, wie man zu leben und wie man zu essen hat. Der entscheidende Unterschied ist, dass es beim Glauben an den Gesundheitsgott der Lebensstil-Intervention um etwas geht, was durchaus messbar und untersuchbar ist, nämlich körperliche Gesundheit. Der Gesundheitsgott befreit den Mitmenschen durch den richtigen Lebensstil von Zukunftssorgen, denn das Schicksal ist durch möglichst frühzeitige Befolgung der diätetischen und sportmedizinischen Ratschläge des Gesundheitsgottes kontrollierbar, beherrschbar. Aber nur, wenn man ausreichend viel auf dem Altar der Gesundheitsgott-Industrie opfert. Denn der Gesundheitsgott weiß alles, darin unterscheidet er sich nicht von den anderen oben genannten Göttern. Er sagt nicht, woher er sein Wissen nimmt, denn Interventionsstudien liegen nicht vor, auch darin unterscheidet er sich nicht von Göttern anderer Art, die sich ja auch nicht komplett offenbaren. Daher ist die Analogie zu den anderen Göttern, an die man ebenso glauben muss, nicht nur rhetorischer Spott. Das Problem ist nur, dass Glaube an den Gesundheitsgott zu Fehlentwicklungen in einem Bereich führt, in dem messbare Fakten vorliegen und erstellt werden können, nämlich im Bereich der medizinischen Empfehlungen zum Thema Gesundheit. Das Problem ist die Ausnutzung der Gutgläubigkeit und der Zukunftssorgen. Das Problem ist Unehrlichkeit. Die Reinheitsgebote anderer

Religionen begründen sich mit Gottes Geboten, weniger mit gesundheitlichen Argumenten, sie sind Teil des Zusammengehörigkeitsgefühls. Damit unterscheiden sie sich von den Geboten des Gesundheitsgottes, der Dinge rät, von denen man weiß, dass sie sich nicht erfüllen. Aber der Gesundheitsgott stellt sich über die wissenschaftliche Erkenntnis. Er tut dies jedoch, ohne es offenzulegen, und dadurch lügt und betrügt der Gesundheitsgott, denn er beruft sich zwar auf eine angebliche wissenschaftliche Erkenntnis, die es aber so nicht gibt, da er echte Wissenschaft entweder leugnet oder verstellt und verdreht.

Darf derjenige, der persönlich bei seinem Namen gerufen wird, wenn er in Not und einsam ist, wenn er enttäuscht ist und mit dem Alltag nicht zurechtkommt, wenn er traurig ist, nicht aktiv sein Leben führt, fett und zu viel isst und sich dadurch selber schadet, Sanktionen wie erhöhten Steuern für kalorienreiche, süße Getränke oder erhöhten Krankenkassenbeiträgen ausgesetzt werden? Und das ohne eine einzige Interventionsstudie, die die Richtigkeit und Sicherheit einer Intervention belegt? Kann man, nur weil das Thema Lebensstil so harmlos klingt, die Augen davor verschließen, dass jede Lebensstil-Intervention ein Eingriff ist, der sehr die persönliche Sphäre betrifft? Eine Hochrechnung erlaubt nur eine Vorhersage, sie liefert daher nur die ethische Grundlage, eine Interventionsstudie durchführen zu dürfen. Sie ersetzt sie aber nicht.

Darf man das Menschenbild, das die Würde des Einzelnen im Zentrum sieht, so ändern, dass ein Effekt, der beim Einzelnen mit sehr geringer Wahrscheinlichkeit einen spürbaren Unterschied bewirkt, dadurch zur Staatsräson wird, dass man ihn auf Millionen Menschen hochrechnet? Also: Der Gesundheitsgott ersetzt die Würde und Rechte des Einzelnen durch den Nutzen für das Kollektiv. Er berechtigt seine Priester, die seine Empfehlungen umsetzen, zu einem tiefen Eingriff in die Privatsphäre. Er ruft nicht mehr den Einzelnen beim Namen, sondern sieht die Populationsebene, das gesamte Kollektiv aller Menschen, im Zentrum seines Denkens und Handelns. Lebensstil und dessen Effekte auf die Populationsebene einer gesamten Gesellschaft hochgerechnet statt Würde des Einzelnen. Dagegen steht das Konzept des Gottes Abrahams, der den Erhalt der Würde des Einzelnen als Auftrag hat. Erhalt der Würde dadurch, dass man, wenn möglich, jedem einen Lebensstil ermöglicht, der zufrieden und glücklich macht und zudem würdig ist. Da dies nicht zu 100 Prozent gelingt und wir davon noch weit entfernt sind, da sich viele Menschen aus guten Gründen in einer nicht immer sozialen Gesellschaft nicht aufgehoben fühlen, bleibt dies eine große Herausforderung. Das ist eine soziale Herausforderung und nicht die Herausforderung, jedem im Lebensstil-Unterricht zu erklären, wie er leben, essen, sich bewegen und seine Freizeit verbringen sollte. Es ist ebenso eine große Herausforderung für die Wissenschaft Medizin, die kompetent Kranke behandeln kann, ihr Nichtwissen bei der Frage, wie Gesunde gesund bleiben können, zu akzeptieren und offen zuzugeben. Es zeugt von der Größe der Wissenschaft Medizin, zuzugeben sowie gegenüber Politik und Gesellschaft offen zu bekennen, dass es viele Dinge des menschlichen Lebens gibt, für die die Medizin nicht zuständig ist. Dazu gehört die Frage, wie Gesunde gesund bleiben, denn hier beginnt die große Aufgabe des sozialen Miteinanders. Die Medizin braucht sich aus diesen sozialen Themen nicht zurückzuziehen, denn sie erkennt sozial bedingte Erkrankungen, aber sie kann allein keine Lösungen aufzeigen. Die Medizin als Wissenschaft braucht Partner aus Ethik, Theologie und Soziologie, die zusammen mit ihr an einem würdigen Miteinander für alle arbeiten.

Es ist spannend zu beobachten, wie unbemerkt, durch die Hintertür des Gesundheitsversprechens, die antike, überwunden geglaubte Einordnung des Menschen unter die Natur, unter den allmächtigen Gott, wieder hoffähig wird. Der Mensch wieder ohne eigenes Recht, sondern vertreten vom Hohepriester der Gesundheitsreligion, dem Experten der Beobachtungsstudien, der es nicht nötig hat, Interventionsstudien durchzuführen, die belegen, ob das, was er tut und rät, auch stimmt. Durch ihn, den Verkünder des Gesundheitsglaubens, der jetzt selber das Maß aller Dinge wird und deswegen urteilen und verfügen darf, keiner Interventionsstudien mehr bedarf, sondern einfach weiß, was richtig ist, wird der Mitmensch mit seinem Schicksal – und dazu zählt die Gesundheit – nicht mehr in die Natur, sondern unter die Natur eingeordnet. Also zwei Schritte zurück, nicht mehr „Ich bin, der ich bin und rufe Dich bei Deinem Namen", auch nicht mehr „Ich bin, was da ist", sondern „Ich sage Dir, was Du sein sollst, und weiß, was für Dich gut ist". Was für eine Erleichterung für die Politik, die sich nicht mehr fragen muss, warum manche Menschen sich in unserer Gesellschaft nicht wohlfühlen und deshalb krank werden! Keine Verantwortung mehr für die vermehrten Erkrankungen von Arbeitslosen, denn die hätten sich ja auch gesund ernähren können. Die Folge ist Besserwisserei, und dies bedeutet den Verlust des humanen Denkens.

Die Macht der Multiplikation eines kleinen Effekts mit der Anzahl von Milliarden von Menschen stellt jeden von uns wieder klein und staubkorngleich in die große Gruppe der Millionen Mitbürger. Ohne mich bei meinem Namen zu rufen. Ob die „number needed to treet" 1 ist, das heißt, ob der Erfolg der Intervention bei jedem zu erwarten ist, oder 10, das bedeutet, dass der Effekt bei vielen eintritt, oder ob die „number needed to treat" viele Zehntausend beträgt, also für den Einzelnen kaum zutrifft, spielt dann keine Rolle mehr. Daraus leitet sich die Unmenschlichkeit dieses Denkens ab. Ob eine Intervention, wie zum Beispiel Sport für alle, bei einem fast 80 Jahre dauernden Leben nur wenige Monate ausmacht, spielt dann offensichtlich keine Rolle mehr.

Also: Erst die Gesundheit, berechnet in gesparten Euro für das Gesundheitssystem, berechnet in Tagen verlängerten Lebens, dann das Individuum und seine Freiheit? Alle Menschen so gleich, dass man auf der Basis dieser Beobachtungsstudien weiß, was für jeden gut ist? Gleichheit statt anerkennen, dass wir enorm unterschiedlich sind? So unterschiedlich, dass es der Würde jedes Einzelnen bedarf, um ein gemeinsames, menschenwürdiges Zusammenleben zu ermöglichen. Das wäre doch der Sieg der Wissenschaft über die Menschlichkeit. Alles wissend weiß man für alle, was ihr Leben bestimmt und ausrichtet. Welcher Hochmut und Übermut! Wie weit ist unsere Gesellschaft gekommen, dass sie dies akzeptiert – basierend auf Korrelationen und keineswegs auf Interventionsstudien? Oder akzeptiert unsere Gesellschaft die Gesundheitswelle nur deswegen, weil sie sich nicht richtig informiert und den Ärzten glaubt, die diese Welle vor sich herschieben?

Um nicht missverstanden zu werden: Es gibt viele gute Gründe, Sport zu treiben, Freude an der Bewegung, an der Leistung und sogar Leistungssteigerung, am Wohlbefinden nach der körperlichen Tätigkeit, an den geringeren Rückenschmerzen nach Rückentraining, an der Entspannung, dem Abstandnehmen vom beruflichen und nicht immer sorgenfreien Alltag. Aber dies trifft nicht für alle zu. Es gilt dies für diejenigen, die gerne Sport treiben und sich danach wohlfühlen. Es gilt auch, aber das ist nicht das Thema dieses Buches, für einige Krankheiten, bei denen durch Interventionsstudien bewiesen ist, dass Sport mehr nutzt als schadet. Dies gilt für Sport bei und nach Chemotherapie oder nach Herzinfarkt, um nur zwei Beispiele zu nennen. Aber es ist ja auch die Domäne der Medizin, Krankheiten zu behandeln. Die Frage der Beeinflussung des Lebensstils Gesunder ist jedoch der Versuch, die Kompetenz und Zuständigkeit des Arztes, des Lebenswissenschaftlers, der Naturwissenschaft Medizin, auszuweiten. Da Kranke eben nicht gesund sind und Therapie von Kranken etwas anderes ist als Prophylaxe beim Gesunden, berechtigen Erkenntnisse von Kranken nicht dazu, dass diejenigen, die gerne sportlich leben, anderen mehr als nur eine Empfehlung, eine Einladung zum Mitmachen, geben. Einladen heißt Gemeinsamkeit anbieten, Belehren heißt sich über den anderen stellen, sich einbilden, man könne erahnen und wissen, was für den anderen gut ist.

Die Datenlage ist klar: Wer Sport treibt, hat kein Recht, auf den herabzuschauen, der es nicht tut. Nichts ist einzuwenden gegen das „Mach mit – es macht Spaß". Viel ist einzuwenden gegen „Du musst, denn das hält dich gesund." Nichts ist einzuwenden gegen Akzeptanz des Glaubens an den Gott, der sich nicht vollständig zu erkennen gibt, aber viel ist einzuwenden gegen den Glauben an den selbst ernannten Gott der Wissenschaft, der weiß, was für jeden Einzelnen gut ist, nur weil er als Medizinexperte in Beobachtungsstudien etwas gemessen hat und sich die ihn nicht bestätigenden Ergebnisse aus Interventionsstudien schönredet. Gegönnt sei jedem Experten die Freude am Ruhm. Nicht akzeptiert werden kann jedoch, dass die angebliche Fähigkeit, aus Daten der Labormedizin, der Sportmedizin, der Genetik und der statistischen Beobachtung den „Gott in Weiß“ wiederauferstehen zu lassen. Der neue Gott in Weiß, der behauptet, die Wissenschaft bestätige seine Aussagen. Für die Glaubwürdigkeit der Wissenschaft ist es eine Katastrophe, wenn die Aussagen nicht durch Studien bestätigt sind, aber dennoch zur Begründung herhalten müssen. Nicht akzeptiert werden darf, den Gott der Jugend, die Gesundheit und den Glauben an die selbst bestimmte Zukunft des Menschen zu einer neuen heiligen Dreieinigkeit zu erheben.

ZUSAMMENFASSUNG

- Man kann die Lebensstil-Religion als Rückfall in vorbiblische autoritäre Konzepte betrachten. Dazu passt die ideologische, unwissenschaftliche Vorgehensweise, aus wissenschaftlich basierten Studien ungerechtfertigte Anweisungen abzuleiten und diese als „wissenschaftlich“ zu verkaufen oder sogar Fakten durch geschickte Zahlenspiele so zu verdrehen, dass nach der Umrechnung etwas anderes herauskommt, als die Studie zeigte.
- Die Errungenschaft, dass sich Gott des Einzelnen annimmt, geht verloren, wenn statt Menschen nur noch hochgerechnete Zahlen betrachtet werden. Dies ist unmenschlich, die Medizin darf diesem Sog nicht verfallen.
- Die Medizin muss daher ihre Grenzen erkennen, sie soll sich mit Krankheiten befassen – das kann sie nämlich gut –, aber Lebensstil und Heilsversprechen anderen Disziplinen überlassen. Diese anderen Disziplinen – etwa Theologie und Philosophie – sollte die Medizin aber mit Fakten versorgen, die aus guten Interventionsstudien gewonnen wurden.

20.

Die Selbstbegrenzung der Medizin – oder: Wie leicht die medizinische Wissenschaft übermütig wird

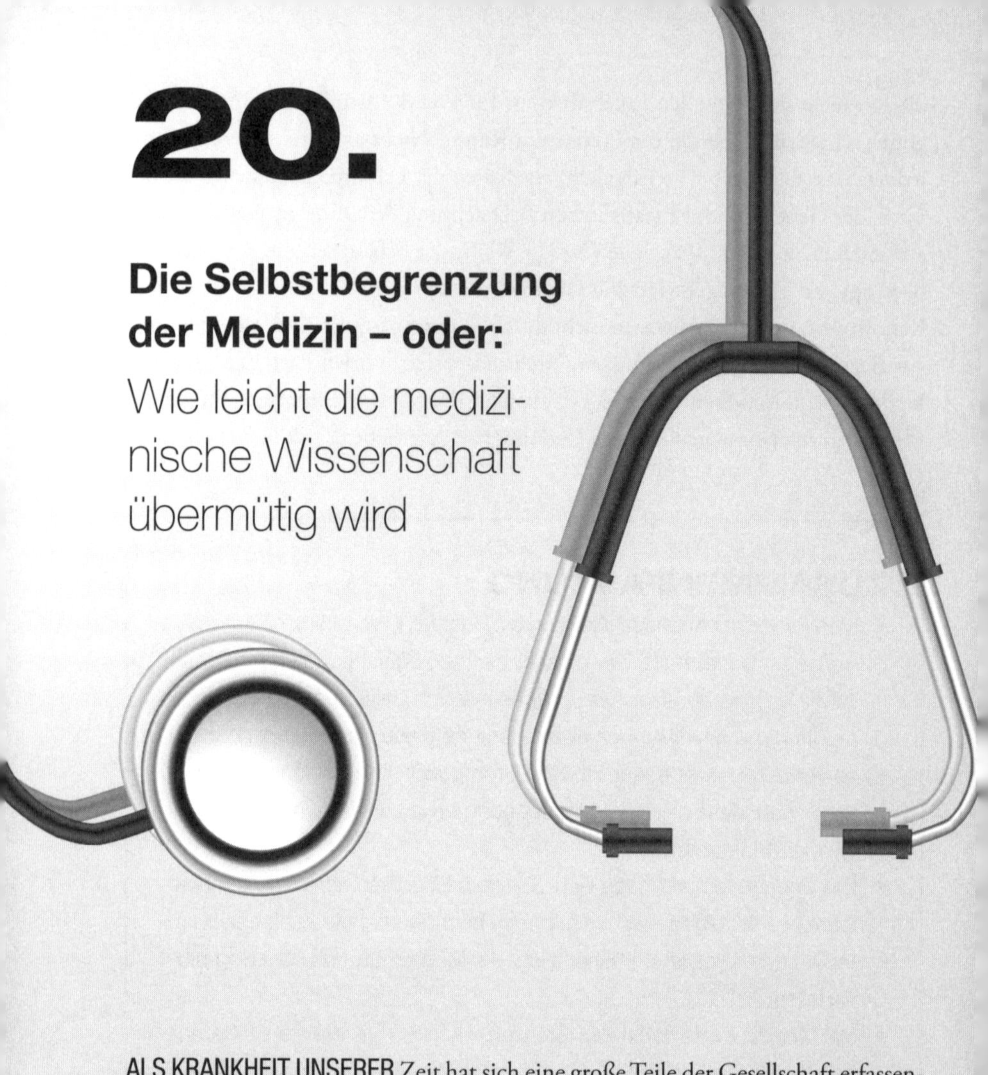

ALS KRANKHEIT UNSERER Zeit hat sich eine große Teile der Gesellschaft erfassende Hypochondrie breit gemacht. Die Hypochondrie ist eine Erkrankung, die sich in einer Vergötzung der Gesundheit und Jugend als kollektiver Wahn zeigt und als Lösungsweg die Pseudoreligion Lebensstil anbietet. Hingegen gilt: Im Christentum wird man bei seinem ganz eigenen Namen gerufen, ohne Multiplikator! Wer bei seinem Namen gerufen wird, dessen Würde ist unverletzbar. Deswegen muss ein Arzt den Einzelnen vor sich sehen. Wohl wissend, dass die Wissenschaft nie exakt über den Einzelnen Auskunft geben und sein persönliches Schicksal kennen kann. Deswegen sollte der Arzt den Patienten über den Begriff „number needed to treat" informieren und ihm helfen, im Korridor des Wissens der medizinischen Forschungsergebnisse seine eigene Entscheidung angesichts des Unwissens über das Schicksal des Einzelnen zu treffen.

Der Arzt muss, auch wenn er als Experte Politiker berät, deutlich machen, dass er keine Aussage auf den Einzelnen bezogen treffen kann. Aber der Arzt als Politikberater muss die Würde des Einzelnen immer über den Nutzen für die gesamte Population stellen. Die akademische Medizin kann nur mit statistisch berechenbaren Angaben argumentieren, das ist ihre Limitation. Das Bekenntnis zur Selbstbegrenzung des Wissens auf die Unfähigkeit, dem Einzelnen eine präzise Aussage über sein Schicksal zu geben, ist Teil der Selbstbegrenzung der Medizin. Die Verpflichtung zur Selbstbegrenzung ist Basis ihrer Ethik. Würden doch alle medizinischen Zeitschriften und alle Medien nicht mehr Zahlen nennen wie „Risikoreduktion in Prozent", die nur eine scheinbare Effizienz vortäuschen! Mit Angaben wie „number needed to treat" oder „number needed to harm" pro Zeiteinheit kann dem Patienten, aber auch dem Politiker, der sich um die Gesundheit der Bevölkerung sorgt, sowie dem Manager einer Krankenkasse, der sich um den sinnvollen Einsatz der Krankenkassenbeiträge sorgt, genau gesagt werden, welche Chance eine Intervention hat, einem Menschen zu nutzen. Der Begriff „number needed to treat" beinhaltet zudem, dass immer eine Interventionsstudie nötig ist, bevor ein Rat erteilt und eine Therapie implementiert wird.

Diese Zahl zeigt dann auch offen und ehrlich – da bei Themen wie Herzinfarkt, Schlaganfall, Demenz, Krebs etc. die „number needed to treat" nie 1 sein wird –, dass immer mehrere Menschen behandelt werden müssen, um einem Menschen zu nutzen. Die „number needed to treat" zeigt ganz ehrlich, dass niemand – auch der Arzt nicht – weiß, ob derjenige, der sich einer Therapie unterzieht, nun derjenige ist, dem diese nutzt, oder ob er zur kleineren Gruppe derer gehört, denen die Therapie schadet. Oder ob er – dem der Arzt einen „guten Rat" basierend auf einer Interventionsstudie gibt – zu der in den meisten Fällen größeren Gruppe derer gehört, bei denen es keinen Unterschied macht, ob therapiert wird oder nicht. Das weiß niemand außer Gott. Schon gar nicht der Arzt, Sportmediziner, Ernährungswissenschaftler oder sonst ein Experte. Die medikamentöse Therapie ist meist umso erfolgreicher, die „number needed to treat" umso niedriger, die Zeit deren es bedarf, um einen Effekt zu sehen, umso kürzer, je kränker der Patient ist. Daher ist es nicht erstaunlich, dass bei der Aufgabe, Gesunden zu anhaltender Gesundheit zu verhelfen, die Medizin so wenig aussagekräftige Studien hat. Der Effekt der Therapie ist zu gering, die Zeit zu lang, die „number needed to treat" zu hoch, das Ganze also nicht sinnvoll. Man kann sich krank essen, aber eben nicht anhaltend gesund essen.

Wenn dann alle, das heißt, die Wissenschaftler ebenso wie die Medien, sich eine Selbstzensur auferlegen würden und keine Beobachtungsstudien mehr nutzen würden, um Empfehlungen auszusprechen, sondern nur noch Interventionsstudien zur Argumentation benutzen würden, wäre die Öffentlichkeit besser informiert.

Wenn nur Interventionsstudien mit harten Endpunkten wie zum Beispiel Schlaganfall, Herzinfarkt, Pflegefälligkeit oder Demenz in die Öffentlichkeit getragen würden, wenn sich die Medienvertreter des Unterschieds zur Beobachtungsstudie bewusst wären und deswegen nicht aussagefähige hypothesen-generierende Beobachtungsstudien als solche einschätzen könnten, statt vor laufender Kamera herauszuarbeiten, was alles potenziell möglich wäre, dann wäre die Öffentlichkeit viel besser informiert als zurzeit. Wenn dann noch nicht nur die „number needed to treat", sondern auch der nötige Zeitraum für die Therapie angegeben würde und man dann noch erklären würde, wie viele Monate oder Jahre dadurch gewonnen würden, dann erst wäre eine Information sinnvoll. Dann wären der Öffentlichkeit die Grenzen, die bei allem Fortschritt weiterhin schmerzlichen Begrenzungen der modernen Medizin, bekannt. Die zurzeit in den Medien, aber auch in ärztlichen Stellungnahmen gepflegte Mischung aus Beobachtungsstudien und Hochrechnungen verwirrt. Vielleicht führt diese Mischung sogar zu Krankheiten. Als Beispiele seien die Menschen genannt, die sich aufgrund der Verwechslung von Beobachtungen und Hochrechnungen mit nicht durch Interventionsstudien belegbaren Effekten zu einem besonderen Lebensstil verpflichten. Beispiele sind die verringerten Überlebenschancen von Krebspatienten, wenn sie sehr schlank sind, oder die vermehrte Osteoporose bei Untergewichtigen und Hochleistungssportlern. Störungen des Essverhaltens und Störungen des Körpergefühls sind zunehmende Erkrankungen unserer Gesellschaft. Sicher nicht aus Zufall, sondern aus gutem Grund. Man braucht sich ja nur die in Werbespots gezeigten „Schönheiten" anzuschauen. Denen nacheifern? Doch wer übernimmt die Verantwortung für die Schäden? Schönheitschirurgie allein macht nicht glücklich, die Selbstmordraten von Frauen nach einer Brustvergrößerung sind nicht erniedrigt, sondern erhöht.

Niemand möchte für solche gesellschaftlichen Fehlentwicklungen die Verantwortung übernehmen, denn wie immer gibt es ja auch Profiteure. Was wären die Schönheitschirurgen ohne den Glauben an ewige Jugend und ohne fest geformte Vorstellungen dessen, was schön ist? Von den wenigen Patienten, die wirklich ästhetische Chirurgie benötigen, weil sie durch Unfall, Krankheit und Operation schicksalhaft entstellt wurden, können die vielen Schönheitschirurgen nicht leben. Tragen wir heute einen größeren Anteil unseres Bruttosozialprodukts in die Tempel der Fitness und der Muskelpflege, als die katholische Kirche je durch Ablass erwarb? Der durch Ablass gebaute Petersdom hält nicht nur länger als jeder Fitnesstempel, er führt auch mehr zahlende Besucher nach Rom, lohnt sich finanziell über die Jahrhunderte mehr. Der Petersdom ist Verortung einer Glaubensrichtung und Kulturgut zugleich. Im Petersdom ist auf jeden Fall das Geld langfristiger und nachhaltiger angelegt als der moderne Ablass an den Gott der Jugend und Schönheit.

Bitterböse könnte man jetzt anmerken, dass diese Einschätzung falsch sei, weil die Einnahmeseite nicht erwähnt wurde. Wie viele Akteure des Gesundheitssystems wären wohl arbeitslos, hätten wir wieder ein normales Körpergefühl und eine entspannte Einstellung zur Gesundheit, für die wir das täten, was bewiesen ist? Man muss gar nicht so viel tun, um Schaden von sich abzuwenden, man muss nur „normal" und ausgeglichen leben. Man muss als Gesunder nichts Besonderes tun, machen oder kaufen. Man muss nur Exzesse, das Übermaß, meiden. Wie sehr würde der Umsatz der Geschäfte, Personen, Organisationen, Apotheken, Fitnessstudios und Zeitschriften, die der Gesundheit verpflichtet sind, sinken, würden Krankheit und Tod nicht von der Gesellschaft in die Ecke gedrängt! Krankheiten wie Übergewicht, Schäden durch Rauchen und andere Formen des ungesunden Lebensstils sind heute dort angesiedelt, wo in den biblischen Texten die aussätzigen Leprakranken eingepfercht waren. Wir haben andere Ecken der Verbannung für diejenigen gefunden, die „falsch" leben. Dazu zählen TV-Shows, in denen mit verrückten Methoden körperliche Aktivität gefördert und dann geschaut wird, wer am meisten abnimmt – als ob dies langfristig gesund und für die Beteiligten langfristig gut wäre. Bei den Probanden dieser Shows wird durch Bewusstmachung der TV-bedingten Bekanntheit ein innerer Druck aufgebaut. Sie stellen sich selber zur Show, und zur Belohnung werden sie bekannt. Macht öffentliche Bekanntheit der eigenen angeblichen Hässlichkeit – nur weil man zu dick ist – glücklich? Stigmatisierung als Weg zur Ausgeglichenheit? Wäre Altern nicht ein Schreckgespenst und Krankheit nicht angeblich durch falsche Lebensführung verschuldet, sondern eher ein Teil der Gesellschaft, der Mitgefühl verdient, würden so manchem Fernsehsender und so manchem Journalisten, die so gerne über den falschen Lebensstil berichten, die Zuhörer und Zuschauer davonlaufen. Die Berichte wären seriöser, würde man nach Ursachen für den ungesunden Lebensstil suchen. Die Medien würden der Gesellschaft einen Dienst erweisen, wenn sie nicht dem ungesunden Lebensstil einen Lebensstil gegenüberstellen würden, der angeblich langfristig die Gesundheit sichert, sondern einfach nur den „normalen" Lebensstil beschreiben, der gar nicht kompliziert ist, und die Bedingungen darstellen, unter denen die Glücklichen, die das Privileg haben, diesen leben zu können, ihn leben.

Die Ergänzung des hippokratischen Eides um die Verpflichtung, das Unwissen zu bekennen, die strikte Definition der Grenzen des Wissens in der akademischen Medizin, ist notwendig. Diese Verpflichtung ist Bestandteil der Ethik, die es Ärzten erlaubt, in die Unversehrtheit eines Menschen einzugreifen. Aber immer nur, weil sie wissen, was sie tun – „number needed to treat" im Verhältnis zur „number needed to harm". Zahlen, die ausschließlich aus Interventionsstudien stammen, wobei die Ärzte durchaus wissen, dass auch diese nie die Tiefe der Wahrheit des Schicksals erkennen und aufklären können, das dem Menschen bestimmt ist.

ZUSAMMENFASSUNG

- Richtige Information der zurzeit irregeführten Öffentlichkeit würde bedeuten, dass Interventionsstudien, „number needed to treat", der Behandlungszeitraum und die Zeit, um die ein Krankheitsereignis nach hinten verschoben wird, angegeben werden.
- Das läuft jedoch den Interessen der zahlreichen Profiteure der Gesundheitslüge zuwider.
- Wer „falsch" lebt, wird stigmatisiert – oder stigmatisiert sich in beliebten Fernsehsendungen gleich selbst und verhilft den Profiteuren zu ihrem Profit.
- Die Ärzte sollten nicht mehr mitmachen, sondern die Grenzen der akademischen Medizin aufzeigen und ihre Unwissenheit offen bekennen.

21.

Körperbild und Selbstverständnis – oder:

Wie die Medizin uns verändert

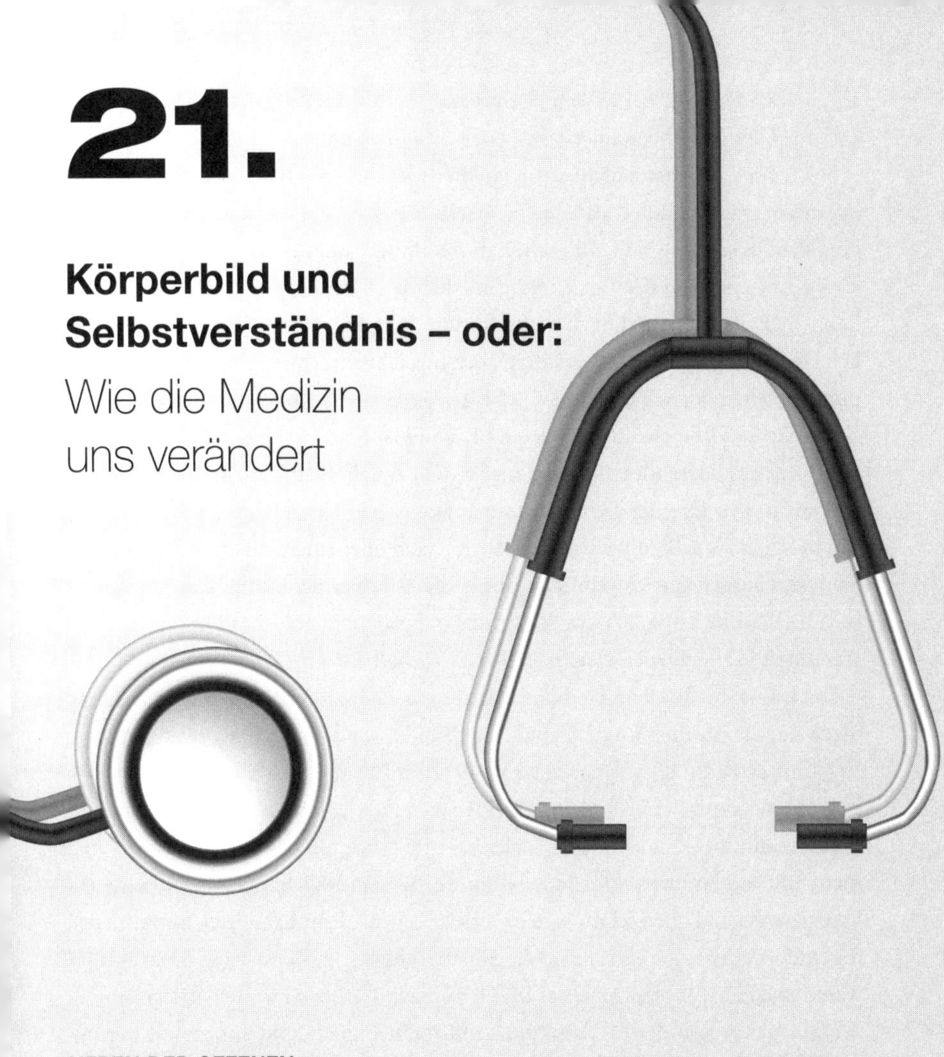

NEBEN DER OFFENEN Darlegung des Unwissens ist die Betonung der Unantastbarkeit des Individuums schon seit Hippokrates eine ethische Legitimation der ärztlichen Therapie. Es bedarf einer ethischen Legitimation, denn jeder Rat, jede Therapie ist immer ein Eingriff in die unantastbare Unversehrtheit eines anderen Menschen. Es war eine der großen Kulturleistungen des Volkes Israel, mit dem kosmologisch-räumlichen Ordnungsverständnis der Alten Welt zu brechen, das die Unterordnung und Einordnung eines jeden Menschen verlangte. Die Existenz jedes einzelnen Menschen im Glauben an JHWH, den einen Gott, begründet zu sehen, das war der große Schritt. Dieser Schritt begründete die Unantastbarkeit der Würde des Einzelnen aus dem Gottesverständnis heraus. Der eine Gott, der sich nur als „Ich bin, der ich bin" darstellt, ewig Geheimnis bleibt, aber von Anfang an da ist. Der eine Gott, der Schöpfergott, der jeden von uns ganz persönlich bei seinem Namen ruft. Bei seinem Namen ruft er jeden einzelnen, der ihn aber nicht erkennt oder versteht, sondern ihn spürt, an ihn glaubt.

Solch ein Gott passte nicht zur Krankheitsdeutung der Babylonier. Bei den Babyloniern war Krankheit das Zeichen einer Sünde, eines Abstands zu Gott. Man ging damals sogar so weit, Krankheit durch Physiognomie zu erklären. Krankheit konnte man auch an den Gesichtszügen erkennen – damit war durch das Aussehen das Schicksal des Menschen vorherbestimmt. Nicht nur vorherbestimmt hinsichtlich körperlicher Gebrechen, sondern auch hinsichtlich seines Wesens. Ein Erklären und Verstehen des Schicksals, des Lebenswegs, basierend auf Äußerlichkeiten. Ein Erklären, das vielleicht auf den ersten Blick unglaublich beruhigend ist, denn es ist komplett, es erklärt alles, überlässt nichts dem Zufall. Dem Zufall, dem Schicksal, aber auch dem eigenen Zutun ist im babylonischen Krankheitsverständnis keine Tür geöffnet. Wie beruhigend, nicht dem Zufall oder einem nicht beeinflussbaren Schicksal ausgeliefert zu sein! Die Ironie dieses Menschenbilds: Man muss nicht fragen „Warum wurde ich krank, warum traf mich das Schicksal?“, sondern man erkennt es ja am eigenen Körperbau, es ist vorherbestimmt.

Die Ironie dieses Menschenbilds, das auf einer Medizin basiert, die Erkrankung nicht nur als Ausfluss und Ergebnis von Sünde, sondern auch als zwangsläufiges Ergebnis gewisser Körpermerkmale deutet, wird brutal deutlich, wenn man sich fragt, ob man mit dem Kranken mitleiden soll, ihm helfen soll. Wenn Gesundheit vorherbestimmt wäre, dann wäre jeder von der Sorge um den anderen befreit und nicht zur Solidarität verpflichtet. Wenn das Wesen des Menschen und seine zukünftigen Krankheiten schon in den Gesichtszügen erkennbar wären, könnte jeder, der anders aussieht als ein Kranker, ganz beruhigt sein, denn seine Gesichtszüge wären ja anders. Wie angenehm! Wie beruhigend! Aber wehe, der Spiegel an der Wand sagt etwas anderes – dann muss sofort ein anderer Spiegel her! Wie beruhigend für den, der die nach babylonischer Vorstellung falschen Gesichtszüge im Spiegel nicht sieht, sodass diese Erkrankungsrisiken bei ihm nicht gegeben sind. Seine Nase ist anders, damit hat der Kranke Pech, er selber Glück. Der Bezug zum Schlankheitsgebot wird deutlich: Was damals die Form der Nase oder Stirn war, ist heute das Übergewicht.

Dann tritt noch ein zweiter Aspekt in die Deutung des Menschen im Rahmen der babylonischen Medizin ein, der für dieses Buch mit seiner Kritik am falsch verstandenen Lebensstil relevant ist. Die babylonische Medizin ermöglichte Schutz vor Erkrankungen und Therapie von Erkrankungen durch Amulette. Man konnte sich durch Amulette mit Zauberkraft schützen: Ich bleibe gesund, denn ich trage die richtigen Amulette! Wie beruhigend zu verstehen, dass mein krankes Gegenüber die falschen Amulette trug. Genau das ist doch aber das heutige Problem im

Umgang mit denen, die sich angeblich falsch ernähren und verhalten: Nimmt man die Aussagen der Lebensstil-Experten für bare Münze, sind die kranken Menschen selber schuld an ihrem Schicksal, denn ich kann ja sehen, dass der andere zu dick ist.

Wie sehr die angebliche Erkenntnis über den Zusammenhang der Gesundheit mit dem Aussehen zum Missbrauch einlädt, sieht man an der gesellschaftsfähig gewordenen Beurteilung und Verurteilung derer, die zu dick sind, die rauchen oder sonst etwas tun, von dem man doch offensichtlich erkennen kann, dass es ihnen schaden wird. Nicht hinreichend aussagefähige Beobachtungsstudien werden genutzt, um sich seine Meinung über andere und deren Gesundheit zu bilden. Die Wissenschaft wird missbraucht, da mit falschen Argumenten gearbeitet wird, weil die Interventionsstudien fehlen. Dies hat jedoch den gleichen Effekt auf das Menschenbild wie damals zu babylonischer Zeit, denn man kann mit dem Finger auf andere zeigen und ihre Erkrankung und ihr Schicksal durch ein zuvor fehlerhaftes Leben erklären. Erschreckend, dass es möglich war, dass fehlerhaft interpretierte Wissenschaft zu solch einer Einstellung und ihrer gesellschaftlichen Akzeptanz bis hinein in Lehrpläne von Schulen und somit zur Beeinflussung derjenigen führten, die sich nicht wehren können.

Die Faszination der Erklärung des Wesens und Verhaltens eines Menschen einschließlich seiner Gesundheit durch das Aussehen ist so groß und so gefährlich, so verlockend, dass an dieser Stelle nicht darüber hinweggegangen werden kann, dass in der jüngeren deutschen Vergangenheit solche pseudoreligiösen Erkenntnisse für grausamen Rassenwahn eingesetzt wurden. Wie schwerwiegend war der Rückfall im Nazireich, als renommierte Mediziner diese vor Jahrtausenden durch eine große Kulturleistung Israels beendeten Krankheitsinterpretationen wiederbelebten. Diese Mediziner wurden als Mitläufer und Mittäter der Nazis schuldig, als sie die vor mehr als 2000 Jahren widerlegten und durch wertvolles, menschenwürdiges Denken überflüssig gewordenen Theorien über den Bezug des Aussehens zum Lebensweg, des Aussehens zu Erkrankungen, des Aussehens zum Wesen eines Menschen, wiederbelebten. Aber es ist einfach zu verlockend, zu schön, zu beruhigend, ein einfaches Modell des Verständnisses von Krankheit, Leiden, Endlichkeit und Tod zu besitzen, anstatt ein unendlich beunruhigendes Wissen um die eigene Endlichkeit zu haben. Welche Chancen zur Beruhigung, auch wenn sie nur kurzfristig wirkt! Welche Chancen zur Verdrängung, auch wenn sie nur vor dem selbsttäuschenden eigenen Spiegelbild funktioniert! Welche Chance zur Selbstgerechtigkeit, die einfacher als Reflexion ist, auch wenn sie keiner kritischen Überprüfung standhält! Welche Chance zur Geschäftemacherei!

Dieses Buch wäre nicht geschrieben worden, wenn es heute keine solchen Rückfälle gäbe. „Wer muskulös ist, ist gesund. Muskeln machen erfolgreich und halten jung." Solche Aussagen werden akzeptiert, stehen auf Plakaten in Fitnessstudios. Sicherlich ist hier der Grund dafür zu suchen, dass ein Politiker sich ohne Hemd neben einem betäubten Tiger ablichten lässt. Muskeln werden zur Selbstinszenierung des Herrschers wieder so gezeigt wie zu babylonischer Zeit, als der Herrscher in jeder Hand einen erwürgten Löwen hielt. Muskeln als Zeichen der Machtfülle, des Durchhaltens. Solche Bilder, seien es muskulöse Staatsführer oder joggende und Basketball spielende Präsidenten, unterscheiden sich nicht von den symbolischen Darstellungen der Babylonier.

Muss man sich als Mann die Brusthaare abrasieren, um die Muskeln als Ursache der anhaltenden, lange andauernden Jugend besser sichtbar zu machen? Weiht man seine kräftigen Muskeln nicht mehr auf dem Altar der Eitelkeit, die ja immer auch ein wenig Selbstironie beinhaltet, sondern auf dem Altar der Fitness und der unvergänglichen Jugend? Ist die Anbetung der Jugend und der Unvergänglichkeit so wichtig geworden, weil in einer gottfreien Zone das Wissen um Alterung, Kompetenzverlust und Erkrankung im Laufe des Alterns nicht ausgehalten werden kann? Die Anbetung der ewigen Jugend und der Jugend bedeutenden Muskulatur erlaubt kein Versagen! Alterung und Krankheit müssen deswegen verdrängt werden. Nicht „Kleider machen Leute", sondern „Schlankheit macht Erfolge". Lebensstil und körperliche Fitness bestimmen, was Du bist und wirst. Welche Verachtung Kranken gegenüber! Denn können Menschen mit Erkrankungen und Behinderungen keine großen Leistungen vollbringen? Ist das der Grund, warum Behinderte für eine Gesellschaft nur dadurch tragbar werden, dass man sie beweisen lässt, was sie können, und ihnen eigene olympische Spiele einräumt? Ganz sicher ist die Öffnung der Gesellschaft für Sport von Behinderten ein Segen für Behinderte. Aber nicht nur diejenigen sind wertvoll, die um Gold ringen, sondern auch diejenigen, die es nicht können. Sie alle bedürfen unserer Nähe, unserer Annahme. Umso abscheulicher ist die in Kapitel 9 erwähnte Studie, die geistig Behinderten eine Diät auferlegte, um sie ein wenig schlanker zu trimmen!

ZUSAMMENFASSUNG

- Die heutige Ächtung von Übergewicht kann als Rückfall in die physiognomische Krankheitsdeutung der Babylonier ausgelegt werden.
- Gewisse Ähnlichkeiten der heutigen Betonung des Aussehens mit dem Jahrtausend-Rückfall des Nazireichs sind nicht zu leugnen.
- Die Anbetung und Zurschaustellung der ewigen Jugend bei gleichzeitiger Stigmatisierung dessen, der von der unwissenschaftlichen, durch die Lebensstil-Religion gestützten Norm abweicht, missachtet die Würde des einzelnen Menschen.

22.

Schall und Rauch – oder:
Wie man über Gesundheit und medizinische Forschung anders denken kann

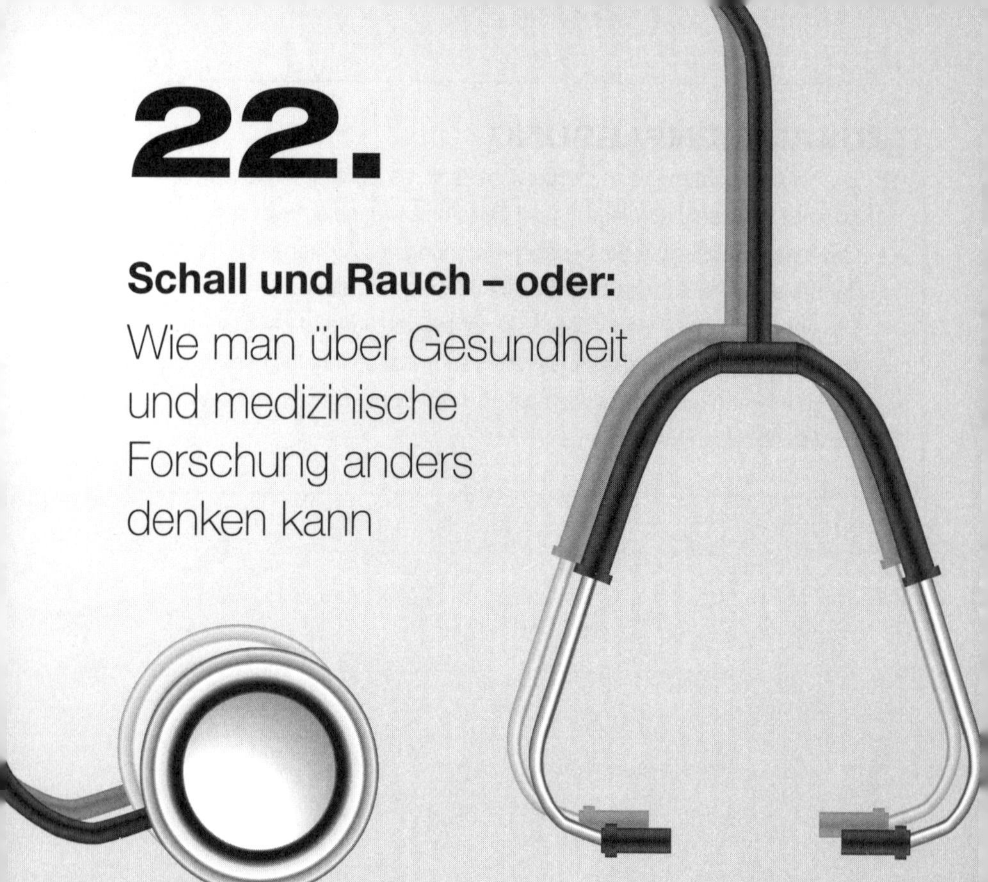

IM DRITTEN JAHRHUNDERT vor Christus lebte ein kluger Mann. Wir wissen nicht viel über ihn, können das meiste nur aus seinen Schriften erahnen. Wir wissen weder seinen richtigen Namen noch, wo er zur Schule ging. Wir wissen nur, dass er ein Buch schrieb. Nicht eines von denen, die nach kurzer Zeit in den Hitlisten der Verkaufsschlager wieder vergessen werden. Er schrieb ein Buch, das seit über 2000 Jahren gelesen wird. Er hieß Kohelet beziehungsweise wurde er so genannt. Sein Buch, das unter „Prediger“ besser bekannt ist, geriet nicht in Vergessenheit, denn es hat etwas zu sagen. Auch heute noch, wenn auch in einer poetischen, heute nicht mehr modernen Sprache. Aber Kohelet hat uns etwas zu sagen, als Vertreter der damals herrschenden gebildeten Oberschicht Israels, die versuchte, die Traditionen Israels mit der weltbeherrschenden griechischen Bildung und Lebensweise zu einer neuen Einheit zu verschmelzen. Er hat etwas zu sagen, weil

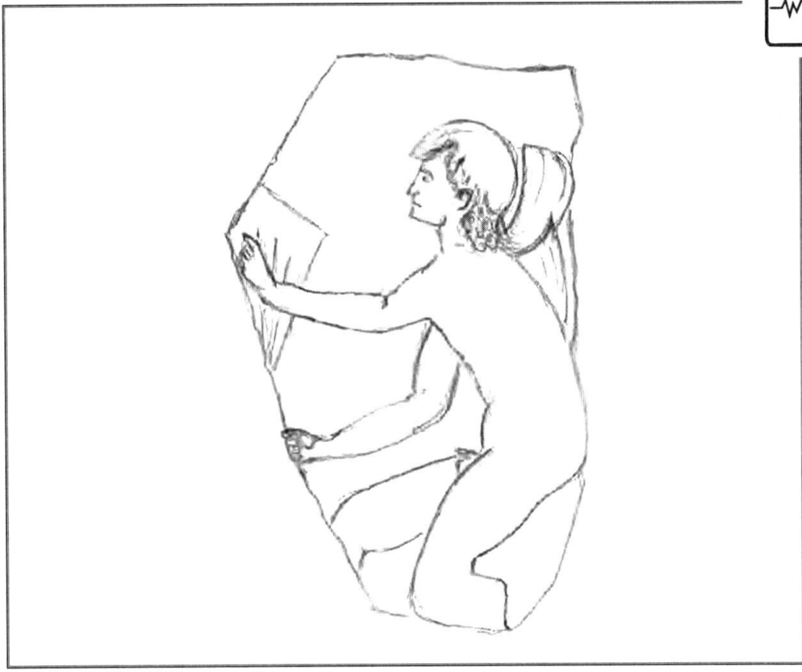

Abbildung 59:
Zeichnung von M. Nawroth nach einem antiken Relief – der griechische Glücksbote Kairos.

er alte Traditionen mit einer neuen, dem sachlichen Denken verpflichteten Philosophie verknüpft. Dabei knüpfte er aber nicht einfach zwei Dinge, zwei Gedankenwelten, zusammen, sondern durch Kombination mit einer äußerst humanen Sicht des Menschen schuf er etwas ganz Neuartiges.

Er nennt es den „Windhauch". Man könnte auch sagen, die Verpflichtung zur äußersten Bescheidenheit. Man könnte auch sagen, die Erkenntnis, dass Glück kein Zustand ist, nur ein Moment.

Kohelet kannte die Legende um Kairos, den griechischen Boten des Glücks, am Kopf glatt rasiert und nur mit einem Schopf ausgestattet. Er wusste, dass man das Glück als Moment nur kurz am Schopfe packen und es – wenn man entschlossen genug zupackt – kurz halten, aber nicht erhalten kann.

Kohelet wusste, dass man sich durch den Lebensstil nicht gesünder als gesund machen kann, denn alles ist nur Windhauch. Der glückliche Moment ist dem Windhauch gleich. Das Können ist dem Windhauch gleich, nur ein Moment, kein dauerhafter Zustand. Die Jugend – nur Windhauch, sie vergeht. Der Besitz – nur

Windhauch und deswegen nicht so wichtig. Das Wissen aller Professoren – nur Windhauch. Dies war eine so wichtige Erkenntnis, eine so umfassende Erkenntnis, dass er daraus eine Lehre vom Kosmos und der Bedingtheit des Menschen machte, die auch heute noch gelesen wird:

> **Vorspruch (1,2-3):**
> Windhauch, Windhauch. […] Das ist alles Windhauch.
> Welchen Vorteil hat der Mensch von all seinem Besitz […]?
>
> Lehre vom Kosmos (1,4-11):
> Eine Generation geht, eine andere kommt. Die Erde steht in Ewigkeit […].
> Alle Dinge sind rastlos tätig, kein Mensch kann alles ausdrücken […].
> Es gibt nichts Neues unter der Sonne.
>
> Die Bedingtheit des Menschen (1,14,18; 2,1, 13,14)
> Wer das Können mehrt, mehrt die Sorge.
> Genieße das Glück, auch das ist Windhauch.
> Ich beobachtete alle Taten, die unter der Sonne getan wurden. Das Ergebnis:
> Alles ist Windhauch und Luftgespinst.
> Es gibt einen Vorteil, den das Wissen bietet, aber nicht das Unwissen […].
> Aber ich erkannte auch: Beide trifft dasselbe Geschick.

Diese Lehre vom Kosmos weist auf die Bedingtheit des Menschen hin. Sie wurzelt in der Überzeugung, dass der Mensch die Fülle der Welt nicht erfassen kann. Er braucht es auch nicht, denn es gibt Gottes Gnade. Gnade anstelle von selbst auferlegten Zwängen, den richtigen Lebensstil einzuhalten. Erwartung und Vertrauen auf Gnade als Gegenpol zur ausschließlichen Selbstverantwortung. Es scheint, Luther hat diese Stelle genau gelesen. Die Frage der Selbstbestimmtheit des eigenen Geschicks, der eigenen Zukunft, ist demnach keineswegs neu.

Auf die Medizin bezogen: Kein Genom, kein Epigenom, kein Proteom oder Metabolom oder was auch immer in Zukunft die biologische und medizinische Forschung wird messen können, um Vorgänge in einer Zelle zu verstehen, kann den Menschen in seiner Gänze erklären. Die Biologie kann schon gar nicht das Schicksal vorhersagen, vor allem nicht beim Thema Gesundheit. Das Wissen und das Unwissen, beide trifft dasselbe Geschick. Das Schicksal wird dem Windhauch unseres Könnens, der menschlichen Sehnsucht nach Selbstbestimmtheit und Beherrschung der Schöpfung, gegenübergestellt. Das Luftgespinst wird dem Versuch selbst ernannter Gesundheitsexperten gegenübergestellt, die meinen, mit einem Body Mass Index, einem Laborwert oder der Sequenzierung des Genoms das Schicksal bezüglich Gesundheit oder Leiden treffend vorhersagen zu können. Ein Luftgespinst bleibt auch der jetzt stattfindende Versuch, durch beschreibende epidemiologische Forschung, durch Kombination der Genetik und Epigenetik mit Metabolom- und Proteomanalyse die „individualisierte Medizin" neu zu begründen. Man nennt diesen Ansatz, verschiedene Methoden zu benutzen, um tiefere Einblicke in Krankheiten zu erreichen, auf Englisch den „combinatory approach". Der Versuch die „number needed to treat" auf 1 zu reduzieren, wird fehlschlagen. Da hilft es wenig, wenn man diese Forschungsrichtung, die nichts Neues bringt, sondern nur Altbekanntes gemeinsam auswertet, dann neudeutsch als „combinatory approach" bezeichnet. Ein neuer Modetrend der medizinischen Forschung, aber nur ein Modetrend. Ein Windhauch. Er tut nicht weh, er geht vorüber, man merkt ihn, aber erinnert sich nicht an ihn.

Unser Schicksal, unsere Gesundheit, viele der im Fernsehen so spannend angekündigten Großforschungsvorhaben internationaler Forschungsverbünde, all dies bleibt ein Luftgespinst, ein allerdings teurer Windhauch im Ringen um die wissenschaftliche Erkenntnis über den richtigen Lebensstil. Krankheit ist die Domäne der Medizin, die Wissenschaft Medizin soll Krankheit verstehen und therapieren lehren. Aber die Gesundheit aller zu erhalten ist nicht ihre Aufgabe, da sie es nie können wird. Dieser Traum ist ein Windhauch, denn diese Bemühungen der sich selbst überschätzenden Medizin werden scheitern, weil nicht die Medizin, sondern Sozialpolitik, Religion und andere Wissenschaften als die Medizin, die den ganzen Menschen erkennen können, dies als Aufgabe haben. Sie können es vielleicht, die Medizin gewiss nicht. Doch die Versprechungen der Vertreter dieser medizinischen Forschungsrichtung sind so groß, dass weltweit alle mitmachen.

Mitmachen beim großen Traum der perfekten Medizin muss man ja auch, denn kein Land kann zurückbleiben beim quasi-olympischen Wettbewerb der Reduktion der „number needed to treat" auf 1. Den Wind für teilweise nutzlose Forschung zahlen wir, doch das ist das kleinste Übel, denn aus der Forschung wird zwar nicht die „number needed to treat" von 1 herauskommen, aber wir werden lernen, Subgruppen zu bilden, sodass die „number needed to treat" durchaus verringert wird. Enttäuscht werden nur diejenigen sein, die an die individualisierte Medizin, also an die „number needed to treat" von 1, glauben. Sie werden unnötig enttäuscht, denn die Medizin kann etwas bieten, das anders ist als das, was das Stichwort

„individualisiert“ verspricht: Sie kann Zuwendung geben, aber nie – und das ist das falsche Versprechen der „individualisierten Medizin“ – eine „number needed to treat“ von 1.

Das größere Übel sind die neuen Versprechungen ohne solide Daten. Diesen Versprechungen folgen wieder große Enttäuschungen, auf die dann konsequente Handlungen folgen müssen, wenn die Versprechungen der „Schuldmedizin“ nicht eingelöst werden. Die Handlungen, die daraus folgen, dass man einmal von der individualisierten Medizin enttäuscht wurde, bestehen darin, bei denen zu suchen, die die Annahme des Individuums versprechen. Annahme und Sorge für das Individuum wird von etlichen versprochen, die gar keine Studien vorlegen, weder zum Beweis der Wirkung noch zum Ausschluss einer Nebenwirkung. Enttäuschungen durch die wissenschaftliche Medizin schaffen regelmäßigen Zulauf zu alternativen Heilmethoden, zu Therapien, die nicht durch gut durchdachte Interventionsstudien belegt sind. Sie wirken manchmal, da sie den Placebo-Effekt nutzen. Sie wirken für den Anbieter dieser Heilungspraktiken, denn sie machen abhängig, man meint ja, man bräuchte den, der diese Therapieform beherrscht. Das größte Übel ist die Wirkung der leeren Versprechungen auf die Menschen, die denen glauben, die es eigentlich besser wissen müssten – die ihnen auf den Leim gehen und sich nicht nur finanziell, sondern auch psychisch und körperlich dadurch schädigen, dass sie leeren Versprechungen hinterherlaufen. Nichtsdestotrotz würde auch Kohelet nicht leugnen, dass Wissenszuwachs sich lohnt, für die Medizin allemal, nur überschätzen darf man ihn nicht, sonst unterliegt man der Kraft des Windhauchs. Leere Versprechungen der akademischen Medizin werden hinweggefegt von der unendlich großen Kraft des immerwährenden Windhauchs.

Kohelet steht in der Tradition Israels, das den einen Gott anbetet, der nicht sich selbst als naturartig offenbart, sondern nur von sich preisgibt, dass er der ist, der er ist. Aber er ist kein beliebiger Gott, den sich jeder so denken kann, wie es ihm gerade passt. Was wir sehen, bleibt Windhauch. Doch der Gott, den Kohelet meint, ist kein Windhauch, er ist der Gott, der eine Gott. Auf die Medizin bezogen: Bescheidenheit der Erkenntnismöglichkeiten ist ihre Pflicht, ist ihre größte Zier. Kohelet steht auch in der Tradition der griechischen Philosophie, deren vielleicht wichtigste Erkenntnis für die Wissenschaft war, wie bedeutend das Nicht-Wissen ist. Das Nicht-Wissen zu erkennen ist wichtig, denn nur so ergeben sich Ansätze für den Fortschritt der Wissenschaft. Wer die Lücken der Erkenntnis nicht kennt, weiß nicht, wie man die Medizin in Zukunft verbessern kann. Die Ausarbeitung und Darlegung der Lücken gegenwärtiger wissenschaftlicher Erkenntnis ist keine Versündigung am goldenen Kalb der Wissensgesellschaft, sie ist Wesen und Bedingung des wissenschaftlichen Fortschritts. Die Erkenntnis des Nicht-Wissens ist die

Zierde des Wissenschaftlers, ist die Zukunft der Disziplin Medizin. Interessanterweise gibt es einen großen Konsens in medizinischen Fachgesellschaften, wenn man in einem abstrakten Vortrag die Bedeutung der Falsifizierbarkeit als einer der essenziellen Voraussetzungen der objektiven, sich selber korrigierenden und damit weiterentwickelnden Wissenschaft betont. Aber der Konsens, dass Falsifizierbarkeit ein wesentliches Element des wissenschaftlichen Fortschritts ist, geht sofort verloren, wenn man die Kernfragen und die Kernkompetenz des betroffenen Faches berührt. Dies ist interessant zu beobachten, denn sobald innovative Wissenschaft an den Kern der Existenz einer Disziplin geht und Fragen aufwirft, die den Kern des Faches hinterfragen, ist die Zustimmung zur Hinterfragung als Methode des Fortschritts dahin.

Hier einige Beispiele: Den Diabetologen, die die Zuckerkrankheit behandeln, fällt es schwer, Studien zu akzeptieren und zu berücksichtigen, die zeigen, dass die Senkung des Zuckers mit den zurzeit verfügbaren Medikamenten nur in engen Grenzen sinnvoll ist. Wenn, wie beispielsweise beim Typ-1 Diabetes gezeigt, die Diabetes-Dauer und die Qualität der Zuckereinstellung nur 11 Prozent der diabetischen Augenschäden erklären, bedeutet dies doch eigentlich, dass fast 90 Prozent noch zu erforschen sind. Was für eine große Chance, durch Fortschritt in Zukunft besser zu helfen! Doch so denkt fast keiner der Fachvertreter. Sie wehren sich, wenn man die Limitation der Blutzuckerkontrolle auf einem Kongress vorträgt, oder noch schlimmer, wenn man in der Öffentlichkeit die Schaffung von Leitlinien zur strengen Zuckersenkung und ihre Nutzung als Handlungsanweisungen der praktisch tätigen Ärzte hinterfragt. Noch aufgeregter werden die Diskussionen, wenn man die Sinnhaftigkeit der Diabetes-Definition hinterfragt, die auf einem Laborwert anstatt auf einer Erkrankung basiert. Das ist verständlich, denn wer die Gleichsetzung eines durch Laborwerte definierten Risikos mit einer Erkrankung kritisiert, hinterfragt die ganze Zunft, hinterfragt nicht nur die Berufspolitik der Fachgesellschaft, sondern das Marketing der Medikamente, die zwar den Laborwert Zucker reduzieren, aber von denen nicht bekannt ist, ob sie Erkrankungen verhindern oder zumindest abmildern. Die Gefahr, dass kritisches Hinterfragen die politische Einflussnahme einer Fachgesellschaft reduziert, ist gering. Die Gefahr, dass falsch verstandene Wissenschaft die Leitlinien über das Schicksal eines Menschen stellt, ist groß.

Diabetologen und Vertreter der Adipositas Gesellschaft lehren, wie man die Folgen der Adipositas behandeln soll. Adipositas wird definiert durch das Verhältnis der Körpergröße, der Körperoberfläche oder des Körperumfangs an einer bestimmten Stelle zum Gewicht – Adipositas definiert durch technische Messmethoden. All dies ohne eine richtig gute Interventionsstudie, die zeigt, dass ihre Anweisungen das Gewicht langfristig reduzieren, vor allem aber ohne Studien, die zeigen, dass Menschen dadurch länger leben, glücklicher leben und/oder weniger Schlaganfälle bekommen. Undenkbar, dass ein Wissenschaftler zum Präsidenten der Adipositas-Fachgesellschaft gewählt wird, der erforscht, wann Übergewicht nutzt, und der fordert, dass vor der Beratung der Politik und der Krankenkassen erst Daten vorliegen müssen, bei wem Adipositas ein Gesundheitsrisiko darstellt, und bei wem nicht.

Es würde nie jemand zum Präsidenten einer Fachgesellschaft gewählt, der fordert, man müsse erst verstehen, wo die Therapie der Adipositas Nebenwirkungen zeigt, bevor man alle Adipösen als potenziell Kranke stigmatisiert. Am sinnvollsten wäre es aus Sicht der Wissenschaft und aus Sicht des Kampfes um Forschungsressourcen, wenn diejenige Person diese Fachgesellschaften führen würde, die am vehementesten und mit guten Argumenten Interventionsstudien fordert, die erst beweisen müssen, dass die Therapie der Adipositas – sicher nicht bei allen übergewichtigen Menschen, aber bei gut definierten Subgruppen – Krankheiten verhindert. Diese Person würde eine Fachgesellschaft mehr voranbringen als jemand, der versucht, die Bedeutung der Adipositas Gesellschaft dadurch zu heben, dass er vorrechnet, fast alle Deutschen seien zu dick. Doch die Rhetorik der medizinischen Fachgesellschaften gleicht sich, egal welche Fachgesellschaft man betrachtet. Alle lieben es, ihre Bedeutung dadurch zu betonen, dass sie sagen, wie viele Millionen Mitbürger die von ihnen vertretene Erkrankung haben und wie viel sie dem Gesundheitssystem ersparen könnten, würden sie mehr vom großen Kuchen des Gesundheitssystems abbekommen.

Ähnliches gilt für die Vertreter der Ernährungswissenschaften, die eigentlich nur *ein* Problem haben – was sie in persönlichen Gesprächen als Einzelpersonen zwar zugeben können, aber nicht als Fachgesellschaft. Ihr einziges Problem ist, dass sie nicht akzeptieren können, dass zwar falsche Ernährung mit Sicherheit zu Krankheiten führt, jedoch der Kehrsatz unbewiesen ist. Der Kehrsatz wäre: Es gibt eine gesunde Ernährung, welche die Wahrscheinlichkeit zu erkranken reduziert. Dieser Kehrsatz ist falsch, setzt er doch voraus, dass in der Nahrung Substanzen enthalten seien, die in so hoher Konzentration vorkommen, dass sie die Gesundheit derart verbessern und stärken, dass eine Krankheit nicht auftreten kann. Das kleinere Problem dieser Fachrichtung ist, dass man kein Experte sein muss, um zu sagen, wie man krank machende Ernährung vermeidet. Das ist ganz einfach, nämlich indem man ausgewogen isst, viele verschiedene Nahrungsmittel zu sich nimmt, nichts übertreibt und das Gewicht maßvoll im Auge behält. Um wie viel mehr wären die Ernährungswissenschaften geachtet und in der praktischen Medizin repräsentiert, würden sie ihr Hauptaugenmerk nicht auf Nebenwirkungen der reichen, industrialisierten Zivilisationsgesellschaft legen, sondern auf echte Probleme Kranker. Diese gibt es – doch da hat die Ernährungswissenschaft bisher viel zu wenig an Studien zu bieten. Es fehlen hochkarätige Interventionsstudien über die Bedeutung der Ernährungsmedizin bei schwer Kranken, beispielsweise Krebskranken, bei Patienten, die lange im Krankenhaus liegen und dort nicht immer die optimale ernährungsmedizinische Versorgung erhalten. Mangelernährung ist ein großes Thema der modernen Medizin, denn nicht jeder, der dick ist, ist vor Mangelernährung geschützt. Mangelernährung ist ein größeres Thema als Adipositas, zumindest im Krankenhaus.

Nachdem die Berufspolitik eine so wichtige Aufgabe der medizinischen wissenschaftlichen Fachgesellschaften wurde, ist es undenkbar, dass echte Innovation von ihnen selber, also von innen, kommt. Echte Innovation kommt daher immer nur von den wenigen, die sich vom Credo des eigenen Faches frei machen können. Diese innovativen Wissenschaftler müssen damit leben können – zumindest bis die neuen Daten anerkannt sind –, dass sie selber am Rand stehen, am Rand ihrer eigenen, praktisch tätigen medizinischen Fachgesellschaft, aber nicht unbedingt am Rand der Forschung. Glücklicherweise ist die internationale Forschung unabhängiger von den medizinischen Fachgesellschaften, als die meisten ahnen, die nur die laute Musik der Fachgesellschaften hören, und nicht die leisen, oft nur fragenden Töne der Gruppierungen, in denen die Forschung und die Innovation ganz obenan steht und nicht die Berufspolitik das Hauptaugenmerk genießt.

Berufspolitik ist angewiesen auf das Versprechen, durch Zuteilung von Ressourcen – am Ende heißt dies immer durch Geld – etwas für die Gesundheit vieler zu tun, etwas Gutes zu tun. Da Berufspolitik die Fachgesellschaften dominiert und ihren öffentlichen Auftritt bestimmt, verlieren Fachgesellschaften an Gewicht, wenn es um die Weiterentwicklung des Faches geht, denn sie verkaufen den erreichten Erfolg. Bezogen auf den Lebensstil Gesunder bedeutet Erfolg das Versprechen, Krankheiten verhindern zu können. Dies aber bedeutet, dass Erkrankungen durch fehlerhaften Lebensstil erklärt und verstanden werden können. Damit ist die Schuldzuweisung diesem Verständnis von Krankheit immanent. Das wäre nur anders, wenn die Fachgesellschaften darauf hinweisen würden, dass es viele Gründe für krank machenden Lebensstil gibt, dazu zählen genetische, psychische und vor allem soziale Faktoren. Da sie dies nicht machen, bestenfalls diese Faktoren in Nebensätzen erwähnen, sind sie Teil der Entwicklung, die Erkrankungen als selbstverschuldet stigmatisiert. Der Entwicklung eines inhumanen Menschenbilds. Aber wer die Welt erklärt – gemacht von einem Schöpfergott, der geheimnisvoll ist und nicht sich, sondern nur Teile der Schöpfung offenbart, der hat keinen Platz für eine Krankheitserklärung auf der Basis von Schuld, von „sündigem Essen".

Kohelet steht in der Tradition älterer Bücher des Alten Testaments, seine Weltsicht ist eine wichtige Weiterentwicklung des Buches Hiob. Auch der Verfasser dieses zur Weisheitsliteratur zählenden Werkes des alten Testamentes ist unbekannt, er schrieb wohl circa 200 vor Christus. Er setzt sich mit dem Vergeltungsglauben auseinander. Der Vergeltungsglaube sagt ganz einfach:

Dem, der wirklich gut ist, geht es im Leben gut. Dem, der ein Sünder ist, dem geht es im Leben schlecht.

Eine klare Einteilung. Beobachte, wem es gut und wem es schlecht geht, dann weißt du warum, denn der eine ist halt gut, der andere eben ein Sünder. Keine weiteren Fragen nötig, denn Leiden und Krankheiten sind folgerichtige Strafen, Folgen von begangenen Sünden. Keine Fragen nötig, keine Sorge für sich selber oder gar Mitleid mit dem Nächsten, denn der Leidende ist ja selber schuld. Leiden hat einen guten Grund. Aber Hiob widerspricht diesem Vergeltungsglauben, er wendet sich an Gott, weil er sein Leiden als ungerecht empfindet. Gott aber löst sein Problem nicht. Gott weist nur darauf hin, dass der Mensch die Pläne Gottes nicht durchschauen kann. Demut ist die Lösung im Buch Hiob, der Gedanke an den ungerecht quälenden Gott wird überwunden, zugunsten des Vertrauens auf einen gerechten, aber geheimnisvollen Gott. Vertrauen – eine Befreiung von einem düsteren Mensch-Gott-Verhältnis. Doch wie leichtfertig spricht man wieder von Sünde, wenn nach einem guten Essen eine Praline gegessen wird?

Kohelet entwickelte sein Menschenbild, das Verhältnis des Menschen zu seinem Gott, einen Schritt weiter, als nur durch Demut Gottes Wirken zu akzeptieren. Die Bedingtheit des Menschen, gerade in der Wissenschaft, ist ein Aspekt der Freiheit, die Kohelet anbietet. Die Bedingtheit des Menschen in seinem Lebensschicksal, einschließlich seiner Gesundheit, ist eine weitere Facette der Freiheit. Freiheit und Befreiung von dem Druck, alles als Strafe akzeptieren zu müssen, was einen so im Leben trifft. Der Bedingtheit des Lebenswegs widerspricht nicht die Erkenntnis, dass man für sich Gutes tun kann, dem widerspricht aber die viel zu laut vorgetragene und von zu vielen geglaubte Theorie, der Mensch könne Krankheiten effektiv verhindern, sein Schicksal durch Änderung des Lebensstils selbst vollständig in die Hand nehmen. Nach Kohelet und erst recht nach Luther ist der Mensch bedingt, er ist nicht selbst bestimmt. In den Worten Kohelets: „Den Wissenden und den Unwissenden trifft dasselbe Geschick."

Auf den ersten Blick klingt das grausam, der Mensch ist dem Schicksal ausgeliefert. Es trifft jeden dasselbe Geschick, ob er Sport treibt oder nicht? Ist angesichts einer so grausamen Weltsicht Fatalismus angesagt? Ein Geheimnis, das uns so gefangen nimmt, ist ein grausames Geheimnis. Wäre da nicht die Gnade. Doch die kann man nicht erarbeiten, nicht erzwingen, sonst wäre sie keine Gnade. Gnade erwächst aus dem Wissen um ein Geheimnis, sonst wäre sie ein Warentausch: Ich bekomme deine Gnade, weil ich weiß, was hinter dem Vorhang verborgen ist. Das ist der Unterschied zwischen Gnade und dem Ergebnis wissenschaftlicher Erkenntnis. Wissenschaft kann keine Gnade bieten, kann keine Gnade erarbeiten, Wissenschaft ist deswegen gnadenlos. Die Befreiung von der Last, alles selber verantworten zu müssen, setzt das Wissen und den Glauben an Gnade voraus. Das ist Freiheit – die Freiheit, die Luther genauso wie Kohelet den Menschen wünscht, die Freiheit, die uns beide heute durch ihre Schriften schenken.

Es gilt zu bedenken, was es bedeutet, den Windhauch nicht zu respektieren, den Vorhang vor dem Geheimnis des Schöpfers zu zerreißen. Der Vorhang vor dem Geheimnis der Schöpfung, damit auch dem Geheimnis des Schicksals eines Menschen, darf nicht zerrissen werden. Wer denkt, er brauche das Geheimnis nicht, um so der Gnade nicht zu bedürfen, stirbt. Er stirbt an seiner Banalität. Muskeln als Bild des aufgeklärten Geheimnisses, Sport und bestimmte Kostformen als Methode der Befreiung von dem Ausgeliefertsein des alternden Menschen, sind Ausdruck der Banalität des Denkens, nicht des in die Tiefe gehenden Wissens um Gesundheit. Sie sind ein schlechter Ersatz des tiefen Wissens um die Begrenztheit des Lebens, der Versuch, das Wissen um die Begrenztheit durch banalen Körperkult zu überspielen. Befriedung der Angst, Beruhigung der Sorge um sich selber, Ausblenden der Furcht, später einmal zu erkranken, wird durch pflichtbewusstes Körpertraining erreicht. Als ob man sich dadurch schützen könnte, als ob dann nichts mehr mit der Gesundheit schiefliefe! Man quält sich für einen angeblich guten Zweck, das Selbst. Doch ist dies ein Zweck, der trägt, der ein Leben sinnvoll macht? Vergessen wird dabei die Bedeutung der Lebenslust, der Lebensfreude, und die Schönheit der Lebensfülle. Dazu zählt auch ein köstliches Essen, ein großartiger Wein. Im Übermaß essen, völlen, fressen, das ist keine Freude, keine Lust, das ist zwanghaft. Und klar ist: Zwanghaftes Verhalten macht krank.

Der in die Milliarden gehende Umsatz zum Erhalt der Gesundheit und zur Verdrängung der Lebensangst zeigt, wie wenig Vertrauen auf Gnade, wie gering echte Freude als lebensverlängernd geschätzt wird. Die Gesundheitsindustrie wendet sich an Gesunde und greift nicht nur das Thema körperliche Fitness als Chance der Überwindung der zeitabhängigen Veränderung des Körpers beim Altern auf. Es ist albern zu glauben, der Uhr ein Schnippchen schlagen zu können, dem Altern im wahrsten Sinne des Wortes zu entlaufen. Unglaublich albern und banal ist das Konsumentenverhalten angesichts der Angst vor dem Altern. Unverständlich, wie aufgeklärte Menschen es zulassen, dass heute einzelne „gesunde" Nahrungsformen entdeckt, angepriesen und vermarktet werden, morgen dann wieder ganz andere. Einmal Fischöl, dann Antioxidantien, dann Curcumin, dann ökologischer Anbau, danach Knoblauch, gefolgt von Substanzen, die den Säure-Basen-Haushalt ausgleichen sollen, oder linksdrehende Milchsäure. Was auch immer – keinen stört es, dass immer eine andere Marketing-Sau durch die Straßen der Gesundheitsideologie getrieben wird. Warum fällt es nicht auf, dass heute das eine Wundermittel angepriesen wird, das andere von vorigem Jahr aber in Vergessenheit gerät? Warum fragt niemand, ob diese Änderung der „Hot News" für neue Wundermittel nicht bedeutet, dass vielleicht die alten Wunderberichte falsch waren? Denn wenn Knoblauch jetzt vergessen wird, warum soll dann die Aussage für das folgende Wundermittel Fischöl korrekter sein? Gerade gebildete Menschen mit höheren Einkommen können es sich leisten, sich immer wieder auf die gleiche Weise reinlegen zu lassen. Es liegt also nicht an Bildung und Intelligenz, wenn nicht hinterfragt wird, ob denn der ganze Ansatz, „die Gesundheit Gesunder zu stärken", falsch ist. Es liegt auch nicht an der Gutgläubigkeit, es liegt an der Angst und daher an dem Wunsch, sich verführen zu lassen.

Das Marketing nutzt eine Schwäche unseres Hirns, das bereit ist zu glauben, es gebe die käufliche Chance, selber den Apfel vom Baum der Erkenntnis zu pflücken. Die Banalität dieses Denkens verwundert. Wie banal ist es anzunehmen, man könne durch die Apotheke im Körper namens Verdauungstrakt essbare Dinge durchschleusen, die es dann erlauben, das Gesundheitsschicksal vollständig oder zumindest zu einem großen Teil selbst zu kontrollieren. Es scheint keine Rolle zu spielen, dass so oft, nachdem der Geldbeutel geleert wurde, die Hoffnung enttäuscht wurde. Die Sorge um die Gesundheit wurzelt in einer Gesellschaft der eingebildeten Selbstbestimmtheit so tief, dass man an Wundermittel einfach glauben muss. Die Erkenntnis fehlt, dass es einem vielleicht einen Hinweis auf einen systematischen Fehler gibt, wenn man einmal um Geld und dann auch noch um die Hoffnung betrogen wurde. Einen Hinweis, dass das Prinzip der Gesunderhaltung durch Nahrungsmittel einfach nicht stimmt, der erwünschte Effekt nicht eintritt. Eigentlich unverständlich. Aber vielleicht doch nicht unverständlich, wenn man überlegt, was einfacher ist – an Gnade und Hoffnung zu glauben oder an sich selber und die Beeinflussbarkeit des Schicksals auf der Basis wissenschaftlicher Erkenntnis? Ist es einfacher, Geld für ein Produkt der Gesundheitsindustrie auszugeben als über Demut, Gnade und Fremdbestimmtheit nachzudenken?

Banal ist der Gesundheitsglaube auch deswegen, weil das Menschsein mehr ist als die Bildung toxischer Substanzen im Rahmen der Energiegewinnung innerhalb unseres Körpers. Natürlich entstehen giftige Stoffwechselprodukte bei der Gewinnung von Energie aus Zucker, Fetten, Alkohol oder Eiweiß. Aber es gibt dagegen Schutzmechanismen. Der Körper kann hervorragend Radikale abbauen. Wir Menschen stellen kein Vitamin C mehr her wie primitivere Lebensformen, denn wir haben im Blut mit der Harnsäure ein hervorragendes Antioxidans. Abgesehen davon können wir heute leicht Vitamin C in ausreichender Menge über die Nahrung zu uns nehmen. Selbst bei Fast Food, wenn man ab und zu dazu einen Orangensaft bestellt. Es entstehen im Rahmen der Energiegewinnung auch chemische Strukturen, die als Dicarbonylverbindungen bezeichnet werden. Doch ebenso wie gegen die Sauerstoffradikale gibt es gegen diese Dicarbonyle hervorragende Schutzmechanismen.

Dass der Körper gut gebaut ist und viele Mechanismen zum Selbstschutz hat, die über Jahrmillionen der Evolution ein Wunder vollbrachten, dass wir so alt werden können, wenn nur die Gesellschaft friedlich zusammenlebt, Hygienestandards einhält und es für alle genügend Nahrungsmittel gibt, das wollen diejenigen nicht wahrhaben, die an die Gesundheitsreligion glauben. Vielleicht auch weil es einfacher ist? Da reicht schon ein klein wenig Chemie, populärwissenschaftlich verbreitet, und schon kann man ein Produkt zur Bekämpfung dieser toxischen Substanz anbieten. Irgendwie weiß jeder, dass freie Sauerstoffradikale Erkrankungen verursachen können. Demnach klingt es logisch, dass Vitamine, die diese Radikale abfangen, vor Krankheiten schützen – und schon werden sie verkauft. Dass aber Radikale auch schützende Funktionen haben und mehr als genug Studien vorliegen, die belegen, dass die Antioxidantien von extrem wenigen Ausnahmen abgesehen nichts nutzen, spielt dabei dann keine Rolle mehr. Das Misstrauen gegenüber der Gelungenheit der Evolution oder der Schöpfung Mensch ist übermächtig. Man schluckt Antioxidantien, auch wenn es etliche Studien gibt, in denen gefährliche Nebenwirkungen der Antioxidantien beschrieben sind. Daher die Verpflichtung derer, die lernen, wie man Studien interpretiert, diese den Ratsuchenden verständlich und korrekt zu vermitteln.

Das menschliche Gehirn scheint über unendlich große Möglichkeiten zur Ausblendung der Realität zu verfügen. Wenn es um einen selber geht, geht dies so nahe an das eigene Erleben, dass die Frage, ob eine Interventionsstudie mit einem echten Endpunkt wie Herzinfarkt, Demenz oder verkürzter Lebensdauer vorliegt, die die vorgeschlagene Lebensstilform oder ein naturnahes Präparat erfolgreich untersuchte, erst gar nicht gestellt wird. Sobald es einen selber zu sehr, zu tief, zu sorgenvoll berührt, bleibt der kritische Verstand auf der Strecke. Lieber zahlen als nachdenken. Es scheint ein Selbstschutz zu sein, aus Verzweiflung über die Unfähigkeit, in großem Stil schützenden Einfluss auf die eigene Gesundheit zu nehmen, lieber auf Versprechungen hereinzufallen als die Ungewissheit des eigenen Schicksals zu akzeptieren. Daher die große Verantwortung derer, die es besser wissen könnten, unter anderem der Ärzte, daher die große Verantwortung derer, die in Presse, Rundfunk und Fernsehen über Gesundheit und Medizin berichten.

Es stört leider niemanden, dass die Marketingstrategien sich auf fast wissenschaftlich klingende „Argumente“ berufen dürfen, ob etwas richtig oder falsch ist. Idealerweise zeigt der Werbespot möglichst noch eine Aussage einer weißhaarigen Person mit dem Titel Professor oder zumindest der Berufsbezeichnung Arzt. Ganz wichtig ist es, am Ende des Werbespots zu ergänzen, dass man seinen Arzt oder Apotheker fragen sollte, denn dies täuscht Wirksamkeit vor. Zu gerne unterliegt man dieser Suggestion. Denn endlich scheint die moderne Wissenschaft den Triumph über die alte Glaubenswelt geschafft zu haben! Nicht mehr beten, denn das brachte nicht den gewünschten Erfolg und passt nicht in die moderne, sich molekular definierende Welt, in der nicht Staunen oder gar demütiges Bewundern, sondern Verstehen der Schöpfung gefragt ist. Dank der vorgeblichen Wissenschaftlichkeit machen viele mit und verkaufen. Noch mehr schweigen, vor allem die Wissenschaftler, die es besser wissen sollten, bei dem Versuch, durch käufliche Substanzen dem Altern, dem Schicksal, zu entfliehen. Viele wissen um den Unfug, den Betrug, das Ausnutzen der eigenen körperzentrierten Banalität. Viele kennen die richtungsweisenden Interventionsstudien, die auch in diesem Buch vorgestellt wurden, aber sie tun so, als ob sie diese nicht kennen würden. Es gibt viele Menschen, die es besser wissen, denn zu den oben zitierten Studien haben alle Zugang, sie sind öffentlich, jeder kann sie lesen. Viele derer, die beim Markt mit der Gesundheit mitmachen, kennen den Unterschied zwischen Beobachtung und Intervention. Sie können die Studien lesen, verstehen, interpretieren, haben im Studium gelernt, sie zu verstehen. Alle diejenigen, die es besser wissen, sollten den Mut haben, offen zu sagen, wo die Grenzen der Medizin, die Grenzen der Ernährung, die Grenzen der Prävention zu ziehen sind. Nur so kann man dafür sorgen, dass falsche Versprechungen kein Gehör mehr finden. Aber falsche Versprechungen sind leichter zu verstehen, man muss sich dafür nicht durch Studien durcharbeiten, um am Ende vielleicht mehr über ungelöste Fragen als über Antworten gelernt zu haben. Dieses Buch nimmt den medizinischen Laien aber ernst, indem es ihm die Möglichkeit gibt, sich zu informieren und Versprechungen methodisch zu überprüfen.

Da die akademisch geschulten Ärzte es versäumen, die Dinge beim Namen zu nennen und durch Ehrlichkeit zu überzeugen, dürfen sie sich nicht wundern, dass die Kritik und das Misstrauen am Medizinsystem sich gegen sie selber wendet. Der wissenschaftlich geprägten Medizin, vor allem in den Hochleistungszentren, wird Unmenschlichkeit vorgehalten, und paradoxerweise wird die Menschlichkeit in der Medizin da gesucht, wo sie nicht zu finden ist.

Doch die kritische Vernunft wird geopfert, geht es doch darum, dem Altern, dem geheimnisvollen, nicht begründbaren, daher Gnade benötigenden Vorgang des Alterns, der Teil der Schöpfung ist, zu entfliehen. Altern ist sinnvoll. Es ist ein besonderes Glück, die Schönheit des Alterns zu erfahren, sich ihm offen zu stellen. Dies ist ein Glück, und es ist ebenso groß wie das Leid, das Altern auch mit sich bringen kann. Man stelle sich nur vor, jeder wäre ewig gesund und unsterblich! Altern ist ebenso sinnvoll wie die Offenheit der Schöpfung für Erkrankungen und unbegründbar schweres Schicksal, das als Fehlentwicklung erlebt und deswegen mittels der medizinischen Wissenschaft therapiert wird. All dies ist Teil der Freiheit der Schöpfung, einer Freiheit, die den Weg zum Gewünschten und Erhofften ebenso kennt wie den Weg zum Verlust dessen, was uns wert, wichtig und heilig ist.

In der Abwendung vom Glauben an die Wirkmacht des Gebets traten neue Formen der Anmaßung auf. Das Gebet ersetzt kein Medikament. Aber Abwendung vom theologisch begründeten Glauben und Hinwendung zur medizinisch begründeten Lebensstil-Ideologie ist nur eine Scheinlösung, dies belegen ja auch die oben zitierten Studien, die zeigen, welche Konsequenzen der Glaube an die Wirkmacht des richtigen und rechten Lebensstils hat. Es ist eine Anmaßung, etwas bewirken zu können, was glücklicherweise nicht selbstbestimmt erreicht werden kann. Doch diese Anmaßung stört niemanden. Keiner bedauert die Banalisierung des Menschlichen. Banalisierung, weil das Geheimnis des Schicksals entzaubert scheint, weil Muskulatur und Body Mass Index statt Schicksal unser Denken und Mitfühlen ersetzen. Jedoch spricht die Studie über die soziale Intervention bei ärmsten Frauen eine andere Sprache, sie weist in eine andere, eine humane Richtung. Diese Studie, die es diesen armen und benachteiligten Frauen am Rande der Gesellschaft erlaubte, aus Armutsvierteln in bessere Gegenden zu ziehen, und die dadurch ohne Ernährungsberatung weniger Gewicht zunahmen sowie weniger Diabetes bekamen, weist den Weg der Mitmenschlichkeit. Ist sie nicht ein Hohn, ein Schlag ins Gesicht der Lebensstil-Ratgeber? Ist es nicht ein Schlag ins Gesicht der von der Öffentlichkeit akzeptierten Vertreter der Beobachtungsstudien? Ist diese Studie nicht ein wunderschöner menschlicher Beweis für die Kraft der Humanität im Umgang miteinander und widerlegt sie nicht die öffentlich propagierte und in den Medien zur Schau gestellte Banalisierung des Menschlichen durch die übermäßige Betonung der körperlichen Fitness?

Die Annahme, wir könnten in einer Gott nicht mehr benötigenden Wissensgesellschaft durch bestimmte Ernährung, Vitamine oder Sport dem Altern entfliehen, ist so banal wie der Glaube, wir könnten durch die Früchte der Wissenschaft das Schicksal kontrollieren. Wer will da nicht mitmachen, auch wenn dabei schrecklich einfach und unwissenschaftlich gedacht wird? Doch es gibt zwei schwerwiegende Probleme:

Das erste Problem ist schnell erklärt: Die Studien geben die Aussage nicht her, dass gesunder Lebensstil Gesunde gesünder machen kann. Sie entlarven diejenigen, die das verkünden, als Scharlatane. Sie entlarven sie, obwohl sie es besser wissen, obwohl sie den Unterscheid zwischen Beobachtungsstudie und Interventionsstudie kennen, obwohl sie direkten Zugang zu Studien haben, als ideologisch verblendet. Sie entlarven diejenigen, die wider besseres Wissen damit ein Geschäft machen, als unanständig.

Das zweite Problem liegt tiefer, vor allem wenn man über die Konsequenzen nachdenkt: Könnten wir tatsächlich dem Alter entfliehen und hätten wir tatsächlich völlige Kontrolle über unser Schicksal und unsere Gesundheit, wer würde da nicht depressiv? An allererster Stelle die Wissenschaftler, die ja nur zu genau wissen, was die Wissenschaft erklären kann, und vor allem, wo sie versagen muss. Depressiv würden die Wissenschaftler ja auch, weil dann alles bekannt wäre. Wie enttäuschend für einen Wissenschaftler, wenn er nicht nur feststellt, dass die Nuss, die er knackte, so einfach zu knacken war. Viel schlimmer noch, wenn der Wissenschaftler dann feststellt, dass die Nuss zudem nur klein und taub und daher so einfach zu knacken war. Etwas vorher im Text wurde es deswegen als „die Banalität erkennen" bezeichnet, wenn man den Schleier des Geheimnisses von der Schöpfung herunterziehen möchte. Die Lücken der wissenschaftlichen Erkenntnis sind nicht ein Moment der Peinlichkeit, sondern eine Chance zur Zukunft! Sie stellen der Wissenschaft stetig weiter Aufgaben, aus der Falsifizierbarkeit und dem Unwissen ergibt sich ihr Forschungsauftrag. Ein Forschungsauftrag, der auf der Hoffnung etwas zu verbessern beruht, ein Forschungsauftrag, der bei den Mitmenschen berechtigterweise Hoffnung weckt. Ein Forschungsauftrag von Hoffenden für Hoffende, ein Forschungsauftrag, getragen von dem Wissen um eine Zukunft. Getragen vom Hoffen, dass die Zukunft besser werden möge. Falsche Versprechungen sind aber nicht harmlos, denn sie enttäuschen Hoffnungen, mit der Folge, dass die nächste Chance, durch Forschung einen Schritt weiter zu kommen, nicht gewährt werden mag. Zu leicht lassen sich Forscher aber verführen, zu große Versprechungen zu machen, Lösungen am Horizont nicht als kleinen Hoffnungsschimmer erwachen zu lassen, sondern gleich als große strahlende Sonne darzustellen, ohne dass diese Hoffnung auf Erfolg begründet ist.

Ein Problem hierbei ist die moderne Medienwelt. Sie feiert den sicheren Erfolg, den großen Durchbruch, oder misst kritisch die für ein Forschungsthema ausgegebenen Euro am Erfolg. Also wird derjenige, der Verantwortung für Forschungsausgaben trägt, Erfolge vermelden wollen und müssen. Wenn man weltweit mehrere Milliarden für die Erforschung des Diabetes ausgibt, wird der Druck auf die Forscher so groß, dass sie ein „Leben ohne Diabetes" versprechen, wohl wissend, dass es dies nicht geben wird. Wenn man so viel Geld für die Therapie der Folgekrankheiten der Adipositas ausgibt, wird der Vertreter der Adipositasforschung zu der Behauptung verführt, man könne sie heilen oder durch geeigneten Lebensstil bekämpfen. Dass dies nur denen gelingt, die sowieso nicht das höchste Risiko haben – dass dies nur ganz wenigen Adipösen langfristig gelingt –, wird dabei verschwiegen. Der messbare Erfolg wird dem Steuerzahler, der die Forschung finanziert, an Beispielen vorgeführt, der Forscher wird daran gemessen. Aber dabei wird zu oft geschönt und das Wünschenswerte mit dem Möglichen verwechselt.

Stattdessen wäre die offene Erwähnung der Nicht-Heilbarkeit durch Forschung ehrlicher und für Betroffene dieser zu erforschenden Erkrankung auch besser zu ertragen. Es wäre besser, wenn korrekterweise nicht die Heilbarkeit, sondern die Verbesserung des Lebens mit einer Krankheit im Zentrum der Berichterstattung stünde. Die Hoffnung auf eine bessere Zukunft ist ein besseres Lebenselixier als naturwissenschaftliche Scheinlösungen. Die ehrliche, nicht enttäuschte Hoffnung, die auf eine bessere Zukunft gerichtete Hoffnung – wohl wissend, dass die Möglichkeiten begrenzt sind – hält länger als die falsche Behauptung der angeblichen Problemlösung. Lügen töten Hoffnung.

Dieses Auf-eine-bessere-Zukunft-Hoffen und -hoffen-Dürfen ist Gnade, ein Grund zu danken. Es ergibt sich somit die Chance, die Abhängigkeit von Gnade durchaus als eine Kategorie zu akzeptieren, die das Leben menschenwürdig macht. Gnade zu akzeptieren heißt nicht nur, die mangelnde Erforschbarkeit ebenso wie mangelnde Forschungsdaten zuzugeben, es heißt auch einen guten Grund zu haben, sich um den Nächsten zu kümmern. Gnade akzeptieren bedeutet auch, sich vom Schicksal des Nächsten berühren zu lassen. Sich zu bemühen, es zu verbessern. Sich zu bemühen, dem Mitbürger zu helfen, sein Schicksal zu ertragen. Wissen um Gnade fördert Hoffnung, beide sind ein Paar. Hoffnung verbreitete ein Papst, der seinen Leidensweg öffentlich werden ließ. Er zeigte nicht Allmacht und körperliche Kraft, er lebte in Demut und Akzeptanz des Schicksals seiner Erkrankung. Er machte Hoffnung. Er lebte im Sterben vor, wie viel jedem Menschen Gnade ebenso wie Hoffnung auf Gnade bedeutet. Und die Menschen reagierten prompt und deutlich: Santo subito!

ZUSAMMENFASSUNG

- Wissen, Können, Glück etc., auch die angeblich umfassenden und perfekten Gewissheiten der modernen Medizin, sind – in einer gut 2000 Jahre alten Formulierung – ein Windhauch, ein Luftgespinst.
- Darauf basierende leere Versprechungen machen die Menschen finanziell, psychisch und körperlich abhängig. Das kostet viel Geld und schadet vielen Menschen, anstatt ihnen zu nutzen.
- In der Theorie akzeptieren die medizinischen Fachgesellschaften das Prinzip der Falsifizierbarkeit, doch in der Praxis ignorieren sie die Aussagen von Interventionsstudien und lassen sich die Chance entgehen, den großen Anteil an Nichtwissen als Erforschungspotenzial zu sehen.
- Dass man heutzutage sagt, man „sündigt", wenn man nach einer Mahlzeit eine Praline isst, entlarvt die Tatsache, dass das moderne Lebensstil-Denken dem vorjüdischen und vorgriechischen Prinzip folgt, wer gut ist, dem gehe es gut, und wer schlecht ist, dem gehe es schlecht.
- Die aus der Mode gekommene Gnade, die von den unter Lebensangst leidenden Anhängern der Lebensstil-Religion als Einschränkung ihrer Selbstbestimmung empfunden wird, eröffnet in Wirklichkeit den Weg zu einem erfüllten, auch lustvollen Leben und zum Altern in Würde.

23.

Heilung und Fürsorge für Kranke im Neuen Testament – oder:

Lassen sich die Heilungsberichte im Neuen Testament auch modern lesen?

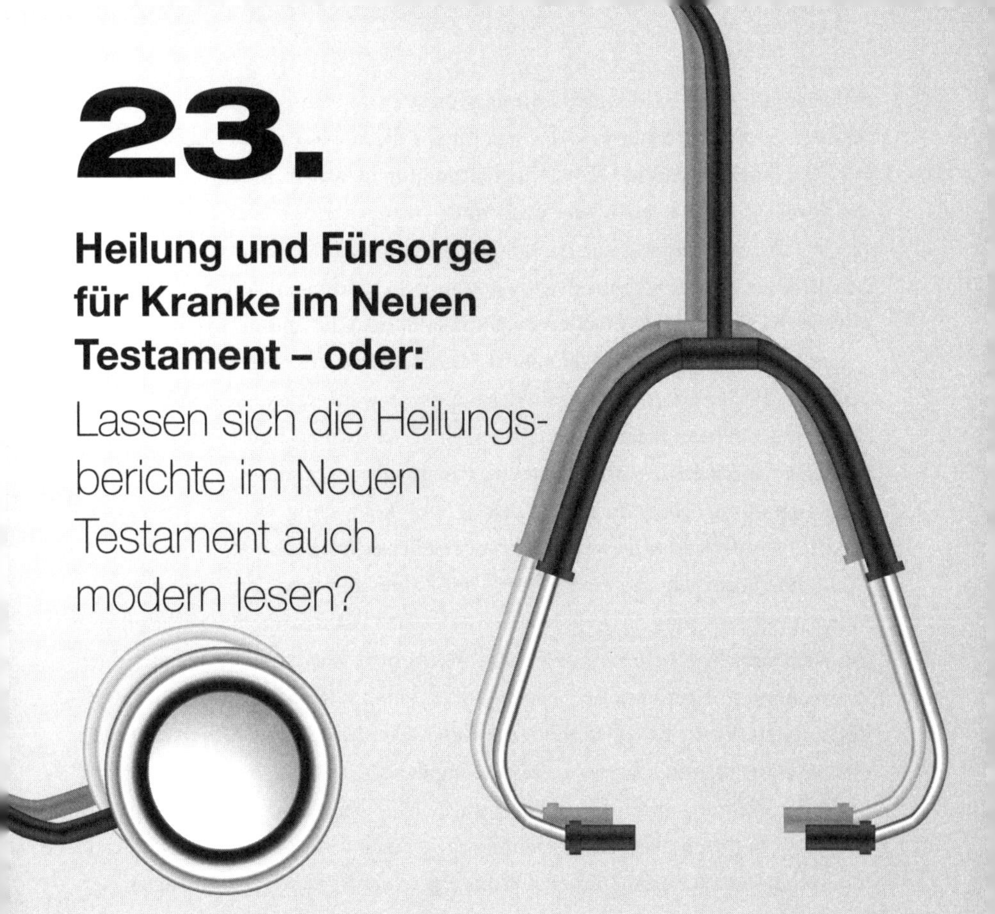

DIE WISSENSCHAFT UND die Lehre von Gott passen zueinander, insofern die Wissenschaft die Chancen und Möglichkeiten nutzt, die die Schöpfung ihr bietet, insofern sie mit ihr und durch sie arbeitet. Deswegen war es nicht nur für Kohelet wichtig, sich in Bezug zur griechischen Schule der damaligen philosophischen Welterkenntnis zu setzen. Aber gerade weil Gott heute so beliebig gedacht wird und jeder ihn sich ihn etwas anders vorstellt – eben individuell –, ist die Treue Kohelets zu seinem Gottesbild ein Vorbild. Kohelet lebte in einer Zeit, in der ebenso wie heute Gott beliebig gedacht werden konnte und durch Mischung kultureller Einflüsse ein festes Gottesbild verloren gegangen war. Er erfand nicht seinen persönlichen Gott, sondern ordnete seine Gedanken über den einen Gott des Alten Testaments in Bezug auf die Welterkenntnis, in Bezug auf das damals moderne Weltverständnis. Kohelet setzte seinen Glauben in Beziehung zur griechischen

Philosophie. Auch das Urchristentum bemühte sich konsequent, sich zur sogenannten rationalen Medizin – das war damals die arabische/griechische Medizin – in Beziehung zu setzen. Das Urchristentum nutzte, was im Judentum vor Christus durch Autoren wie Kohelet und Amos vorbereitet war. Das Urchristentum setzte sich in Beziehung zur damaligen Schulmedizin. Die damalige rationale Medizin, die wir heute etwas negativ konnotiert „Schulmedizin" nennen, war die griechische Medizin. Im Lukasevangelium kann man dies gut nachvollziehen.

Lukas bemühte sich als bekennender Schulmediziner, bei der Beschreibung der Epilepsie die Symptome so zu schildern, dass sie in die damalige, durch die griechische Medizin definierte Unterteilung der verschiedenen Epilepsieformen passten. Er korrigierte seinen neutestamentlichen Kollegen Markus, der das nicht so genau nahm oder nicht so genau wusste. Dies war wichtig, denn in der antiken Medizin wurde zwischen zwei Formen der Epilepsie unterschieden:

Die eine Form geht mit einem Anfall mit Zähneknirschen einher, für die andere Form ist Erstarrung das Leitsymptom. Also eine Erkrankung namens Epilepsie mit nach damaliger Lehrmeinung zwei Unterformen. Diese treten nach damaliger Anschauung nur getrennt auf. Es spielt jetzt keine Rolle, dass man heute weiß, dass dies falsch ist. Es spielt aber eine Rolle, dass Lukas diese Unterscheidung, diese schulmedizinisch korrekte Darstellung der Erkrankung, bei seiner Beschreibung der Heilung durch Jesus wichtig war. Wichtig war es ihm deshalb, weil Heilung im Neuen Testament, Heilung im Namen Jesu, glaubhaft und korrekt sein sollte, sonst wäre es ja nur eine Wundergeschichte. Deswegen musste er Markus korrigieren.

Markus (Markus 9,17-18) beschreibt die Episode so:

> „Meister, ich habe meinen Sohn zu dir gebracht. Er ist von einem stummen Geist besessen; immer wenn der Geist ihn überfällt, wirft er ihn zu Boden, und meinem Sohn tritt Schaum vor den Mund, er knirscht mit den Zähnen und wird starr."

Markus beschreibt demnach eine Erkrankung, die es nach damaliger Lehrmeinung nicht geben kann, denn seine Beschreibung beinhaltet die Kombination von Zähneknirschen und Erstarrung. Dies war nach damaligem Verständnis aber unmöglich und man durfte eine nach damaligem Verständnis nicht existierende Erkrankung nicht als Beleg für die Wunder Jesu nutzen. Die Wunder Jesu sollten glaubhaft sein. Daher musste Lukas die Erkrankung anders beschreiben, nämlich schulmedizinisch korrekt.

Lukas (Lukas 9, 38-39) beschreibt deswegen die Episode so:

„Da schrie ein Mann aus der Menge: Meister, ich bitte Dich, hilf meinem Sohn! Es ist mein einziger. Er ist von einem Geist besessen; plötzlich schreit er auf, wird hin und her gezerrt, und Schaum tritt ihm vor den Mund, und der Geist quält ihn unaufhörlich."

Lukas hält sich an das, was als realistische Krankenbeschreibung, als medizinisch korrekt angesehen wurde. Ein Vergleich beider Quellen ergibt in der Erzählung des Ablaufs, der Handlungsmotive und des Erklärungsversuchs der Heilung große Übereinstimmung. Hingegen wird das klinische Bild bei Markus als Mischbild, das nach damaliger Meinung nicht existierte, bei Lukas als Epilepsie der Unterform beschreiben, bei der es nicht zur Erstarrung kommt. Lukas war also schulmedizinisch korrekt, Markus interessierte dies nicht so sehr, ihm kam es mehr auf den Heilungsbericht an.

Warum war Lukas die schulmedizinisch korrekte Beschreibung so wichtig? Man stelle sich nur vor, was es bedeutet, wenn ein Evangelist explizit seinem Kollegen widerspricht, so sichtbar und in einem so frühen Stadium der Identitätsfindung der Christen! Das ist sicherlich ein viel einschneidenderes Ereignis als wenn eine

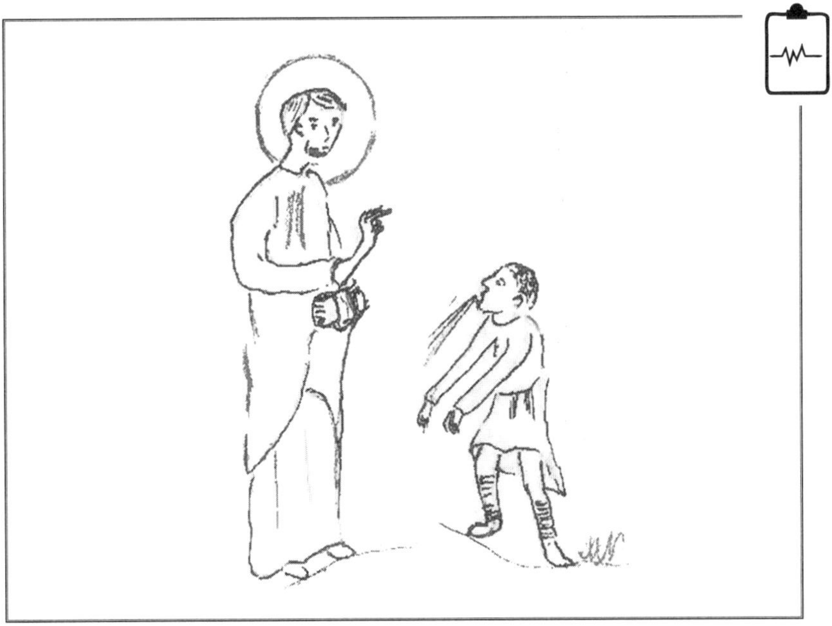

Abbildung 60:
Zeichnung von M. Nawroth nach Lukas 9, 38-39.

Koryphäe der Wissenschaft einer anderen Koryphäe widerspricht. Zwischen zwei Wissenschaftlern führt dies zum Streit, zum Disput zweier „Päpste“ auf ihrem Fachgebiet. Man stelle sich nur vor, der amtierende Papst würde die Stelle nach Markus vorlesen und der gerade aus Altersgründen zurückgetretene die von Lukas. Demonstrativ, zur gleichen Zeit. Beide würden darüber predigen und notgedrungen zu unterschiedlichen Aussagen kommen. Selbst populistische Zeitungen mit vier Großbuchstaben im Titel würden merken, dass sich da etwas Besonderes abspielt, das einen programmatischen Inhalt hat und deswegen dem Leser dargestellt werden muss. Der Unterschied, der Lukas so wichtig ist, hat wohl weniger mit seiner angeblichen medizinischen Vorbildung zu tun. Es geht nicht um den Wettbewerb zwischen Lukas und Markus, wer denn mehr von Medizin, insbesondere von Epilepsie, versteht. Es geht um mehr. Es geht um die Frage, ob man eine Erkrankung korrekt oder als nicht definierte, frei erfundene Erkrankung darstellt. Dies macht einen großen Unterschied, denn es geht ja um die Glaubwürdigkeit der Heilung durch Jesus. Für Lukas geht es um Glaubwürdigkeit, gemessen an einer glaubwürdigen Darstellung des Gesundheitsproblems. Hingegen stand für die Erzählung nach Markus die schulmedizinische Glaubwürdigkeit der Heilung nicht im Vordergrund.

Die Beschreibung einer zu heilenden Erkrankung im korrekten schulmedizinischen Sinne oder alternativ die Beschreibung der Erkrankung frei von nachvollziehbaren Tatsachen hat eine noch tiefere Bedeutung. Die Frage lautet:

Ist das Heilen durch Jesus nur eine andere Methode? Ist es eine andere Methode, die bei einer definierten, wissenschaftlich anerkannten Erkrankung wirksam ist? Oder erzählt das Neue Testament nur eine irgendwie mythologisierende Geschichte, die als Legitimationsmythos eingesetzt wird? Geht es um Geschichten und Geschichtchen? Geht es um Jesu Besonderheit, geht es darum, seine Allmacht, seine Gottesnähe, zu zeigen?

Soll der Heilungsbericht nur die Besonderheit Jesu zeigen, seine Verschiedenheit von den damals tätigen Ärzten, dann ist eine exakte Beschreibung der Erkrankung unwichtig. Ist es aber das Anliegen zu zeigen, dass es sich um eine echte Heilung einer echten, wirklichen Erkrankung handelt, dann ist auch die korrekte Beschreibung der Erkrankung wichtig. Lukas liegt daran, zu zeigen, dass Jesus durch Gottes Kraft erfolgreich handelt. So ist es wichtig zu belegen, dass es keine beliebige, künstlich gestellte Krankheit ist, sondern es sich um eine echte Krankheit handelt. Letztlich geht es darum zu zeigen, dass es kein Zaubertrick war, dass sich die Heilung Jesu von der vorgegaukelten Heilung durch einen Magier unterscheidet. Es geht darum, glaubhaft zu berichten, dass Jesus eine Krankheit heilte, die die griechische Schulmedizin beschreiben, vielleicht sogar definieren, aber nicht heilen konnte. Jesus Christus konnte heilen, er hatte von Gott die Macht dazu erhalten. Nicht falsche Hoffnung durch Zauberei, sondern echte Hoffnung im Glauben war das Ziel der Beschreibung. Nicht Selbstbestimmtheit durch eigenes Zutun, sondern Abhängigkeit von Gnade ist die Botschaft.

Der Bezug zur Schulmedizin ist wichtig, denn es handelt sich nicht um eine Seifenoper mit rührseligem Ausgang, sondern um eine echte Heilung von einer echten Krankheit. Lukas wollte zeigen, dass Krankheit keine gerechte Strafe ist, sondern therapiert werden darf. Krankheit ist ein fester Teil der Schöpfung, sie ist ein Ergebnis der Freiheit, die der Schöpfung innewohnt, und dazu zählt auch die Freiheit der Fehlentwicklung. Aber aufgrund dieser Freiheit darf Krankheit therapiert werden, darf sie geheilt werden. Es gibt die Freiheit der Fehlentwicklung, des Leides, ebenso wie die Freiheit, Krankheiten zu heilen und Methoden zu entwickeln, die Leid durch Therapie lindern sollen. Dabei ist es egal, ob man weiß, warum die Heilung eintritt, oder ob man den Grund der Heilung nicht versteht. Das ist übrigens ganz modern, es gibt mehr Medikamente als man denkt, bei denen der therapeutische Erfolg größer ist als erwartet. Man nennt dies „pleiotrope Effekte", ein schönes Wort, das verschleiert, dass beispielsweise die Statine viel erfolgreicher Herzinfarkt, Schlaganfall und Tod reduzieren, als man es von der Senkung des LDL-Cholesterins her hätte erwarten können. Die heutige Medizin kann gut damit leben, dass man nicht alles versteht, es reicht ihr, Daten aus Interventionsstudien zu haben, die belegen, dass es funktioniert. Doch am Anfang aller Therapie steht die präzise Diagnose, die präzise Beschreibung einer Erkrankung, damals wie heute.

Lukas weiß auch: Nur wer konkret hinschaut und konkret beschreibt, kann konkret helfen. Es ging um Helfen. Nicht nur den Armen helfen, sondern auch den Kranken. Helfen nicht nur durch Zuspruch, das wäre ja nur Trösten. Denn Lukas geht es um einen größeren Anspruch: Er berichtet über eine Religion, die Heilung anstrebt. Ein ungeheurer Anspruch! Ein Anspruch, der sich letztlich der Freiheit der Fehlentwicklung dadurch stellt, dass er eine Botschaft der Hoffnung formuliert. Aber Lukas formuliert nicht die Aufhebung aller Schicksalsschläge durch Jesus, sondern nur einzelne Beispiele, er verspricht nicht mehr, als er denkt, auch halten zu können. Aber helfen können und helfen wollen – nicht nur im sozialen Bereich, sondern auch in der Medizin – war ein Anspruch, den das frühe Christentum an sich selber stellte. Helfen wollen, auf der Basis der Diagnose der Schulmedizin, nicht in Konkurrenz zu ihr. Es ging nicht um eine zu viel versprechende Alternative der „sanften Medizin". Therapie durch Jesus und seine Jünger und Therapie durch das Wissen der Ärzte waren keine Gegensätze.

Infolgedessen war eine wichtige Aufgabe in der weiteren Entwicklung des frühen Christentums die Fürsorge für die Kranken. Eine Aufgabe der Christen und ihrer

Organisation, der Kirche, die dies strukturell förderte. Christen kümmerten sich um Kranke, boten ihnen Stätten der Therapie. Die ersten Krankenhäuser, die die Kreuzfahrer bauten, waren noch in Richtung Jerusalem ausgerichtet. Der Kranke sollte dahin schauen, von wo eines Tages echtes Heil käme. Dies in Erinnerung und zur Erinnerung an die Heilungsberichte in der Bibel.

Mit zunehmender Kenntnis der zellulären Prozesse, die Krankheiten auslösen, und im Zuge wachsender Kenntnis über die molekularen Mechanismen, die der Therapie zum Erfolg verhelfen, wurde schrittweise und ohne dass alle es merkten, eine neue Ausrichtung von Krankenhäusern Teil der Wirklichkeit des Medizinsystems: Ein modernes Klinikum würde theoretisch eher so gebaut, dass der Blick fest auf die Frankfurter Börse gerichtet ist als auf Jerusalem. Jerusalem braucht man ja auch nicht mehr, denn überall stehen Fitnessstudios. Der Glaube an den Lebensstil siegt über die wissenschaftliche Erkenntnis, denn der Glaube an den Lebensstil soll die Furcht vor Erkrankung nehmen. So siegt der trügerische Glaube an die Selbstbestimmtheit über das Angebot der Gnade.

Dennoch: Die geschichtliche Rolle des Christentums bei der Entwicklung der Medizin und trotz aller Kritik und Abwehrkämpfe auch die Bedeutung der Kirche für die Entwicklung einer modernen, wissenschaftlich begründeten Medizin, die sich bestens ausgestatteter Kliniken bedient, kann nicht hoch genug eingeschätzt werden. Lukas zeigt: Es ging ja nicht um eingebildete Erkrankungen, nicht um esoterische Geheimnisse, sondern es ging immer um das echte, fassbare Kranksein und das Bedürfnis, den kranken Menschen ganz konkret zu helfen. Zuwendung aus religiöser Sicht schließt in allen abrahamischen Religionen keineswegs Wissenschaftlichkeit aus. Im Neuen Testament lassen sich unterschiedliche Einstellungen zur Frage der Beziehung des christlichen Glaubens zum wissenschaftlich begründeten Heilen der Schulmedizin nachweisen. Hingegen fehlen im Neuen Testament Versuche, Gesunde gesünder zu machen. Nicht nur die griechische Schule des Hippokrates verpflichtete die Ärzte zur Hilfe für und zur Arbeit an Kranken, aber nicht an Gesunden. Auch in der Bibel spielt die Verbesserung der Gesundheit Gesunder keine Rolle. Aber es gibt im Neuen Testament durchaus Gedanken dazu, wie es kommen kann, dass Gesunde durch einen falschen Lebensstil krank werden, ja sogar ganz modern, sich krank essen können.

Markus und Lukas widersprechen einander nicht nur in der Diagnostik, in der Art, wie sie die Erkrankung beschreiben. Sie unterscheiden sich auch in der Beschreibung der Therapie, es lassen sich daher durchaus verschiedene Einstellungen der Autoren des Neuen Testaments zur Heilung von Krankheit herauslesen. Das Neue Testament wurde eben nicht von einer Person kohärent, inhaltlich aus einem Guss, wie eine „Mao-Bibel" geschrieben. Dem Bericht des Lukas stehen die Wunderheilungen des Markusevangeliums und die Berichte der Apostelgeschichte gegenüber. Man spürt diese Unterschiede auch, wenn man die Heilung des Epileptikers, also die Therapie und ihre Mechanismen, bei Lukas und Markus vergleicht:

Lukas schreibt (Lukas 9,42):

> „Als der Sohn herkam, warf der Dämon ihn zu Boden und zerrte ihn hin und her. Jesus aber drohte dem unreinen Geist, heilte den Jungen und gab ihn seinem Vater zurück."

Der Geist wird nicht ausgetrieben, es reichte eine Drohung und er hielt inne, wurde still, der Junge krampfte nicht mehr. Jesus war nach diesem Bericht kein Exorzist, Krankheit nicht Folge der Aktivität eines Teufels, der erst in den Menschen einfährt und dann durch den Heiligen wieder ausgetrieben werden muss. Krankheit verstand sich nach Lukas als immanenter Teil der Schöpfung.

Bei Markus (Markus 9,25) liest sich der Text anders:

> „Als Jesus sah, dass die Leute zusammenliefen, drohte er dem unreinen Geist und sagte: Ich befehle Dir, du stummer und tauber Geist: Verlass ihn und kehre nicht mehr in ihn zurück! Da zerrte der Geist den Jungen hin und her und verließ ihn mit lautem Geschrei."

Das ist ein kleiner, aber wichtiger Unterschied mit großen Folgen für die zukünftige Einstellung der Kirche zur Medizin. Bei Lukas droht Jesus, und der Junge wird gesund. Bei Markus droht er, aber wie bei einem Exorzismus fährt der Dämon mit Geschrei aus. Das Ergebnis ist das gleiche, die Heilung. Aber einmal still und nüchtern, ganz unspektakulär. Bei Markus hingegen mit lautem Geschrei des Dämons, der den Jungen hin und her zerrt. Man muss sich vorstellen, man stünde dabei. Dann wird deutlich, wie groß der Unterschied zwischen den beiden Berichten ist. Und deswegen endet diese Episode bei Markus auch so:

> „Diese Art (Dämon) kann nur durch Gebet ausgetrieben werden."

Aber bei Lukas wird das Ereignis anders gedeutet, die Episode endet mit dem Satz:

> „Und alle gerieten außer sich über die Macht und Größe Gottes."

Jetzt ist ganz deutlich, was Lukas von Markus trennt: Markus beschreibt den machtvollen Exorzisten, Lukas die Größe Gottes. Bei Lukas stehen nicht so sehr die Heilung und die Vollständigkeit der Heilung im Zentrum der Geschichte, es geht vielmehr um die ärztliche Pflicht Jesu gegenüber dem Kranken. Bei Lukas ist die Erkrankung Teil der Schöpfung, bei Markus wird die Erkrankung durch die Inbesitznahme des Körpers durch den Teufel erklärt. Bei Markus kommt die Erkrankung von außen, bei Lukas nicht. Markus beschreibt anhand einer Erkrankung den Kampf zweier Gewalten, den Kampf zwischen der göttlichen und der teuflischen Gewalt. Das hat Lukas nicht nötig, sein Verständnis der Entstehung einer Erkrankung ist modern, für uns heute akzeptabel und nachvollziehbar. Nicht nachvollziehbar wäre es, wäre Krankheit die Unfähigkeit, sich gegen den Teufel zu wehren, seinen Einzug in unseren Körper zu verhindern. Vollkommen verständnislos würden wir reagieren, wäre Krankheit die Folge von Fehlverhalten. Es wäre nicht akzeptabel zu glauben, dass wegen eines Fehlverhaltens der Teufel in den Körper und in die Seele einfährt, dass er als Strafe und Folge des Fehlverhaltens von dem Menschen Besitz ergreift.

Böse gefragt: Wer steht nun Lukas näher, derjenige, der viele Erkrankungen durch Lebensstil-Verfehlungen erklärt, oder derjenige, der versucht zu verstehen, wie es bei manchen Menschen dazu kommt, dass sie einen Lebensstil wählen müssen, der ihr Risiko erhöht, krank zu werden?

Noch böser gefragt: Ist der Glaube an die schützende Wirkung des Fitnessstudios und des Muskelaufbaus auf der gleichen Ebene angesiedelt wie die Krankheitsabwehr durch Knoblauch, der am Fenster aufgehängt gegen Dracula und Teufel schützt?

Und bitterböse gefragt: Sind das Fitnessstudio und die mediterrane Kost der moderne Ersatz der Abwehr oder sogar des Austreibens des Teufels? Ist es denkbar, dass der Glaube an die Bedeutung des Lebensstils Gesunder die Menschen der modernen Zivilisationsgesellschaft krank macht?

Dieser Unterschied zwischen dem Krankheitsverständnis als Folge des Einfahrens eines Teufels von außen einerseits und einer inneren Fehlentwicklung andererseits hat gewichtige Folgen: Die ärztliche Pflicht Jesu gegenüber den Kranken bedeutet, aufbauend auf dem Krankheitsverständnis des Lukas, für die Kirchen die Pflicht zum Engagement bei Krankheit einschließlich der Pflicht zur Förderung der Wissenschaft Medizin. Nicht Teufelsabwehr, sondern Engagement, wenn jemand erkrankt ist. Er ist hilfsbedürftig, nicht schuldig. Das bedeutet für die Kirche auch Zusammenarbeit mit den Institutionen, die die akademische Medizin ausüben. Ziel ist es nicht nur, es jetzt „richtig“ – das heißt so gut wie möglich – zu machen, sondern vor allem durch Wissenschaft die Therapie in Zukunft besser zu beherrschen, ihren Wert besser kritisch zu beleuchten, um dem Ratsuchenden den optimalen Rat geben zu können. In diesem Verständnis der Partnerschaft braucht also die Kirche die medizinische Wissenschaft. Ziel ist es, in Zukunft besser und mehr helfen zu können. Ziel ist es, Leid zu lindern.

Hingegen würde die Berufung auf das exorzistische Wirken, wie bei Markus beschrieben, den Anspruch der Kirche nach sich ziehen, selber heilen zu können. Denn auf den Teufel hat die medizinische Wissenschaft keinen Zugriff. Würde man an einfahrende Teufel als Ursache von Krankheit glauben, dann könnten nur die Vertreter der Kirche heilen, nicht aber die Medizin. Dass dies kein akademischer, unnützer und hochspekulativer Diskurs ist, zeigt sich daran, dass immer mal wieder von Teufelsaustreibungen berichtet wird. Es zeigt sich auch daran, dass nicht nur in den USA, sondern auch im deutschen Fernsehen immer wieder Sendungen ausgestrahlt werden, in denen Prediger vor staunenden Massen in spektakulärer Weise Kranke heilen. Beeindruckend? Beeindruckt ist nur der, der daran glauben mag, der sich täuschen lassen mag. Da die Kirchen in ihrem Verständnis der Krankheitsentstehung in der Tradition des Lukas stehen, ergänzt und oft korrigiert durch jüdische und arabische Gelehrte, wurde die Zusammenarbeit der Kirche mit den Vertretern der modernen Medizin zum Lösungsweg für die Therapie Kranker in unserer Gesellschaft. Wissenschaftlichkeit ist also kein Widerspruch zum christlichen Glauben, sondern eine Ergänzung. Ergänzung, da die Freiheit der Schöpfung zwar Fehler erlaubt, aber auch Erkenntnis ermöglicht. Erkenntnis, um durch Wissenschaft neue, überprüfbare Heilungsmethoden zu entwickeln. Heilung durch wissenschaftliche Medizin – nicht das Heil – ist das ultimative und größte Ziel.

Konsequent christlich ist daher, dass Wissenschaftlichkeit auch bedeutet, erst den Nachweis der Wirksamkeit zu fordern, ehe man etwas an Menschen ausprobiert. Also: Interventionsstudien müssen durchgeführt werden, ehe man etwas als Therapieform für Erkrankungen anbietet. Konsequent daher auch, zu hinterfragen, ob Ideologien des gesunden Lebens diesem Anspruch der modernen, ursprünglich griechisch, dann jüdisch und arabisch geprägten, in den christlichen Kulturen entwickelten modernen Medizin genügen. Die Ideologien des gesunden Lebensstils genügen diesem Verständnis eben nicht. Da die überprüfbare Wirkung seit Lukas so wichtig für die akademische Medizin ist, war es konsequenterweise eine wichtige Aufgabe der Wissenschaft Medizin, immer bessere Methoden für die Planung und Durchführung klinischer Studien zu entwickeln. Klinische Interventionsstudien zu entwickeln, die mit möglichst großer Präzision den Nutzen und auch die Nebenwirkungen einer Therapie erfassen. Methoden zu entwickeln, wie man in Studien das Verhältnis von Nutzen und Schaden durch Nebenwirkung möglichst genau abwägt. Dies mit dem Ziel, immer erst auszuschließen, dass man jemanden schädigt, ehe man eine Therapie anwendet. Am Anfang der klinischen Studie steht die Erforschung der Nebenwirkung, denn nichts anderes bedeutet die

Forderung, nur Therapien zuzulassen, deren Wirkung deutlich größer ist als ihre Nebenwirkung.

In den letzten 50 Jahren wurde ein erheblicher Fortschritt im Design und der statistischen Beschreibung von Studien gemacht. Der Fortschritt ist so erheblich, dass keine Medikamente mehr auf den Markt kommen, die nicht durch Studien etabliert wurden, die wenigstens teilweise die erwähnten Kriterien erfüllen. Es gibt nur eine Ausnahme, das sind die nicht zulassungspflichtigen Medikamente, Naturprodukte wie Vitamine, Fischöl, Diäten und so vieles mehr, was sich diesem Wirkungsnachweis entziehen darf und daher damit wirbt, natürlich, sanft und dennoch wirksam zu sein. Aber wir können heute Studien durchführen, die es nicht nur erlauben zu berechnen, um wie viel das Risiko einer Erkrankung durch eine Therapie reduziert werden kann, sondern auch unter Berücksichtigung der Nebenwirkungen zu berechnen, wie viele Menschen man wie lange behandeln muss, um einem Menschen zu helfen. Also zu erkennen, ob die „number needed to treat“ in Anbetracht des Therapiezeitraums vernünftig ist. Natürlich kann man mit diesem Studiendesign auch die „number needed to harm“ ausrechnen. Das ist die Zahl derer, die behandelt werden müssen, um eine Nebenwirkung zu erzeugen. Das interessiert nicht nur die Krankenkassen, wenn sie dafür bezahlen, sondern vor allem den Patienten, der das Präparat ja einnehmen muss. Unverständlich bleibt daher, warum Ärzte Dinge empfehlen und verschreiben, die nicht untersucht sind. Unverständlich bleibt daher, dass – um auf das Beispiel Adipositas und Diabetes zurückzukommen – Präparate auf den Markt kamen und auf dem Markt blieben, die einen Messwert im Labor – wie Blutzucker, oder am Körper – wie das Gewicht – verändern, ohne dass gezeigt wurde, wie dies richtige Erkrankungen beeinflusst.

Das Problem liegt nun darin, dass zwar für Medikamente oder beim Patienten eingesetzte Geräte Vorschriften gelten, die regeln, wie man Wirkung und Nebenwirkung überprüft, bevor ein Patient außerhalb einer Studie – das heißt als Routinemaßnahme und erstattungsfähig von den Kassen – das Präparat oder Gerät zur Therapie erhält. Für alles Mögliche gibt es Regelungen und Zulassungsbestimmungen, jedoch gibt es keinerlei Regelwerk hinsichtlich der Überprüfbarkeit von Wirkung und Nebenwirkung, wenn es um Interventionen geht, die unter dem Begriff Lebensstil zusammengefasst werden. Ebenso fehlen gute Regularien, wenn es um Substanzen geht, die entweder dem Lebensmittelrecht unterliegen oder als Naturprodukte von der Pflicht zur Überprüfung ausgenommen sind. Es fehlen auch sinnvolle Regularien für Empfehlungen, die nicht auf Medikamenten oder chirurgischen Eingriffen beruhen. Es fehlen Regularien für Eingriffe wie Diäten, Ernährungsumstellung und Sport. Gäbe es eine Zulassungsbehörde, die anhand wissenschaftlicher Daten aus Interventionsstudien mit harten Endpunkten – also nicht anhand von Laborwerten – entscheiden müsste, ob eine Diät oder Sport als Therapie bei einer bestimmten Diagnose zugelassen wird, würde dieser ganze Markt zusammenbrechen. Dieser Markt und seine Vertreter leben in der Grauzone der fehlenden Nachweise.

Auch Sport kann die Freisetzung von Radikalen und die Aktivierung von Eiweißen verändern, die die Expression verschiedener Gene im Zellkern beeinflussen. Sport ist wirksam. Also muss man davon ausgehen, dass Sport auf den Körper wirkt. Nur warum erlaubt es der Gesetzgeber, dass Maßnahmen, die tatsächlich auf das Zusammenwirken der Effektor-Systeme eines Körpers wirken, ohne Nachweis des Nutzens bei richtigen Erkrankungen auf echte Endpunkte wie Herzinfarkt, Schlaganfall, Entstehung von Krebs oder Demenz an gesunden Menschen als Therapie angewandt werden dürfen? Wieso können ohne Überprüfung des Nutzens Diäten und Veränderungen des Lebensstils empfohlen, beworben, verkauft und auf Menschen angewandt werden, ohne dass wir wissen, ob es ihnen hilft, schadet oder vielleicht auch einfach gar nichts bewirkt – wieso also wird ohne Gegenleistung den Menschen das Geld aus der Tasche gezogen? Warum greift hier nicht die Selbstkontrolle der Ärzte, die doch nach Hippokrates zuerst verpflichtet sind zu überprüfen, dass dem Patienten kein Schaden zugefügt werden kann? Überprüfen, dass der Schaden geringer als der Nutzen ist, kann man doch nur durch Studien! Wir stehen doch in der Tradition von Lukas, dem es um echte Heilungen geht, dem es um Überprüfbarkeit geht. Überprüfbarkeit ist wichtig, und in der modernen Medizin wird sie im ausgeklügelten Design von Interventionsstudien weiterentwickelt. Der modernen Medizin geht es nicht um Teufelsaustreibungen, es geht ihr nicht darum, den Einzug des Teufels in den Körper zu verhindern. Es geht der modernen Medizin zunächst um die präzise Erfassung einer Erkrankung, dann um ihre Therapie.

Bei Lukas wie auch in der Lehre der Medizinethik des Hippokrates ist noch etwas anderes wichtig: Es geht darum, Kranken zu helfen. Gerade deswegen geht es auch darum zu lernen, wie man Kranke nicht unnötig schädigt. Aber Lukas und Hippokrates geht es nicht darum, Gesunde gesünder zu machen.

Deswegen ist die therapeutische Prophylaxe bei einem noch gesunden Menschen etwas anderes als die Therapie bei einem Kranken. Es ist etwas anderes, zu verstehen, wie man den Mittelweg zwischen Völlerei und Hungern wählt und ganz normal lebt und isst – und sich so nicht schädigt –, anstatt zu versuchen, bei jemandem, der nicht krank ist, die Gesundheit zu verbessern und zu stärken. Der Erhalt der Gesundheit durch vernünftigen Lebensstil ist nicht das, was in diesem Buch kritisiert wird, sondern kritisiert wird die Behauptung, man könne – durch welchen Lebensstil auch immer – die vorhandene Gesundheit verbessern und sich vor Krankheit schützen. Dies muss erst in Studien überprüft werden, ehe man es behaupten darf, und entsprechende Studien gibt es bis heute nicht. Man muss herausfinden, ob die geplante Lebensstil-Intervention der einen Person nutzt oder potenziell schadet, bevor man die Person der Intervention aussetzt. Dies gilt erst recht beim Thema Lebensstil – keineswegs nur bei chemisch synthetisierten Medikamenten –, denn bei der Lebensstil-Intervention geht es nicht um das lediglich eine Sekunde dauernde Schlucken einer Tablette, sondern um die Änderung eines ganz individuell gewählten Lebensstils! Es geht um die ganz private, intime Sphäre der Lebensgestaltung. Die ethische Berechtigung für einen Eingriff ist bei einem gesunden Menschen fraglich, vor allem dann, wenn man nicht durch eine Interventionsstudie abschätzen kann, ob er sinnvoll oder schädlich ist. Basierend auf den heute verfügbaren Studien, die keinerlei nennenswerte Vorteile der Lebensstil-Intervention beim noch Gesunden zeigen, sei es durch Sport, durch mediterrane Diät oder durch mehr Gemüse, ist Lebensstil-Intervention nicht erfolgreich und daher ethisch nicht vertretbar. Daher passt sie nicht zum Ärztestand, dessen Angehörige sich ja verpflichteten, zuallererst Schaden von Patienten abzuwenden. Schaden abwenden kann nur der, der weiß, was er tut. Kurz zusammengefasst: Evidenz statt Mediziner-Eminenz.

Anders ist dies bei kranken Menschen, die schon ein Problem haben, denn hier ist die Wahrscheinlichkeit, dass nur wenige behandelt werden müssen, um einem Patienten zu helfen, viel größer. Das befreit nicht von der Pflicht zur qualitativ hochwertigen Interventionsstudie. Aber auch hier sieht es für die Interventionen auf dem Gebiet des Lebensstils schlecht aus. Es gibt keinerlei Hinweise, dass man durch Lebensstil-Änderung diabetische Folgeschäden verhindern kann oder dass man Gefahren, die die Adipositas mit sich bringt, durch Diät reduzieren kann. Es gibt allerdings Daten, die Sport nach Herzinfarkt oder Sport bei Chemotherapie als wirkungsvoll belegen. Die Betreuung der Kranken, nicht der Gesunden, ist das zentrale Feld der medizinischen Forschung. Sie ist das Feld der größten Evidenz durch Studien, sie ist der Bereich, der der wissenschaftlichen Erforschung von Krankheiten und ihrer Therapie die Begründung gibt. Die Verbesserung des Schicksals von Kranken ist die ethische Basis für Studien an Tieren und Menschen, sie ist die politisch vermittelbare Begründung für sehr hohe Ausgaben an Steuergeldern für diese Forschung. Nicht die Abwehr des Teufels, nicht die Abwehr der Gefahren und Veränderungen, die dem Altern innewohnen, ist die Aufgabe der Medizin. Aufgabe der Medizin ist die Therapie einer Erkrankung. Nicht Gelder für nicht bewiesene Prophylaxen auszugeben, sondern für die Behandlung von Krankheiten Geld zur Verfügung zu stellen – mit dem Ziel, diese zu lindern –, das ist die Aufgabe der Krankenkassen. Da Krankheit keine Strafe Gottes, sondern Schicksal ist, gibt es die Pflicht zur Solidarität.

Der Wunsch, etwas zur Linderung des Leidens Kranker beizutragen, ist die Basis von Mitgefühl. Dies ist die Grundlage für Hilfe durch Forschung. Daraus entsteht das Wissen der auf Forschungsdaten basierten Medizin. All das benötigt und fördert vor allem eines: Solidarität. Konsequent wäre daher, dass – ganz im Sinne von Hippokrates – die Medizin, beeinflusst von der Dogmatik der Kirche, bereit ist, sich zuerst der Kranken anzunehmen, nicht der Gesunden.

Konsequent wäre es daher, Unverständnis zu zeigen, wenn aus dem Springbrunnen der Gedankenlosigkeit mit Hochdruck leere Versprechungen des Lebensstil-Wunders herausgeschleudert werden. Leere Versprechungen, die nur auf dem Hintergrund der Sehnsucht nach ewiger Jugend, nach Schönheit und Selbstbestimmtheit verstanden werden können. Alles wegen der Angst vor der Abhängigkeit von Gnade, von einem nicht selbst kontrollierten, nicht bekannten Schicksal. Die Zukunftsangst dominiert und die Lebensstil-Ideologie macht sich zu ihrem Gesellen. Leere sowie teure Versprechungen, die glauben machen wollen, dass das Unterworfensein unter ein nicht kontrollierbares Schicksal abgemildert werden kann. Leere Versprechungen werden gen Himmel geschleudert, vermarktet und geglaubt. Dieses Schauspiel stößt als Methode zur Erlangung ewiger jugendlicher Schönheit und als Methode zur Erlangung lebenslanger Gesundheitsgewissheit eher ab, als dass es anzieht. Man kann tagtäglich an Wohlbefinden und innerer Ausgeglichenheit arbeiten. Aber man kann nicht, vor allem nicht durch Dinge, die auf dem Markt teuer angeboten werden, heute seine Gesundheit so stärken, dass sicher morgen keine Erkrankungen kommen. Im Neuen Testament lesen wir von der Therapie Kranker, nicht vom Sport Gesunder.

Unbestritten hingegen der Kehrsatz: Man kann sich sehr einfach krank essen. Das ist einfach, denn jede zu einseitige Kost und jedes Zuviel oder Zuwenig an einem Nahrungsmittel, jedes Zuviel oder Zuwenig an Kalorien, jedes Zuviel oder Zuwenig an Bewegung kann schaden. Genauso schaden kann völlige körperliche Untätigkeit. Sich durch einen unnatürlichen, übertriebenen Lebensstil Schaden zuzufügen, das geht einfach. Sich ein Stück Zukunft durch Lebensstil zu sichern, das geht nicht. Hier die Trennlinie zu ziehen zwischen einerseits einer sinnvollen Lebensführung mit körperlicher Ertüchtigung und ausgeglichener Ernährung und andererseits einer nicht sinnvollen Lebensführung ist eher Sache des gesunden Menschenverstands als Sache der Forschung. Denn eine epidemiologische Beobachtungsstudie kann nie alle Variablen erfassen, die einen Menschen vom anderen unterscheiden. Der eine treibt gerne Sport, der andere nicht. Die Muskeln des einen sind leicht trainierbar, zehn Kilometer Joggen sind für ihn kein Problem, für den anderen aber schon. Der eine kann Fett hervorragend metabolisieren und die dabei entstehenden Giftstoffe gut abbauen, der andere nicht. Der eine kann Stress gut bewältigen, der andere nicht. Der eine hat viele Freunde, der andere nicht. Die Unterschiede zwischen uns Menschen sind größer als die Unterschiede zwischen Fast Food und mediterraner Kost. Daher die vielen Fehlschlüsse aus der epidemiologischen Erforschung der Parameter, die angeblich die Gesundheit regulieren.

Die epidemiologischen Studien und ihre Interpretationen würden nicht schaden, würden Ärzte, Apotheker, Ernährungs- und Fitnessberater und all diejenigen, die auf diesem Feld aktiv sind, nicht dem Fehlschluss unterliegen, aus einer epidemiologischen Korrelation auf die Effektivität einer therapeutischen Intervention zu schließen. All dies wäre harmlos, wäre es nur eine wissenschaftliche Debatte und würde es nicht den Politikern und dem Fernseh-, Zeitungs- und Radiopublikum als Fakt verkauft. Würden Ärzte erkennen, was eine Beobachtungsstudie und deswegen nur Hypothese ist, wäre das Thema Lebensstil gar kein Thema. Würden Ärzte sich an das halten, was sie im Studium gelernt haben, wären sie nicht unfreiwillige Erfüllungsgehilfen falscher Gesundheitsversprechungen. Würden die Theologen, Soziologen und Philosophen sich mehr mit den Originaldaten der medizinischen Forschung auseinandersetzen, wären sie geeignete Partner der Ärzte und somit in der Lage, jetzige Fehlentwicklungen zu korrigieren.

Eine Interventionsstudie mit Änderung des Lebensstils bei Gesunden ist durchführbar. Aber sie muss so lange angelegt sein, dass harte Endpunkte beobachtet werden können. Es geht nicht um die Veränderung technischer Messgrößen wie Gewicht, Blutfette, Zucker oder Blutdruck, es muss um Erkrankungen wie Herzinfarkt, Schlaganfall, Krebs, Pflegefälligkeit, Lebensqualität, Tod etc. gehen. Angesichts des geringen Risikos Gesunder, nach 10 oder 20 Jahren einen Endpunkt zu erleiden, müssten viele Menschen in eine solche Studie eingeschlossen und konsequent überwacht werden. Aber es gibt dabei ethische Probleme, denn Lebensstil ist nicht nur etwas Persönliches – sogar sehr Persönliches –, sondern auch eine Abwehrreaktion gegen das ganz persönliche psychosoziale Umfeld. Man müsste daher alle Teilnehmer einem vergleichbaren sozialen Umfeld zuordnen, um beispielweise familiäre Einflüsse auszuschließen. Also müssten alle Teilnehmer „über den gleichen Kamm geschoren" werden und sich gezwungenermaßen den gleichen Lebensstil aneignen. Dann bedarf es noch einer gleich großen Gruppe, die einen anderen Lebensstil pflegt, um nach 10 oder 20 Jahren messen zu können, ob die Gruppe mit dem Lebensstil A oder die mit dem Lebensstil B einen Endpunkt erleidet. Einen Endpunkt wie Herzinfarkt, Schlaganfall, Krebs, Depression, Demenz, Selbstmord oder Tod. Und richtig durchdacht heißt dies auch, dass man korrekterweise für jeden Endpunkt eine solche Studie durchführen müsste. Das ist jedoch praktisch unmöglich. Daher bleibt das Thema Lebensstil ein wissenschaftlich ungelöstes Problem, insoweit der Erhalt der Gesundheit das Forschungsziel ist.

Aus diesen Überlegungen wird eines deutlich: Die erwartete Effektstärke ist so gering, dass eine Untersuchung sich nicht lohnt – was im Umkehrschluss bedeutet, dass sich die ganze Debatte über den Lebensstil Gesunder nicht lohnt. Daher wird das Thema Lebensstil mit allen seinen Facetten auch in Zukunft immer ideologisch bleiben, da es praktisch nicht wissenschaftlich untersuchbar ist. Nicht weil die Wissenschaft es nicht will oder nicht kann, sondern weil der Effekt, den man erwarten kann, so gering ist, dass es sich einfach nicht lohnt, denn es müssten zu viele Menschen zu lange untersucht werden, um einen Effekt zu erkennen. Daher wird beim Thema „Gesundheit erhalten und verbessern" immer Platz für Scharlatanerie und gute Geschäfte bleiben. Information ist die einzige Gegenwehr.

Wenn – wie bei Lukas im Neuen Testament sichtbar – Wissenschaftlichkeit und Begründbarkeit des Handelns als Weg zum humanen Umgang mit Erkrankungen gefordert ist, wundert es nicht, wenn Weiterentwicklungen der Theologie wie etwa die tief ins Bewusstsein der damaligen Bevölkerung eingreifende Reformation auch der Weiterentwicklung der Medizin jeweils einen Schub verliehen. Ein Schub war die Erkenntnis, dass durch Wissenschaft eine der wichtigsten Aufgaben des Christen, nämlich die Hilfe für Kranke, verbessert werden kann. In der Nachfolge von Lukas ist nicht der Streit um die Frage entscheidend, ob der christliche Ansatz der Berührtheit durch das Leiden des Kranken komplementär oder entgegengesetzt zur akademischen Medizin, mit ihr verträglich oder unverträglich ist. Das Thema wird in der klaren Erkenntnis ideologiefrei weiterentwickelt, welche Bedeutung die Annahme des leidenden Menschen hat. Ziel ist es, eine optimale, den Kranken ins Zentrum stellende Medizin zu entwickeln.

Deswegen ist akademisch geprägte Schulmedizin kein Widerspruch zum Glauben, denn der Auftrag an die Medizin heißt: Helfen durch Wissen. Der Auftrag heißt: Helfen durch Wissen, auch um mögliche Schäden durch das ärztliche Handeln zu vermeiden – also erst zu erforschen, ob etwas dem Patienten nutzt, ehe man es anwendet. Der Auftrag heißt somit, zuallererst sicherzustellen, dass man dem Patienten nicht schadet. Dies auch angesichts der brutalen, schmerzhaften Folge, dass die Therapie von morgen dem Patienten heute vorenthalten bleibt. Wird dieser Auftrag, erst Nebenwirkungen auszuschließen, heute von denen ernst genommen, die ohne die Verfügbarkeit von Endpunktstudien die Lebensstil-Intervention preisen und dafür Produkte verkaufen oder Lebensstil-Interventionen bei noch Gesunden durchführen? Leider nein. Daher ist die öffentliche Diskussion des Themas Lebensstil als Möglichkeit der Verhinderung von Erkrankungen ein Rückschritt im Verständnis der Medizin. Das Problem ist nicht, dass es die Hypothese gibt, durch Lebensstil-Intervention – möglichst schon in der Schule – könne man Menschen etwas Gutes tun. Das Problem ist, dass dies entgegen allen Erkenntnissen einfach angewandt wird, sodass Kranke wieder angeblich schuld an ihren Krankheiten sind.

Der Protestantismus hat die Entwicklung der durch Studien begründbaren, wissenschaftlich erfassbaren Medizin weiter vorangetrieben. Die Förderung der Medizin an den Universitäten war der Weg, nicht hochherrschaftliche Eminenz, sondern nüchterne wissenschaftliche Evidenz als Richtschnur ärztlicher Tätigkeit zu entwickeln. Insbesondere Calvin war hier wegbereitend. Calvin schrieb in seiner Institutio II, 2, 15, dass Gott sich der Krankheiten der Gläubigen auf eine unscheinbare und verborgene Weise annimmt und sich dabei der Heilkunde bedient, die eine Gabe des Geistes Gottes ist. Sich dieser in optimaler Weise zu bedienen war daher eine Aufgabe der Christen. Sie auch auf Nichtgläubige anzuwenden ist heute eine Aufgabe. Daher unterscheidet sich das öffentlich vorgespielte „Heilen“ in manchen Fernseh- oder Pfingstkirchen vom ursprünglich christlich geprägten Auftrag des Helfens durch Medizin. Normalen Menschen ist eben nicht die Gabe Gottes gegeben, wie Jesus durch Gott heilen zu können. In der Tradition von Calvin war es daher Pflicht, sich der Heilkunde zu bedienen. Heilkunde wurde zur Voraussetzung, um die Aufgabe zu erfüllen, im christlichen Auftrag jeden Kranken anzunehmen. Die akademische Medizin musste entwickelt werden und sie muss heute weiterentwickelt werden, um dem Kranken möglichst optimale Genesungschancen zu geben. Oder um, wo Genesung nicht möglich ist, Leiden zu lindern. Wenn es das Anliegen der Christen wie aller abrahamischen Religionen ist, bei echten Krankheiten wirklich zu helfen, dann müssen sie konkret werden. Konkret die Gaben Gottes einsetzen, um anderen zu helfen. Konkret die Gaben Gottes einsetzen, über die wir verfügen können. Verfügen können wir dabei über eine besondere Gabe Gottes, wie Calvin ausführt: die Gabe der Heilkunde.

Vor allem besitzen wir die Gabe, im jetzigen Wissen der Heilkunde Schwachstellen zu entdecken und diese auszumerzen, damit sich die Heilkunde stetig verbessert. Irrtümer müssen erkannt werden, neue und bessere Lösungswege erarbeitet werden. Es ist eine Aufforderung zum Tun innerhalb dessen, was uns Menschen gegeben ist. Calvin fordert uns aber nicht auf, Gott zu spielen. Calvin fordert uns nicht auf zu versuchen, ohne begründbares Wissen zu handeln. Aber er fordert uns auf, daran zu arbeiten, es in Zukunft besser zu können. Forschung in der Medizin macht nur Sinn, wenn es eine Zukunft gibt; sie macht nur Sinn, wenn es die Hoffnung gibt, es eines Tages besser machen zu können. Die Hoffnung auf Verbesserung durch harte Arbeit an der Lehre der Medizin und an den Empfehlungen der Medizin geht jedoch verloren, wenn man Dinge verspricht, die man nicht halten kann. Nicht halten kann man das Versprechen, durch Lebensstil gesünder als gesund zu werden. Nicht halten kann man das Versprechen, mit der Lehre vom richtigen Lebensstil die Lösung für jeden gefunden zu haben.

Doch woher kommt der große Impetus, dieser starke Wille, anderen zu helfen, auch durch die stetigen Verbesserungen der medizinischen Therapiemöglichkeiten? Die Voraussetzung für dieses Bemühen ist das tiefe, selbstlose Empfinden, dem Nächsten in Not verpflichtet zu sein. Es ist das Wissen, dass eine humane Gesellschaft nur existieren kann, wenn der Nächste im Blick ist. Er, der Nächste, ist Aufgabe und Verpflichtung zur Annahme in seinem Leiden, da Krankheit nicht Schuld ist. Wäre der Lebensstil so wichtig, wie heute immer wieder postuliert wird, dann könnte der Nächste in seiner Not nicht als Nächster gesehen werden, er könnte nicht mehr in Krankheit so angenommen werden, dass sich daraus eine allgemeine Verpflichtung zur Solidarität ergibt. Er ist ja schuld an seiner Erkrankung. Daher war es für einen Theologen wie Schleiermacher wichtig, sich ganz präzise und tief mit der Frage von Schuld und Sünde als Ursache einer Erkrankung auseinanderzusetzen.

Schleiermacher (Der christliche Glaube: Leitsatz zu §77):

> „Keineswegs … darf man des Einzelnen Uebel auf seine Sünde als Ursache beziehen."

Unter Verweis auf Joh 9,3 und Lk 13,5:

> „Christus hat gelehrt, dass natürliche Uebel gar nicht mit der Sünde des Einzelnen … so in Verbindung stehen, dass diese nach jenen gemessen werden dürfen."

Hinter dieser Aussage steckt viel: Erstens die frühe jüdische und später von Christen und Muslimen weiterentwickelte Erkenntnis, dass eine Erkrankung nicht als Folge einer Sünde gegenüber Gott verstanden werden darf. Krankheit ist nicht die folgende Strafe eines gerecht urteilenden Richters namens Gott. Leiden ist somit nicht verdient und deswegen etwa zu ertragen. Die Schöpfung bietet vielmehr Chancen und Freiheiten zum Handeln, um Leiden zu mindern. Diese Chancen dürfen angenommen, diese Freiheiten genutzt werden. Wäre Krankheit die gerechte Strafe, würden sich Ärzte ja an Gott versündigen, indem sie sein gerechtes Urteil aufzuheben versuchen. Die akademische Medizin arbeitet nicht gegen Gott, sie arbeitet mit den von ihm gegebenen Mitteln an den Möglichkeiten, die er uns gab, um anderen zu helfen.

Hinter der Aussage Schleiermachers steckt zweitens eine Selbstbegrenzung der Theologie. Die Theologie ist nicht für die Erklärung der Erkrankung als Strafe

Gottes zuständig. Es gibt also Erfahrungsbereiche, die sich der Theologie entziehen. Diese Selbstbegrenzung und Selbsteinschränkung hat eine große Freiheit für Christen zur Folge. Denn wäre die Theologie diejenige Wissenschaft, die verstehen hilft, warum Gott durch Krankheit den sündigen Menschen straft, dann wäre den abrahamischen Religionen die größte und wichtigste Quelle der Stärke geraubt: die Verpflichtung zur Sorge um den Nächsten, die Verantwortung füreinander. Manchmal kann eben eine Selbstbeschränkung zur Stärke werden, nicht nur in der Medizin, sondern auch in der Theologie. Was wäre aus den von Juden, Christen und Muslimen geprägten Gesellschaften geworden, wäre die Fürsorge um den Nächsten, den Kranken und Leidenden, nicht Aufgabe der Religion?

Selbstbegrenzung stärkt in diesem Falle nicht nur die Theologie. Die Selbstbegrenzung der Medizin auf das überprüfbar Wirksame ist einer der Gründe, warum die Ärzte auch heute, trotz aller Skandale, noch so hoch im Ansehen stehen. Sie sind anerkannt, nicht nur weil sie helfen wollen und können, sondern weil sie in ihrer Selbstbegrenzung auf überprüfbare Heilmethoden sich selber kontrollieren und ihr Tun begründen. Nachweisen, dass man Gutes tut, anstelle nur darüber zu reden, dass man weiß, wie man Gutes tun könnte. Wie gefährlich wird daher für die Medizin das Thema Lebensstil bei Gesunden, wenn von dem überprüfbar Gutes-Tun nur noch die Ansage übrig bleibt, man tue Gutes, jedoch ohne Nachweis des Effekts. Gefährlich für den Patienten, der nicht mehr weiß, ob der Vorrang des Nutzens vor dem Schädigen noch eingehalten wird. Es führt zur Verunsicherung von Patienten, Krankenkassen und Gesellschaft, wenn die Medizin meint, sich der Überprüfbarkeit entziehen zu müssen, und wenn sie sich über die Verpflichtung erhebt, erst Interventionsstudien durchführen zu müssen, ehe sie therapiert.

Selbstbegrenzung als Weg zur Stärke kann nicht nur bei der Entstehung von Kirchen beobachtet werden. Selbstbegrenzung als Weg zur Stärke kennt man auch aus der Wirtschaft. Eigentlich weiß das jeder, denn wie oft steigen Aktienkurse von Firmen, deren Management sich wieder auf das Kerngeschäft des Unternehmens konzentrieren möchte. Das machen, was man kann, das machen, was starkes inneres Bedürfnis ist. Nicht alles machen und dadurch beliebig werden, sondern Stärke durch Kompetenz. Auf die Medizin bezogen heißt das: Vielleicht könnten diejenigen davon lernen, die immer noch von der ganzheitlichen Medizin reden und meinen, basierend auf einem Studium der Medizin den ganzen Menschen erfassen zu können? Die Stärke der Medizin beruht darauf, nicht den Anspruch auf allumfassendes Wissen zu haben. Es wäre nur auf den ersten Blick schön, den ganzen Menschen verstehen zu können. Wäre es nicht schrecklich, wenn die Medizin mit ihren naturwissenschaftlichen Methoden sowie ihren geisteswissenschaftlichen Erkenntnissen über den Zusammenhang der Psyche mit Krankheiten den ganzen

Menschen erfassen könnte? Noch viel schlimmer: Würden wir nicht vor Furcht erstarren, wenn die akademische Medizin verkünden würde, dass der Mensch und vor allem seine Erkrankungen so vollständig gläsern, durchschaubar und verstanden sind, dass man auf jeden Fall immer und exakt richtig helfen kann? Sind wir nicht froh, dass die Medizin nicht den ganzen Menschen erfasst, dass die Medizin nicht alles kann? Denn dann wäre der Mensch kein Wunder mehr, dann hätte eine Methode der naturwissenschaftlich geprägten Medizin den Menschen verstanden, ihn entzaubert, dem Schicksal und der Gnade ihre Bedeutung genommen.

Vielleicht könnten die Vertreter der Lebensstil-Regeln lernen, dass es Vorteile hat, nicht alles zu verstehen und alles zu können. Vielleicht können sie lernen, dass diejenigen versagen, die meinen, mit einem Laborwert, mit dem Körpergewicht oder einem ganz kleinen Aspekt des Alltags, nämlich der Bewegung und der Anzahl von Stunden, in denen Sport getrieben wird, bei anderen Menschen die Zukunft vorhersagen zu können. Würde nicht die Medizin glaubwürdiger, würde sie sich an ihre eigenen Grenzen halten, die durch die Wissenschaft definiert sind? Eine Medizin, die ehrlich sagt, dass sie keine harten Evidenzen und Fakten hat, die berechtigen, den Gesunden betreffende Empfehlungen für Sport auszusprechen?

Für die Theologie ergeben sich aus der Selbstbeschränkung Gewinne und scheinbare Verluste. Der große Gewinn ist, nichts sagen zu müssen, was nachweislich falsch ist. Der große Gewinn ist die Freiheit von der Verpflichtung, Krankheit metaphysisch zu erklären. Um wie viel einfacher wurde es für die Theologie in Bezug auf den an einer Erkrankung leidenden Menschen, nachdem sie sich von dem befreit hatte, was Esoterik und andere Formen des Geheimwissens ausmachen. Es stärkte die Argumentationskraft der Lehre des Glaubens, dass man sich des Menschen in Not annehmen konnte, ohne die notwendige Schwächung durch enttäuschte Hoffnung zu erfahren, die nicht erfüllte Versprechungen mit sich bringen! Der Verlust durch diese Selbstbeschränkung liegt klar auf der Hand: Nicht die Kirche, sondern verschiedene Formen von „Gesundheitsgeschäften" verkaufen heute dies und nachdem es als nutzlos entlarvt wurde, morgen halt jenes. Dieses unehrliche Geschäft mit der Gesundheit hat die Kirche verloren. Aber will sie es denn? Wohl kaum! An die Medizin gefragt: Ist es nicht peinlich, dass die Domäne der Medizin – die Krankheit – auch von den Heilsversprechern der Lebensstil-Religion beansprucht wird? Warum wehrt sich keiner? Warum schweigen die Standesorganisationen der Ärzte?

Es bleibt aus der Sicht der Kirchen anderen überlassen, sich unglaubwürdig zu machen, indem sie – angeblich um Gesundheit und Wohlbefinden zu vermitteln – Dinge verkaufen, deren Wirkung nicht überprüfbar ist. Bei den in verschiedenen Geschäften verkauften Produkten kann man durch Marketing mal das eine fördern, es nach einiger Zeit ohne Imageverlust und Verlust der Glaubwürdigkeit nicht mehr ins Schaufenster stellen und stattdessen ein anderes Produkt vermarkten. Das Gedächtnis des Kunden ist kurz. Für Glaubensgemeinschaften gilt dies nicht. Ihr höchstes Gut ist die Glaubwürdigkeit. Eigentlich sollte dies auch für Ärzte gelten! Beide, Kirchen und Mediziner, müssen also um der Glaubwürdigkeit willen auf manches Geschäft verzichten können. Aber will man dieses Geschäft denn wirklich? Die verschiedensten Glaubensgemeinschaften wollen sich an diesem Geschäft nicht beteiligen. Seriöse Ärzte auch nicht. Und was ist mit den Geschäften, die Gesundheitsprodukte ohne Wirkung teuer verkaufen, mit den Fitnessstudios, die mit Gesundheit anstatt mit Freude, Spaß an der Bewegung und mit Wohlbefinden werben? Was ist mit den Ärzten, die in Fitnessstudios Vorträge über die gesund machende Kraft der Muskeln und der richtigen Ernährung halten?

Der Nutzen dieser Grundeinstellung ist offensichtlich: Für eine Organisation wie die Kirche, die um ihre Glaubwürdigkeit über Jahrtausende bemüht ist, ist es viel zu riskant, einem Geschäft nachzugehen, das so schnell wechselt wie die Auslagen der Apotheken und Drogerien.

Deutlich lässt sich der Unterschied zwischen Kirche und Gesundheitsbetrieb am Beispiel Fischöl herausarbeiten: Es stimmt, dass manche Blutfette reduziert werden, wenn man Fischölkapseln schluckt. Daher wird es zum Schutz vor Herzinfarkt oder Schlaganfall beworben und verkauft. Aber die Studienlage? Da die Hypothese, dass Fischöl nutzen könne, so solide war, wurden viele Interventionsstudien durchgeführt. Leider hatten alle das gleiche Ergebnis: Egal ob bei Herzkranken, Diabetikern oder anderen Patienten, es nutzt nichts. Die Daten sind so vielseitig, so erdrückend, die Diskussion ist abgeschlossen. Fazit für die Anbieter:

Heute bieten wir mal Fischöl zur Prävention der koronaren Herzkrankheit im Schaufenster an, bis so viele Studien vorliegen, die beweisen, dass es nichts nutzt, dass es eigentlich guten Gewissens keiner mehr verkaufen kann. Dann bewerben wir Fischöl zwar nicht mehr im Schaufenster, dennoch verkaufen wir es weiterhin an diejenigen, die daran glauben. Morgen redet man dann nicht mehr über Fischöl, sondern hat eine neue Werbung im Schaufenster, die stattdessen Sport und Vitamin D anpreist. Dann eben diese Substanzen im Schaufenster bewerben. Leider fragt niemand, warum diejenigen, die das Geschäft angeheizt hatten und dann indirekt dafür verantwortlich waren, dass so viele Studien gemacht werden mussten, bis die Wirkungslosigkeit von Fischöl bewiesen war, sich nicht an den Kosten solcher Studien beteiligten. Und Fischöl war nicht die erste Substanz; mal abwarten, was in einigen Jahren die Vitamin-D-Studien ergeben. Ob dann die Hersteller und Verkäufer ihr Geld zurückgeben? Vielleicht verlangt man von den Herstellern und Verkäufern dieser Präparate damit zu viel? Aber wie steht es mit der angeblichen

Seriosität, mit dem Vorteil des Ratschläge gebenden Apothekers, dass Medikamente nicht über das Internet verkauft werden dürfen? Haben die Apotheker es sich gründlich überlegt, dass sie weiterhin das Risiko tragen wollen, nicht erforschte oder nachweislich nicht wirksame Substanzen zu verkaufen? Sie verlieren dadurch doch ihr Alleinstellungsmerkmal, durch Kenntnis zu beraten.

Aber die Seriosität spielt keine so große Rolle, denn die die Marketingmaschinerie muss ja nach dem Verebben des einen Gesundheitsbooms sofort wieder von Neuem aktiviert werden, um Knoblauchpillen, Vitamine, Regulatoren des Säure-Basen-Haushalts oder andere Wundermittel anzupreisen. Es kostet ja schließlich mehr als zehn Millionen Euro, durch gezielte Werbung ein angebliches Wissen zu vermitteln, das das Bedürfnis weckt, solch ein wirkungsloses, vielleicht sogar schädigendes Präparat zu kaufen. Ohne Bezugnahme auf das geheime Wissen von „Naturvölkern" funktioniert das Marketing schon gar nicht. Wer erinnert sich nicht an den Eskimo auf der Werbung für Fischöl? Eigentlich peinlich, ein ethnischer Bezug statt Daten aus Interventionsstudien. Ohne Bezugnahme auf Pseudoforschung, auf korrelative Beobachtungsstudien, funktioniert das Geschäft nicht. Beendet wird es dann durch teure Interventionsstudien. Letztere bezahlt nur zu oft der Steuerzahler. Während bei Apotheken der Kunde nicht böse ist und sich abwendet, nachdem er merkt, dass er über Jahre sein Geld sinnlos ausgab, kann die Kirche sich einen solchen Mummenschanz nicht leisten. Wenn der Apotheker dann doch eines Tages durch den Internetversand ersetzt wird, darf er sich nicht wundern.

Die Kirche möchte nicht heute für etwas stehen, das morgen falsch ist. Natürlich gab es Fehlentwicklungen wie den Ablasshandel. Aber die Basis der abrahamischen Religionen ist die Sicherheit einer ewig währenden Wahrheit, eines von Anbeginn alles Erfahrbare und nicht Erfahrbare schöpfenden Gottes. Diese Basis darf nicht gefährdet werden. Richtigkeit oder Fehlbarkeit dieses Wissens um den Schöpfergott kann nicht durch einfache wissenschaftliche Methoden wie etwa Interventionsstudien belegt werden. Religion kann nicht Gegenstand einer naturwissenschaftlichen Überprüfung sein. Die Medizin hingegen schon, sie möchte sogar für etwas stehen, das heute nach Stand der Kenntnis richtig, aber morgen durch Fortschritt überholt ist. Aber die Medizin möchte nicht für etwas stehen, das heute für richtig gehalten wird, obwohl schon erkennbar ist, dass es dafür keine Evidenz gibt. Anders als den Vertretern der modernen Gesundheitsindustrie und der Jugenderhaltungs-Werkstätten, den Tempeln der Fitnessjünger und Schönheitsanbeter, geht es der Christenheit schon seit Anbeginn um Hilfe, geht es in der Medizin schon seit jeher um Hilfe für Kranke. Die nur vorgespielte Hilfe zu behaupten, man könne etwas, das man gar nicht kann, taugt nicht für das ehrliche Bemühen um den Nächsten. Das ist der Vorwurf an die Jugend-, Schönheits-, Fitness- und Gesundheits-Industrie.

Vorgegaukeltes Können taugt nicht und es währt nicht lange. Schon gar nicht für Glaubensgemeinschaften, die Jahrtausende währende Wahrheiten zu verkünden versuchen. Daher sitzen Glaubensgemeinschaften und Lebensstil-Jünger nicht im gleichen Boot, denn die einen können ihren Glaubensinhalt nicht wechseln, während die anderen je nach Marktlage und nach Marketing, je nach neuem Hype, immer auf einen neuen Glaubensinhalt setzen können.

Den Unterschied zwischen der gefahrlosen Verkündigung offensichtlich falscher oder unbelegter Behauptungen in der Lebensstil-Frage und dem bedingungslosen Untergang der Prediger verschiedener Religionen, die nicht die unbedingte Treue zur Wahrheit suchen, kann man am Schicksal der beiden erkennen: Ärzte, die Dinge sagen, die heute und morgen offensichtlich falsch sind, brauchen nur auf die neue Mode zu setzen, und schon sind sie wieder im Geschäft. Aber dies gilt nicht für falsche Prediger, die beim Schummeln erwischt werden. Nicht umsonst stürzen diejenigen Prediger immer wieder ins Bodenlose, die in groß inszenierten Fernsehauftritten in zu Tränen rührender Manier angeblich Menschen aus dem Rollstuhl befreien, aber dies in Wirklichkeit nur inszenieren. Solche Shows sind ein kurzfristiges Geschäft. Den Religionen geht es um mehr, sie müssen sich davon distanzieren. Aufzuzeigen, dass eine analoge Denkweise auch den Vertretern des Gesundheitssystems nutzen könnte, ist ein Ziel dieses Buches.

Wenn jedes Jahr wieder – oft auch in seriösen medizinischen Zeitschriften – Artikel über die Frage erscheinen, ob der Mensch 120 Jahre alt werden kann, lehnt sich der durch Kohelet geschulte Denker entspannt zurück. Den abrahamischen Religionen geht es nicht um die Frage, wie viele Menschen 100 Jahre und älter werden. Ihnen geht es um etwas viel Größeres: das ewige Leben. Zu so einer Aussage gehört Mut. Die Aussage, dass es nicht wichtig ist, ob nun bald alle Menschen 100 Jahre alt werden, sondern dass das ewige Leben relevant ist, bedarf einer Voraussetzung: Krankheit ist eine natürliche Folge der Endlichkeit des Menschen. Damit geht es den Religionen nicht um die Ewigkeit des irdischen Lebens. Es geht auch nicht um den Kampf gegen Krankheit. Es geht in Bezug auf Krankheit um das Bemühen, dem Betroffenen zu helfen. Sei es durch die akademische Medizin, sei es durch Linderung sozialer Not, sei es durch Gebet. Der Traum von der ewigen Jugend – die Basis der Lebensstil-Jünger – ist nur Verdrängung, nicht Hilfe. Aber Kranken kann geholfen werden, unter Einsatz aller Kräfte einer Solidargemeinschaft aller Mitbürger, die die Ergebnisse der akademischen Medizin nach Kräften nutzen und umsetzen können, der Ärzte, Pfleger, Apotheker, Krankengymnasten, derjenigen, die in der Wissenschaft oder der forschenden Pharmaindustrie tätig sind, sowie all der anderen, die sich dieser Aufgabe verschrieben haben. Man kann seriös und nachweisbar Kranken helfen, Schicksale lindern. Das ist etwas anderes als Krankheit zu bekämpfen, sie zu verhindern. Im religiösen Verständnis ist Krankheit Teil der Schöpfung. Daher gilt es nicht, Krankheiten total zu verhindern. Da Krankheit und Endlichkeit Teil des Lebens sind, ist eine völlige Verhinderung von Krankheiten nicht möglich. Jedoch ist es möglich, beispielsweise durch Impfen oder Hygienemaßnahmen Krankheiten zu vermeiden. Aber Teil des Lebens ist es auch, Kranken zu helfen. Dies zu fördern ist im Interesse der Kirchen, ihnen geht es um konkrete Linderung des Leides. Sie sollten dabei mehr über die Humanität innerhalb der Medizin wachen.

Schleiermacher wusste dies, er wusste um die Bedeutung der Therapie von Krankheiten als Aufgabe aller. Schleiermacher (Der christliche Glaube, §75):

> „Krankheit wird zu einem permanenten Impuls die den menschlichen Bestrebungen entgegentretenden Aeußerungen natürlicher Kraefte … in noch höherem Grade der Herrschaft des Menschen zu unterwerfen."

Würde Krankheit als Folge individuellen Fehlverhaltens verstanden, wäre solch eine Aussage falsch. Schleiermacher arbeitet dies mit Blick auf die Medizin detailliert aus. Er fordert dazu auf, dass diejenigen, die es können, also die Vertreter der medizinischen Wissenschaft, sich anstrengen, bei Krankheit zu helfen und vor allem in Zukunft besser helfen zu können. An der Krankheit darf man den Einzelnen nicht messen, schon gar nicht daran, ob er sich gesellschaftskonform verhält und fünfmal pro Woche Sport treibt. Schleiermacher fordert von uns, Krankheit als Schicksal so anzunehmen, dass wir Ärzte und Pfleger, Apotheker und Krankengymnasten, Wissenschaftler und Pharmafirmen, die wir die akademische, rational begründete Medizin vertreten, versuchen, zum Wohle des Einzelnen immer mehr Krankheiten zu lindern.

Schleiermacher weist auch darauf hin, dass vom christlichen Glauben keineswegs das Bestreben ausgehe „das Uebel an und fuer sich aufzuheben" (§78), er warnt sogar vor „jeder gegen das Leiden allein gerichteten Thätigkeit" (§74). Er betont den Anspruch der Religion, den ganzen Menschen zu sehen, was die Medizin nicht kann. Er warnt vor dem überschießenden Anspruch der akademischen Medizin, den ganzen Menschen zu verstehen, zu erkennen, zu therapieren. Er warnt somit vor der Sport-, Ewige-Jugend- und Fitness-Ideologie. Er warnt vor dem Allmachtsanspruch der Medizin, denn Krankheit und Leid sind mehr, als die Medizin fassen und begreifen kann. Schleiermacher öffnet aber die Tür, Krankheit als Impuls zum Handeln zu sehen. Jedoch nicht im Alleingang der Medizin, die aus sich selbst heraus zunächst nur die Mechanismen der Krankheitsentstehung im Blick hat, aus der sie dann Behandlungsverfahren ableitet, die überprüfbar wirksam sein müssen. Die Medizin hat daher all das, was Leid ausmacht, erst in zweiter Instanz im Blick. Hier ist es weniger die Lehre der Medizin, die Medizin als akademische Disziplin, die Leid erkennt, hier ist es die Person des Behandelnden, der sich – über die Medizin hinausblickend – dem Leid seines Patienten gegenüber öffnen muss. Die Lebensstil-Ideologie hat, als Ersatzreligion agierend, Fitness und Jugendlichkeit als Ziel. Beides ist messbar anhand der Muskelfunktion, vorbestimmbar durch die Zusammensetzung der Ernährung. Das ist das alleinige Ziel der Lebensstil-Ideologie, mehr nicht. Die Lebensstil-Ideologie begründet ihren Anspruch zusätzlich durch Angaben über die Ersparnis an Kosten für Krankheiten, die man ja angeblich verhindern könne. Diese Lebensstil-Religion hat nicht Leid als Aufgabe erkannt, das durch Mitmenschlichkeit zu lindern ist, sondern Vermeidung des Leidens, Verbannung des Schicksals zugunsten eines selbst bestimmten Ideals dessen, was einen älter werdenden, krankheitsbefreiten Menschen angeblich ausmacht. Nicht die Tiefe des Glücks, sondern die Fähigkeit, mit 90 noch zu joggen, ist Anspruch der Lebensstil-Ideologie.

Tatsächlich überschreitet manche Publikation, wie die anfangs zitierten, bezüglich des Nutzens, Sport zu treiben, eine ethische Grenze, wenn sie ihre Hochrechnungen den für die Gesundheit zuständigen Ärzten, Schwestern, Krankengymnasten und Ernährungsmedizinern als Handlungsanweisung mit auf den Weg gibt. Nicht die Publikation dieser Daten ist das Problem, sondern die daraus abgeleiteten Handlungsempfehlungen. Nicht die statistisch berechneten Effekte sind das Problem, sondern der Hochmut und Übermut, zu verschweigen, dass diese Beobachtungen nur errechnet sind und einer Überprüfung durch eine Interventionsstudie erst noch bedürfen. Der Skandal ist die Annahme, alle Menschen seien gleich und allen tue der gleiche Lebensstil gleichermaßen gut. Die Publikation, die durch Hochrechnung zeigt, dass Reduktion der Inaktivität angeblich das Leben verlängert, überschreitet ebenso wie die Publikation, die angeblich belegt, dass mediterrane Kost bei Menschen mit einem hohen Risiko für Herz-Kreislauferkrankungen Endpunkte wie Schlaganfall verringert, eine weitere ethische Grenze des Umgangs mit wissenschaftlichen Daten: Es ist unethisch, durch Extrapolation der Daten auf 1.000 Patientenjahre einen Effekt zu errechnen, der nicht aus den Originaldaten ersichtlich ist. Es ist unethisch, wie in der Sportbeobachtungsstudie geschehen, durch Hochrechnung zu suggerieren, man habe eine tatsächliche Intervention untersucht. Es ist in beiden Studien unethisch, scheinbare Effekte zu propagieren und deren Umsetzung zu empfehlen, wenn auf den Einzelnen bezogen die Wahrscheinlichkeit, dass ihm dies etwas nutzt, so gering ist, dass er den Effekt der Intervention – sei es nun mediterranes Essen oder Sport treiben – kaum erfahren wird. Es ist aber auch aus Sicht der Tradition der Schulmedizin unethisch, wenn Ärzte, die die Pflicht zur Fortbildung haben, solche Daten nicht reflektieren, wenn sie die Publikationen, auf denen sie ihre Empfehlungen aufbauen, nicht sorgfältig selber lesen, sondern ungefiltert daraus Handlungsempfehlungen für ihre Patienten ableiten.

Das Spiegeln des medizinischen Handelns an den Heilungsberichten im Neuen Testament ergibt demnach ganz konkrete Hinweise für die Beurteilung der Umsetzung von Forschungsergebnissen in die praktische Anwendung beim kranken Menschen: Die Aufgabe ist nicht Befreiung vom Krankheitsrisiko, sondern Aufforderung, die Gabe Gottes zur Wissenschaft zu nutzen, um konkrete Angebote an diejenigen zu machen, die krank sind, die leiden. Die Aufgabe lautet nicht, das Schicksal aufzuheben, sondern das Schicksal zu mildern. Nicht selbst das Schicksal kontrollieren zu wollen ist die Botschaft, sondern das Schicksal mithilfe derer zu ertragen, die es lindern können, und mithilfe derer, die einem in Liebe beistehen. Dies kann man aus den Heilungsberichten im Neuen Testament lernen.

Wenn Krankheit Schicksal bleibt, dann stellt sich die Frage, ob die abrahamischen Religionen angesichts der Problematik von Krankheit und körperlichem Leid ausschließlich als Förderer der Medizin und der Solidarität der Mitbürger eine Rolle innehaben. Durch das Bewusstmachen der Bedeutung von Nächstenliebe haben Religionen sicherlich die Fähigkeit, dieses Thema ins Zentrum der Aufmerksamkeit zu stellen. Die Förderung der Zuwendung und die Kontrolle des überschießenden Allmachtsanspruchs der Medizin sind jedoch nur zwei Facetten, die die Religion an der Schnittstelle zur Medizin anbieten kann. Ein weiterer Aspekt, der nicht die Schnittstelle betrifft, sondern ein ureigenes Kernfeld der Kompetenz der Religion ist, betrifft die befreiende Wirkung Jesu. Schleiermacher arbeitete heraus, dass Jesus auch bei Krankheit befreiend wirkt. Denn wir finden Tod und Schmerz auch da, wo keine Sünde ist (§76). Das ist befreiend, denn es lindert Selbstzweifel. Jeder fragt ja automatisch, wenn ihn das Schicksal einer Erkrankung trifft: Warum ich? Wie tröstlich ist es, dann zu wissen und im Gespräch mit anderen zu erfahren, dass ich nicht selbst schuld bin. Schlimm genug, dass man krank ist, aber noch viel schlimmer wäre es, wegen der eigenen Schuld trostlos krank und deswegen allein zu sein. Schleiermachers Aussage befreit von Schuldgefühlen und Angst. Sie befreit den Gläubigen von der eigenen angeblichen Schuld, von den anderen allein gelassen zu werden. Annahme durch andere befreit und lindert, sie kann Trost spenden. Die Überschätzung des angeblich gesunden, Krankheiten verhindernden Lebensstils ist genau das Gegenteil davon, es macht unfrei. Der gesunde Lebensstil ist „trostfrei", trostlos. Daher ist die Lebensstil-Ideologie mit den Denkweisen des Alten und Neuen Testaments ebenso wenig vereinbar wie mit dem Koran.

Deutung von Krankheit ausschließlich oder überwiegend als Folge eines individuellen Fehlverhaltens ist also falsch. Natürlich erhöht Rauchen das Lungenkrebs-Risiko, aber zehn Prozent der Patienten mit Lungenkrebs haben nie geraucht. Darf ich dem rauchenden Individuum, das als Patient mit Lungenkrebs vor mir sitzt, die alleinige Schuld für seine Erkrankung geben? Statistisch gesehen gibt es ja auch viele Raucher ohne Lungenkrebs. Ich darf dem Raucher durchaus sagen, dass er statistisch sein Risiko erhöht hat, was aber bei ihm die Erkrankung auslöste, das weiß niemand – außer Gott. Jetzt die kritische Frage an alle: Sind wir wirklich frei von solcher direkter Schuldzuweisung? Können wir uns, wenn wir das Schicksal eines Mitmenschen sehen, beherrschen und enthalten, in kausaler Schuldzuweisung zu denken: Er hat geraucht, also wurde er krank? Wenn das mit dem Risikofaktor Rauchen schon schwierig ist, wie steht es dann bei Erkrankungen, die mit dem zunehmenden Alter der Angehörigen der westlichen Industriegesellschaft automatisch zunehmen? Denken wir dann, das Geld für die Therapie ist knapp, lasst es uns für die jüngeren, noch im Arbeitsprozess stehenden Mitbürger verwenden, denn der Kranke ist ja schon so alt, dass das eingesetzte Geld bei ihm das Leben nur um wenige Jahre verlängern würde, beim Jüngeren aber um viel mehr Jahre? Diese Frage ist nicht absurd, sie ist bittere Realität, denn es gibt Länder, die die Bezahlung einer künstlichen Niere nicht jedem Menschen unabhängig vom Alter gewähren. Dahin, für die Kostenerstattung auch das Ausmaß an Selbstverschulden zugrunde zu legen, ist es dann nur noch ein ganz kleiner Schritt. Nicht das Alter, nicht das Ausmaß an Selbstverschulden darf das Kriterium sein, das bestimmt, ob die Solidargemeinschaft hilft oder nicht. Jetzt wird auch der Grund sichtbar, warum es sich lohnt, sich mit den Wundertaten Jesu im Neuen Testament auseinanderzusetzen. Dort ging es um Heilung einer echten Krankheit, ungeachtet, ob sie selbstverschuldet ist oder nicht. Während Markus noch den Dämon aus dem Körper weichen sah, der ja irgendwie hineingekommen war, gibt Lukas diesem Krankheitsverständnis keinen Raum. Doch soll dies kein Freibrief für fehlende Selbstverantwortung sein. Wenn der Mensch zu einem wesentlichen Teil fremdbestimmt ist, sei es durch Schicksal, durch Gene oder durch seine Umwelt, bedeutet dies nicht, dass es gar keine Verpflichtung zur Selbstverantwortung gibt.

ZUSAMMENFASSUNG

- Manche biblischen Heilungsberichte grenzen sich bewusst von reinen Wundergeschichten ab und halten sich in bewusstem Gegensatz zu anderen an die Schulmedizin.
- Trotz einzelner historischer Widerstände gegen die wissenschaftliche Medizin ebnete die Kirche durch ihren Heilungsauftrag historisch gesehen maßgeblich der wissenschaftlichen Medizin den Weg.
- Würden sich sowohl die Medizin als auch die Religion auf ihre Grenzen besinnen, könnten sie einander sinnvoll ergänzen. Vereinfacht: Die Kirche heilt keine Krankheiten, die Medizin bringt kein Seelenheil.
- Der Glaube an den gesund machenden Lebensstil ist gegenüber der biblischen und hippokratischen Auffassung ein Rückfall in das Bild von Krankheit als Schuld, als Resultat einer Sünde.

24.

Die Fremdbestimmtheit der Gesundheit – oder:

Die Rolle von Gnade und gesundem Menschenverstand

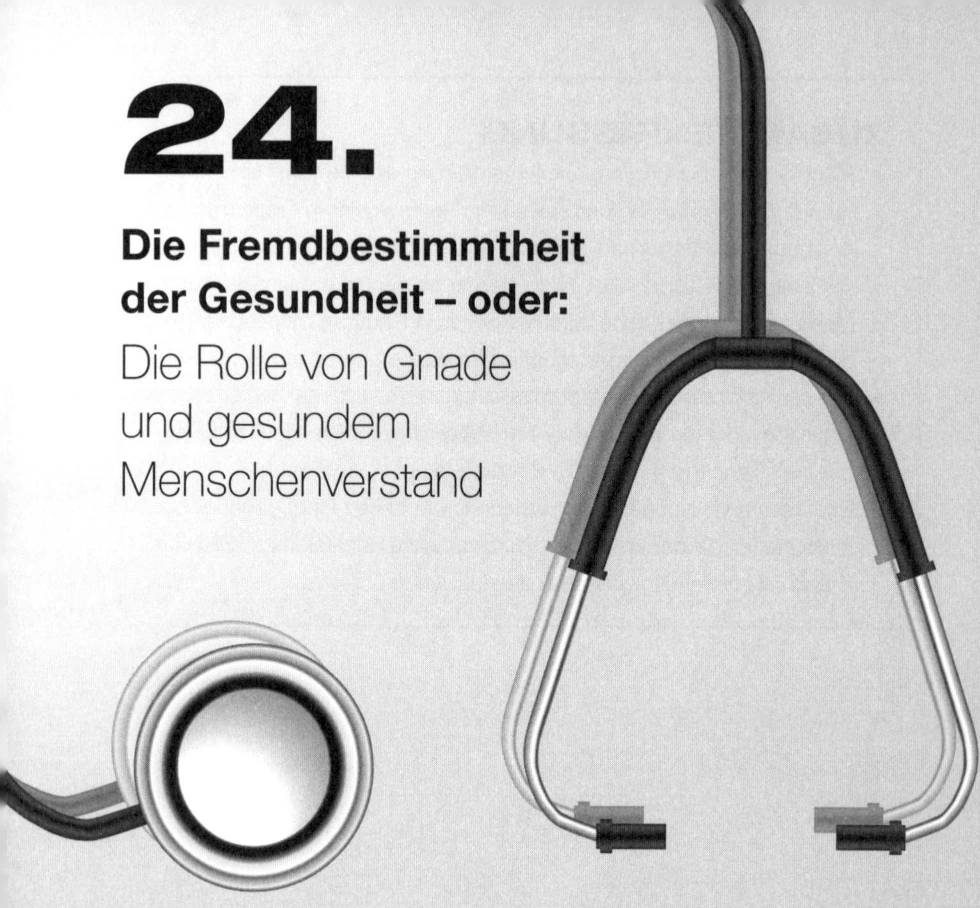

ANGESICHTS DER FREMDBESTIMMTHEIT des Menschen stellt sich die Frage, ob es denn keinerlei Pflicht zur Selbstverantwortung gibt. Kann man sich einfach gehen lassen, muss man sich nicht auch mal aufraffen, um den Bürostuhl mit den Sportsachen zu tauschen? Hat man keinerlei Verantwortung für sich selber, kann man alles treiben lassen und muss man nie kurzfristige Gelüste mit Selbstdisziplin kontrollieren? Ist man denn von jeder Sorgfaltspflicht sich selbst gegenüber befreit? Gewiss nicht, aber nicht jedem ist es gegeben, sich in gleichem Ausmaß der Selbstverantwortung zu stellen, nicht jedem fällt es gleichermaßen leicht, sich zu Sport oder Verzicht aufzuraffen.

Endlichkeit und Krankheit sind Teil der Freiheit, die als Ergebnis der Schöpfung sowohl Zufall als auch Schicksal zulässt. Aber nur das Schicksal abwarten, ohne jeden Eigenanteil der Zukunftsgestaltung, kann das glücklich machen, kann so ein sinnvolles Leben aussehen? Für das Thema des Buches ist das ein wichtiger Punkt, denn bisher wurde nur herausgearbeitet, dass Erkrankung ein so sehr fremdbestimmtes Schicksal ist, dass Solidarität nottut. Es wurde bisher nur herausgearbeitet, dass es eine Verpflichtung zur Wissenschaft in der Medizin gibt, mit dem Ziel, Krankheiten und Leiden zu lindern und wo möglich zu heilen. Damit ist ein Teil der Selbstverantwortung aber schon definiert, nämlich dadurch auf das Schicksal anderer Einfluss zu nehmen, dass man selber Teil der Solidargemeinschaft ist, dass man Anteil nimmt. Durch Selbstverantwortung als Teil einer Gemeinschaft Schicksal und Krankheit zu beeinflussen ist dadurch möglich, dass diejenigen, denen dies gegeben ist, durch Forschung die medizinischen Möglichkeiten verbessern, dass diejenigen, die die entsprechende Ausbildung haben, in Pflege, Sozialstationen, Altersheimen und Krankenhäusern, aber auch zu Hause, Schicksal mildern. Also gibt es eine Selbstverantwortung der Gesellschaft, also gibt es für eine gut funktionierende Gemeinschaft die Möglichkeit, gemeinsam Schicksal, Leid und Krankheit von Mitgliedern der Gesellschaft eigenverantwortlich zu therapieren, zu lindern, abzumildern. Dies gilt im Blick auf die ganze Gruppe. Wie steht es denn nun mit der Einzelperson?

Die in den Kapiteln zuvor dargestellte Abhängigkeit der Gesundheit von den Lebensumständen ist zuallererst ein Aufruf zur Solidarität, ein Hinweis, dass nicht jeder, in jeder Lebenslage, gleichermaßen für sich selbst verantwortlich gemacht werden kann. Arbeitslosigkeit und Armut sind neben Einsamkeit die wichtigsten Faktoren, die zur Fettleibigkeit führen. Dafür muss man Verständnis aufbringen und man muss verstehen, dass für diese Menschen die Verbesserung der sozialen Lage die Lösung des Problems ist, nicht aber die Ernährungsberatung oder der Sportkurs. Doch bedeutet diese Aussage nicht, dass der Einzelne in keiner Weise Selbstverantwortung für die Gesundheit hat. Auch wenn alle sozialen und psychischen Aspekte der Lebensführung als Reaktion auf die Einbettung in eine komplexe Gesellschaftsstruktur in eine Studie mit eingerechnet wären, könnte man Gesundheit nicht vorhersagen. Man hätte als Wissenschaftler also nicht die Erlaubnis zu sagen, der Kranke sei selbstverschuldet krank geworden, da er sich nicht an gewisse Grundregeln des gesunden Lebensstils hielt. Auch wenn alle genetischen Faktoren eingerechnet wären, ja selbst wenn man die Rolle des Zufalls für Erkrankungen ausrechnen könnte und zu all diesen anderen Faktoren addiert hätte, würde man nicht zu dem Ergebnis kommen, dass man 100 Prozent aller Erkrankungen vorhersagen könnte. Das zeigt: Es bleibt ein Korridor der Eigenverantwortung. Gäbe es nur den Fatalismus, das sich Anpassen und Akzeptieren des Schicksals, dann hätte man mehr Nachteile, als wenn es den Korridor der Eigenverantwortung gäbe. Dann würde sich Bemühen lohnen. Fatalismus ist nicht die Lösung. Eine kurze Episode aus dem Koran mag da weiterhelfen:

> Der Prophet fragte zurück: „Und wer hat das erste (Kamel) angesteckt?"

Das Zitat bezieht sich auf die Ansteckung eines Kamels mit einer Krankheit. Der Prophet Mohammed leugnete die Ansteckung durch Erreger, er leugnete den Korridor der Selbstverantwortung als Gegenpol zum nicht selbst bestimmten Schicksal. Das ist eine sehr aktuelle Thematik, man denke nur an die Diskussionen um die Ansteckung durch AIDS-Viren und die mögliche Prophylaxe, geführt vor nicht allzu langer Zeit von südafrikanischen Politikern. Diese fatalistischen Gedanken des Propheten hatten, wie Strohmaier in seinem Buchbeitrag über Religion und Gesundheit ausführt, auch militärische und gesundheitliche Folgen:

Als man bei der ersten Expansion nach Syrien vor der Frage stand, ob eine pestverseuchte Stadt eingenommen werden solle oder nicht, entschied man sich dafür, einzumarschieren. Man entschied sich dafür, die Folgen der Ansteckung in Kauf zu nehmen. Der Grund für diese heute so fremde Einstellung war: Gott allein verantwortet die Ansteckung. Da nur Gott entscheidet, ob man von der Pest angesteckt wird, da man angesichts der Schicksalshaftigkeit einer Pesterkrankung keinen Eigenanteil an der Frage hat, ob man erkrankt oder nicht, konnte man in eine verseuchte Stadt einmarschieren, ohne sich als Feldherr an seinen Soldaten, wenn sie dann erkrankten, schuldig zu machen. Krankheit war demnach nicht vermeidbar, sondern gottgewolltes Schicksal – für die arabische Medizin, die einst leuchtend in der rationalen Medizin die Führung innehatte, ein lange nicht aufholbarer Rückschlag in der Erforschung der Krankheiten. Für das Militär war die fehlende Angst angesichts des sowieso vorherbestimmten Schicksals damals aber sicherlich ein Erfolgsgarant. Doch das Beispiel macht deutlich: Es gibt den Korridor der Selbstverantwortung. Heute, da man die Mechanismen der Ansteckung mit Pest kennt, den Erreger kennt, die Übertragungswege kennt, kann man den Korridor beschreiben, innerhalb dessen man sich vor Krankheiten schützen kann. Vor Pest kann man sich zum Beispiel dadurch schützen, dass man einer pestverseuchten Stadt ausweicht. Das Beispiel macht deutlich, dass es einen Korridor gibt, innerhalb dessen das Erkrankungsrisiko von Menschen selber mitbestimmt ist. Es macht aber auch deutlich, dass man als Soldat damals nicht ausweichen konnte, wenn der Befehl zur Eroberung der Stadt gegeben wurde. Also gibt es den Korridor, aber nicht jeder hat gleichermaßen die Möglichkeit, ihn für sich selber zu nutzen, nicht jeder hat gleichermaßen die Möglichkeit, den Korridor zu erkennen.

Am Beispiel von Nomaden im Norden Malis lassen sich die Folgen des Glaubens an die allein Gott zustehende Entscheidung über Gesundheit oder Krankheit und die Folgen dieser Denkweise für die Einstellung zur Therapie von Krankheiten herausarbeiten. Dieser Stamm denkt, dass der Mensch auf die Entstehung von Krankheiten keinerlei Einfluss nehmen könne, da sie ausschließlich eine Strafe Gottes seien, die der Sündige selber zu verantworten habe. Daher hegt dieser Stamm einen tiefen Zweifel an der Wirksamkeit von Arzneien. Das ist konsequent gedacht. Bei solch einer Form des Krankheitsverständnisses kann sich kein Mitgefühl entwickeln, da die Krankheit gottgesandt und Sühne für Schuld ist. In diesem Umfeld kann sich keine akademische Medizin entwickeln, denn sie müsste ja gegen Gottes Willen arbeiten. Noch kann eine solche Therapie Akzeptanz finden, denn sie widerspricht ja dem Willen Gottes, hebt seinen Willensentscheid geradezu auf. Der Korridor der Selbstverantwortung ist in diesem Falle die Freiheit, sich entweder zu versündigen und dann eben krank zu werden, oder die Freiheit, gottgefällig zu leben und dann gesund zu bleiben. Doch diese Form der Selbstverantwortung ist nicht die, die gemeint ist.

Die Haltung Mohammeds bezüglich der Ansteckung und ihrer Vermeidung und die kulturelle Entwicklung des Krankheitsverständnisses von Nomaden im Norden Malis sind nicht vereinbar mit dem Neuen Testament, dem Verständnis der Medizin bei Lukas. Aber wie lässt sich der Bereich definieren, innerhalb dessen der Einzelne für sich selber, für die Vermeidung von krankheitsauslösendem Verhalten verantwortlich ist? Auch wenn die Multiplikation eines marginalen Effekts aus einer epidemiologischen Studie mit Milliarden Betroffener nicht ausreicht, um eine Weisung an ein Individuum zu rechtfertigen, ein Individuum mit seinen ganz eigenen Rechten, das zu seinem Arzt kommt, um einen Rat zu erhalten, der ihm etwas nutzt, gilt dennoch nicht, dass es keinerlei Selbstverantwortung gäbe.

Es ging im Beispiel der sozialen Interventionsstudie darum zu zeigen, dass das, was man selber kontrollieren kann, der Bereich, in dem man selber sein Gesundheitsverhalten beeinflusst, nicht nur von einem ganz allein abhängig ist, sondern auch von den psycho-sozialen Gegebenheiten, einfacher formuliert: dem Umfeld. Wenn man das Umfeld selber ändern kann, kann man seine Gesundheit verbessern. Wenn andere im Rahmen der Fürsorge füreinander das für einen tun, also wie in dieser Studie die Voraussetzungen geschaffen werden, einen anderen Lebensstil zu führen, dann ist dies ein Glücksfall und Grund zu Dank. Es erklärt, warum religiös gebundene Gemeinschaften gesünder und erfolgreicher sind, warum das Leben in ihnen insgesamt schöner ist.

Das Beispiel des der Ansteckung durch Pest Ausgeliefertseins verdeutlicht auch, wo die Mitte der divergierenden Lager liegt, die beide extreme Stellungen bei der Frage der Verantwortlichkeit für Gesundheit einnehmen:

Das eine Lager ist das fatalistische Lager, das die Selbstverantwortung leugnet, so wie der Prophet es bezüglich der Ansteckung sagte und die Nomaden im Norden

Malis Erkrankungen verstehen. Für beide ist eine Erkrankung nur ein Schicksal, ein so sehr vorherbestimmtes Schicksal, dass man sogar in eine pestversuchte Stadt einmarschieren kann oder dass Medikamente bei Krankheiten nicht sinnvoll sind, da ja alles Wille oder sogar Strafe Gottes ist.

Das andere Lager der Überschätzung der Möglichkeiten der Selbstverantwortung wird angeführt von den Vertretern der Gesundheitsreligion, die aus Korrelationen, ohne Interventionsstudien zu fordern, ableiten, dass man sehr viel selber in der Hand hat, sogar im Körper hat, um durch Fitness, Sport oder Gemüse die Gesundheit entscheidend zu beeinflussen. Sie vergessen die soziale und psychische sowie die anlagenverursachte Bedingtheit des Menschen. Nicht Freude am Leben, sondern Fitness gilt als höchster Wert, da Fitness erst Freude bewirkt. Nicht die unantastbare Würde des Einzelnen gilt als höchstes Gut, sondern die Hochrechnung eines minimalen Effekts auf die Gesamtheit der Bevölkerung erlaubt einen Eingriff in die Privatsphäre, auch wenn für den Einzelnen kaum je ein erfahrbarer Nutzen daraus entspringt. Das Ergebnis der Multiplikation ist für die Gesellschaft so eindrucksvoll, dass dagegen die Freiheit der Lebensgestaltung des Einzelnen verschwindet.

Es geht also jetzt darum, den goldenen Mittelweg zu beschreiben. Den Weg der Mitte, nicht zu überschätzen, was man beeinflussen kann, aber auch nicht zu unterschätzen, wie man bezüglich der eigenen Gesundheit selber etwas beitragen kann. Hinsichtlich des Essens ist es klar: Man kann sich krank essen, aber nicht gesund essen. Ebenso kann man sich durch übermäßige körperliche Trägheit schaden, aber auch durch verkrampften und übertriebenen Sport. Man kann sich durch unnötige und übertriebene Gesundheitsförderung genauso schädigen wie durch unnötig untätige Lebensführung. Es geht um die Balance. Es geht darum zu erkennen, was in der jeweiligen Situation schadet, damit man dies vermeiden lernt. Der Mittelweg, der Korridor der Selbstverantwortung, ist also nicht, Gesundheit zu stärken, sondern Schädigung, wenn es einem in der jeweiligen Situation möglich ist, zu vermeiden. Also gibt es ihn, den Korridor der Selbstverantwortung, der Mitgestaltung des Schicksals. Jedoch ist das keine Gestaltung, keine Kontrolle des Schicksals, es ist nur eine Mitgestaltung.

Die schon mehrfach besprochene Verpflichtung der Wissenschaft, ehrlich ihre Grenzen aufzuzeigen, gilt auch für den Korridor der Selbstverantwortung: Es ist wichtig festzuhalten, dass die Wissenschaft überhaupt nicht in der Lage ist zu messen, zu bestimmen, zu beschreiben oder gar vorherzusagen, was dem Einzelnen in seiner ganz persönlichen Situation an Lebensstil zuträglich ist. Die Wissenschaft kann auch nicht vorhersagen, wem man zu Kalorienreduktion in der Erwartung raten kann, es nutze ihm, oder wem man in der Annahme zu Sport raten kann, es nutze ihm. Ebenso kann die Wissenschaft nicht vorhersagen, wem es nicht nutzt. Solange dies nicht präzise und exakt vorhersagbar ist, weil es eben nicht mit biochemischen und statistischen oder genetischen Methoden vorhersagbar, sondern von sozialen und psychischen Faktoren abhängig ist, die das Individuum prägen, muss die Medizin mit präzisen Empfehlungen für die Lebensgestaltung eines gesunden Menschen sehr zurückhaltend sein, viel zurückhaltender als heute meist üblich. Dies gilt, solange keine Erkrankung vorliegt.

Wie viele Menschen haben an Programmen der Gewichtsreduktion erfolglos teilgenommen, ohne dass bekannt ist, ob diese Programme tatsächlich Leben retten, Krankheiten vorbeugen, denen, die teilnehmen und sich anstrengen, etwas nutzen? Wenn die Medizin ehrlicherweise den Gesunden sagen muss, dass der Stand der Forschung eine Aussage nicht ermöglicht, was bleibt dann dem Fragenden, um seinen Weg zu einem möglichst sorgenfreien, glücklichen, erfolgreichen und zufriedenen Leben zu finden? Die Antwort ist klar, den Weg kann nur der „gesunde Menschenverstand“ weisen, nicht die Naturwissenschaft, nicht die Sportwissenschaft, nicht die Ernährungswissenschaft. Die Medizin kann nur grobe Angaben machen, dass zu wenig Bewegung schlecht sein kann, aber keiner weiß auf den Einzelnen bezogen, was zu wenig Bewegung ist. Die Medizin kann nur sagen, dass zu hohe Kalorienzufuhr bei zu geringem Verbrauch dick macht, aber was für den Einzelnen das ideale Gewicht ist, weiß sie nicht. Die Medizin kann nur sagen, das man sich vielseitig ernähren soll, aber genau wie, das weiß sie nicht. Also bedarf man der vielen Ratschläge, die so gerne erteilt werden, gar nicht. Denn sie sind nicht seriös. Hier wird der ehrliche Arzt seinen Patienten um der Ehrlichkeit willen enttäuschen müssen. Auch wenn der Patient gerne einen Rat hätte, kann der ehrliche Arzt diesen aus seiner Wissenschaft heraus nicht geben.

Was die Medizin hingegen kann und darf, sollte auch besprochen werden: Es ist Aufgabe derer, die Lebensstil-Interventionen empfehlen, dazu raten, oder sie durchführen, dies den Patienten nur als Angebot zu unterbreiten. Ein Angebot mit ehrlicher Aussage über Effizienz und Datenlage. Ein Angebot ist etwas ganz anderes als das meist übliche „Druck-Machen“ auf Patienten, die nicht den angeblich gesunden Lebensstil pflegen. Nur muss man davon ausgehen, dass eine Beratung, die dem Patienten ehrlich sagt, dass man nicht weiß, was für ihn der richtige Weg ist, wohl kaum angenommen wird. Aber schadet dies, wenn keinerlei Daten für Gesunde vorliegen, dass Lebensstil-Intervention etwas nutzt?

Diese Limitation, gegeben durch die Unantastbarkeit des Einzelnen und durch die Schwäche der Datenlage bezüglich Lebensstil-Intervention bei Gesunden, ist schwer zu akzeptieren. Man würde doch so gerne sich selber und auch seinen Mitbürgern etwas Gutes tun und dem Gegenüber einen guten Rat geben. Von der

Schwierigkeit, diese Unzulänglichkeit der Medizin zu akzeptieren, lebt der Wellness-Bereich. Der Wellness-Bereich verspricht viel, aber abgesehen von einem kurzen Wohlfühlmoment kann er nichts halten. Wellness kann den Moment beeinflussen, kurzzeitig ein Gefühl der Entspannung und des Wohlbefindens vermitteln. Wellness kann nicht das Leben in seiner Gänze beeinflussen. Nichts spricht dagegen, es sich einmal gut gehen zu lassen, einen Whirlpool aufzusuchen, Sauna zu baden, eine Massage zu genießen oder sich zu entspannen. Nur bitte nicht glauben, dass Genuss, dass Wellness Krankheit bekämpfen könne. Aber warum muss denn immer jede Handlung im Kontext der Gesundheit gesehen werden? Reicht es nicht, wenn ein Saunabad einfach gut tut, wenn Joggen nach zehn Kilometern in einem schönen Herbstwald einfach nur Freude bereitet? Kann man nicht ins Fitnessstudio gehen, weil nach entsprechender Übung mehrere Tage hinterher das schiefe Sitzen am Schreibtisch keine Schmerzen mehr bereitet? Reicht es nicht aus, dankbar zu sein, dass man es sich gut gehen lassen kann, ohne dies gleich im Kontext der Gesundheit sehen zu müssen? Freude am Leben ist einfacher, wenn man gesund ist, doch Gesundheit ist eben nicht das höchste Gut im Leben.

Bei dieser schwierigen Suche nach dem Weg zwischen übertriebenen Glauben an die Gesundheitsreligion und der begrenzten Selbstbestimmtheit über die Gesundheit einerseits und einer völligen Schicksalsergebenheit andererseits hilft Luthers Schrift „Vom unfreien Willen“ weiter:

Luther: De servo arbitrio

> „Weder gibt Gott einem alles, noch können alle alles, oder wie Paulus sagt:
> • Die Gaben sind verteilt, aber es ist ein Geist. (1. Kor.12,4)
> • Aus den Werken des Gesetzes wird kein Fleisch vor ihm gerechtfertigt. (Röm. 5,20)“
> „Der Mensch kann nichts ohne die Gnade Gottes.“
> Die Gnade kommt nicht „zwangsnotwendig, nicht durch Streben und Eifer“.

In seiner Schrift über den unfreien Willen – beim letzten Satz wurde der Text sinngemäß etwas verändert –, sagt Luther ganz deutlich: Man kann nichts erzwingen, vor und über allem steht die Gnade. Wenn ohne Gnade nichts geht, aber alles mit und durch Gnade möglich ist und jedem Gnade erteilt und zuteil werden kann, dann zeigt sich, dass es den schmalen Korridor der Selbstverantwortung gibt. Selbstverantwortung ist durch Gnade möglich. Derjenige, der viel für sich tun kann, sollte dafür dankbar sein. Diese Dankbarkeit ist dann Grund zu versuchen, auch anderen zu helfen. Nur lässt sich Gnade nicht durch 5 mal 30 Minuten Sport pro Woche erzwingen, sie lässt sich nicht erarbeiten. Dann wäre sie keine Gnade. Wohlbefinden ist nicht das alleinige Ergebnis von Arbeit, aber viele Menschen fühlen sich nach Sport einfach gut, freuen sich daran. Also Freude am Sport und Wohlbefinden nach dem Sport, das sind die Kategorien, in denen das Thema Sport gedacht und gelebt werden sollte. Dem einen fällt es leicht, dem anderen schwer. Der eine, dem es leicht fällt, wird Freude und Wohlbefinden damit assoziieren, derjenige, dem Sport schwer fällt, wohl kaum. Diese beiden trennt das Glücksgefühl nach sportlicher Betätigung. Glücklich können jedoch beide werden! Dem einen schmeckt nur fettes Essen, mit allem, was als ungesund erachtet wird, und er wird aggressiv und angespannt, wenn er kein solches Essen erhält. Der andere liebt eine fleischlose Ratatouille. Wer länger lebt, lässt sich anhand dieses einen Lebensstil-Faktors nicht vorhersagen. Lebensglück und Gesundheit lassen sich nicht mit ausreichender Effektstärke vorhersagen, wenn man Variablen misst wie die Fähigkeit, Sport zu genießen oder einmal fettarm zu essen. Sind jedoch soziale und psychische Probleme die Ursache, warum der eine keinen Sport treiben möchte und unbedingt fettreiches Essen benötigt, der andere aber genau gegenteilig lebt, dann ist dieses Verhalten, dieser Lebensstil, nur ein Epiphänomen, also ein aufgesetztes Ereignis, nicht Ursache, sondern Folge. Dann verstehen wir, warum der eine nach einem guten Essen hungern kann, um die Gesamtbilanz der Kalorien zu erhalten, der andere nicht. Daher wird dem, der ungünstige Lebensumstände hat, nur die Änderung seiner Lebensumstände, nicht aber die Lebensstil-Beratung, etwas nutzen. Die Möglichkeiten der Medizin sind und bleiben begrenzt und dürfen nicht überschätzt werden!

Überschätzt werden immer wieder die Aussagen von Beobachtungsstudien. Es gibt Studien, die zeigen, dass diejenigen unter den 70-jährigen Menschen, die viel Sport treiben, gesünder sind und länger leben. Nur warum? Es lässt sich argumentieren, dass jemand, der nicht gesund ist und älter als 70 Lebensjahre ist, wegen seiner angeschlagenen Gesundheit einfach nicht mehr Sport treiben kann. Also ist seine geschwächte Gesundheit dafür verantwortlich, dass er sich weniger bewegt und früher stirbt, nicht aber der geringere Sport die Ursache seiner schwächelnden Gesundheit. Schade, dass die Vertreter der Lebensstil-Religion diese Differenzierung nicht vornehmen! Aber dann würden sie ja die meisten wissenschaftlichen Studien, aus denen sie ihre Argumentation ableiten, als nichtig erklären, sie würden den Boden ihrer eigenen Argumentation verlieren. Die Beobachtungsstudien können Henne und Ei nicht unterscheiden. Deswegen dürfen sie nicht verwendet werden, um Empfehlungen für ein „gesundes Leben" abzuleiten!

Doch wird dies immer wieder gemacht und der Korridor der Selbstverantwortung falsch definiert. Anstatt auf den gesunden Menschenverstand zu achten, anstatt denen zu helfen, die in sozialer Not sind, beruhigt man sich und empfiehlt Sport und Gewichtsreduktion. Aber aus der Hochrechnung eines Kollektivs einer Beobachtungsstudie ohne adäquate Interventionsstudie kann und darf nicht auf das Individuum geschlossen werden, schon gar nicht Schuld zugewiesen werden. Wie unmenschlich sind daher die Vorstellungen, denen, die mehr wiegen oder weniger Sport treiben, dadurch den Beistand der Gemeinschaft zu entziehen, dass sie höhere Krankenkassenbeiträge zahlen sollen!

Der Korridor der Selbstverantwortung, den wir aus Gnade erhalten, für den man dankbar sein sollte, ermöglicht es, Sport zu treiben, weil es Freude macht – aber nur dem, der dafür geeignet ist. Das muss er selber entscheiden, auch die Sportmedizin kann dies nicht. Krankheit kann deswegen nicht Schuld sein, Ärzte dürfen auch nicht über den eigenen Willen eines anderen Menschen hinweg diesem einen Lebensstil aufzwingen, den er nicht möchte. Wir können mit der modernen Medizin nur Teilbereiche im Rahmen einer Wahrscheinlichkeit definieren und sollten das in der Anwendung nur tun, wenn zuvor zumindest eine sauber durchgeführte Interventionsstudie publiziert wurde. Aber diese wird es ja nie geben, weil die Wahrscheinlichkeit zu gering ist, dass ein Gesunder von der Änderung seines Lebensstils ausreichend nachhaltig profitiert. Daher ist und bleibt die Lebensstil-Intervention bei Gesunden unethisch und hat nichts mit dem oben beschriebenen Korridor der Selbstverantwortung zu tun. Das Ausmaß der Selbstverantwortung wird durch Gnade individuell festgelegt, der eine kann in großer Not mehr Disziplin aufbringen als ein anderer. Die Ausübung der Selbstverantwortung, die Feststellung, wie eine einzelne Person ihr Leben führen sollte, bedarf nicht der Medizin, sondern nur des gesunden Menschenverstands, denn man muss sich nichts besonders kompliziertes Gutes tun, sondern nur Schaden vermeiden. Die Evolution hat uns nicht so labil und verwundbar gemacht, so kränklich zur Welt gebracht, dass es komplizierter medizinischer Erkenntnis bedarf, um zu wissen, wie man sein Leben führen soll. Nach einer Millionen von Jahren dauernden Evolution sind wir gar nicht so schlecht geschaffen, wie wir uns manchmal einreden lassen. Das Ergebnis „moderner Mensch" kann sich sehen lassen, auch wenn mit den Vorteilen des langfristigen Friedens, der Kontrolle von Seuchen und der Verfügbarkeit von Nahrungsmitteln nicht jeder gut umgehen kann. Nur, wie man damit gut umgeht, ist nicht die Domäne der Medizin. Ergreift aber die Medizin das Zepter des Handelns und will der Experte von sich aus festlegen, wie man zu leben habe und was man tun solle, dann überschreitet sie ihre Kompetenz.

Für die Vertreter der Gesundheitswissenschaften gilt deswegen die Pflicht zur Bescheidenheit. Wie Luther sagte: Der Mensch kann nichts ohne die Gnade Gottes, und deswegen sollen wir für das, was wir können, dankbar sein. Das, was wir können, bedeutet für die Medizin: das, was wir wissen. Für die Therapie ist dies durch Interventionsstudien festgelegt. Dafür kann man danken. Man kann dafür danken, dass es viele Dinge gibt – vor allem bei Kranken –, die die Medizin erfolgreich therapieren kann. Deswegen ist es keine Schande, das Unwissen über die Grenzen medizinischer Erkenntnis offen darzustellen. Es ist nur anerkennenswerte Bescheidenheit, wenn seitens der Medizin keine Ratschläge erteilt werden, die nicht belegbar sind. Wird die Medizin in ihrem therapeutischen Anspruch aber übergriffig, erzeugt sie selber Unbehagen angesichts der Möglichkeiten ihres Tuns.

ZUSAMMENFASSUNG

- Zwischen den beiden Extremen des reinen Fatalismus und der reinen Selbstbestimmung gibt es einen Mittelweg, einen Korridor der Eigenverantwortung.
- Lebensstil-Interventionen als Angebote sind in Ordnung und sinnvoll, es ist jedoch unethisch, sie vorzuschreiben, da die Wissenschaft angesichts der Vielfältigkeit des Menschen, der großen biologischen Unterschiede zwischen Menschen und der noch größeren Unterschiede der psychosozialen Lebensbedingungen der Menschen, keine verlässlich sichere Aussage zum richtigen Lebensstil des Einzelnen treffen kann.

25.

Begrenzung der Wissenschaft – oder: Die Gefahren der Vereinnahmung der Medizin durch Ideologie

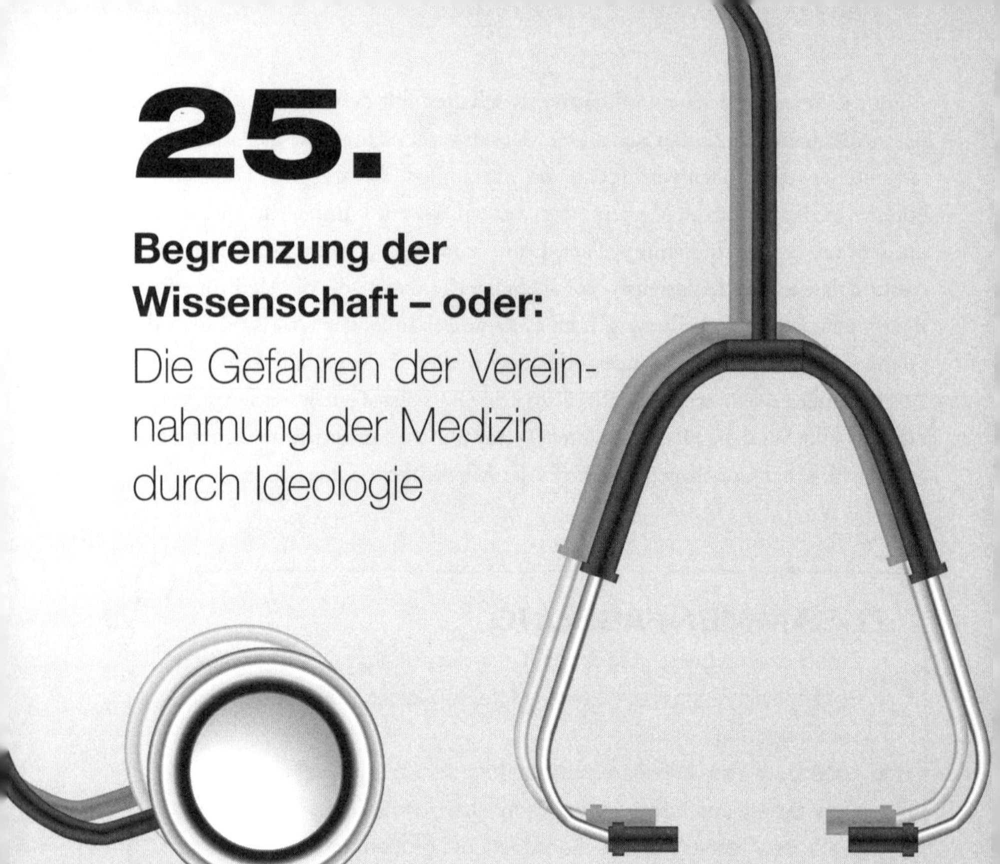

DIE AKADEMISCHE MEDIZIN arbeitet und forscht immer weiter, Schritt für Schritt, meist unbemerkt, dann wenn es bemerkt wird, löst es technisch bedingt oft in erschreckender Weise Angst vor dem Machbaren aus. Es existiert, nicht zu Unrecht, ein Unbehagen gegenüber den Möglichkeiten der Medizin, da bei den immer neuen Möglichkeiten der Medizin die Frage entsteht, ob der, der die Möglichkeiten zur Verfügung hat, damit auch verantwortungsvoll umgehen kann. Dem steht der Drang gegenüber, Krankheiten immer besser zu verstehen und immer effektiver zu therapieren, möglichst sogar heilen zu können. Ein Drang, der es einfach nicht zulässt, dass Dinge unerforscht bleiben. Dennoch bedarf es der Humanität wegen einer Grenze, nicht alles sollte erforscht werden. Goethe brachte dies sprachlich auf einen Nenner:

„Das schönste Glück des denkenden Menschen ist,
das Erforschliche erforscht zu haben
und das Unerforschliche zu verehren.“

Das Unerforschliche zu verehren kann in vielfacher Weise verstanden werden, in dem Zusammenhang dieses Kapitels auch als Aufforderung, Forschungsthemen zu definieren, die man nicht beforschen möchte, auch wenn sie technisch machbar sind. Wenn der Forschung Grenzen auferlegt werden, sprechen die Forscher schnell von Bevormundung. Es gibt Bevormundungen durch Religionen, die abgestreift zu haben segensreich ist. Es gibt aber auch Forschungsgebiete, bei denen Kontrolle der medizinischen Forschung diese vor Fehltritten schützt. Goethe machte es sich einfach, indem er von „unerforschlich“ spricht, doch was ist dies? Wie bestimmt man das, was unerforschlich ist, also nicht erforscht werden kann, darf oder sollte? Einige Hinweise ergaben sich aus den vorherigen Seiten, denn da wurde deutlich, dass es Dinge gibt, deren Wissen uns leerer sein lässt als zuvor, nachdem wir es haben. Deswegen wurde der Begriff der Banalität benutzt, um den Widerspruch aufzuklären, dass das Geheimnis des Nicht-Wissens auch mehr sein kann als offen darlegen, was messbar ist. Es bleibt immer ein Ziel, unter das die medizinische Forschung sich unterordnen muss. Das Ziel medizinischer Forschung sollte sein, dass Menschen besser leben können.

Hier wird eine Grenze sichtbar: Es macht beispielsweise keinen Sinn, einen Test zu entwickeln, was mein gesundheitliches Schicksal in 20 Jahren sein wird, wenn ich keine Möglichkeit habe, es zu beeinflussen. Solches Wissen würde das Leben nicht erleichtern, sondern belasten. Auch das Wissen um die nur begrenzte Selbstbestimmung der Gesundheit ist für sich genommen nicht entlastend, belastet es doch durch das Wissen um das Ausgeliefertsein gegenüber den Umwelteinflüssen, der Veranlagung und dem, was Schicksal genannt wird. Sich hier von der drückenden Enge zu befreien, die in gewissen Zeiten auch durch die Kirchen erzeugt wurde, war eine große Leistung der Wissenschaft. Eine Leistung der medizinischen Forschung, die erst durch die Reformation möglich wurde, durch die Besinnung auf die Schrift, auf die Wurzeln in der christlichen Theologie; mit der Folge, dass Luther, Melanchthon und ihre Mitstreiter die Besinnung auf die Wurzeln nicht nur in der Theologie, sondern auch in anderen Wissenschaften vorantrieben. Es wurden Universitäten gegründet, die die Zwänge der Scholastik abstreiften und den Beginn der modernen Forschung einläuteten. Aber dies geschah nicht ohne Widersprüche.

Denn die Erforschung der Naturgesetze öffnet Freiräume von der Bevormundung durch die religiös bestimmte Definition von Krankheit als Strafe. Daher ist es nicht verwunderlich, dass sich die Kirchen in der modernen Medizingeschichte bei so manchem Durchbruch zunächst als Gegner der Fortentwicklung erwiesen. Die Gefährlichkeit neuer medizinischer Erkenntnisse kommt für die Religion aus mehreren Richtungen:

Die Problematik der Selbstverantwortung: Einerseits führt die Loslösung des Krankheitsverständnisses von einer religiösen Moralvorstellung zu einer Wahrnehmung von Gesundheit als selbst bestimmt. Dagegen wehren sich Kirchen zu Recht. Der Übergang von Gesundheit zu Krankheit und der Übergang von Krankheit zurück zur Gesundheit ist dann kein Teil des Menschseins mehr, der der religiösen Kontrolle und Bewertung unterliegt, denn Selbstbestimmtheit bedeutet, dass man weder die Kirche noch die ihr zugrunde liegende Religion benötigt. Demnach entfremdet eine solche Erkenntnis das Krankheitsverständnis dem Verständnis der Religion, das den gesamten Menschen umfasst. Das beschneidet den Kompetenzanspruch der Religion, die sich ja gerade der Kranken annehmen möchte.

Die Problematik der Eigenschuld und Eigenverantwortung am Erkranken: Aber wenn die Erhaltung der Gesundheit als selbst bestimmt empfunden wird, dann wird das Entstehen einer Krankheit folgerichtig als Versagen angesichts der Chance der Selbstbestimmtheit erklärt. Somit kommt der Begriff der Schuld ins Spiel, selber schuld zu sein, weil man nicht genug für den Erhalt der Gesundheit getan hat. Das ist für Christen als alleinige, alles umfassende Erklärung der Erkrankung nicht akzeptabel. Denn dies führt folgerichtig auch zu einem Verlust an bewusster Mitverantwortung für andere, zu einem Verlust an Solidarität. Ein Verlust an Mitverantwortung für das Leiden anderer, auch für ihre Krankheiten, macht die Medizin anfällig für Versuchungen der Vereinnahmung durch die Politik.

Die Geschichte zeigt, dass dies durchaus eine Gefahr für die akademische Medizin ist, dass so mancher Arzt nur allzu schnell den Versuchungen der Macht, der Teilhabe an Ideologie, erliegt. Die Aufarbeitung der Mittäterschaft von renommierten Ärzten an der Medizinstrategie der Nazizeit ergab, dass es zwar Ärzte gab, die sich wehrten, weil sie die Unmoral des Bruches mit dem karitativen Individualismus als Basis der öffentlichen Gesundheitsfürsorge erkannten. Es gab aber auch genügend Ärzte, die mitmachten. Auch mitmachten bei dem Versuch, die mittels wissenschaftlicher Daten argumentierende akademische Medizin zu entmachten. Entmachtet wurde die akademische Medizin durch die Betonung alternativ-medizinischer Vorstellungen als Gegenpol zur wissenschaftlichen Begründung der Therapie. Dafür wurde der Begriff der „Neuen Deutschen Heilkunde" geprägt, die die klassische Schulmedizin mit traditionellen Heilformen verschmelzen sollte. Letztlich war es das Ziel, die Wissenschaft unter die Kontrolle der Ideologie zu stellen.

Und dies geschah schrittweise, fast unmerklich, nicht immer böse gemeint, aber doch gedankenlos. Die Folgen waren katastrophal.

Der nationalkonservative, völkisch orientierte Naturheiler, religiöse Schwärmer und Arzt Karl-Christoph Strünckmann stand diesem Anliegen, wissenschaftlich begründete Schulmedizin und traditionelle Heilformen zu verschmelzen, aktiv als Pate zur Seite. Und er stützte sich in seiner Argumentation auf einen ganz prominenten Arzt: Schon 1906 formulierte der Leibarzt Bismarcks und Naturheiler Ernst Schweninger in seiner Schrift „Der Arzt" seine Fundamentalkritik an der damaligen akademischen Medizin so, dass diese sofort von den Vertretern der „Neuen Deutschen Heilkunde" vereinnahmt werden konnte. Ernst Schweninger in „Der Arzt" (1906):

> „Der Arzt ist kein Wissenschaftler, kein Schablonenarzt, der sein Sprechzimmer … mit Maschinen und Einrichtungen ausstattet, wie das Laboratorium einer Fabrik, sondern Künstlerarzt. Die Wissenschaft des Arztes tötet seine Humanität, hindert ihn am ‚Arzten'".

Der letzte Satz ist der zentrale Satz: „Die Wissenschaft tötet seine Humanität". Die wissenschaftliche Begründbarkeit des ärztlichen Handelns ist der Nachweis der Wirksamkeit, ist der Nachweis, dass die Wahrscheinlichkeit, durch eine Therapie dem Patienten zu nutzen, deutlich größer ist als die Wahrscheinlichkeit, ihm zu schaden. Darauf beruht die ethische Berechtigung für einen Eingriff in den Körper eines Patienten. Die Wissenschaft setzt also dem Arzt strenge Grenzen, sie begrenzt seine „Therapiefreiheit". Dank der Wissenschaft kann der Arzt nicht mit anderen Menschen tun und lassen, was er will. Der Arzt unterliegt der Kontrolle seines Tuns, einer Kontrolle durch die Fakten, die die Wissenschaft im Rahmen der Verpflichtung erarbeitet hat, einzelnen Menschen zu helfen. Er wird gemessen an der Überprüfbarkeit seines Tuns. Daher ist es unverständlich, dass ein renommierter Arzt wie Schweninger die Grenzenlosigkeit für sich beansprucht. Das echte Arztsein ist seiner Meinung nach gefährdet, ja geradezu zerstört, wenn es sich der Kontrolle der Sinnhaftigkeit des Handelns durch den Nachweis des Erfolgs einer Therapie in klinischen Studien unterwirft. Heute denkt man anders: Nicht der Arzt bestimmt selber, was für einen anderen Menschen getan werden muss, sondern der Stand der Forschung. Die Loslösung des ärztlichen Handelns vom forschungsbasierten Wissen ist unethisch.

Die Problematik des „Gottes in Weiß": Ein weiterer Aspekt der großen Problematik der Debatte über Diät, gesunde Ernährung und Lebensstil ist die

Allmachtsvorstellung der Vorhersagbarkeit des Gesundheitsverlaufs. Es ist die Allmachtsfantasie der Medizin, die Rückkehr des Gottes in Weiß, der wohl weiß, „was die Gesundheit im Innersten zusammenhält". Das können alle abrahamischen Religionen nicht akzeptieren. Sie können nicht akzeptieren, dass in der Medizin an allem nur Denkbaren geforscht werden darf, aber auch nicht, dass medizinische Forschung behauptet, mit ihren Ergebnissen alles über den Menschen wissen zu können; das wäre eine zu große Begrenzung des Begriffes dessen, was den Menschen ausmacht.

Worum es letzten Endes geht: Um Macht, um die Lufthoheit über die Beurteilung, wer angesichts des Schicksals eines anderen Menschen was darf und wie man helfen kann. Für den wissenschaftlich gebundenen Arzt geht es um seine selbst auferlegte Begrenzung durch Forschung. Es geht um die Akzeptanz der Macht der Wissenschaft, dem Arzt seine Grenzen aufzuzeigen, ihn zu verpflichten, wie schon Hippokrates es forderte, nur das zu tun, von dem er weiß, dass es eher nutzt als schadet. Diese Macht der Wissenschaft zu fordern, dass der Arzt sich der Evidenz des Nutzens unterwirft, steht gegen die Allmacht seiner „ärztlichen Eminenz", die Wissenschaft ist ein Angriff gegen die Macht, gegen den Anspruch des Gottes in Weiß, da sie seine Göttlichkeit zum Gespött macht. Zum Gespött, da Göttlichkeit sich ja der Überprüfbarkeit entzieht. Beides ist für die Medizin untragbar, sowohl der Anspruch, einfach alles zu dürfen, als auch die Überheblichkeit, sich über Daten zu stellen, wieder wie in Zeiten vor Luther nicht zu fragen, was das Ergebnis eines Versuches oder einer Studie ist, sondern zu sagen: Meine Lehrmeinung ist eine andere, ich kann mir, egal was an Fakten vorliegt, mein eigenes Gebäude zimmern, meine eigene nicht datenbasierte Schule des Therapierens aufbauen. Warum ist das so gefährlich und was hat das mit Lebensstil zu tun?

Schweninger empfand es so: Ein Arzt Bismarcks, eines so großen Staatenlenkers, darf doch nicht so erbärmlich unter das Joch der Wissenschaft gestellt werden! Eine Zumutung! Als Zumutung empfinden es aber auch heute noch etliche Vertreter des Körper-, Jugend- und Gesundheitskults, wenn sie gefragt werden, ob sie die Wirksamkeit ihrer Empfehlungen belegen können. Noch aggressiver reagieren viele Lebensstil-Fanatiker, wenn man von ihnen verlangt, erst zu beweisen, dass ihre Annahmen stimmen, bevor sie diese auf andere Menschen übertragen. Es wird vergessen, dass es gerade die Wissenschaftlichkeit der Medizin ist, die ihr die Berechtigung zum Eingriff in den Körper eines anderen Menschen gibt. Lebensstil-Veränderung ist ein Eingriff, nicht nur mit möglichen Folgen für die körperliche Gesundheit, sondern auch für das psychische Befinden. Es wird vergessen, dass die Wissenschaftlichkeit der Medizin die Begründung für die Solidarität aller ist, die deswegen verpflichtet werden können, gemeinsam die Last der Kosten im

Gesundheitswesen zu tragen. Angesichts der gemeinsamen Aufgabe, sich um Kranke zu kümmern, hat die Gemeinschaft einen Anspruch, dass diese Aufgabe nach bestem Wissen und Gewissen erfüllt wird. Außerdem hat die Gemeinschaft auch einen Anspruch darauf, dass Wissenschaft ebenso ehrlich ist, wie Ärzte es in ihrer Aussage auch sein müssen. Aber was passiert, wenn man sich von der Basis der begründeten Aussage löst?

Folgerichtig in der Tradition des in seiner Therapie freien, nicht durch Wissenschaft gebundenen Arztes stehend, beschrieb der Danziger Arzt Erwin Liek 1925 in seiner Schrift „Der Arzt und seine Sendung“ seinen Weg aus der Krise der Medizin, die Schweninger aufzeigte. Erwin Liek befürwortete „ärztliche Führerschaft, Arzt-Priestertum, ethisch-ständisches Handeln, Eugenik und Euthanasie“.

Es führte folgerichtig in die Katastrophe,

- als die Selbstüberhöhung des Arztes um sich griff,
- als seine Befreiung von den Fesseln der ihn kontrollierenden Wissenschaft akzeptiert wurde,
- als der Versuch gelang, dem Arzt als Mittler zwischen „normalen“ Menschen und Gott eine priesterähnliche Stellung zu verschaffen,
- als dem Arzt das Recht zugestanden wurde, als Erfüllungsgehilfe einer Ideologie, als alleiniger Entscheider über Leben und Tod, zu agieren.

Das Ergebnis der Befreiung der Ärzte von der Wissenschaft war die Katastrophe der Unmenschlichkeit, der Weg in die Barbarei. Die Unmenschlichkeit, das Verbrechen einiger – glücklicherweise nicht aller – Ärzte im Nazireich, hatte einen Vorlauf, der auszugsweise an den Beispielen Schweninger und Liek gezeigt wurde. Dieser Vorlauf war für die Entstehung der „Neuen Deutschen Heilkunde“ im Dritten Reich essenziell, denn ohne diesen Vorlauf wäre es nie gelungen, die Medizin in ihrer alltäglichen klinischen Arbeit, aber auch in Extremsituationen wie der Behandlung Geisteskranker, der „Therapie“ von Insassen im KZ oder der Behandlung Kriegsgefangener, unter die alles regulierende, alles bestimmende Ideologie der Nazis zu stellen. Eine der Kontrolle durch Wissenschaft, also dem Nachweis des Nutzens für den Kranken, untergeordnete Medizin wäre nie zum Handlanger von verblendeten Verbrechern geworden.

Das wussten auch die Verantwortlichen der Nazi-Diktatur, und deswegen fochten sie ganz gezielt die Medizin in ihrer akademischen Begründbarkeit an und priesen neue, nicht wissenschaftlich begründbare Heilmethoden an. Alles mit dem Ziel, der Medizin den Schutz vor Unmenschlichkeit mittels der Überprüfbarkeit ihres Tuns zu entziehen, sie der Ideologie der Nazis zu unterstellen und sie zu missbrauchen.

Gerhard Wagner vertrat dann als Reichsärzteführer die „Neue Deutsche Heilkunde“:

Bereits 1933 verkündete er seine besondere Wertschätzung alternativer, eben nicht akademisch überprüfbarer Heilmethoden, die nicht im Einklang mit der Schulmedizin stehen. Gerhard Wagner:

> „Wenn wir heute eine Neue Deutsche Heilkunde aufbauen wollen, so kann das Fundament dieser Heilkunde niemals die exakte Naturwissenschaft sein, sondern das Fundament kann nur sein unsere nationalsozialistische Weltanschauung.“

Jetzt ist deutlich, warum die Medizin die Wissenschaftlichkeit braucht! Das galt nicht nur in der Nazi-Diktatur, sondern es gilt genauso heute. Und die Konsequenzen der Unterstellung der Medizin unter eine Ideologie anstelle der Überprüfbarkeit durch Wissenschaft wurden schnell deutlich: Mit der Orientierung der Medizin im Nazireich an einer Gesundheitspflicht wurde dem Mitmenschen das Recht auf Krankheit abgesprochen, nicht verhütete Krankheit und körperliche Schwäche wurden als asozial gebrandmarkt. Die grausamen Folgen sind bekannt. Dieses Buch verdankt seine Entstehung der Sorge, dass auf anderem Wege, ohne die Unmenschlichkeit eines verbrecherischen Staatssystems, heute dennoch ein ähnlicher Irrweg in der Gesundheitsdebatte beschritten wird, der sich nicht nur in der Überschätzung der Selbstbestimmbarkeit der eigenen Gesundheit äußert. Debatten über erhöhte Versicherungsbeiträge für Adipöse belegen dies. Die nicht durch Daten gestützte Allmacht der gesunden Lebensweise ist etwas anderes als das Vermeiden schädigender Lebensweisen und eine eigentlich nicht zeitgemäße Form der Überheblichkeit einzelner Teilbereiche der Medizin.

Die Problematik des Glaubens an die gesund machende Lebensweise: Der Ohnmacht der Endlichkeit des Lebens wird die Allmacht der „gesunden Ernährung und Lebensweise“ gegenübergestellt. Dies ist ein direkter Angriff auf die Humanität in der Medizin, die immer zuerst den Einzelnen im Blick hat, nicht die Volksgesundheit. Dies ist ein Angriff auf alle Konfessionen, denn hier droht der Ersatz der Theologen durch die Gesundheitsfürsorger. Nicht die gesund machende Lebensweise nimmt Angst vor Zukunft, sondern – das ist der Anspruch der Religionen – der Glaube an die Vergebung, die Gnade, die Weisheit eines Gottes.

Die Begrenzung der Medizin auf das Nachweisbare, die Unterwerfung unter die Wissenschaftlichkeit, schützt die Medizin und die Ärzte vor Missbrauch. Aber aus der Begrenzung der Handlungsspielräume in der Medizin auf das allein, was nachweisbar hilft, entsteht auch Unbehagen. Unbehagen aus Sorge vor technokratischer

Kälte statt menschlicher Wärme, Sorge vor der Sorglosigkeit des Umgangs mit technischen Möglichkeiten. An dieser Stelle muss jedoch genau betrachtet werden, wo die Wissenschaft Kompetenzen und Aufgaben hat:

Die akademische Medizin hat, basierend auf der sie stützenden Wissenschaft, nicht die Lufthoheit über die Frage der Annahme eines kranken Menschen durch andere. Dies auch nicht angesichts seines Leidens. Es wäre inhuman, menschenverachtend, wenn die Medizin das Recht hätte, dies im einen Fall positiv, im anderen Fall negativ zu entscheiden. Die Wissenschaft gibt jedoch Anleitungen zur Therapie und setzt klare Punkte für die Begrenzung der ärztlichen Therapiefreiheit. Mitgefühl für andere wird nicht durch die Ergebnisse der medizinischen Forschung bestimmt, jedoch die Handlungsfreiheit des Arztes zum Schutze des Patienten dadurch eingeengt. Jemand kann nach der medizinischen Datenlage noch so sehr selber das Risiko zu erkranken erhöht haben, dennoch liegt es nicht im Entscheidungsbereich der Medizin, wann und wie eine Gesellschaft mit dem Erkrankten mitfühlt. Die Funktion der medizinischen Wissenschaft, die Begrenzung der Handlungsfreiheiten des Arztes, ist der humane Ansatz der wissenschaftlich begründbaren Medizin. Das Unbehagen vor den Anmaßungen der modernen wissenschaftlich begründeten Medizin mündet bei Schweninger in eine scheinbar humane Technikkritik, die aber bei genauerem Hinsehen die Selbstüberhöhung des Arztes als Basis hat. Die Medizin darf und kann nicht Teil dieser Überhöhung des Arzt-Standes sein, sie muss sich dagegen wehren. Nur so kann die Medizin die ihr anvertrauten Mitmenschen vor Allmachtsfantasien therapeutischer Ansätze schützen. Schweninger und vielen anderen, nicht nur seiner Zeit, sondern auch heute noch, fällt die Selbstbegrenzung der akademischen Medizin schwer. Viele Ärzte können sich von ihrem durchaus vom guten Willen getragenen, aber dem überhöhten Selbstbild des Arztes geschuldeten Allmachtsanspruch nicht in Bescheidenheit lösen. Ein Grund könnte das Gefühl sein, vor der Unbekanntheit des Schicksals zu versagen, keine Hilfe anbieten zu können. Doch etwas später wird aufgezeigt werden, dass dies keineswegs der Fall ist. Es gibt Wege, den leeren Raum des Unwissens der Medizin zu füllen, jedoch kommen diese Lösungswege nicht aus der Medizin und sind mit den Messmethoden der Medizin nicht untersuchbar.

Um die Allmachtsfantasie umzusetzen, „gesünder als gesund" werden zu können, Gesundheit festigen zu können, Jugend erhalten zu können, wurde von den Ärzten der Nazi-Regierung Wert auf gesunde Ernährung gelegt und Nachwirkungen davon sind bis heute spürbar. Dazu zählt beispielsweise der Glaube an die gesundheitsfördernde Wirkung des Vollkorns.

Der Mangel an Daten zur Gesundheitserhaltung durch Vollkorn und ähnliche Empfehlungen für eine gesunde Ernährung besteht heute noch, genauso wie

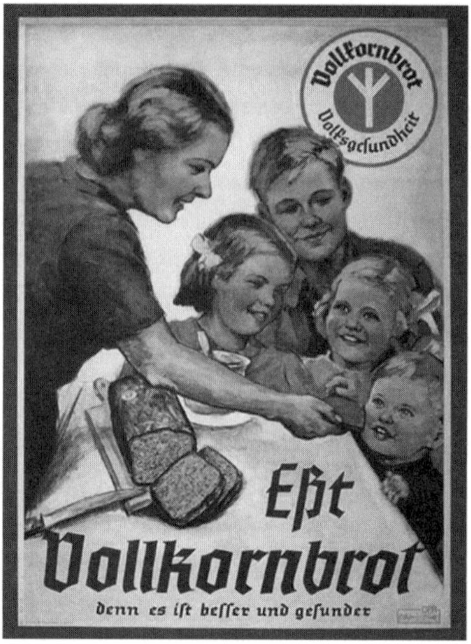
Vollkornbrot
Volksgesundheit
Eßt
Vollkornbrot
denn es ist besser und gesunder

Abbildung 61: „Eßt Vollkornbrot", Plakat entworfen von Paul Helwig Strehl, Deutschland 1939.

damals. Es fehlen Interventionsstudien, die belegen, dass man durch Vollkornkost länger lebt oder weniger an Krebs erkrankt. Die Daten fehlen. Dennoch glaubt man, wie die Werbung in der oben gezeigten Abbildung 61 suggeriert, nur zu gerne, sich durch Essen von Vollkorn etwas „Gutes" tun zu können. Es reicht mal wieder nicht, dass es hervorragend schmeckt, nein, es muss „gesund" sein. Das moderne Dilemma zu wissen, dass man sich krank essen kann, ohne zu wissen, wie man gesünder als gesund wird, hinterlässt eine Lücke des Nicht-Wissens, der unerfüllten Hoffnung. Genau diese Lücke wird genutzt, um spezielle Produkte zu platzieren. Gewiss ist es drastisch und vielleicht für manche, die es gut meinen, beleidigend, wenn aufgezeigt wird, wie das Thema Vollkorn zur Inanspruchnahme durch eine verbrecherische Ideologie führte. Es ist ein Denkfehler, ohne akademische Begründbarkeit durch sauber durchgeführte Interventionsstudien zu glauben, dass Vollkornbrot gesund sei.

Dies wird hier nicht in der Absicht aufgezeigt, diejenigen, die für nicht belegbare Gesundheitsvorstellungen eintreten, in die Nähe der Nazis zu rücken. Es sollen aber durchaus überzeichnend die Gefahren eines allzu laschen Umgangs mit der Überprüfbarkeit medizinischer Empfehlungen dargestellt und bewusst gemacht werden. Es ist daher das Ziel, zu warnen und zum Nachdenken darüber aufzufordern, wie schnell Verbrecher aus der Überheblichkeit der Ärzte, ohne adäquate Studien Therapien durchzuführen, einen Vorteil für ihre eigene Argumentation ziehen. Verbrecher können schnell ehemals gut Gemeintes, wenn auch falsch Gedachtes, für sich missbrauchen. Davor schützt nur Wissenschaftlichkeit, trotz all der wohlbekannten Grenzen der Wissenschaft, die auch nicht tun und lassen kann, was sie will, sondern sich den Regeln und Gesetzen der Ethik unterwerfen muss. Die medizinische Wissenschaft steht daher auf der Seite der Religion, wenn es um den Erhalt der Würde des Menschen geht, sie muss es sich aber gefallen lassen, durch die komplementären Disziplinen Ethik und Religion, die den ganzen Menschen im Fokus haben, kontrolliert zu werden. Die Medizin darf nicht, was sie will, sondern muss sich messen lassen, nicht nur in Kategorien wie messbarer Gesundheit, sondern auch in Anbetracht des nicht allein durch die Medizin definierten Menschenbilds.

Besser als Schweninger, Liek und Wagner verstand der Arzt Krehl die Lücke zu erklären und zu füllen, die die Wissenschaft immer in der ärztlichen Tätigkeit hinterlässt. Nie kann eine Interventionsstudie mit 100-prozentiger Sicherheit, mit einer „number needed to treat" von 1, dem Individuum gerecht werden. Es gibt nicht den wirklich gläsernen Patienten, den der Arzt total versteht. Gott sei Dank gibt es ihn nicht. So warnte Krehl, dass die durch Wissenschaft begründbare Medizin eben nur einen Teil der ärztlichen Tätigkeit darstellt. Krehl konnte durch seine Gedanken, durch Ethik, die Forschungsfreiräume der Medizin eingrenzen. Krehl konnte Sorgen vor den Fortschritten der Medizin, die es schon damals gab, aufnehmen und diesbezüglich beruhigen. Denn er stellte klar, dass es mehr bedarf, um einen Patienten gut zu behandeln, als nur der Wissenschaft. Dies ist eine ganz andere Aussage als die, dass die Wissenschaft ihn beim „Arzten" stören würde. Die medizinische Wissenschaft kann mit Interventionsstudien nur Wahrscheinlichkeiten angeben, mit denen eine Therapie einen bestimmten Effekt bei einer Erkrankung hat. Die Interventionsstudie kann aber nicht sagen, ob dies bei einem Patienten in dessen Sinne ist, ob dies ihm gut tut oder ob dies in ein Menschenbild passt, das nicht von der Medizin, sondern der Religion, Philosophie und Ethik bestimmt ist. Aber Krehl lehnte die akademische Forschung als Basis der Überprüfbarkeit des ärztlichen Handelns in der Medizin nicht ab. Würden sich die Vertreter der Lebensstil-Beeinflussung noch Gesunder zu diesem Anteil bekennen, den die Wissenschaft in der Medizin nur innehat, könnten sie offener damit umgehen, dass sie eben nicht alles wissen; dann wären sie ehrlicher. Dann könnten sie sich mit mehr Abstand der Suggestivkraft beispielsweise von Vollkornwerbung entziehen und die Verbreitung von Glaubensinhalten bezüglich gesunder Ernährung für Gesunde effektiver verhindern. Das ist die Aktualität der Betrachtung von Parallelitäten der Fehlentwicklungen damals und heute. Das ist das, was wir von Krehl lernen können. Krehl, „Über die Naturheilkunde" (1935):

> „Nur ein Teil der ärztlichen Tätigkeit ist ja die Medizin,
> ein großer Teil ist menschliche Klugheit und Erfahrung:
> Die Fähigkeit schnell und gründlich zu sehen,
> was vorliegt und wie der Kranke es verarbeitet."

Das Wissen um molekulare Zusammenhänge, die genaue Kenntnis dessen, was eine Interventionsstudie aussagt und was nicht, macht den richtig, selbstkritisch denkenden Arzt aus. Die Fähigkeit, exakt einzuschätzen, wo angesichts der ganz individuellen Situation des einen Patienten die aus großen Kollektiven erhaltenen statistisch signifikanten Zahlen aufhören aussagefähig zu sein, macht den guten Arzt aus. Nur in dieser Selbstbegrenzung und im offenen Umgang mit dem Nichtwissen kann die akademische Medizin eine humane Medizin sein. Die Gefahren einer falsch verstandenen Gesundheitsfürsorge wurden oben überdeutlich und vielleicht etwas überzeichnet aufgezeigt. Drastisch dargestellt wurden die Gefahren einer Medizin, die ihre Grenzen nicht kennt und meint, neben dem nicht nur naturwissenschaftlich, sondern generell wissenschaftlich fundierten Handeln auch noch den ganzen Menschen vereinnahmen zu können. Der neu geborene Mensch ist erst einmal nicht krank, der erste Lebenstag nicht der erste Tag auf dem Weg zum Erkranken, auf dem die Lebensstil-Heilkunde jeden begleiten müsste. Sobald die Medizin sich nicht mehr nur als einen Teil der Bemühungen um Vorsorge und Heilung versteht, überschreitet sie ihre Grenzen und läuft Gefahr, unmenschlich zu werden.

Lebensstil – darunter verstanden Regeln wie fünfmal pro Woche Sport, fünfmal pro Tag Obst oder Gemüse, darunter verstanden klare Angaben, wie viele Vitamine und Spurenelemente man täglich zu sich nehmen müsse, welches Olivenöl und wie viel, welches Fett nun nutzt oder schadet, all diese Regeln haben versagt. Nur einige Beispiel aus Beobachtungsstudien, die zeigen, wie sehr sie ihre eigenen Ergebnisse überschätzen:

Das Risiko für Herzinfarkt und Schlaganfall lasse sich um 39 Prozent senken, isst man täglich acht Gramm Schokolade. Mit Nüssen gehe die Herzinfarktrate um 48 Prozent zurück und wenn man einmal pro Woche fetten Fisch isst, um 44 Prozent. All dies macht zusammen über 100 Prozent aus! Das Problem der

Lebensstil-Anweisungen: Sie beruhen nur auf Empfehlungen aus Studien, die für solche Schlussfolgerungen nicht geplant und nicht geeignet sind.

Der Lebensstil wurde als Versuch entlarvt, uns durch Verbote gesund zu machen, als Überschätzung der Möglichkeiten medizinischer Erkenntnis. Die fehlenden Evidenzen sind der Abgesang auf diesen Versuch der Bevormundung. Fehlende Evidenzen sollten das Totengeläut für das Konzept sein, mit Lebensstil-Empfehlungen dann Geld zu verdienen, wenn es um den Erhalt der Gesundheit geht. Die ganz einfache Lebensstil-Theorie hat versagt, da sie auf Inhaltsstoffe der Nahrung setzt, auf messbare Parameter wie Körpergewicht, Blutzucker, Blutfette, aber nicht auf echte Erkrankungen. Lebensstil als Anweisung für alle, wie sie als „noch Gesunde" ihr Leben zu führen hätten, hat versagt – angesichts der Klugheit der Evolution und angesichts der Verschiedenheit der Menschen. Einfach ist es nicht, sein Glück zu finden und den Lebensweg zu gehen, der einen am meisten langfristig zufriedenstellen kann.

ZUSAMMENFASSUNG

- Die Loslösung der Medizin von der Wissenschaftlichkeit bedeutet ihre Unterordnung unter eine Ideologie und führt zwangsläufig zur Überschreitung ihrer Zuständigkeit, zu Überheblichkeit.
- In Form der „Neuen Deutschen Heilkunde" führte dies zu den grausamen massenhaften Missbräuchen im Dritten Reich.
- In Form der heutigen wissenschaftlich unbegründeten Vorschriften der Lebensführung führt es zu unethischen, ideologisch begründeten Eingriffen in die persönliche Lebensgestaltung, zu Stigmatisierung und Diskriminierung.
- Auch dadurch wird die Medizin unmenschlich.

26.

Lebensstil versagt – oder: Die Lebenskunst ist der Lösungsweg

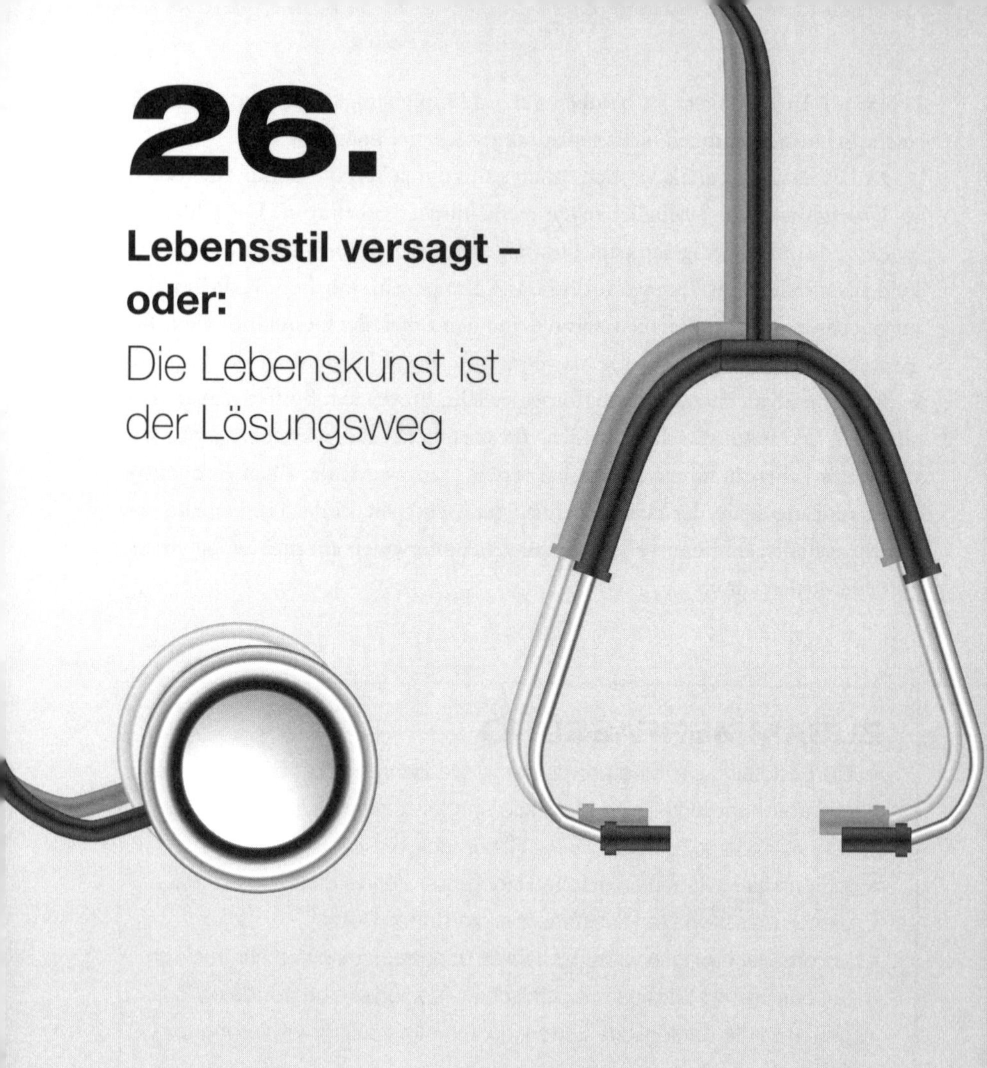

ALSO GEHT ES jetzt in diesem Buch um den Weg, der versucht, so human wie möglich, mit so viel Liebe zu anderen Menschen wie möglich und nötig, die Lösung aufzuzeigen, wie man in Kenntnis des Wissens um Krankheitsentstehung und in Kenntnis der Studienlagen zu den Zivilisationskrankheiten zu einem glücklichen, durchaus auch nicht durch selbstverschuldete Fehler der Lebensführung beeinträchtigten Lebensweg gelangt. Es geht auch um das Glück, das – wie uns der hinten kahle Kopf des Glücksboten Kairos verrät – im Nachhinein gar nicht so einfach festzuhalten ist und über das sich Bertrand Russell ganz pragmatisch, vielleicht leicht über die Wissenschaftler spöttelnd, äußerte. Bertrand Russell:

„Wenn ich mit intellektuellen Freunden spreche,
festigt sich in mir die Überzeugung,
vollkommenes Glück sei ein unerreichbarer Wunschtraum.
Spreche ich hingegen mit meinem Gärtner,
bin ich vom Gegenteil überzeugt."

Aber gibt es wirklich keine Anhaltspunkte, wie man vernünftig sein Leben so führen kann, dass man glücklich ist, dass man sich nicht unnötig schädigt – wenn man schon akzeptieren muss, dass man die körperliche Gesundheit nicht beliebig selber vermehren kann? Es gibt glücksunterstützende Gegebenheiten. Dazu zählen das gleichberechtigte Zusammenleben, Friede und ausreichender, aber nicht überschießender Wohlstand. Dazu zählen aber auch mit Mitmenschen geteilte Sinnkontexte oder gemeinsame Erklärungen der Sinnhaftigkeit des Lebens, wie sie Religionen ihren Anhängern vermitteln. Mit dieser Aussage werden die Religionen zunächst beispielsweise den Fanclubs von Fußballvereinen gleichgestellt, die auch Sinnhaftigkeit einer Gemeinschaft – der Fangemeinschaft – vermitteln. Die naturwissenschaftlich begründete Ersatzreligion Lebensstil und der Körperkult mit der Gottheit der ewigen Jugend können beide nicht helfen, sinnvolle Regeln der Lebensführung aufzustellen. Doch Religion bietet mehr als Fußballvereine und Lebensstil-Regeln. Ist Religion mehr als nur ein Therapeutikum angesichts der Sorge über die unbekannte, nicht beeinflussbare, schicksalhaft jeden treffende, bei jedem Lebewesen zeitlich limitierte Zukunft?

Es gibt einen Lösungsweg, und darin sind sich Hippokrates, Lukas und Luther, der praktisch tätige Arzt und der heutige Vertreter der medizinischen Forschung einig. Dieser Lösungsweg bedarf eines breiteren Ansatzes. Der Ansatz umfasst weitaus mehr, als die Medizin erkennen und messen kann, denn es ist nötig, Menschen in ihrer Verschiedenheit, in ihrer Abhängigkeit von äußeren Einflüssen, in ihrer Fremdbestimmtheit zu verstehen. Ziel sollte es sein, Lebensweisen zu finden, die vernünftig sind. Sie müssen allgemeingültigen, jedoch nicht unbedingt naturwissenschaftlichen Gesetzen gehorchen. Dafür gab es in der Antike, in der hippokratischen Schule, den Begriff der „Diätetik". Diätetik ist ein Begriff, der weitaus mehr bedeutet als Gemüse essen, Sport treiben, den Fettverzehr reduzieren. Diätetik war für die griechischen Ärzte nicht das, was heute unter Diät verstanden wird. Diätetik wurde als Modell der Lebensklugheit, der Hygiene im pfleglichen Umgang mit sich selber verstanden, als ein Modell, das weitaus weiter greift als die Begriffe Diät, gesundes Essen, gesunder Lebensstil. Der Lebensstil-Ideologie, der Selbstanmaßung, das Schicksal selber kontrollieren zu können, steht der Begriff der hippokratischen „Diätetik" konträr gegenüber. Dieses Verständnis vom Rat zu einem vernünftigen, der jeweiligen Person in ihrer Situation angepassten Lebensstil ist human, daher das Gegenstück zum inhumanen Verständnis der nur naturwissenschaftlich ausgerichteten Lebensstil-Ideologie.

Das Modell der „Diätetik" fußt auf der zentralen Bedeutung des Maßvollen, des Angemessenen. Auf Aristoteles geht das Prinzip der „Goldenen Mitte" zurück. Für ihn wäre beispielsweise die goldene Mitte zwischen Habgier und Verschwendung die Freigebigkeit. Das Modell der Diätetik will das vermitteln, was „Harmonie" im Leben ermöglicht, die goldene Mitte eben. Das kann für jeden etwas anderes sein, nur die Bedeutung des Maßvollen, des Angemessenen, gilt für jeden. Das, was maßvoll ist, ist aber für jeden etwas anders, da jeder Mensch anders ist und anders lebt. Die durch „Diätetik" entstehende Harmonie wird im Gesamtkontext der Lebenskunst betrachtet und gewertet. „Diätetik" ist – anders als Diät – angewandte Lebenskunst. Also die Antwort auf die drückende Frage, was man denn für sich selber tun kann. Es bleibt nicht die Leere der Aussage, alles nutze nichts. Es bleibt nicht die Enttäuschung, dass alles, was man so preist, etwa Sport, Diäten, Kontrolle des Körpergewichts und Wellness, doch nur wenig nutzt und Luther uns dann sagt, dass alles ohne Gnade nichts ist.

Es gibt eine Antwort, die niemandem schadet und die für jeden einen Lösungsweg aufzeigen kann. Die Antwort ist der Weg der Mitte, und ihn zu beschreiten ist demjenigen möglich, der es schafft, in sich selber Harmonie und Ausgeglichenheit in Bescheidenheit zu finden. Der Weg der Mitte zwischen den Extremen steht gegen die Ideologie des Lebensstils, die versucht, mit Gewichtskontrolle, bewusster Ernährung und Bewegung Menschen den Weg zum selbst erarbeiteten Glück zu zeigen. Als Antwort auf die eingangs gestellten Fragen steht das Modell des in der Antike verbreiteten Wissens um die Bedeutung der Ordnung, der Harmonie, im Raum. Es lohnt daher, sich etwas tiefer in die Gedankenwelt der antiken Medizin, in die Gedankenwelt des Kohelet und des Lukas sowie in das damalige Verständnis von „Diätetik" und Harmonie zu versetzen.

Beispielsweise wurde Schmerz damals als Symptom einer Maßüberschreitung verstanden, denn Unmäßigkeit ist nur auf das eigene Wohl bedacht, so sehr auf sich selber fokussiert und mit sich selber beschäftigt, dass der andere, der Mitmensch, aus den Augen verloren wird. Das schmerzt. Die Maßüberschreitung wurde als Ursache der Zerstörung der Ordnung mit einer Erkrankung als Folge verstanden. Mit der Folge, dass dadurch Schmerz auftritt.

Also ist die Kunst des Lebens, die Kunst der Vermeidung der Maßüberschreitung das, was weiterhilft. Nicht Lebensstil, sondern Lebenskunst ist die ganz moderne Antwort auf die Frage nach der Sorge um uns selber! „Lebenskunst" kann man die Antwort nennen, weil es das Wesen der Kunst ist, etwas Neues zu schaffen, etwas

Einmaliges zu erstellen. Kunst produziert keinen Abklatsch, keine Fotokopie. Kunst ist nicht das Einhalten ganz fester Regeln, sondern Kunst ist innovativ. Kunst gelingt mit Freude und Spaß. Es geht darum, einen ganz individuellen Lebenslauf für sich zu gestalten. Beide, Lebensführung und Lebenskunst, sind verwandt, teilweise überlappend, aber dennoch ganz verschiedene Blickwinkel, um auf den Mitmenschen und sich selber zu schauen. Bescheidenheit und Maßhalten als Teil der Lebenskunst, als Teil der Abwehr des Maßlosen, das – wie wissenschaftlich gut gesichert ist – der Gesundheit schaden kann. Abwehr des Schadens durch Lebenskunst, das ist der Korridor der begrenzten Fähigkeit zur eigenen Gestaltung des Lebens, in dem nicht Gesundheit gefördert, sondern das Risiko einer Erkrankung, das Risiko des Eigenschadens, verhindert wird. Das ist der Korridor der Selbstbestimmtheit, ein Korridor, dessen Größe und dessen Inhalt für jeden Menschen unterschiedlich sind. Dies erinnert an die weiter oben beschriebenen Aussagen Luthers: Ohne Gnade ist alles nichts.

Aber es gibt eine Kunst des Lebens, den jeweiligen Korridor zu nutzen, der einem in der Selbstbestimmung gegeben ist. Das ist keine medizinische, sondern eher eine philosophische Erkenntnis. Das ist eine Erkenntnis, die auch die Theologen etwas angeht, denn sie vertreten als Wissenschaftler die Lehre vom Glauben, der den ganzen Menschen erfasst. Im Rahmen der theologischen Debatten über den philosophischen Gott, den jeder sich selber nach eigenem Gutdünken denken kann, und im Rahmen der Debatten über die Selbstbestimmtheit des Menschen als Gegenentwurf zum Geschöpf Gottes haben sich Theologen und vor allem Kirchenvertreter immer mehr aus Fragen der konkreten Lebensführung zurückgezogen. Und die Lebensstil-Ideologie als Außenzweig der Medizin übernahm den leer gewordenen Raum der Frage, wie der Mensch sein Leben führen könne! Doch die Ideologie, sich Gesundheit erarbeiten zu können, sie durch Ernährung stabilisieren oder durch Vitamine erkaufen zu können, versagt, wenn man sie überprüft.

Dass die vereinfachte Darstellung von Lebensstil-Regeln für Gesunde versagt, bedeutet, dass die Vertreter der Medizin, die Ärzte, nicht qualifiziert und berechtigt sind, sich den Kuchen „Lebensstil" aus dem Markt der Gesundheitsfürsorge herauszuschneiden. Begründet durch die Selbstlimitation der akademischen Medizin, nur die durch Interventionsstudien bewiesenermaßen optimale Form der Therapie einer Erkrankung durchzuführen, können sie nicht im Alleingang wirklich kluge Regeln zur Lebenskunst bieten. Die zur Zeit üblichen ärztlichen Ratschläge zum Lebensstil, verstanden als medizinisch begründete Regeln zur Lebensführung, können sich ja nur auf durch naturwissenschaftliche Methoden gemessene Tatbestände beziehen. Und die sind leider nur von Beobachtungsstudien abgeleitet und wurden in Interventionsstudien als größtenteils falsch entlarvt. Die akademisch begründbare Medizin überblickt daher einen viel zu kleinen Teil der Komplexität des menschlichen Lebens. Aber zusammen mit anderen Fachdisziplinen, also nicht allein, sondern gemeinsam zum Beispiel mit Psychologen, Ethikern, Soziologen oder Vertretern von Religionen kann dies gelingen. Doch der Selbstanspruch, es allein zu können, mit Regeln zum richtigen Essen und Bewegen, für den Erhalt der Schönheit der Jugend durch Muskulatur, wird für die Medizin zum Irrweg. Wie viele Menschen glaubten der Regel „fünfmal am Tag" Gemüse und Obst, um Krankheiten zu verhindern, bis sich herausstellte, dass es ein durch das Studiendesign und die Auswertung bedingter Irrtum war! Der Satz „An apple a day keeps the doctor away" klingt gut, doch guter Klang heißt nicht korrekte Aussage.

Dennoch gibt es, auch wenn dies nicht das alleinige Terrain der Medizin ist, in dem alten Wissen um Lebenskunst Aspekte, die uns Medizinern glaubwürdig und plausibel erscheinen. Denn Bescheidenheit und Vermeiden von Übermaß sind ebenso kluge Regeln der Lebenskunst wie Rücksicht auf andere zu nehmen. Wie human sind doch die Regeln der Lebenskunst, verglichen mit den Regeln der Lebensstil-Ideologie, die nur sich selber im Blick hat, die nur die Muskeln sieht und nicht den Nächsten. Das wusste schon der Apostel Paulus. Paulus kannte die beiden Grundpfeiler der erfolgreichen Lebenskunst, er war ja griechisch vorgebildet. Paulus setzte sich mit zwei Verstößen gegen die Grundregeln der Lebenskunst auseinander. So kritisierte er an einem konkreten Beispiel falschen Lebensstil und falsche Ernährungsgewohnheiten. Er prangerte an, dass in seiner Gemeinde die einen noch hungerten, hingegen die anderen beim Abendmahl den Luxus übertrieben. Paulus (1. Kor 11,17):

> „Wenn ich schon Anweisungen gebe:
> Das kann ich nicht loben, dass Ihr nicht mehr zu Eurem Nutzen,
> sondern zu Eurem Schaden zusammenkommt.
> Was Ihr bei Euren Zusammenkünften tut,
> ist keine Feier des Herrenmahles mehr;
> denn jeder verzehrt sogleich seine Speisen,
> und dann hungert der eine, während der andere schon betrunken ist.
> Könnt Ihr denn nicht zu Hause essen und trinken?
> Oder verachtet Ihr die Kirche Gottes?
> Wollt Ihr jene demütigen, die nichts haben?
> Soll ich Euch etwa loben?
> In diesem Fall kann ich Euch nicht loben."

Es scheint, als ob Paulus die Studien des 20. und 21. Jahrhunderts kennen würde. Studien, die zeigen, dass einer der wichtigsten Faktoren für Übergewicht das Essen ohne andere, ohne Tischgenossen, ist. Es scheint, als habe er vom „french paradox" gelesen, dem Fakt, dass es in Frankreich Populationen gibt, die viel essen, sich nicht „gesund" ernähren, dennoch wenig Herzinfarkte bekommen und sich von anderen Populationen dadurch unterscheiden, dass sie gemeinsam essen. Paulus prangert einen Verstoß gegen die hippokratische Grundregel der Lebenskunst an, gegen Bescheidenheit und Zurückhaltung, beobachtet beim angeblich gemeinsamen Mal der Gemeinde. Er stellte fest, dass das Mahl nicht gemeinsam stattfand. Für den Erhalt der Gesundheit ist nicht die Frage entscheidend, ob Gemüse oder Fleisch, ob „bio" oder gespritzt, sondern die Beachtung der Regeln, die die Gemeinschaftlichkeit mit sich bringt. Dies ist ein Korridor der Selbstbestimmtheit der Gesundheit, den Luther sofort akzeptiert hätte. Es ist ein Korridor zur Selbstbestimmtheit im Schicksal des Menschen, den auch der schulmedizinisch anhand der Kenntnis von Molekülen und Studien arbeitende Arzt anerkennen kann. Es ist eine Möglichkeit für selbstbestimmtes Vermeiden dessen, was krank macht, eine Möglichkeit, die außerhalb des Blickwinkels der Schulmedizin liegt. Gemeinsamkeit, Achtsamkeit, Bescheidenheit – alles Kategorien, die nichts mit Inhaltsstoffen von Nahrungsmitteln zu tun haben, nichts mit Muskulatur und Schönheit, nichts mit messbarer Fitness. Die Lebensstil-Ideologie muss sich gegen einen solchen, nicht durch naturwissenschaftliche Kriterien definierten Korridor der Selbstbestimmung wehren, sie hat ja ganz andere Regeln. Nicht aber die akademische Medizin, sie kann mit der Anschauung von Paulus gut leben und sie respektieren. Denn es gibt ausreichend Studien, die immer wieder zeigen, dass für Kinder das fehlende gemeinsame (!) Essen in einer Familie einer der wichtigsten Risikofaktoren für die Entstehung einer kindlichen Fettsucht ist. Man braucht also wie Paulus nur gesunden Menschenverstand, keine Lebensstil-Regeln wie fünfmal pro Tag Obst, täglich die Muskeln trainieren oder fünfmal pro Woche Sport.

Doch Paulus geht es um noch mehr als nur das gemeinsame Essen, es geht ihm um mehr als dass alle etwas zu essen haben und im wahrsten Sinn des Wortes gemeinsam essen. Paulus (1. Kor 11,28 ff):

> „Jeder soll sich selbst prüfen;
> erst dann soll er von dem Brot essen und aus dem Kelch trinken.
> Denn wer davon isst und trinkt, ohne zu bedenken,
> dass es der Leib des Herrn ist,
> der zieht sich das Gericht zu, indem er isst und trinkt.
> Deswegen sind unter Euch viele schwach und krank,
> und nicht wenige sind schon entschlafen. Gingen wir mit uns selbst ins Gericht, dann würden wir nicht gerichtet.

> Doch wenn wir jetzt vom Herrn gerichtet werden, dann ist es eine Zurechtweisung,
> damit wir nicht zusammen mit der Welt verdammt werden.
> Wenn Ihr also zum Mahl zusammenkommt, meine Brüder, wartet aufeinander!
> Wer Hunger hat, soll zu Hause essen; sonst wird die Zusammenkunft zum Gericht.
> Weitere Anordnungen werde ich treffen, wenn ich komme."

Vieles in diesem Text erscheint fremd, nicht zur heutigen Zeit, zum Verständnis von Gesundheit und Krankheit passend. Allein schon die Sprache befremdet. Die Wortwahl verleitet automatisch zum Widerspruch, zum Abschalten. Zu fremd, zu bestimmend. Aber einige Aspekte bedürfen der Reflexion. Reflexion kann helfen zu verstehen, was Paulus meint und worum es ihm geht; auch in Worten, die wir heute akzeptieren können, zu verstehen, wo seine Klugheit und sein doch zu akzeptierender Rat liegen könnte. Denn in den vorherigen Kapiteln wurde anhand der wichtigsten Studien aufgezeigt, dass wir keinerlei Daten haben, wie man mit Sport, bestimmten Kostformen etc. – insgesamt mit dem, was man heute als Lebensstil bezeichnet – unsere Gesundheit vor zukünftiger Erkrankung schützen könnte. Nach dieser Enttäuschung, nach der Entlarvung etlicher Empfehlungen als Geschäftemacherei, steht dem Begriff des Lebensstils der schon Hippokrates bekannte Gedanke der Lebenskunst mit den Aspekten Bescheidenheit, Harmonie und Maßhaltung gegenüber. Unter diesem Blickwinkel ist bei Paulus der Begriff der Selbstprüfung, so fremd er zunächst erscheint, zu beleuchten:

Professor Etzelmüller arbeitete in seinem Buch „Religion und Krankheit" die Bedeutung der Selbstprüfung heraus. Selbstprüfung war in der Antike wichtig, da in der Antike die Ordnung einer Gesellschaft durch Projektion auf die in der Natur vorhandene Gesetzmäßigkeit überprüft und bewertet wurde. Harmonie ist also mehr als „bio", mehr als Trennkost, mehr als Diät. Der Begriff der Harmonie wurde als wichtiger Punkt der Lebenskunst nicht nur auf die Person selber, sondern auch auf die Gesundheit der Gesellschaft bezogen. Paulus sieht in der Selbstprüfung eine Kontrolle der Würdigkeit, an der Feier des Abendmahls teilzunehmen. Unwürdig wird der, der trinkt und im Übermaß isst, während andere nicht genug haben, der das gemeinschaftliche Element der Gemeinschaftsfeier stört. Selbstprüfung wird dann auch zur Überprüfung der Ordnung der Gemeinschaft, in der man lebt. Ein zu beachtender Aspekt, der heute in der Politik vergessen scheint, wo man den politischen Gegner immer beschimpft, anstatt durch Eigenprüfung zu überdenken, was man besser machen könnte. Eigenprüfung in ihrer zweifachen Funktion: Überprüfung seiner Selbst und seines Lebens in der Gemeinschaft, aber auch Überprüfung der Gemeinschaft selber.

Paulus zeigt hier auf zweifache Weise einen Korridor auf, in dem der Mensch selbstverantwortlich ist: Zum einen in seiner Fähigkeit, an einer Gemeinschaft des Essens teilzunehmen. Zum anderen aber auch in seiner Fähigkeit zur Selbstprüfung mit dem Ziel, in sich selber und dann auch mit anderen, durch Bescheidenheit und Maßhalten einen Zustand der Harmonie zu erreichen. Beides sind Bereiche des selbst bestimmten Korridors einer klugen Lebensführung. Ein Korridor, der nicht unmenschlich ist, nicht Gefahr läuft, von anderen missbraucht zu werden. Paulus beschreibt uns einen Korridor der Selbstbestimmtheit, des aktiven Mitwirkens an unserer eigenen Gesundheit und an der der Gesellschaft, die keine Illusion, sondern umsetzbar ist. Beides, die Bedeutung der Gemeinschaft beim Essen und die Bedeutung der Selbstprüfung als einer Überprüfung seiner selbst und seiner Gemeinschaft, ist für die durch Studien begründete und mit Studien argumentierende Medizin problemlos. Dies widerspricht nicht medizinischen Studien, es widerspricht nicht dem, was das Ziel und die Aufgabe der akademisch begründeten Medizin ist, nämlich dem Wohl des Mitmenschen. Es widerspricht auch nicht dem Wissen darum, dass gerade sozial benachteiligte Menschen, Menschen die allein leben und essen, besonders durch Übergewicht gefährdet sind.

Die weiter oben zitierte Interventionsstudie der Verbesserung des sozialen Umfelds und ihres überraschend großen Effekts auf Körpergewicht und Diabetes passt bestens in dieses Gedankengut. Der Sprung von Paulus zur amerikanischen Studie der sozialen Intervention ist sicherlich weit, aber ist er ganz falsch? Esskultur als Teil der „gesund erhaltenden" (aber nicht gesünder als gesund machenden) Ernährung? Liegt die gesundheitsgefährdende Wirkung der Fast-Food-Kultur vielleicht gar nicht in den Inhaltsstoffen dieser Kochmethode, sondern in ihrer Esskultur? Ist nicht Fast Food das Problem, sondern sind wir selber das Problem? Wir selber hemmen die Problemlösung der zur Krankheit führenden Lebensformen, wenn wir nicht bereit sind, in Gemeinschaft zu essen und zu entspannen. Wenn man selbstgerecht – denn man lebt selber ja „gesund" – gerne mit dem Finger auf andere zeigt, die angeblich etwas falsch machen, sich krank essen, dann wird dadurch keinem geholfen. Wenn dann anstatt „sich selber zu prüfen" auch noch Firmen an den Pranger gestellt werden, die die angeblich krank machenden Lebensmittel herstellen, wird für niemanden ein Problem gelöst. Es wird niemandem geholfen, wenn wir nicht „uns selber prüfen" oder, wie Paulus rät, uns fragen, was wir tun müssen, damit es jedem in unserer Mitte gut geht und damit sich jeder in unserer Mitte angenommen fühlen kann. Bestenfalls wird das eigene Gewissen beruhigt. Ist Schelte auf Fast-Food-Ketten und Hersteller von gezuckerten Getränken ein

Ersatz für eine ehrliche Diskussion über Fehlentwicklungen der Gesellschaft? Ist es eine Alibi-Diskussion derer, die sich erfolgreich auf Kosten anderer nach oben gearbeitet haben?

Mit Alibi-Diskussionen kommen wir nicht weiter. Aber mit Empfehlungen, die Bescheidenheit, Maßhalten, Erlernen der „goldenen Mitte", Gemeinsamkeit im Mahl als wichtiger erachten als das, was man isst, kann man einen Schritt weiter kommen. Doch auch hier gilt, dass es nicht jedem in jeder Lage möglich sein wird, sich an diese Empfehlungen zu halten. Aber niemand wird deswegen verurteilt. Es sind vielmehr Empfehlungen, die Wert auf die Verschiedenheit von Menschen und ihren ganz persönlichen Lebenssituationen legen, es sind Empfehlungen, die eher umsetzbar sind als Belehrungen über Sport und „gesunde" Nahrungsmittel. Denn es sind Empfehlungen, die human und mitfühlend die Mitmenschen ins Zentrum der Überlegung stellen. Es sind Empfehlungen, die allerdings nicht der medizinischen Ausbildung bedürfen, sondern nur der Nächstenliebe. Es sind Empfehlungen, die der aktiven Kommunikation in die Sozialpolitik und in die Familienpolitik bedürfen. Es sind Empfehlungen, die nicht den Anspruch erheben, Krankheit zu verstehen oder der Gesellschaft Milliarden Euro einzusparen. Es sind aber Empfehlungen, die den Anspruch erheben, die Individualität und Freiheit des Mitbürgers zu wahren. Es sind Empfehlungen, die keine Therapie der Angst vor unbekannter, schicksalhaft über uns hereinbrechender Zukunft sind, sondern für den, der sie befolgen kann, Wege zur Selbstfindung der eigenen „goldenen Mitte".

ZUSAMMENFASSUNG

- Das Gegenbild zum angeblich „alleingesundmachenden" angeblich wissenschaftlichen Lebensstil ist die individuelle Lebenskunst.
- Sie beinhaltet neben Parametern wie Sport und der Zusammensetzung der Ernährung auch psychologische und soziale Aspekte, dazu gehören auch Bescheidenheit und Rücksicht auf Mitmenschen.
- Lebenskunst bedeutet, im Rahmen des Korridors der Selbstverantwortung seinen individuellen Goldenen Mittelweg zwischen den Extremen zu finden und nicht alles der Gesundheit unterzuordnen.
- Genuss, Lebensfreude, Gemeinsamkeit, Mitgefühl, Solidarität … und vieles andere sind wichtige Bestandteile unseres Lebens, die – auch für die Gesundheit, aber nicht nur – wichtiger sind als Muskelmasse oder ein niedriger Cholesterinspiegel.

27.

Welche Folgerungen sind nun aus dem Diskurs zu ziehen – oder: Wie geht es weiter?

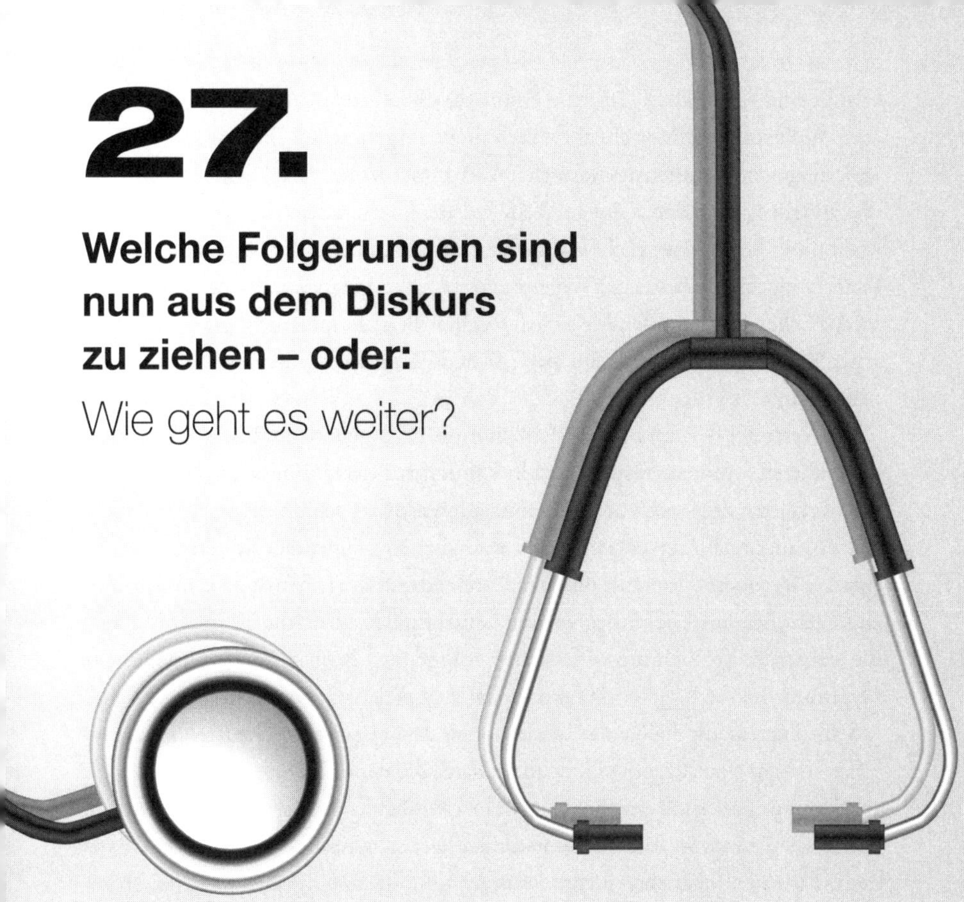

These 1:

Die akademische Medizin der Neuzeit muss sich zu ihrer methodisch bedingten Begrenztheit bekennen.

Beeindruckende Erfolge, ermöglicht durch Fortschritte in der Forschung, müssen zuerst gemessen, das heißt in ihrer Überlegenheit gegenüber Placebo-Effekten belegbar sein und dürfen erst danach angewandt werden. Die Selbstbeschränkung der akademischen Medizin auf messbare, in „number needed to treat" über eine bestimmte Zeit ausdrückbare Erfolge bedeutet zu akzeptieren, dass der Mensch bei dieser Heilungsmethode der Gegenstand ist, an dem gehandelt wird. Konsequente Selbstbeschränkung heißt dann zu akzeptieren, dass es Wirklichkeiten gibt, die außerhalb dieses Erklärungsansatzes und dieser Heilungsmethode liegen. Konsequent gelebte Selbstbeschränkung heißt dann auch, dass Allmachtsfantasien nicht erlaubt sind – Fantasien, der Arzt könne durch Lebensstil-Änderung im Kontext einer molekular definierten, aber noch nicht eingetretenen Erkrankung die Veränderungen im Rahmen des normalen Alterungsprozesses wirksam aufhalten. Wäre dies möglich, wäre der „Gott in Weiß" wiederauferstanden. Ein Mediziner kann nicht ohne Belege Ansprüche auf Erfolge erheben. Da bei der Methodik der Medizin immer der Mensch der Gegenstand ist, ist das Handeln der Medizin, wenn sie das Leben des gesunden Menschen regeln will, nicht mit einem humanen Menschenbild vereinbar, wenn keine zusätzlichen Formen des Miteinanders die Medizin ergänzen.

Die Vertreter der modernen Medizin müssen Angebote des Faches Epidemiologie nutzen, um neue Hypothesen in klinischen Interventionsstudien zu prüfen, aber sie dürfen Ergebnisse der Epidemiologie aus den beschreibenden Studien nicht nutzen, um ohne Interventionsstudie Krankheiten zu erklären, Kranke zu stigmatisieren, irgendeine Therapie durchzuführen oder in die Lebenssphäre anderer einzugreifen. Bei dieser Selbstbegrenzung braucht die Medizin die Hilfe der Medien, die selber der Versuchung widerstehen sollten, aus Beobachtungen gewonnene Hypothesen ohne Interventionsstudie als Therapie anzupreisen.

Selbstbegrenzung heißt, die Limitationen der statistisch erfassbaren medizinischen Therapie zu akzeptieren, denn sie kann nie dem Einzelnen gerecht werden, sondern nur statistisch errechenbare Wahrscheinlichkeiten angeben. Basierend auf den Ergebnissen von Interventionsstudien lässt sich ausschließlich sagen, dass es mehr Patienten (aber eben nicht Gesunde!) gibt, die von der angewandten Therapie profitieren, als Patienten, die Nebenwirkungen erleiden. Die Individualisierung liegt nicht im Rahmen des Möglichen, auch nicht nach Aufklärung des Genoms, Proteoms oder Metaboloms – diese Techniken können nur die „number needed to treat" reduzieren, aber nie bis auf 1,0. Individualisierung ist nicht möglich, aber Stratifizierung, also die Patienten in kleinere Gruppen einzuteilen, um die „number needed to treat" zu reduzieren.

These 2:

Theologen und Vertreter der Kirchen haben wesentliche Angriffe auf ein humanes, christlich begründetes Menschenbild verschlafen, da sie sich zu sehr auf „letzte große Fragen" und auf „Technikfolgenabwehr" fokussierten.

Theologen und Vertreter der Kirche müssen neue Wege finden, sich nicht als Technikabwehr-Soldaten begreifen, sondern sich mit dem großen, nicht öffentlichkeitswirksamen Problem des scheinbar berechenbaren Schicksals von Menschen befassen. Themen wie Präimplantationsdiagnostik sind zwar wichtig, ebenso wie es wichtig ist, unsinnige und unmenschliche intensivmedizinische Maßnahmen am Ende eines Lebens zu verhindern, doch darf dies nicht das Hauptaugenmerk der Beschäftigung der Theologie und der Kirchen mit der modernen Medizin sein. Gerade die Theologen aller abrahamischen Religionen müssen die Chance ergreifen, einem falschen Präventionsgedanken zu widersprechen, und zu Anwälten einer konsequent am Einzelnen orientierten Heilkunde werden. Bei dieser Heilkunde spielt die akademische Medizin mit ihrer statistisch berechenbaren „number needed to treat" eine wichtige Rolle, aber sie ist nur Teil eines Prozesses, der auch anderer Disziplinen bedarf, um Menschen nicht nur zum Gegenstand der Therapie zu machen, wie es die Medizin methodisch bedingt tun muss, sondern ihnen ganzheitlich zu helfen. Hier gibt es eine Lücke, die die akademische Medizin nicht füllen kann. Diese Chance bewusst zu nutzen und Krankheit – wie historisch belegt einst der Weg zur Größe der Kirche – wieder zur großen Aufgabe der Kirchen zu machen, ist gerade in dieser Zeit der Glaubenskrise eine Chance für die Kirche. Da die akademische Medizin immer nur das Kollektiv sieht, weil sie die Statistik nutzt, nie aber den Einzelnen im Fokus hat, gibt es hier große Möglichkeiten der Kooperation.

Dies setzt aber voraus, dass die Kirchen sich nicht aus den Krankenhäusern zurückziehen, sondern bewusst vor Ort sind. Für Kliniken mit 1.000 Betten ist die übliche Besetzung mit einem protestantischen und einem katholischen Seelsorger sowie meist keinem fest angestellten muslimischem oder jüdischen Seelsorger nicht genug. Das macht die Kirchen in ihrem Anspruch unglaubwürdig. Wenn Heilung die ärztliche Pflicht Jesu gegenüber den Kranken ausdrückt, dann sollten die Kirchen in der diakonischen Zusammenarbeit mit der modernen Medizin dieser Tradition treu bleiben. Die Kirchen dürfen sich nicht aus dem Bereich zurückziehen, in dem die kranken Menschen konzentriert sind, nämlich aus den Krankenhäusern. Die Kirchen sollten ihr Personal aufstocken, und zwar mit Mitarbeitern, die Möglichkeiten zur Begleitung Kranker sowie der Pflegenden und Ärzte besitzen. Ziel sollte es sein, dass die Ärzte und die Pflegenden in den Kliniken, in den Pflegeheimen und in den Altenheimen ergänzt werden, was aber nur geht, wenn vor Ort die Personaldecke der Seelsorger so aufgestockt wird, dass sie wieder selbstverständlicher Teil der Ärzteteams werden. Die Bezogenheit auf den Einzelnen, die bei allen Glaubensgemeinschaften vorhanden ist, bietet die Chance zur Lösung der unerfüllbaren Wünsche an die akademische Medizin, die immer nur eine statistisch fassbare „number needed to treat" anbieten kann. Diese Ergänzung der akademischen Medizin durch Glaubensgemeinschaften ist die große Chance für die Kirchen, denen die Überzeugungskraft und die Argumente fehlen, um viele Menschen wieder anzusprechen. Diese Ergänzung ist auch die große Chance für die Medizin, der zu Recht vorgeworfen wird, dass sie nicht den Einzelnen komplett erfassen kann. Lebenskunst passt zu den Wissenschaften, die den ganzen Menschen sehen, zur Theologie und zur Philosophie, aber auch zur Medizin, die nur einen Teil des Menschen erkennen kann.

These 3:
Die der Schöpfung innewohnende Fähigkeit der modernen Medizin, an Erkrankungen therapeutische Leistungen zu zeigen und diese fortzuentwickeln, aber gleichzeitig das Geheimnis des menschlichen Schicksals in seiner Fremdbestimmtheit zu akzeptieren, erfordert die Zusammenarbeit der Theologie mit der Medizin.

Während These 2 vor allem die Komplementarität und die Chance der Zusammenarbeit erörtert, geht These 3 einen Schritt weiter. Sie fordert die Zusammenarbeit, weil in einem humanen Verständnis von Erkrankung keine der beiden Wissenschaften allein handlungsfähig ist. Das hat viel mit dem zu tun, was zuvor als Bild Gottes beschrieben wurde, der sich nicht zeigt, sondern nur der ist, der er ist. Das Geheimnis Gottes, aus dem sich das Leben, wenn nicht nur biochemisch gesehen, als nicht entschlüsselbares Wunder ableitet, als Mysterium, fasste Angelus Silesius in seiner Beschreibung des unerkannten Gottes in Worte. Angelus Silesius: „Der unerkannte Gott":

> „Was Gott ist weiß man nicht: Er ist nicht Licht/nicht Geist/
> Nicht Wonnigkeit/ nicht Eins/ nicht was man Gottheit heist:
> Nicht Weißheit/ nicht Verstand/ nicht Liebe/ Wille/ Guette:
> Kein Ding/ kein Unding auch/ kein Wesen/ kein Gemuette:
> Er ist was ich/ und du/ und keine Creatur/
> Eh wir geworden sind was Er ist/ nie erfuhr."

Ein sehr humanes Menschenbild beschreibt Silesius hier im Rahmen seiner Gottesbeschreibung als eines Gottes, der nicht von Physikern durch ein „Gottesteilchen" beschreibbar ist und dessen Ebenbild, der Mensch, nicht durch Biochemiker als Ablauf enzymatisch gesteuerter Reaktionen begreifbar ist. Der Gott, der sich nicht völlig offenbart, der ist, der er ist. Das Mysterium des Lebens ist unbegreiflich und unzugänglich. Ebenso unbegreiflich und unzugänglich ist das Schicksal eines Menschen, der immer als Individuum von Gott angenommen wird, auch in Bezug auf seine Gesundheit. Die akademische Medizin kann nur bei Einzelaspekten helfen, die bei Krankheit aber enorm wichtig sein können. Lebenskunst hingegen kann helfen, das Leben zu meistern und Freude zu haben, Freude für sich und für andere.

Schleichend, verdeckt durch das scheinbar harmlose Begriffspaar „Prävention“ und „Gesundheit“, eroberte eine Technik – keine Gerätetechnik, sondern die mathematisch begründbare Berechnung von Gesundheitsrisiken – den individuellen Blick auf den Einzelnen. Der einzelne Mensch wurde zur statistisch berechenbaren Masse, zur Gruppe. Das ist genau das Gegenteil der Grundlage der Menschenrechte, die sich aus dem „Ich habe Dich bei Deinem Namen gerufen“ entwickelte. Die Gruppe dadurch über das Individuum zu stellen, dass man Gruppeneffekte, die für den Einzelnen unbedeutend sind, zur Basis der Therapieempfehlung macht, ist inhuman. Die Formulierung „wir arbeiten populationsbasiert“ ist der Inbegriff des Inhumanen, weil sie sich nicht auf das Individuum bezieht. Genau das Gegenteil dessen, was Silesius beschreibt und viel tiefgründiger erfasst als diejenigen, die Gesunden einen gesunden Lebensstil empfehlen. Das Schicksal des Einzelnen berechnen zu wollen und zu denken, im Rahmen des Üblichen und Gesunden mehr als gesund, also hyper-gesund, werden zu können, über das Schicksal, die Anlagen, den Zufall, verfügen zu können, ergibt ein Zerrbild. Verfügung über das Unbegreifliche, das qualitativ Andere, ergibt ein Zerrbild. Die Unterwerfung der Medizin unter diese Technik der Berechenbarkeit des Lebens vergisst, dass zwar die Liebe zu Christus, aber nicht Gott selbst, für den Menschen erfahrbar ist. Alle drei abrahamischen Religionen können einen Beitrag leisten, die Medizin davor zu bewahren, in die Fallen der Statistik zu tappen, wenn sie sich aktiv – nicht nur im Sinne der Technikabwehr und Modernisierungsangst, sondern aktiv auf das Menschenbild achtend – in die Diskussion um das Menschenbild einschalten, das dem Begriff der Gesundheit zugrunde liegt, und praktisch vor Ort, im Alltag, zeigen, was das bedeutet. Gleichzeitig müssen Theologie und Medizin in einem auf Augenhöhe geführten Dialog daran arbeiten, dass die Chancen der epidemiologischen Forschung genutzt werden, um Thesen zu bilden, die dann durch Interventionsstudien überprüft werden und zu neuen Therapiekonzepten führen können. Beide können gemeinsam einen notwendigen Beitrag zur Verbesserung der Lebenskunst und der Lebensfreude in unserer Gesellschaft leisten. Beide zusammen können Wege aufzeigen, die möglichst vielen Menschen Möglichkeiten aufweisen, die Lebenskunst zu erlernen und dabei Lebensfreude zu genießen.

These 4:
Die wissenschaftliche Medizin trägt eine befreiende Botschaft in sich!

Nur noch wenige Menschen erkennen die Erfüllung ihres Lebens in der Selbstfindung in Gott. Die meisten fühlen sich verpflichtet, sich selbst um sich zu kümmern, für sich selber zu sorgen, sich komplett selber zu verwirklichen, alles ohne jede Hilfe, ohne Anspruch auf Gnade, ganz allein für alles selber verantwortlich zu sein. Diese große, nicht zu erfüllende Verantwortung belastet. Der alles bisher Bekannte übertreffende Individualismus hat die große Nebenwirkung des Freiheitsverlustes, denn er führt folgerichtig zur nicht zu erfüllenden Selbstverantwortung – auch für die Gesundheit. Daraus entstehen Zwänge, zum Sport, zum richtigen statt freudvollen Essen, zum richtigen Körpergewicht, zum richtigen Lebensstil. „Das Ich ist in Wahrheit gar nicht ungebunden. Ihm sind die eisernen Spielregeln, nach denen es sich inszenieren muss, vielfach vorgegeben. Dadurch kann die Zeit des Lebens zu einer gewaltigen Last werden. Man bekommt eine panische Angst vor dem Altern, weil noch nicht alle Erlebnisse erlebt und Möglichkeiten ausgeschöpft sind." (Dr. Rutte, *Rhein-Neckar-Zeitung* 2015).

Aus diesem Zwang befreit der nüchterne Blick auf die Ergebnisse der medizinischen Forschung. Die hier gezeigten und erklärten Studien sind befreiend, denn die nüchterne, sachliche Betrachtung der wissenschaftlichen Daten, frei von jeder Überinterpretation, zeigt eines: Der Mensch ist und bleibt ein Wunder, wir verstehen dieses Wunder viel zu wenig, um einer einzelnen Person sagen zu können, was der für diese Person richtige Lebensstil ist. Das Ergebnis der Schöpfung ist viel zu perfekt, die Unterschiede zwischen uns Menschen sind viel zu groß, um sinnvoll glauben zu können, dass durch eine bestimmte Diät oder andere Regeln des Lebensstils Krankheiten oder das Altern gefahrlos verhindert werden könnten. Daher spricht nichts dagegen, in Freiheit und Verantwortung zu genießen. Dankbar zu sein für die Freiheit, die der Schöpfung innewohnt.

Benutzte, zitierte und weiterführende Literatur

Die beschriebenen, größtenteils in Abbildungen wiedergegebenen wissenschaftlichen Originalarbeiten der Medizin sind im Text zitiert, damit der interessierte Leser sich die ganze Arbeit anschauen kann. Hier sind nur einige Bücher, Zeitschriften und Arbeiten aufgeführt, die dem Autor, der kein Theologe ist und sich daher belesen musste, bei der Interpretation der wissenschaftlichen Daten geholfen haben:

M. Luther: *Vom unfreien Willen* (Internetausgabe).

H. Diwald: *Luther*, Gustav Lübbe Verlag 1984.

R. Friedenthal: *Luther. Sein Leben und seine Zeit*, R. Piper und Co. Verlag 1967.

J. Ernst: *Lukas. Ein theologisches Portrait*, Patmos Verlag 1991.

M. Welker: *Gottes Offenbarung*, Neukirchener Theologie 2012.

G. Theißen: *Der Schatten des Galiläers. Historische Jesusforschung in erzählender Form*, Chr. Kaiser, Gütersloher Verlagshaus 1999.

J. Kardinal Ratzinger: *Am Anfang schuf Gott. Vier Predigten über Schöpfung und Fall*, Johannes Verlag 1996.

G. Thomas, I. Karle: *Krankheitsdeutung in der postsäkularen Gesellschaft*, Kohlhammer Verlag 2009.

G. Etzelmüller, A. Weissenrieder: *Religion und Krankheit*, Wissenschaftliche Buchgesellschaft, Darmstadt 2010.

S.M. Maul: „Die Lösung vom Bann: Überlegungen zu altorientalischen Konzeptionen von Krankheit und Heilkunst", in: *Ancient Near Eastern and Graeco-Roman Medicine*, Leiden/Boston 2004, S. 79-95.

S.M. Maul: *Die Wahrsagekunst im Alten Orient*, C.H. Beck 2013.

M.-R. Hayoun: *Maimonides. Arzt und Philosoph im Mittelalte*r, C.H. Beck Verlag 1999.

Anonymus: *Damals. Täter im weißen Kittel*, Konradin Medien GmbH 2013.

W.U. Eckart: *Illustrierte Geschichte der Medizin*, Springer-Verlag 2010.

H. Schipperges: *Ärzte in Heidelberg*, Edition Braus,

P. Kirchhof: *Wissenschaft und Gesellschaft*, Universitätsverlag Winter, 2010.

M. Lütz: *Lebenslust*, Knaur Taschenbuch Verlag 2007.

M. Lütz: *Bluff! Die Fälschung der Welt*, Droemer Verlag 2012.

A.Th. Khoury: *Der Koran*, Patmos Verlag 2005.

Der Koran Übersetzung von R. Paret, Kohlhammer Verlag 2007.

DANKSAGUNG

Ich bedanke mich bei meinen Kollegen im Sonderforschungsbereich der DFB 1118 über diabetische Spätschäden für die vielen Diskussionen bei der Einrichtung dieses Sonderforschungsbereichs, denn sie haben etliche Gedanken ausgelöst, die zu diesem Buch beitrugen.

Ich danke den vielen, die beim Erstellen des Buches geholfen haben, meiner Frau, meiner Mutter (mit vielem Dank für die Illustrationen) und den Kindern für ihre kritischen, wichtigen und hilfreichen Kommentare. Die Gefahr, sich in den eigenen Gedanken zu verlieren, war groß. Ich danke meinen Mitarbeitern, insbesondere Frau Löser, für die Hilfe bei der Erstellung des Buches.

Besonderer Dank für die Hilfe, Anregungen und kritischen Kommentare gilt Frau H. Brendel und Herrn E. Neumüller. Der klare Blick für das Wesentliche half sehr, dieses Buch verständlich und ansprechend zu machen.